U0389118

做自己的医生

自我疗愈与健康管理

张文莉 Dr.A.Z　著

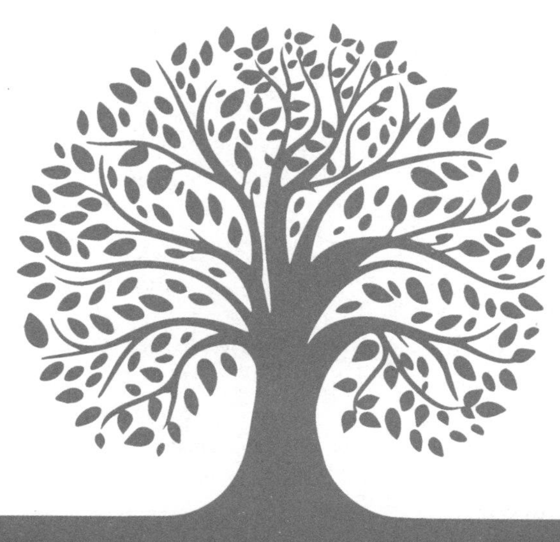

清華大學出版社
北　京

内 容 简 介

本书以更全面的视角阐述了目前广泛存在的健康问题（what）、导致这些健康问题的原因（why）以及如何从整合医学的角度来解决这些问题的健康管理自我疗愈方案（how）。作者以深厚的理论基础及实战经验打造的疗愈方案全面而系统，包括身体排毒、整体营养、运动管理、睡眠管理、情绪管理、压力管理、补充剂治疗及正念心态等八大模块。作者认为最好的医生是自己，也只有自己才能疗愈自己。希望通过这包含八个模块的疗愈方案，人们能够活得更健康、更长久、更幸福。本书面对有一定经济基础的成年人，他们在满足了基本的生活需求之后，对自己及家人的健康更加关注。

图书在版编目（CIP）数据

做自己的医生 : 自我疗愈与健康管理 / 张文莉著.
北京 : 清华大学出版社, 2025. 3.
ISBN 978-7-302-68513-5
Ⅰ. R161
中国国家版本馆 CIP 数据核字第 2025QM6109 号

责任编辑：刘　洋
封面设计：徐　超
版式设计：张　姿
责任校对：宋玉莲
责任印制：刘　菲

出版发行：清华大学出版社
网　　址：https://www.tup.com.cn，https://www.wqxuetang.com
地　　址：北京清华大学学研大厦 A 座　　邮　　编：100084
社 总 机：010-83470000　　邮　　购：010-62786544
投稿与读者服务：010-62776969, c-service@tup.tsinghua.edu.cn
质 量 反 馈：010-62772015, zhiliang@tup.tsinghua.edu.cn
印 装 者：涿州汇美亿浓印刷有限公司
经　　销：全国新华书店
开　　本：185mm×260mm　　印　　张：22.25　　字　　数：485 千字
版　　次：2025 年 4 月第 1 版　　印　　次：2025 年 4 月第 1 次印刷
定　　价：99.00 元

产品编号：107397-01

推荐序一

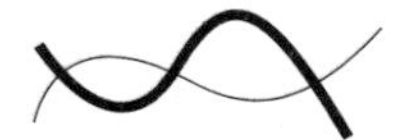

在全球医疗技术飞速发展的今天，人类却面临着越来越复杂的健康挑战。现代医学虽在疾病诊疗上取得巨大进展，但如何预防疾病、保持健康仍有许多未解之谜。在此背景下，整体整合医学，简称整合医学（Holistic Integrative Medicine，HIM），作为一种新的医学理念应运而生，并正引领人类走向健康的新境界。

整合医学不仅关注疾病治疗，还注重个体整体健康的维护与提升。它强调以整体的人为中心，将最先进的科学技术与传统医学的智慧相整合，以实现对健康的全面管理。

2024 年 6 月 22 日，以百名院士和百名医学高校校长联合署名的《整合医学宣言》在四川成都公开发布，提出了整合医学的十大主张和十大思维方式，其中之一就有医学要转向。人类已习惯与病毒、细菌、癌细胞这些“天敌”斗争，这种思路本无大错，但多数时候斗不过且“天敌”不断，所以要学会与其和平共处共生共赢。不过前提是要有一个强壮的体魄，要有自然力，自体强才健康。手术刀与药片最多只是为个体生命提供保障，生命的长度和质量最终要依靠人体自然力，未来医学的目的就是保护自然力。除了研究各种分子对疾病的作用和各种病原对机体的影响，更重要的是以自然力为主要方向，研究自然力、关注自然力、呵护自然力、提高自然力。

张文莉博士兼具东西方医学的深厚背景。她根据整合医学理念，通过多年的研究与实践，结合丰富的临床经验和对东西方医学的深入研究，创新性地提出了“DESTRESS”整合医学自我疗愈系统。该系统以身心灵的全面平衡为目标，涵盖了全面的健康管理路径，通过科学排毒、合理饮食、适量运动、良好睡眠、情绪管理和压力释放等方法，帮助个体激发自身自然力，从而实现真正的健康。

张博士还详细剖析了现代社会普遍面临的健康问题，如慢性疾病、自身免疫性疾病、环境污染及不良生活方式对健康的影响等。通过翔实的数据和丰富的案例，揭示了产生上述健康问题的深层次原因，并提出了一系列行之有效的自我疗愈策略，这对普通读者有指导意义，对专业人士也有很大参考价值。

该书不拘泥于健康指南，也是一本生活的智慧书。它强调，健康不仅是身体的无病状态，也是积极的生活方式和心态，这样才能对生命赋予全面呵护。

我诚心推荐《做自己的医生：自我疗愈与健康管理》一书给所有关注健康和生活质量的人士。希望通过本书，你们能在整合医学的引领下，发现并实现自我疗愈的无限可能，为自身和家人健康创造一个更加美好的未来。

是为序！

樊代明教授
中国工程院院士
美国医学科学院外籍院士
法国医学科学院外籍院士
世界整合医学学会联合会终身名誉主席

推 荐 序 二

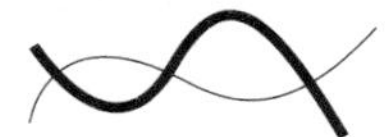

作为加州大学洛杉矶分校东西医学中心（UCLA Center for East-West Medicine）的主任，我非常荣幸能为张文莉博士（Dr.A.Z）的新书《做自己的医生：自我疗愈及健康管理》撰写序言。这不仅是一项殊荣，更是一种责任，因为本书探讨的主题与我数十年来致力于中西结合医学的实践和研究息息相关。

张博士通过本书向读者展示了她在医疗实践和科学研究中的宝贵经验和洞见。她不仅是一位受过严格训练的心脏科医生，更是一位在面对健康挑战时，敢于探索和实践东西整合医学方法的勇敢女性。每一页都充满了她对健康的深刻理解和对读者的真切关怀。

健康的全新视角

张博士在书中提出，健康不仅是身体无病，还是一种积极的生活态度。这一理念与中医学的核心思想高度契合。中医强调身体、心灵和环境的和谐，认为疾病的预防和治疗应从整体出发，而不仅仅是控制局部症状。张博士通过详细的数据和案例，揭示了现代社会人们普遍面临的慢性病、免疫疾病、痴呆症和抑郁症等健康挑战，这些疾病不仅严重影响生活质量，还给家庭和社会带来了沉重的负担。

在我多年的临床实践中，常常看到患者在寻求治疗时忽视了生活方式和环境因素对健康的影响。张博士在书中深入探讨了加工食品、现代农业和环境污染等因素对健康的潜在危害，提醒我们在享受科技进步带来的便利时，也要警惕它们对健康的威胁。

中西医结合的力量

1972 年，尼克松总统访华的历史性时刻让世界首次见识了中国的针灸疗法，这一事件引发了全球对中医的浓厚兴趣。1993 年 12 月，我在全美排名前五的 UCLA 医疗系统内创立了东西医学中心，致力于融合和推广传统中医药技术和理念，以应对美国民众所面临的多因素、多层次的慢性及综合性疾病问题。同时，我们为 UCLA 医学生开设了以中医药为核心内容的结合医学课程，培养了一批能够独立执业或与中医师良好合作的西医师。历经三十多年的探索实践，我们成功地在美国医疗和教育体系内构建了“东西方医学结合”的新型医疗和复合人才培养模式。

作为中西医结合的倡导者，我深知两种医学体系的结合可以带来巨大的治疗潜力和预防效果。张博士曾是我们中心的访问学者，参与了多个核心教育项目，并在校内外多次演讲，积极推动中西医结合的教育和应用。她在本书的第二部分，通过科学研究和实际案例，揭示了环境暴露和生活方式对健康的深层影响。她提出的自我疗愈方法正是中西医结合理念的具体体现。通过科学的排毒净化、合理的饮食结构、适量的运动、良好的睡眠习惯、情绪管理和压力释放等方法，读者可以重新获得身心的平衡和健康。

自我疗愈的智慧

《做自己的医生：自我疗愈与健康管理》不仅是一本健康指南，更是一本富于生活智慧的书。张博士通过深入浅出的分析和切实可行的建议，帮助读者认识到健康的真正意义，并在日常生活中实施健康的生活方式。她所提出的自我疗愈 DESTRSEE 系统，从排毒到睡眠，从饮食到情绪，涵盖了全面的健康管理，帮助读者实现身心的全面健康。

通过本书，读者不仅能够了解隐藏在日常生活中的健康真相，还能掌握自我疗愈的方法。无论是对于专业人士还是对于普通读者，这本书都具有重要的参考价值和实际指导意义。

在结束这篇序言时，我要再次感谢张文莉博士为我们带来了这本充满智慧和洞见的著作。希望每一位读者都能从中受益，找到属于自己的健康之道，实现身心灵的全面平衡与和谐。

许家杰　医学博士
Wallis Annenberg 东西结合医学　终身教授
UCLA 医学院内科　医学教授
UCLA 东西医学中心　主任
香港浸会大学　名誉教授
中国医药大学　客座教授
世界卫生组织　项目顾问

Ka-Kit Hui, M.D., F.A.C.P.
Wallis Annenberg Chair in Integrative East-West Medicine
Professor of Clinical Medicine, Founder & Director
Center for East-West Medicine, Department of Medicine
David Geffen School of Medicine
University of California, Los Angeles
https://www.uclahealth.org/cewm

前　言

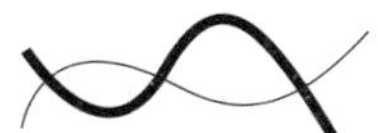

仅以此书献给我的父母、我的恩师，我的家人和朋友，多年来他们无条件地支持我，信任我，让我做所有我喜欢的事情，鼓励我去追求梦想、实现梦想。我的人生因为有他们的爱而精彩！

在这里很想说说我为什么要写这本书。

我受过严格的现代西医学的训练，从住院医轮转到住院总，再到心血管内科专业医师。而在这之前，为了成为一名医生，从小学到博士，我上了23年学。我的导师是一名著名的医学专家、中国工程院院士。在中国的顶尖医院内，我没日没夜地工作了十几年，出门诊、值夜班、抢救病人，每天都这样周而复始。慢慢地，这份我为之努力了无数年的职业带给我的成就感和快乐越来越少，更多的是每天与病魔作斗争但经常失败的无奈。医学的进步与人类的疾病比起来实在是微不足道，很多危重病人让我们这些每天努力去学习新知识、新技术的专业医生束手无策，重症监护病房几乎每天都在送走病人，而外面还有很多人在排队等待进入重症监护室。出门诊就跟打仗一样，顾不上喝水、顾不上去洗手间，一刻不停地在看病人，但病人永远看不完。那些抢救过来的病人名字都记不住，而那些没有抢救过来的病人却经常在半夜里我被噩梦惊醒时浮现在眼前。

不知不觉中，我自己已经是一身的病：慢性胃炎、肠道激惹症、腰椎间盘突出、过敏性鼻炎、荨麻疹、反复感冒、慢性咳嗽、偏头痛、生理期紊乱、失眠、焦虑……我已经无法完成每次24小时的值班，曾经有一次值班时做心肺复苏，腰椎间盘突出急性发作，剧烈的疼痛让我一动不能动，被送到医院的康复科住院治疗一周才能够自己下床活动。

身心俱疲的我决定给自己按一个暂停键，让自己休整一下，到外面的世界去看看，也思考一下未来的路该怎么走。我到哈佛医学院和加州大学洛杉矶分校东西医学中心做访问学者，在世界级的顶尖医院与最优秀的医生和学者学习交流。虽然这里的医院没有中国医院那么“拥挤”，但同样每天都在抢救，每天都在送走病人，救护车天天在街道上呼啸而过，而人们似乎习以为常。

我不禁思考，这世界怎么了？为什么我们如此艰难地与病魔作斗争却收效甚微，我们做错了什么？为什么有越来越多的病种和患病的人们？在患病之前，他们到底做了什么？是什么让他们得上越来越多的疾病？很多人虽然没有被诊断出疾病，但他们仍然是不健康的，他们有很多症状却无药可解，他们每天早晨起来都不舒服，每天夜里都睡不好。他们能量很低，精力不够，还有一些人每天都焦虑急躁，随时会爆发。放眼望去，身边几乎没有人是身心俱佳的状态，甚至我们这些每天给人看病的医生同样承受着身体和精神上的病痛之苦。

我的父亲，他在 70 多岁的时候患上了阿尔茨海默病，这是一种医学界普遍承认的不治之症。他年轻时是一名深受学生喜爱的物理老师，后来几十年担任学校的校长一直到退休，管理过几千名教师和学生。但现在，他的智力只相当于几岁的小孩子，生活几乎不能自理。曾经活力满满的父亲现在再也无法一个人出门，因为他找不到自己的家。除了我的妈妈和哥哥，他几乎认不出任何其他人，包括他最爱的孙子孙女。曾经他对历史了如指掌，每天都关注世界上发生的事情，但他现在无法接收外界的信息，也无法理解外面世界发生的事情，这让他的精神受到极大的打击，他孤独、急躁，无法清晰地表达自己的想法，经常发脾气，而全家人对此无可奈何。我的母亲从父亲患病的那一天起就陷入了无尽的痛苦中，每天陪伴着这样的父亲，让我的母亲精神也几近崩溃。而我，作为一名医生，看着父亲和母亲的样子，内心惭愧又自责。

我仔细回想父亲的一生，他年轻的时候有很严重的过敏性哮喘，经常用大量的抗生素和激素控制症状。那时候我还在上中学，每年冬春季父亲都会住院治疗，他喘息难受的样子是促使我去学医的原因之一。后来，他长年累月便秘，还曾经因为结肠多发息肉做过 2 次手术。回想以后才发现，父亲的病早就在多年前就种下了种子，他有使用大量抗生素和激素的历史，他的肠道内菌群处于失调的状态，已有很多研究证实肠道菌群与阿尔茨海默病的发展存在联系，与行为、情绪和认知调节密切相关。

如果十几年前我就对此有足够的认知，也许我能够减少父亲患病的概率。但木已成舟，这种扎心的痛苦迫使我向疾病的上游去探寻，到底是什么让我们生出各种各样的疾病以及很多根本无法诊断成疾病的症状？我花了好几年的时间去努力找到疾病背后的一些真相。

你的身边有很多患病的人本来可以活得更长，但他们早早得了病，从此家庭中没有了欢声笑语，从此很多家庭一夜致贫。他们开始踏上漫长的就医路，但这条路真的不好走，伴随着迷茫、纠结、不知所措和绝望，然后是失去亲人的无尽痛苦。这种情况循环往复地发生在许多家庭中，我们不得不问：这究竟是怎么回事?

在这本《做自己的医生：自我疗愈与健康管理》的书中我会解释我们如何生病并逐渐变得崩溃。我花了很多年时间去探寻疾病背后到底隐藏着什么。书中可能会有一些真相让你感到不舒服，但这就是真相，我们生病的真相，只有真相才能让我们清醒。

我写这本书更是为了让你知道：你可以康复。生病的本质是我们的身体不平衡，我们的身体内多了一些什么或者少了一些什么，我们可以通过纠正不平衡来改变我们的身体，一旦你让身体恢复到平衡状态，它就有自愈的能力。

我们人类本来有与生俱来的自我修复能力，自愈力是“最好的医生”。从某种程度上来说，最高明的治疗手段是通过修复人体自愈系统的平衡，来提高人体的自我痊愈能力。

最终让身体康复的，不是药物，而是我们自己。

但是，我们目前的医疗系统并没有告诉我们如何让身体恢复到平衡状态。如果你现在还在认为，生病不是你自己的事情，生病之后医生可以救你的命，现代医疗是解除你的疾病的唯一手段，那你该醒醒了。无数的生命代价告诉我们，我们每个人的健康和生命安全绝不可能只依赖你生病后才介入的现代医疗体系。你自己才是最好的医生，你自己可以让你不生病，也只有你自己才能让你恢复平衡。

现在，曾经在我身上的那些疾病都几乎消失了，但并不是最好的医院里那些最好的医生治好了我。真正让我好起来的，是在我明白了疾病背后的真正原因之后，用我花了多年时间学习的各种医学之道让我重新获得了身心的平衡。其实，每个人不必成为专家，但他们有权利知道生活中什么是对健康有益的，什么是对健康有害的。也许作为微小的个体，我们无力去改变整个世界，但我们仍然可以在自己生活的小范围内奋力地改变些什么，为了我们自己，为了我们挚爱的亲人和朋友，为了我们的下一代能够活得更健康、更幸福、更长久。

我相信大多数人都想保持健康，他们不想受苦，他们想要更多的能量，每天都充满活力，最重要的是，他们想要生活过得有滋有味。他们只是没有得到将所有事情整合在一起的完整信息。

在这本书中，我将给你很多让你心情复杂的信息，这些信息可能会引导你开始质疑许多你原来相信的关于你生活的世界的真正事实，你甚至可能开始质疑并思考这些事情是如何发生的，为什么会发生。我的目标是，你将第一次发现你正在遭受的疾病和不适的真正原因，然后告诉你如何避免这些原因，如何让你自己疗愈自己。

如果你是一名父亲或者母亲，我建议你不仅仅要从这本书中获得一些信息，而要在你的家中去实施可行的方案，从现在这一刻就开始，因为你的行动决定了全家人的健康福祉。

让我们一起疗愈自己，疗愈家人吧！

另：怎样利用这本书——

如果你对自己是如何患病的有浓厚的兴趣，你可以多花些时间来阅读第一篇和第二篇，当你懂得了疾病背后的机理，会对你如何疗愈自己有更好的帮助。但是如果你对如何患病并不感兴趣，只是想知道怎样能够让自己好起来，你可以直接跳到后面的第三篇，按照我的建议在你的生活中去实施，一边实施一边体会。当你重新对患病机理感兴趣的时候，你可以随时回头来看。

作者

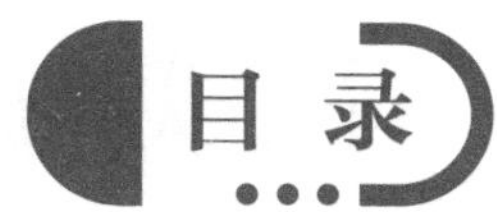

目录

第一篇 科技进步真的让我们更健康了吗？

第二篇
健康的冰山效应：看不见的风险

第三篇
重塑健康：从身体到心灵的自我健康疗愈

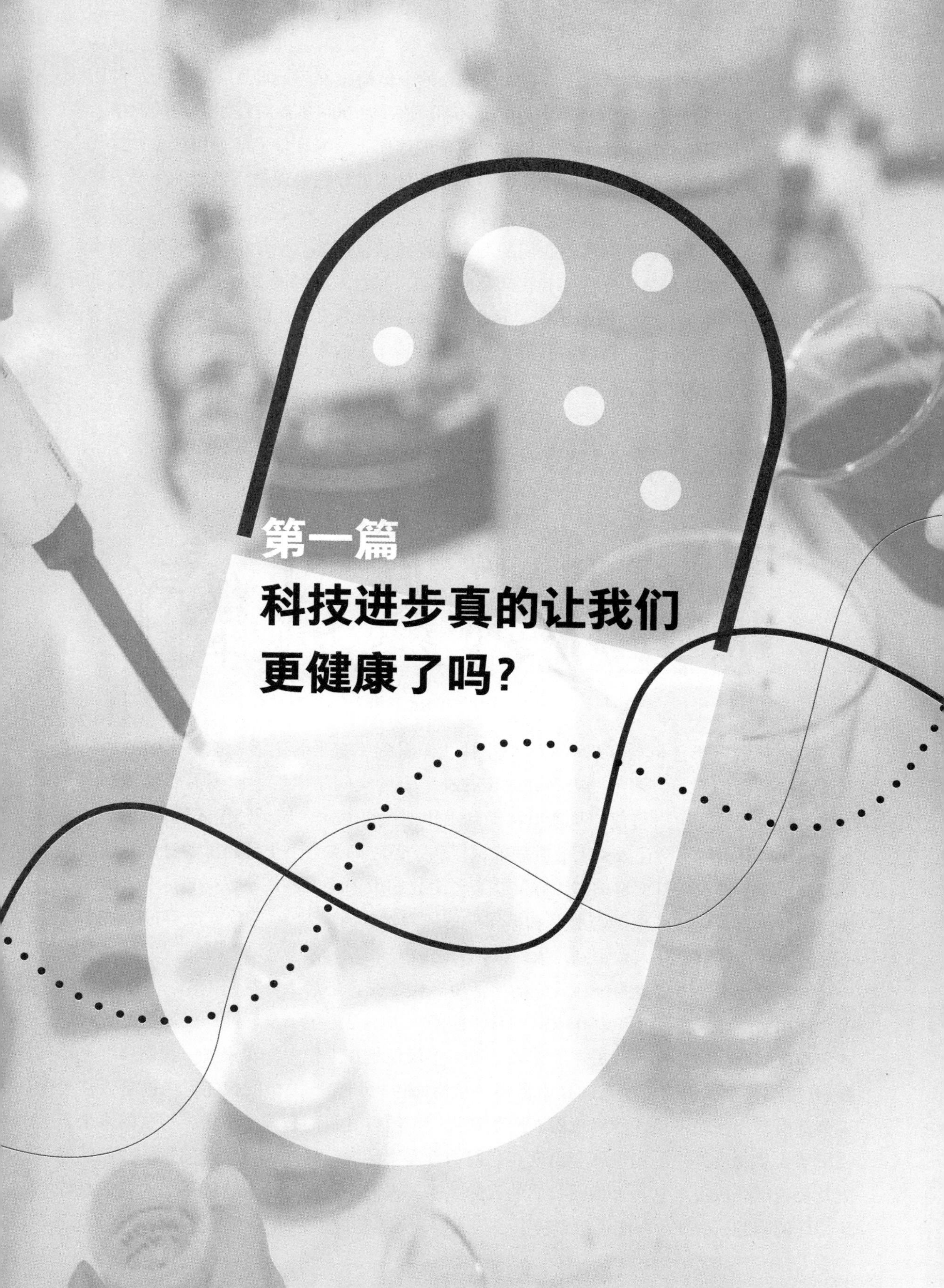

第一篇
科技进步真的让我们更健康了吗？

科技真的对我们有好处吗？麦肯·埃里克森的全球情报部门最近发布了名为《健康的真相》的研究结果。该研究调查了世界各地不同国家的7000多人对技术影响的看法，令人惊讶的是，46%的受访者认为技术根本没有帮助他们，反而让他们病得更严重。这代表了人们对技术对健康影响的复杂看法，很多人认为技术进步只会促进不健康的生活方式，结果导致各种慢性病发生[1]。

历史上医学技术的进步确实使我们的寿命大幅延长，但体力活动的减少和预期寿命的延长导致超重和肥胖相关的慢性病和疾病急剧增加。尽管人们可能寿命更长，但他们的身体机能却较差，生活质量也有所下降。请看图I-1，我们的祖先在能够直立行走并学会使用工具时，看上去最强壮，现在的我们，整天坐在椅子上看着屏幕，我们机体的能力似乎也回到了弯腰走路的时期。

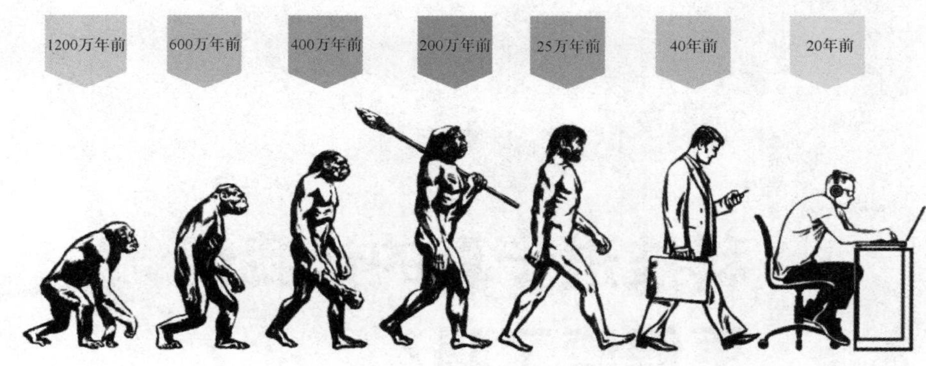

图I-1　人类进化示意图

2008年，电影《机器人总动员》似乎让我们看到了未来的生活；地球受到的污染超出了维持生命的能力，剩下的人住在固定在椅子上的空间站里。他们不需要移动，因为他们的高科技椅子可以将他们从家里移动到工作地点再返回，椅子甚至还提供食物。

科技本身当然不会让人患上心脏病或糖尿病，但它确实会阻止我们活动身体，让我们一直处于和各种设备打交道的“忙碌”状态，给我们带来压力，并导致空气污染。研究发现，拥有汽车、电视或电脑与肥胖和糖尿病的风险增加有关[2]。相反，放弃最新技术变革的阿米什社区的肥胖人数不到总人口的四分之一。

大多数技术进步都是为了让我们的生活更轻松，或者是为了替我们工作。手工组装汽车、使用实体印刷机和手工制作衣服的日子已经一去不复返了，互联网的发展更是把我们锁定在电脑前，这些都导致更多人整天坐着。不仅仅是在工作中，在家里，我们周围充斥着50年前甚至5年前所没有的技术进步，从烤面包机到关灯关窗的智能家居设备，甚至买菜都由智能冰箱下单，然后机器人送菜到我们家门口。我们有理由相信，不久的未来，《机器人总动员》中的场景就会出现在我们的真实生活中。另外，技术如何影响我们的健康及福祉部分取决于它是否加强我们的人际关系。人们一直在争论着智能手机对我们是好还是坏的问题，诸如《智能手机毁掉了一代人吗》和《智能手机成瘾可能会改变你的大脑》

等文章不断地出现在各种媒体上。我们有理由担心，智能手机的使用与一些严重问题有关，例如注意力持续时间缩短、严重的抑郁症，甚至脑癌发病率增加。同样我们也担忧它们正在取代过去美好时光中真正的人与人之间的联系。亲密的关系是幸福的基础，甚至是健康的基础，用互联网来弥补孤独只会让你更加孤独。

新技术不断快速发展，社会已经习惯并快速适应这些不断地创新。人们还在不断地寻找新的方法来让生活变得更轻松、更美好。然而，我们很少停下来问自己，技术是否真的改善了我们的生活质量?

尽管幸福的感觉非常主观且难以衡量，但自杀率和抑郁率的上升表明，随着时间的推移，随着技术的进步，世界并没有变得更加幸福。是时候正视健康领域中的诸多问题，审视科技进步对我们身体和心理健康的影响了。让我们先从揭示全球健康状况的真实面貌开始吧。

第 1 章　全球视野：健康状况的真实面貌

本章我们将镜头拉远，以全球视角揭示当今世界健康状况的真实画卷。深刻洞察这些健康问题将使我们更加清醒地认识到所面临的巨大健康挑战，也将激励我们寻找更为有力的解决方案。

1.1　悄悄地来袭：慢性非传染性疾病

世界卫生组织说，非传染性疾病（noncommunicable diseases，NCDs）即慢性病是 21 世纪最大的健康和发展挑战之一[3]，是当今的“全球头号杀手”，每两秒钟就有一名 70 岁以下的人死于非传染性疾病。它影响全球所有的国家和地区，包括发达国家和发展中国家，意味着无论你在哪里生活，都很难幸免患上这些疾病。表 1-1 显示了常见的慢性非传染性疾病。

表1–1　慢性非传染性疾病分类

大类	疾病名称
呼吸系统疾病	慢性支气管炎、阻塞性肺气肿、慢性肺源性心脏病
循环系统疾病	脑血管病、高血压、冠心病、心肌病（原发性〉
消化系统疾病	慢性胃炎、胃溃疡、肝硬化、胆囊疾病
血液和造血系统疾病	再生障碍性贫血、白细胞减少症、骨髓增生异常综合征、血小板减少性紫癜
泌尿系统疾病	慢性肾小球肾炎、肾病综合征、慢性肾功能衰竭
内分泌及代谢疾病	糖尿病、甲状腺功能亢进症、甲状腺功能减退症、皮质醇增多症、原发性醛固酮增多症、原发性慢性肾上腺皮质功能减退症
风湿性疾病	系统性红斑狼疮、系统性硬皮病、类风湿性关节炎、强直性脊柱炎
精神及心理疾病	精神分裂症、抑郁症、焦虑症
神经疾病	多发性硬化、震颤麻痹、运动神经元病、重症肌无力
其他	各类肿瘤

慢性非传染性疾病（NCDs），包括心血管疾病（心脏病和中风）、癌症、糖尿病和慢性呼吸道疾病以及心理健康问题，几乎占据了全球死亡人数的三分之二[3]。参见图 1-1。

造成慢性非传染性疾病发生和导致死亡的因素有社会、环境、商业和遗传，而其中的遗传因素只占到 15%，其余的非遗传因素本来是可以避免的，比如不健康的生活方式和环境因素[4]。

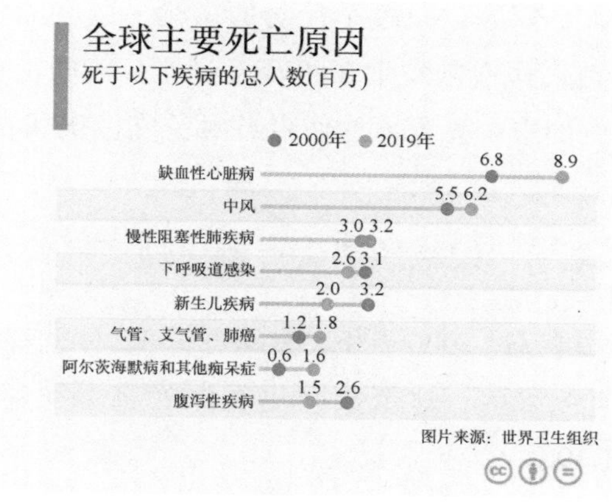

图 1-1　全球主要死亡原因（2000—2019 年）

1.2　身体反抗自己：自身免疫性性疾病

在世界许多地区，越来越多的人正在遭受自身免疫性疾病导致的痛苦，因为他们的免疫系统无法区分健康细胞和入侵微生物，曾经保护他们的疾病防御系统正在攻击他们的组织和器官。

自身免疫性疾病影响全球约 10% 的人口，包括 13% 的女性和 7% 的男性[5]。患有一种自身免疫性疾病的人更有可能患上第二种自身免疫性疾病。自身免疫性疾病已经成为除心血管疾病和癌症外的第三大慢性病。

自身免疫性疾病的范围从 1 型糖尿病到类风湿性关节炎、炎症性肠病和多发性硬化症、系统性红斑狼疮、强直性脊柱炎等，目前已发现了 80 多种此类疾病[5]。

全球自身免疫性疾病的总体发病率和患病率每年分别增加 19.1% 和 12.5%[6]。一项研究发现，抗核抗体（anti-nuclearantibody，ANA）的出现频率随着时间的推移稳步上升，这种蛋白质出现在狼疮、硬皮病和干燥病等很多自身免疫性疾病中[7]。这表明自身免疫性疾病正变得更加普遍，其中 12 岁至 19 岁青少年的自身免疫标志物增长最快。

虽然自身免疫性疾病确实有遗传因素，但遗传学不足以解释 ANA 和自身免疫性疾病的增加。目前的证据表明，我们的食物、外源物质、空气污染、感染、个人生活方式、压力和气候变化的重大变化是导致这些增加的原因。事实上，高达 70% 的自身免疫性疾病可能是环境因素造成的[8]。其中一些涉及明显的毒素，如杀虫剂、汞、溶剂和结晶硅酸盐，当这些化合物进入肺部时，免疫细胞会引发炎症反应，最终可能导致身体失去对其自身细胞的耐受性并产生自身抗体。

环境暴露也会导致微生物组失调。当肠道菌群的平衡因炎症、激素触发、氧化应激或其他机制而被打破时，就会导致更多炎症以及自身免疫性疾病。参见图 1-2。

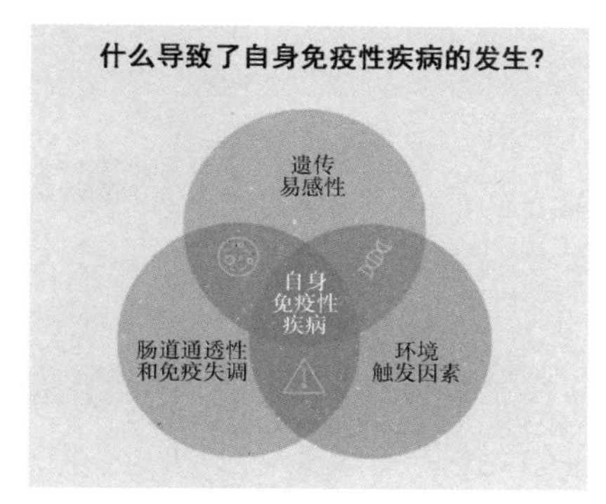

图 1-2　自身免疫性疾病的发病原因

自身免疫性疾病对个人、家庭以及整个社会的影响是巨大的。目前，自身免疫性疾病尚无治愈方法，同时这种疾病通常发生在年轻人身上，他们正在努力生活，但我们目前的医学体系对怎样治愈他们束手无策，这使得自身免疫性疾病几乎成为不治之症。

1.3 记忆的消失：痴呆性疾病

全球每年新增痴呆症病例超过 1000 万例，意味着每 3.2 秒就有 1 例新病例。2020 年，全球有超过 5500 万人患有痴呆症，这个数字几乎每 20 年就会翻一番，到 2030 年达到 7800 万，到 2050 年达到 1.39 亿[9]。

在高收入国家，只有 20% ～ 50% 的痴呆症病例在医疗系统中有记录。这种“差距”在低收入和中等收入国家肯定要大得多。这间接表明大约四分之三的痴呆症患者尚未得到诊断。

痴呆症目前是人类第七大死因，也是造成全球老年人能力丧失和依赖他人的主要原因之一。目前全球每年因痴呆症造成的损失超过 1.3 万亿美元，预计到 2030 年将增至 2.8 万亿美元，其中约 50% 的费用涉及非正式护理人员（例如家庭成员和亲密朋友）提供的护理，他们平均每天提供 5 小时的护理，整个家庭为此不堪重负，却没有更好的方法来解决。

全球近 62% 的医疗从业者错误地认为痴呆症是正常衰老的一部分，但它不是。阿尔茨海默病是痴呆症最常见的形式，可能占病例数的 60% ～ 70%。自 1980 年以来，阿尔茨海默病的发病率增加了两倍以上，其他痴呆性疾病也是如此。65 岁及以上的人中，大约有九分之一（10.7%）患有阿尔茨海默病。阿尔茨海默病是 65 岁及以上美国人的第五大死因。中国有近 1000 万的阿尔茨海默病患者，65 岁以上人群发病率是 5%，每增加 10 岁，发病率就增加 5%，80 岁以上人群的患病率达到 30%。值得注意的是，60 岁以下的人群中阿尔茨海默病发病患者占到了 21.3%，远超过其他国家报道的 5% ～ 10% 早发型阿尔茨海默病，表明阿尔茨海默病在中国发病越来越年轻化[10]。

目前的研究结果表明，遗传因素以外的许多因素可能在阿尔茨海默病的发展和病程中发挥作用，包括空气污染、不良饮食、睡眠问题、压力及情绪等[11]。参见图 1-3。

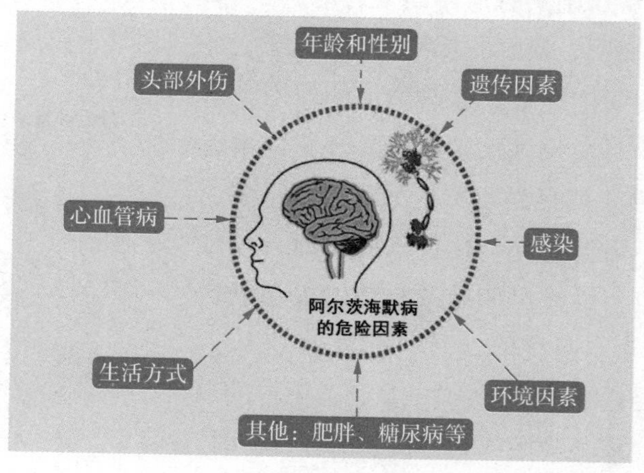

图 1-3　导致阿尔茨海默病的危险因素

世界正在让痴呆症患者失望，也让护理他们的人失望，这伤害了我们所有人。痴呆症剥夺了数千万人的记忆、独立和尊严，也带走了我们所认识和爱的人。

1.4 心灵的阴霾：抑郁症

抑郁症是一种常见的精神障碍，它可以影响人们生活的各个方面，包括与家人、朋友和社区的关系。对困难的生活状况感到悲伤是正常的，例如失业或失去家人。但抑郁症的不同之处在于，它几乎每天都会发生并且持续至少两周，除了悲伤还涉及其他症状，比如不再享受那些曾经带来快乐的事情，容易被激怒或感到沮丧，暴饮暴食或不吃饭，昏睡或不睡，疲劳，不能集中注意力，难以做出决定或记住事情，还包括头痛、胃痛或性功能障碍等身体问题，甚至有自残或自杀的想法。

抑郁症有多种类型，包括持续性抑郁症、破坏性情绪失调障碍、经前烦躁症、产前抑郁症、产后抑郁症、季节性情感障碍、非典型抑郁症等。

有些疾病更容易导致抑郁症，比如神经退行性疾病，阿尔茨海默病和帕金森病，中风，多发性硬化症，癫痫症，癌症，黄斑变性、慢性疼痛等。

抑郁症可能发生在任何人身上。经历过虐待或其他压力事件的人更有可能患上抑郁症，女性比男性更容易患抑郁症。据估计，有 3.8% 的人口患有抑郁症，世界上大约有 2.8 亿人患有抑郁症。女性抑郁症的发病率比男性高约 50%。在全球范围内，超过 10% 的孕妇和刚刚分娩的妇女患有抑郁症[12]。抑郁症是导致痛苦和过早死亡的主要原因之一。

很多时候，人们对抑郁症有不少误解。比如，有人认为抑郁症只是悲伤、软弱的表现，或仅限于特定背景的群体。实际上，全世界几乎五分之一的人在活到 75 岁时都会发生抑郁的症状。世界卫生组织数据显示，2005 至 2015 年间，全球抑郁症确诊人数增加了 18.4%，而同期世界人口增长只有 12.7%，抑郁症发病增长速度明显超过人口增长速度[13]。在新冠病毒大流行的第一年，全球焦虑和抑郁症患病率大幅增加了 25%[14]。

平行证据表明[15]，现代化通常与较高的抑郁症发病率相关。肥胖及其不良饮食和久坐生活方式直接和间接导致抑郁风险增加。现代生活的阳光不足和睡眠不良也是抑郁症发病率上升的潜在因素。竞争压力太大、不平等和孤独在现代西方社会被认为是导致包括抑郁症在内的精神病理学发病率上升的主要原因。参见图 1-4。

更多的钱并不会带来更多的幸福。事实上，人类将自己的身体拖入了一个过度喂养、营养失衡、久坐、缺乏阳光、睡眠不足、竞争性、不公平和社会孤立的环境，这带来了可怕的后果。

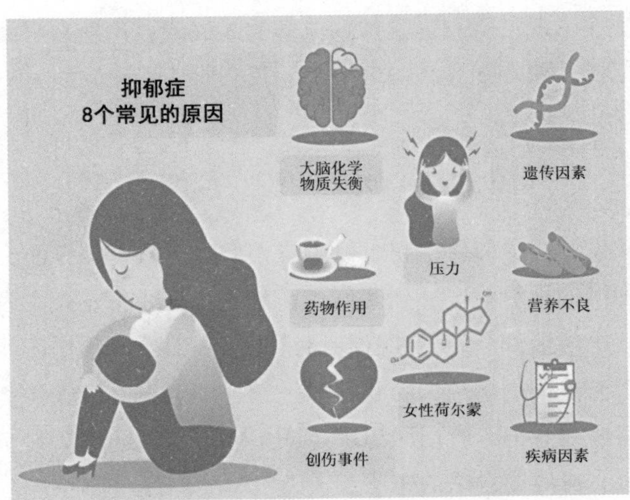

图 1-4　抑郁症的 8 个常见原因

1.5　看不见的威胁：过敏性疾病

随着时间的推移，被诊断的过敏性疾病患病率显著增加，目前影响着全球约 10% 至 30% 的人口。患病率持续上升，接近大流行比例并达到前所未有的水平。这些病症包括：支气管哮喘、过敏性鼻炎、过敏反应，药物、食物和昆虫毒液过敏、湿疹，荨麻疹和血管性水肿。过敏发生率的增加在儿童中尤其明显[16]。

过敏性鼻炎：在世界范围内，过敏性鼻炎影响着 10% 至 30% 的人口。高达 40% 的人口对环境中的外来蛋白质过敏（IgE 抗体）[17]。

食物过敏：2009 至 2010 年对 38480 名儿童（婴儿至 18 岁）进行的一项研究结果表明[18]：8% 的 0 ～ 18 岁儿童有食物过敏，38.7% 的食物过敏儿童有严重反应史。在食物过敏的儿童中，花生是最常见的过敏原，其次是牛奶，然后是贝类。2012 年，6.2% 的成年人报告有食物过敏。女性比男性更容易出现食物过敏（女性为 7.8%，男性为 4.6%）[19]。

药物过敏：药物不良反应可能影响世界上多达 10% 的人口和多达 20% 的住院患者。因过敏反应而导致的死亡中，药物占比高达 20%。

皮肤过敏：荨麻疹的终生患病率超过 20%。据报道[20]，10.8% 的儿童患有湿疹。2021 年有 7.3% 的成年人患有湿疹。8.9% 的女性和 5.7% 的男性患有湿疹。

过敏性哮喘：2019 年世界卫生组织报告仅哮喘一项就影响了全球 2.62 亿人，导致 45.5 万人死亡[21]。

一般过敏：过敏性疾病的患病率在工业化国家中持续上升了 50 多年。在 2021 年 NHIS 的调查中[22]，18 ～ 44 岁的成年人中有 25.7% 患有季节性过敏。超过四分之一的儿童（27.2%）至少患有一种过敏性疾病。

为什么过敏的患病率不断增加？

一般来说，发生过敏性疾病有两个基本因素：遗传负荷和环境暴露。目前的过敏性疾病大幅增长无法用基因变化来解释，因为基因变化发生得非常缓慢。因此，环境因素是导致过敏性疾病的最重要原因。

环境中的颗粒物、花粉、臭氧和重金属等污染物对人类健康有不同程度的不利影响，影响呼吸道、上皮屏障和免疫系统，导致过敏和哮喘发病率增加。生活方式也发挥了作用，人们在家中长时间暴露于污染物和螨虫等过敏原。另外，不接触传染源以及接受抗生素治疗也是一个不容忽视的原因。由于缺乏刺激，免疫系统无法成熟，反而会出现过敏和自身免疫性疾病。图 1-5 展示了常见的一些过敏原。未来几十年，全球变暖和极端天气事件预计将增加，过敏性疾病预计将进一步增加。

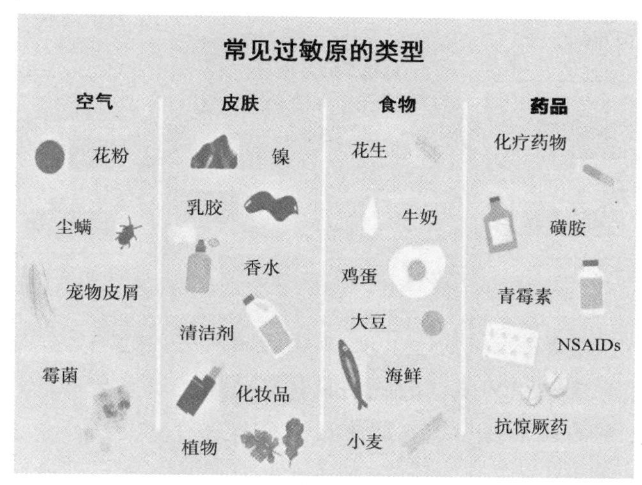

图 1-5　常见过敏原的类型

1.6　难以预料的伤害：损伤中毒性疾病

损伤中毒性疾病是指由外部因素引起的身体损伤或中毒的疾病，其原因多种多样，可以将它们分为物理损伤性疾病，比如机械创伤、热和冷、放电、压力变化和辐射对人体造成的损伤，以及化学中毒性疾病，比如有机化学品、无机化学品和药物引起的中毒。

损伤性中毒性疾病在某种程度上可以说是工业化社会的产物。工业化的进程带来了大规模的生产和工业化农业，大量的化学品被用于生产过程中，这使得人们暴露于各种有害物质之中。同时，工业化也改变了人们的生活方式，例如汽车的普及导致了交通事故的增加，城市化和建筑工程的发展增加了建筑安全问题，这些都增加了损伤性疾病的风险。

以下是一些常见的损伤中毒性疾病及其发病原因。

交通事故：每天有近 3700 人在涉及汽车、公共汽车、摩托车、自行车、卡车或行人的车祸中丧生，全世界每年有 135 万人在道路上丧生[23]。道路交通伤害是 5 至 29 岁儿童和年轻人死亡的主要原因。三分之二的道路交通死亡发生在工作年龄（18 ～ 59 岁）人群中。

职业病：职业病是由工作环境中的特定职业暴露于危险因素或有害条件而引起的疾病，快速的技术进步和工业增长导致了拥挤、不卫生的工作和生活条件，新机械和接触有毒物质造成的事故和死亡人数相应增加。职业病的病因主要有物理因素、化学因素、生物因素和心理因素。特别需要注意的是工作场所中可能存在的有害物质，参见图 1-6。国际劳工组织估计[24]，全世界每年约有 230 万女性和男性死于与工作有关的事故或疾病；这相当于每天有超过 6000 人死亡。全球每年约有 3.4 亿起职业事故，1.6 亿人因工作而患病，并且事故和职业病状况逐年增加。

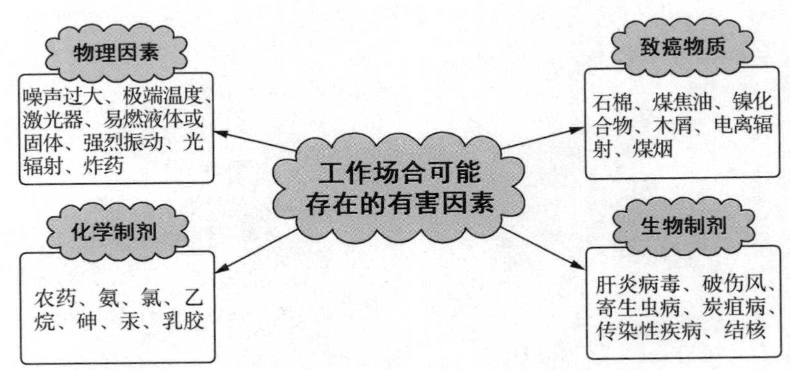

图 1-6　工作场合可能存在的有害因素

放射损伤：是由人体暴露于放射性物质或辐射源而引起的伤害，它可以直接影响人体细胞的结构和功能，导致组织损伤、细胞变异甚至癌变。核事故和医疗放射造成的放射损伤最为常见。切尔诺贝利核事故、福岛核事故都使得数百万人的健康受到影响。放射治疗是一种常见的癌症治疗方法，但如果不恰当使用或剂量控制不当，可能导致放射性损伤。

1.7　身体营养的失衡：营养代谢性疾病

饮食对人类健康有着深远的影响，过去几十年食品消费模式发生了很大的变化，超加工食品的消费量增加，单糖和饱和脂肪含量升高，蔬菜和水果的消费量减少，这与营养代谢性疾病的患病率增加直接相关[25]。

营养代谢性疾病是由机体对营养物质的代谢出现异常而引起的一类疾病，通常与营养摄取、消化、吸收、利用和排泄等相关的生理过程异常有关。它的分类较为广泛，包括但不限于肥胖症、糖尿病、甲状腺功能异常、贫血、维生素缺乏症等。

1．肥胖症

自 1990 年以来，全球成人肥胖症增加了一倍多，青少年肥胖症增加了四倍。2022 年，世界上每 8 人中有 1 人患有肥胖症[26]。有 25 亿成年人（18 岁及以上）超重。其中，8.9 亿人患有肥胖症。有 3700 万 5 岁以下儿童超重。超过 3.9 亿 5 ～ 19 岁儿童和青少年超重，其中 1.6 亿肥胖。

肥胖不单单是体重增加，它是一种发生在脂肪组织的慢性炎症疾病，脂肪组织释放的炎症介质可以进入循环系统而影响其他组织器官功能，引起相关代谢综合征的发生。图 1-7 显示了肥胖引起的代谢综合征的主要和附加病症。

2．糖尿病

至 2023 年的糖尿病统计数据显示，大约有 5.37 亿 20 岁至 79 岁之间的人患有这种疾病，占全球人口的 10.5%；预计到 2030 年，糖尿病患者总数将增至 6.43 亿；到 2045 年将增至 7.83 亿，全球糖尿病患病率将超过 12%[27]。中国的糖尿病患者人数最多，为 1.41 亿[27]，老年人受影响最大。但是，由于营养不良和生活方式不良，这些比例在最年轻的人群中也在增长。

3．甲状腺功能异常

近几十年来，甲状腺疾病的发病率不断增加。据估计，全世界约有 2 多亿人被诊断患有甲状腺疾病[28]。在碘充足地区，甲状腺功能亢进症的患病率为 0.2% ～ 1.3%，甲状腺功能减退症的患病率为 1% ～ 2%。一般人群中可触及甲状腺结节的比例占 4% ～ 7%。

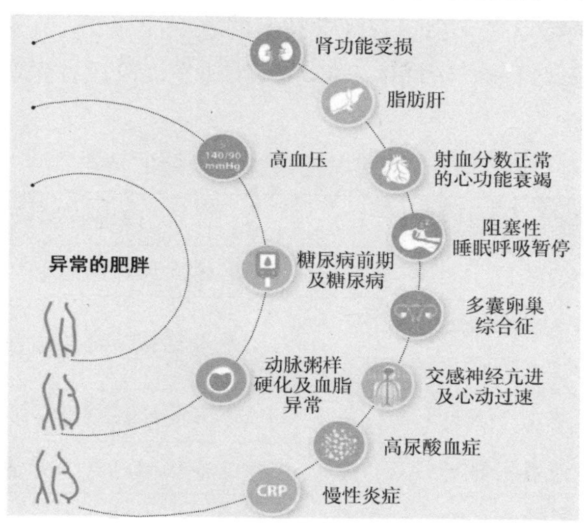

图 1-7　肥胖导致的代谢综合征的主要和附加病症

4．维生素缺乏症

全球农田土壤缺乏微量营养素，从而降低了农产品中的微量营养素含量。2003 年，加拿大研究人员将当前蔬菜营养成分的数据与 50 年前的数据进行了比较，发现卷心菜、生菜、菠菜和西红柿的矿物质含量在整个 20 世纪已从 400 毫克减少到不足 50 毫克。

根据疾病预防控制中心和美国农业部的说法[29]：十分之九的美国人缺乏钾，十分之七的人缺钙，十分之八的人缺乏维生素 E，50% 的美国人缺乏维生素 A、维生素 C 和镁。无论年龄大小，总人口中超过 50% 的人缺乏维生素 D，大约 70% 的美国老年人缺乏维生素 D。

1.8　治疗的副作用：医源性疾病

医疗旨在减轻痛苦、控制症状和改善患者的健康。虽然医疗技术在不断发展和进步，治疗方法和手术程序也变得越来越复杂，不可否认这些技术可以帮助医生更好地诊断和治疗疾病，但同时也增加了医源性疾病发生的风险。医源性疾病每年影响全世界数百万人。

医源性疾病是指在医疗或医疗程序中发生的疾病或伤害，通常是由医疗行为、医疗设备或医疗环境引起的。医源性疾病可以根据其发生的原因和特点进行分类：

医疗错误导致的疾病：包括诊断错误、药物错误、手术错误等，可能是由医护人员的失误、系统性问题或患者与医护人员之间的沟通问题导致的。

医院感染：在医院环境中，患者可能会感染各种细菌、病毒或真菌，可能是由手术、插管、静脉输液等医疗程序中的交叉感染引起的。

药物反应：有些患者对药物过敏或产生不良反应，可能是由个体差异、药物相互作用或剂量不当等原因引起的。

手术并发症：手术过程中可能会发生各种并发症，如出血、感染、器官损伤等。

医疗设备相关的问题：使用不当或维护不良的医疗设备可能导致病人受伤或感染。

医源性疾病的一个特点是它会随着医学技术的发展而演变，在不同的阶段呈现出不同的表征，如表 1-2 所示。目前，医联网已经步入快速发展阶段，医联网时代的医源性风险问题已经需要被重视了。

表1-2　不同时代医源性疾病的特点

时代	时代特征	出现新的医源性疾病特点
古代医学	各种传统医学为主	医德医风、误诊误治、护理不当所致
医疗器械时代	19 世纪末以前，刀、剪、钳、镊为主的医学器械阶段	手术器械消毒不当导致感染
医疗电子时代	X 线应用于医疗	不必要的高剂量、重复检查导致的风险
医疗工程时代	超声及各种理疗设备	设备辐射以及医疗器械不合格导致的风险
生物医学工程时代	CT、核磁共振、核医学、放疗设备等	设备不完善带来的风险
智能医疗时代	各种手术机器人及远程机器人的实施	医生训练不够、设备安全等带来的风险
医联网时代	5G、大数据、物联网促进医联网的发展	数据隐私、信任、法律及道德伦理风险

根据世界卫生组织（World Health Organization，WHO）的数据，医源性疾病在医疗保健相关伤害中占很大一部分。美国医学研究所在 2000 年发布的报告称，医疗错误每年导致 44000 至 98000 名住院美国人死亡[30]；医疗失误是美国第三大常见死亡原因[31]，仅次于癌症和心脏病，每年造成多达 4 万人死亡，大约是所有其他类型事故死亡人数的四倍。

至此，我们探索了全球健康面临的真实面貌，在下一章中，我们将把目光投向工业化对健康的冲击，探索加工食品如何改变了我们的餐桌，以及现代农业给我们的食物带来了什么。

第 2 章　从工厂到餐桌：工业化对健康的冲击

工业化的脚步踏遍了世界的每一个角落，它提高了我们的生活水平也改变了我们的生活方式，深入剖析工业化背后的食品生产和供应链问题可以让我们更好地理解现代社会面临的健康挑战，并寻找解决这些挑战的途径。

2.1　超市货架：加工食品如何改变了我们的餐桌

如图 2-1，打开我们每一个家庭的食品储藏室，里面装满了琳琅满目的加工食品：方便面、罐头食物、腌制肉类、香肠、即食谷物、果酱、饼干、薯片、各种又味的罐装酱汁、腌菜。冰箱也好不了多少，虽然冰箱里可能有新鲜水果和蔬菜，但也有冷冻速食、加热即食的微波炉食品、冰激凌等。所有这些食物有什么共同点？它们都经过处理，这意味着它们已经从原始状态发生了某种程度的改变。

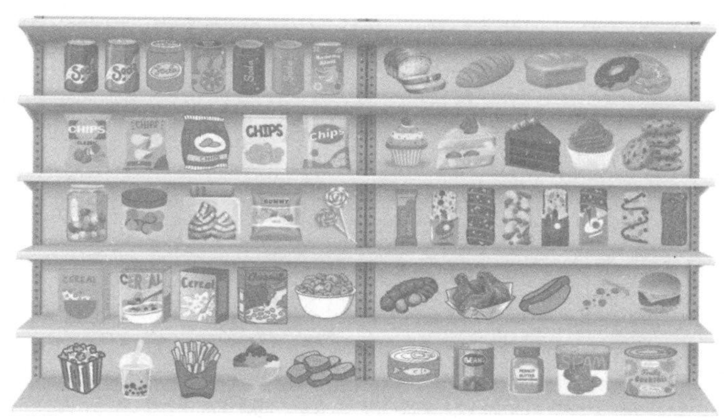

图 2-1　货架上的超加工食品

近一个多世纪以来，营养科学一直专注于营养方面：少吃饱和脂肪，避免过量的糖，摄入足够的维生素 C，等等。但是，巴西营养学家卡洛斯·蒙泰罗仔细研究了 30 年来的调查数据后发现，人们买的脂肪和糖少了，但是他们的体重仍然在增加。他发现人们并没有真正减少脂肪、盐和糖的摄入，而是在以一种全新的形式摄入这些物质。人们把传统的食物（大米、豆类和蔬菜）换成了预先包装好的面包、糖果、香肠和其他零食。蒙泰罗认为，造成食物不健康的原因不仅仅是其成分，实际上涉及整个系统，比如食物是如何加工的、如何销售的，以及我们吃食物的快慢程度。

蒙泰罗创建了一种新的食物分类系统叫 NOVA[32]，它将食物分为四类。最健康的食品是加工最少的食品，如水果、蔬菜和未加工的肉类；然后是加工过的烹饪原料，如油、黄油和糖；然后是加工食品，如腌制蔬菜、熏制肉类、新鲜出炉的面包和简单的奶酪；最后是超加工食品。参见图 2-2。

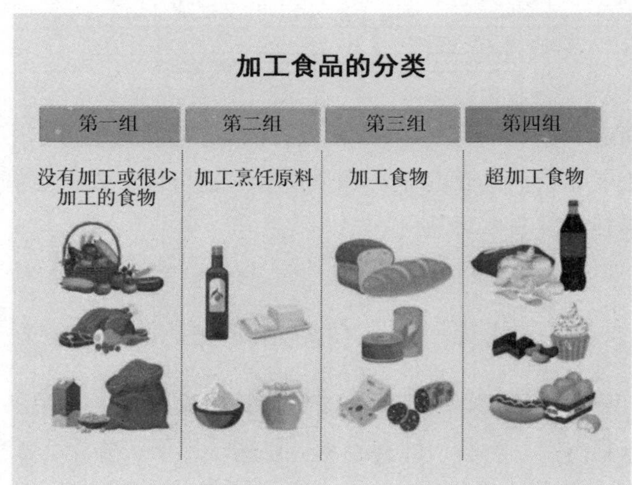

图 2-2 加工食品的分类

一种食品被归类到超加工食品的原因有很多。它可能经受过“工业过程”，如挤压、酯化、碳酸化、氢化、成型或预油炸；它可能含有旨在使食物更加美味的添加剂，也可能含有帮助食品在室温下保持稳定的防腐剂；或者它可能含有大量的脂肪、糖和盐，这些成分在天然食品中并不常见。所有这些食品的共同点是，它们的设计都是为了取代新鲜烹制的菜肴，从早餐到晚餐，每天你都在吃这些引诱你过度摄入的东西。

超加工食品的概念激发了我们的想象力。然而，我们对这些食物及其对我们身体的影响知之甚少。科学家们甚至无法就“什么是超加工食品，以及超加工食品为什么重要”达成一致。只有一件事是肯定的：加工食品已经是我们生活的重要组成部分。

1．加工食品的历史

从 40 万年前远古人类决定用火煮肉的那一刻，到 10 万年至 1.5 万年前农业的出现，人类对食物进行加工已有漫长历史。我们的祖先通过发酵制作酒和乳制品，研磨和烘焙面包和面食，并想出了用盐或盐水保存肉类的方法。人类早期的食物加工既实用又可让食物美味无穷。

食物加工推动了人类文明的发展。但为何到今天，加工食物会成为高脂肪、高糖、高盐饮食的同义词？我们今天吃的加工食品和人类最初的加工食物的形态是一回事吗？

上面提到的人类早期加工食物，每一种加工形式都有一个明确的目的。煮熟食物是为了增加食物的风味和软化食物，使根茎类蔬菜和豆类较易咀嚼并使人体更容易吸收其营养。发酵、研磨和烘焙也能使一些食物的营养更易吸收和消化。我们人体很难直接吸收和消化麦粒中的营养，但把麦粒发酵成啤酒或磨成面粉，就可以制作出富含卡路里的食物。腌制或巴氏灭菌法这类食物保存技术使食物更安全，保质期更长，让人类能够离家远行，并能够度过严寒的冬季或大饥荒而生存下来。这样的食物加工对生态环境也有好处，因为会减少对食物的浪费。

那么，食物加工何时发生了改变？

食品加工在 20 世纪后期加速发展，冷冻干燥、浓缩果汁、人造甜味剂、着色剂和防腐剂等从本质上创造了一种新的食品类别。与此同时，搅拌机和微波炉等厨房用具使食用这些加工食品变得方便，甚至便宜。现在，整个加工食品工业完全运用工业制造的流程和化学配方来制造食品，为了让味道更好便添加增鲜剂、味精或其他提高口味的化学物质；为了让颜色看起来促进食欲便添加色素、增色剂；为了让香味更吸引人便添加人工香料；为了避免腐烂则添加防腐剂。如此制造出来的食品色香味俱全。

也许是生活节奏变快，也许是人们变得更懒了，如今，饮食虽然仍然是人类的第一天性，但是追求便利占据了主导地位，从方便食品到快餐，从预制食品到送餐服务，加工食品满足了人们在饮食中寻找的许多需求。

2．我们的食品如何被加工？

今天的食品已被加工得“面目全非”，与它的原始起源相去甚远。今天的早餐谷物与我们祖先碾磨的谷物有很大不同，现代的饼干、蛋糕、肉类、奶制品，甚至冰激凌，要是我们的祖先在世，会根本认不出这些是什么食物。在我们食物中添加的物质不是食物，它们是化学合成品，而且这些添加物几乎不含真正的食物营养成分。

通常食品加工的过程如下：

第一阶段：食品制造商会将各种农产品（例如小麦或玉米粒）转化为可用于进一步加工的原料（例如面粉或玉米）。水果和蔬菜罐头、肉类剔骨和切割、鸡蛋检查和巴氏杀菌牛奶也是食品加工初级阶段的过程。

第二阶段：将在第一阶段开发的即用成分转变为可食用食品。烹饪就是这一类的典型例子。面包烘烤、奶酪或香肠制作、啤酒酿造或酿酒也是第二阶段加工的例子。

第三阶段：包括含有额外成分的超加工食品，例如着色剂和防腐剂（例如亚硝酸盐或亚硫酸盐）、额外的盐、糖和脂肪。

可以看到，如果食品加工止于第二步，这些食物似乎还是可以接受的，但是问题出现在第三阶段。

食物中的添加糖导致了大量健康问题，为什么会在加工食品中大量添加精制糖？为什么我们不使用更多的天然糖，比如果糖？因为化学合成的糖，如高果糖玉米糖浆和转化糖的成本远远低于天然糖。食品工业大量使用糖是为了增强食品的悦人口感，但这些食品本身的味道往往被加工掉，糖可以用来掩盖最终产品中任何令人不快的味道。添加糖不仅用作甜味剂，而且在食品中具有重要的技术功能，可以提供质地、体积、颜色和防腐的功能[33]。

糖、脂肪和盐都是关系到我们整体健康的重要问题。深加工食品通常含有大量盐、糖和反式脂肪。放眼全球，这样的加工食品越来越多地占据了各个国家的超市货架。超加工食品占英国人平均饮食的近 57%，占美国人饮食的 60% 以上。

3．加工食品如何影响我们的整体健康？

超加工食品对健康的影响是可怕的。过度食用超加工食品与各种健康问题有关，比如结肠癌和乳腺癌、肥胖、抑郁症以及全因死亡率。

一项历时 19 年的大型研究显示，超加工食品最高消费者的死亡率比最低消费者高出 31%，记录显示 2 型糖尿病、心血管疾病和痴呆症的风险增加[34]。

数据显示，成年人摄入的热量有 57% 来自超加工食品[35]。可悲的是，对于儿童来说，这个数字甚至更高，儿童每日摄入的热量中有 67% 来自于没有什么营养的超加工食品[36]。

这些令人震惊的统计数据在很大程度上解释了破纪录的肥胖、2 型糖尿病患病率增加，以及随之而来的所有不利健康后果。超加工食品是促进过度消费和体重增加的完美风暴：它们经过实验室设计，可最大限度地提高吸引力，热量非常密集，并且几乎没有纤维或其他健康营养素。

凯文·霍尔（Kevin Hall）是美国国立卫生研究院的研究员，他研究饮食如何影响体重和新陈代谢。2019 年，霍尔做了一个随机对照实验[37]，让 20 名志愿者被分成 2 组，分别只吃超加工食品或天然食品。对于这两种饮食，研究者都提供了两倍于正常量的食物，这样参与者就可以想吃多少就吃多少。最关键的部分是，这两种饮食在营养素上是匹配的，每种饮食都含有大致相同数量的蛋白质、脂肪、碳水化合物、纤维等。研究结果让霍尔感到惊讶。在超加工饮食中，人们每天多摄入约 500 卡路里，体重增加约 2 磅。而采用健康饮食的人摄入的卡路里更少，体重也减轻了。霍尔认为，这意味着除了盐、糖和脂肪，还有其他东西导致人们摄入过量的卡路里，并造成了体重增加。

霍尔的研究明确指出了垃圾食品和卡路里摄入过量之间的联系，但不能告诉我们为什么采用超加工饮食的人吃得更多。在霍尔发表研究结果后，他收到了来自其他科学家的大量建议。一些人认为，这是因为垃圾食品的卡路里密度更高。由于加工食品通常是油炸的，脂肪含量高，所以每克比天然食品含有更多的卡路里。也可能是因为人们在吃垃圾食品时吃得更快；在这项研究中，吃超加工食物的人 比吃天然食物的人吃得快得多。其他科学家认为，添加剂可能起了作用，或者垃圾食品改变了肠道微生物群，从而影响了卡路里摄入。

一个很大的因素可能是超加工食品对我们的大脑产生的影响。由于超加工食品富含容易获取的卡路里，所以它们会在我们的大脑中诱导一种强有力的奖励反应，

目前，关于超加工食品的科学研究仍在进行。作为普通人，我们不能等到对超加工食品的一切都了如指掌后，再由公共卫生机构采取行动来改变我们的健康状况。记住，你才应该对自己的健康负最大的责任。当下，让你自己和你的家人尽最大可能避免超加工食品无疑是一个明智的选择。

2.2　果蔬的故事：现代农业给我们的食物带来了什么

如果你问你的祖父母他们是如何获得食物的，他们的答案可能与你想象的不同。因为农

业在历史进程中发生了巨大的变化。从小规模的家庭农户向规模化、工业化农业转变。这种趋势带来了生产效率的提高和粮食供应的增加，但同时也带来了一系列的问题。

从一开始，人类靠着地球母亲的恩赐得到滋养——通过狩猎获得的鸟类、哺乳动物和鱼类，以及可供采集的水果、坚果和种子。我们早期的游牧祖先遵循动植物生命的季节来维持生计。大约 12000 年前，随着人类开始驯养动物和种植植物以获得稳定的食物来源，这一切都发生了变化。放牧比打猎容易得多，而且动物可以拉犁来帮助种植营养丰富的谷物，如稻米和小麦。就这样，我们复杂、现代、相互关联的食物系统的根源扎根了。图 2-3 展示了原始农耕时代的种植方式。

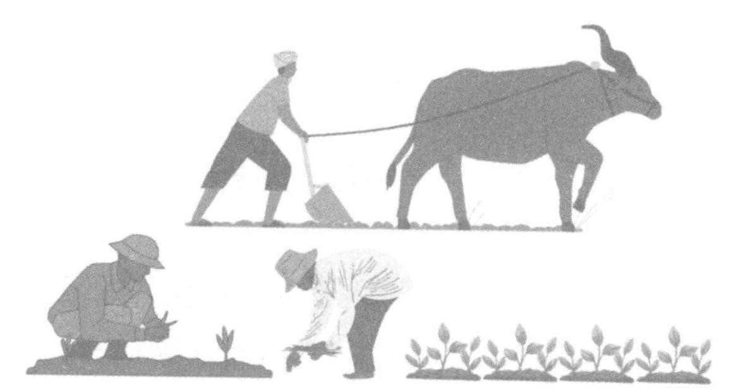

图 2-3　原始农耕时代的种植方式

农业工具和技术已经发展了数千年。人类学会了使用工具耕种土壤；种植新作物并将动物驯化。随着食物来源变得更加可靠，社会蓬勃发展，人口扩大。农业的日益复杂化为工业化铺平了道路。

随着工业化的发展，农业也变得现代化了。农场变得更大、更集约、更缺少多样化、更垂直。大农场控制着从种子到餐桌的粮食生产。甚至，现代化的农场里已经没有农民，他们被称为农场工人（见图 2-4）。过去 50 年来，整个世界的食品体系发生了巨大变化，产量大幅增加，同时也带来了意想不到的后果。

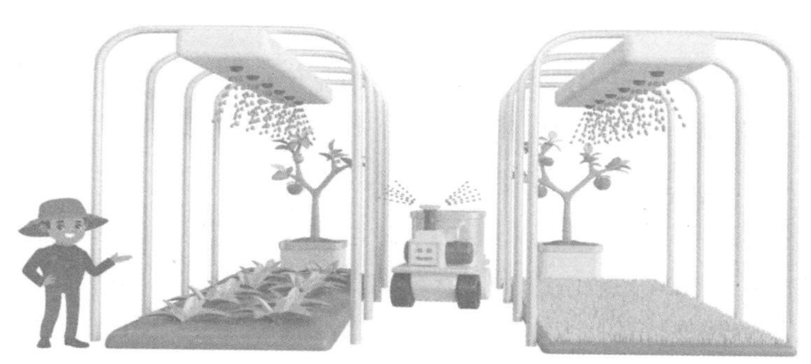

图 2-4　现代化农场和农场工人

1．现代化农业的好处

现代化农业的主要优点是，能在较小的土地上收获更高的产量，其效能得到提高。这给土地所有者带来了经济利益，并为不断增长的人口提供了食物。即使在人口密集地区，集约化农业也能充分满足市场需求。与环保耕作方法相比，它需要的劳动力更少，因为用化学方法控制害虫和杂草的速度更快且更容易实施。

2．现代化农业导致的环境问题

现代农业更多地考虑效率及经济利益，却忽略了生物多样性、完整生态系统、人类健康、人类营养和动物福利等方面。现代农业对环境有很大的破坏性。

1）森林砍伐。现代化大农业导致了土壤退化，特别是，为了获得新的肥沃的生产区域而砍伐森林。现代工业化农业要为全球 80% 的森林砍伐负责。

2）害虫和杂草对化学品有抵抗力。在工业化农业中经常使用合成杀虫剂和除草剂，而大量频繁使用这些化学品会导致效果降低或根本无效。结果，寄生虫变得更加强大，并且数量成倍增加，超出了合理的控制范围。

3）土壤退化。尽可能多地“挤压”田地会导致土壤耗竭和侵蚀。因此，工业化的农业实践使土地变得脆弱，因为它们严重干扰了自然土壤过程。特别是，化学农药会破坏地球上的微生物，而这些微生物通过食物链传播，将所有生物体的健康联系在一起。

4）对自然栖息地的影响。为满足工业化农业的需求寻找新的领地影响了野生动物并剥夺了其传统的生活场所。

5）水污染。工业化农业产生的重化学径流渗透到水中，毒害水生生物。森林砍伐和河岸防御工事缓冲带的砍伐导致了洪水和沉积物。

6）气候变化。现代集约化农业是全球气候变化的主要驱动因素，不适当的碳固存、化学燃料排放加速了土壤侵蚀和环境污染。

3．现代化农业对人体健康的影响

1）大规模使用农药对健康的影响

使用农药是为了保护植物免受害虫、杂草或疾病的侵害。杀虫剂、杀菌剂、除草剂、杀鼠剂和植物生长调节剂是典型的例子。但这些农药都与人体健康有关[38]。农药可以通过皮肤接触摄入或经口鼻吸入。农药的类型、接触的持续时间和途径以及个人健康状况（例如营养缺乏和皮肤是否受损）是人体健康的决定因素。与化学农药相关的众多负面健康影响包括皮肤病、致癌以及对胃肠道、神经系统、呼吸系统、生殖系统和内分泌系统的影响[39]。一些剧毒的农药甚至会导致人类生病甚至死亡。

农药还会残留在我们的日常食品和饮料中。此外，需要注意的是，清洗和剥离并不能完全去除残留物[40]。在大多数情况下，农药浓度不会超过法律规定的安全水平。然而，这些“安全限值”可能会低估真实的健康风险，现实生活中人们可能会同时暴露于两种或多种化学物质，它们会产生协同效应[41]。人类母乳样本中也检测到了农药残留，我们无法不担心未出生就接触到农药的儿童健康受到影响。

2）土地退化对食物营养的影响

土地是地球上所有生命的主要来源。土壤是所有资源中最宝贵的，因为它维持着植物和植被，为所有生物提供食物和营养。在过去的七十年里，由于人口迅速增长、饮食习惯改变、食物浪费和运输损失增加，全球对粮食的需求大幅增加。城市化使得大量耕地流失，同时，集约化农业、过度放牧、森林砍伐、水污染以及化肥和杀虫剂使用量的增加，导致表层土壤随着盐碱化、肥力丧失、土壤侵蚀和荒漠化而严重退化。用水量大幅增加，河流、湖泊和地下水受到污染，越来越多的工业废水、城市污水和不可生物降解的废物的排放，进一步加速了土壤退化的过程。全球变暖和气候变化导致的频繁干旱和洪水以及其他形式的极端天气也导致土壤退化。因此，过去几十年的人类活动对土地的压力增加了许多。自 1950 年以来，超过 35% 的农业用地发生了不同程度的退化。

我们赖以生存的粮食作物从土壤中提取养分并将其储存在组织中。如果土地中营养不足，地球上的人类终究会面临营养不足的问题。

2.3　餐桌上的旅行者：食物从农场到餐桌的隐藏风险

我们每天吃着买来的各种各样的食物，但是我们很少去思考这些食物是如何从农场到我们的餐桌上来的，以及其中可能存在的隐藏风险。食物供应链的不透明性、食品安全事件的频发以及农业生产对环境的影响，都给我们的健康和环境带来了巨大的挑战。

1．食品供应链的不透明性

透明度可以被定义为对消费者公开使他们切实地了解食品的生产方式、来源以及最终如何到达他们手中[42]。这意味着你可以相信食品上的标签，并相信放置标签的公司在经营时会考虑到道德问题。但我们能相信这些食品供应商自己贴的标签吗?

食品包装上常常贴有看起来“绿色”的标签或吸引人的口号，但大多数消费者没有意识到，只要进行一点精明的营销，即使是最传统的工厂化农场也可以使他们的产品听起来对地球和动物友好。当你真正深入研究时，你会发现这些精明的标签隐藏着一些做法，这些做法很大程度降低了透明度。

超市的货架上摆满了“素食”的鸡肉或鸡蛋，毫无戒心的、善意的消费者在没有真正理解这意味着什么的情况下就购买了它们。但这些时髦的标签并没有提及素食饲料可能充满转基因成分，因为给予低质量饲料比为鸡提供觅食空间并为其提供高质量饲料要便宜得多。

事实是，真正能够做到完全透明的公司少之又少。作为普通消费着，你很难知道哪些公司的标签是值得信任的。

2．食品标签的解读困难

超市里充斥着标有不含转基因生物和抗生素、有机和“天然”的产品。但其中一些标签过于含糊，我们乍一看难以理解。这导致很多人并不真正了解他们吃的是什么。因为超市货架上很多都不是新鲜的家常饭菜，而是工厂里用工业原料和添加剂制成的食物——这些食物与自然状态下的食物几乎没有相似之处。要了解我们所购买的食物中含有什么成分，食品标签就非常重要，制造商需要以清晰易懂的格式提供这些信息，因为我们大多数人没有时间仔细考虑即食食品的成分。图 2-5 是中国食品标签的范例，图 2-6 是美国新版食品标签的范例。

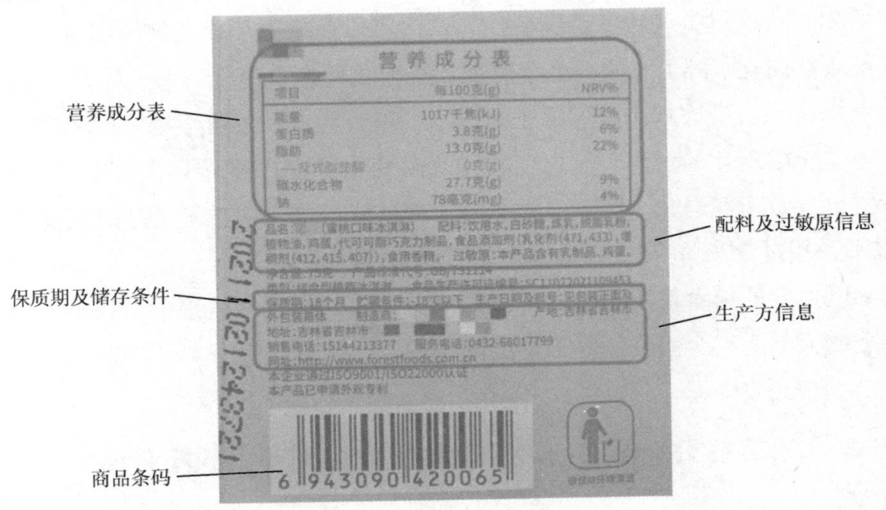

图 2-5　中国食品标签

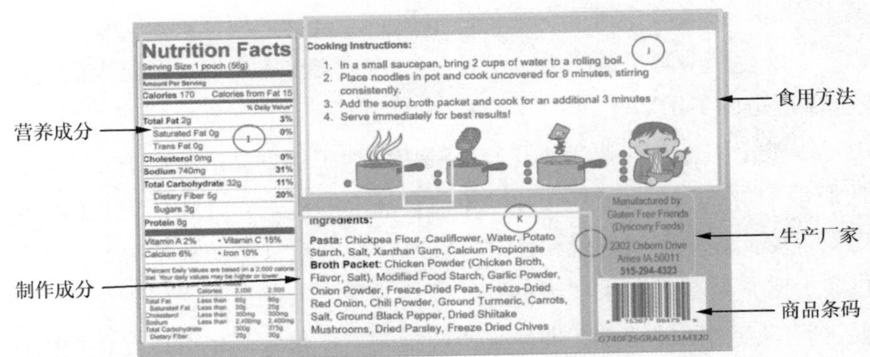

图 2-6　美国新版食品标签

关于标签类别有一些规定，但这些规则很复杂且难以记住。再加上面对货架上的众多选择，就不难理解为什么这么多人难以完全理解标签的含义了。

最好的提示之一可能是完全忽略包装正面的声明。正面标签通常通过健康声明来吸引你购买产品。事实上，在正面标签上添加健康声明会让人们相信这种产品比未列出健康声明的同类产品更健康，从而影响我们的选择[43]。

制造商在使用这些标签的方式方面常常不诚实。他们倾向于使用具有误导性的健康声明，在某些情况下甚至是完全错误的，例如许多高糖早餐谷物食品。不管标签暗示什么，这些产品并不健康。这使得人们在不彻底检查成分列表的情况下很难做出正确的选择。

产品成分通常按数量列出——从最高到最低含量。这意味着第一种成分是制造商使用最多的成分。一个经验是看前三种成分，因为它们构成了这个食物的主要组成部分。如果第一种成分包括精制谷物、一种糖或氢化油，你就可以认为这个产品不健康。应当尝试选择将天然成分列为前三种成分的食品。此外，超过两到三行的成分列表表明该食品经过了高度加工。

另外，包装上列出的分量可能会产生误导且不切实际。制造商列出的数量通常比人们一次吃的量要小得多。

最具误导性的说法

包装食品上的健康声明旨在引起你的注意并让你相信该产品是健康的。以下是一些最常见的说法及其它们的含义。

杂粮。这听起来很健康，但仅意味着产品含有多种谷物，它们很可能是精制谷物——除非产品标记为全谷物。

自然。这并不一定意味着该产品与任何天然产品相似。它只是表明制造商曾经使用过苹果或大米等天然原材料。

有机。该标签很少说明产品是否利于健康。例如，有机糖仍然是糖。

不添加糖。有些产品天然含糖量很高。它们不添加糖的事实并不意味着它们是健康的。还可能添加了不健康的糖替代品。

低卡路里。低热量产品的热量必须比该品牌原产品的热量少三分之一。然而，一个品牌的低热量版本可能与另一品牌的普通版具有相似的热量。

低脂肪。这个标签通常意味着以添加更多糖为代价减少了脂肪。要非常小心并阅读成分表。

低碳水化合物。标记为低碳水化合物的加工食品通常仍然是加工垃圾食品，类似于加工低脂食品。

用全谷物制成。该产品可能含有很少的全谷物。检查成分表——如果前三种成分中没有全谷物，那么含量可以忽略不计。

强化或浓缩。这意味着产品中添加了一些营养素。例如，牛奶中经常添加维生素 D。然而，仅仅有某些东西被强化并不意味着它就健康。

不含麸质。无麸质并不意味着健康，只能说明这个产品不含小麦、黑麦或大麦。许多无麸质食品都经过高度加工，富含不健康的脂肪和糖。

水果味。许多加工食品的名称都指的是天然风味，例如草莓酸奶。然而，该产品可能不含任何水果——仅含有尝起来像水果的化学物质。

- 糖的不同名称

糖有无数的名字——其中许多你可能不认识。食品制造商利用这一点，故意在其产品中添加许多不同类型的糖来隐藏实际含量。这样，他们可以在顶部列出更健康的成分，下面提到糖。因此，即使产品可能富含糖，它也不一定是前三种成分之一。

为避免意外摄入大量糖，请留意成分列表中的以下糖名称。

糖的种类：甜菜糖、红糖、黄油糖、蔗糖、细砂糖、椰子糖、枣糖、金糖、转化糖、黑砂糖、有机原糖、蒸发甘蔗汁和糖果糖。

糖浆类型：角豆糖浆、金糖浆、高果糖玉米糖浆、蜂蜜、龙舌兰花蜜、麦芽糖浆、枫糖浆、燕麦糖浆、米糠糖浆和大米糖浆。

其他添加糖：大麦芽、糖蜜、甘蔗汁晶体、乳糖、玉米甜味剂、结晶果糖、葡聚糖、麦芽粉、乙基麦芽酚、果糖、浓缩果汁、半乳糖、葡萄糖、二糖、麦芽糖糊精和麦芽糖。

如果你在成分列表的顶部看到其中任何一种或几种，那么该产品的添加糖含量很高。

3．食品安全如何影响我们的健康

食品可以拯救生命，不安全的食品也能让人失去生命。全球有数十亿人面临不安全食品的风险。每年有数百万人因食用不安全食品而患病，数十万人死亡。

食物链从农场到餐桌，挑战包括微生物、化学、个人和环境卫生等方方面面。历史上，食品被工业污染物污染的事件有很多记录。很多国家都曾发生过导致数十万人患病或死亡的事件。最出名的是 1956 年在日本熊本县水俣湾周围首次发现的水俣病（甲基汞中毒）。1965 年，日本新潟县阿贺野川沿岸发生了第二次疫情，排放的甲基汞在鱼类和贝类体内积累，食用后会引起中毒[44]。1971—1972 年，伊拉克爆发了大规模的汞中毒事件，原因是食用了有机汞化合物包衣的种子。有机汞的来源是播种前用杀菌剂处理的种子，主要是为了控制种子或土传真菌的感染。食用这些种子的患者会出现震颤、意识混乱、幻觉、妄想和癫痫发作[45]。

进入 21 世纪，食品安全问题并未减弱。由于产品分销的速度提高、范围扩大，局部疫情可能会演变成全球范围内的紧急情况。各大洲都爆发过严重的食源性疾病。仅在中国，2008 年婴儿配方奶粉三聚氰胺污染事件就影响了 30 万名婴幼儿，其中 51900 人住院治疗，6 人死亡[46]。美国疾病控制中心称，食源性疾病在美国每年估计导致 4800 万例疾病，其中 940 万例由已知病原体引起。最常造成疫情暴发的病原体食品是鱼类、家禽以及叶类蔬菜。

4．食品安全面临的主要挑战

1）微生物安全。微生物是食源性疾病的潜在来源。病毒对大多数食源性疾病负有更大责任，但与食源性感染相关的住院和死亡大多是由细菌引起的。这些疾病的范围从轻度胃肠炎到由致病微生物的任何一种毒素引起的神经、肝脏和肾脏综合征。超过 90% 的食物中毒疾病是由葡萄球菌、沙门氏菌、梭菌、弯曲杆菌、李斯特菌、弧菌、芽孢杆菌和大肠杆菌引起。

2）化学品安全。食品中发现了非食品级化学添加剂，如着色剂和防腐剂，以及污染物，如农药残留。一些食品样本的铅、镉、砷、汞和铜等重金属含量高于普通食品样本，可能是从器具中浸出以及食品卫生状况不佳。

3）个人卫生。食品处理者和准备者不良的个人卫生习惯对个人和公共健康构成相当大的威胁。彻底洗手和配备足够的洗涤设施等简单做法可以预防许多食源性疾病。

4）环境卫生。回收和废物处理设备和设施不足导致变质和污染的食品堆积。这导致害虫和昆虫数量增加，从而增加食品污染和腐败的风险。食品加工和准备区域的卫生条件差也会导致食品不卫生。

总之，工业化对健康的冲击是一个复杂而深远的问题。尽管工业化给我们的生活带来了便利，但也带来了诸多健康隐患。知晓这些信息会让你对自己的食物做出正确的选择。

第 3 章　科技的医疗奇迹：治愈还是伤害？

随着科技的不断发展，医疗领域也迎来了巨大的变革。从医疗机器人到智能健康手环，新技术的应用给医疗带来了前所未有的可能性，但同时也带来了一些潜在的风险和挑战。

3.1　机器人在医疗健康领域的应用好处

医疗健康行业是受机器人技术兴起影响最大的领域之一。见图 3-1。

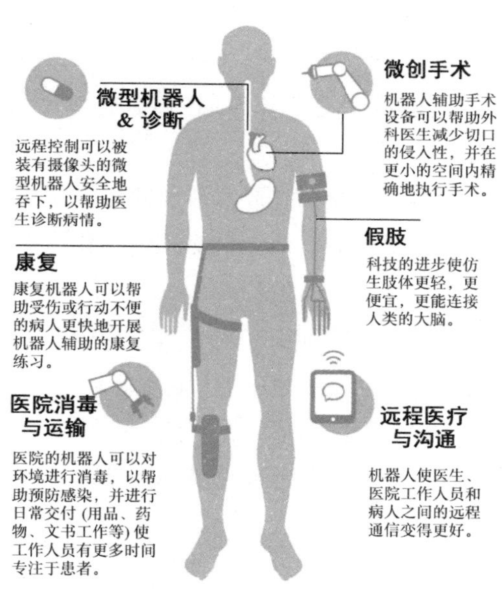

图 3-1　医疗机器人的应用

手术辅助机器人旨在增强现有的手术治疗。模块化机器人可用于监测患者进行锻炼时的体形、测量运动程度并跟踪进展情况。服务机器人主要通过完成日常后勤任务并在任务完成后发送报告来为医疗保健专业人员提供服务，包括病房准备、跟踪供应品、提交采购订单、补充医疗供应柜以及将床单运送到洗衣设施。社交机器人被越来越多的医疗机构应用，并与患者和访客互动。

1．开创性的机器人发明

一些机器人系统，例如达・芬奇手术系统在医院和诊所中越来越受欢迎。达・芬奇手术系统具有放大的 3D 高清视觉系统和高精度仪器，可以超出人手的弯曲和旋转能力，见图 3-2。

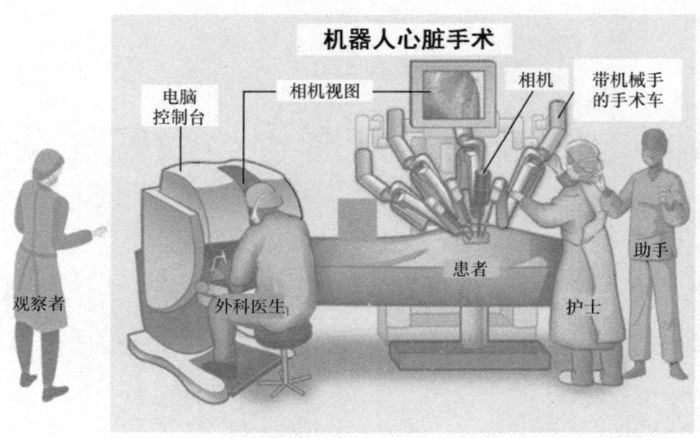

图 3-2　机器人心脏手术

其他开创性发明包括礼宾机器人 SAM、药物管理系统 PharmASSIST ROBOTx、消毒机器人 Xenex 和胶囊机器人 Origami。Jibo、Pepper、Paro、Zaro、Buddy 等社交陪伴机器人在老年患者孤独时给予安慰，有些机器人配备了触摸传感器、摄像头和麦克风。

2．医疗保健机器人的应用案例

2019 年，三亚的医生使用机器人辅助和 5G 连接，将刺激装置插入距离北京 3000 多千米的帕金森病患者的大脑中。

医疗保健领域机器人技术的另一种先进形式涉及使用微型机器人来检测和治疗疾病。在手术过程中，患者吞下一个微型相机，该相机能拍摄消化道的图像，并帮助医生识别疾病或其他状况的迹象。

微创手术也将受益于机器人技术的进步。在手术过程中，会制作小切口以插入机器人操作的工具从而最大限度地减少并发症和感染的风险。

3．通常在机器人辅助下进行的手术

可以在机器人辅助下进行的手术种类越来越多。参见图 3-3。

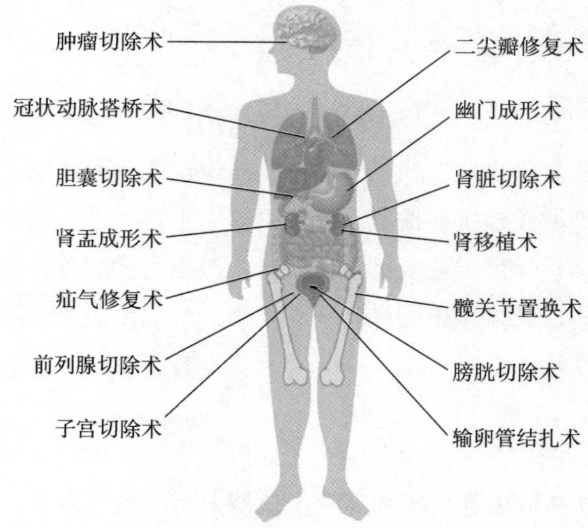

图 3-3　机器人辅助下进行的手术

4．机器人技术的好处

机器人技术能够减少手术和各种医疗程序中的人为错误。机器人医疗工具的精确性和计算性可提高成功率。此外，机器人医疗工具增强了人类医疗专业人员的能力，因为新的机器人工具使人类能够执行以前不可能的手术。

在实验室环境中，医疗保健中的机器人技术因能够自动执行琐碎的任务而具有优势。机器人能够在更短的时间内进行更多的实验室测试和样本，从而超越人类。这种效率提高了医学研究的速度，提高了医学突破的可能性。

5．医疗机器人的弊端及风险

每枚硬币都有两个面。虽然在医疗保健领域使用机器人有很多好处，但也有可能出现错误和失败。这些先进的机器人总是存在一定程度的人为错误或机械故障。这可能导致人员伤亡。

一项针对手术机器人安全性的研究表明，在美国，14 年内，使用这些机器导致了至少 144 人死亡和 1000 多人受伤[47]。这些事件包括破损的仪器落入患者体内、电火花导致组织烧伤以及系统错误导致手术时间比计划时间长。报告指出，这些数字仅占机器人手术总数的一小部分。

1）机器人手术的风险

尽管机器人辅助手术通常被认为是安全的，但有一些因素可能会增加手术期间受伤的风险，其中包括[48]：

操作该技术时可能出现人为错误。当外科医生经验不足时，这种风险会更高。

机械故障。尽管机械故障在机器人辅助手术中很少见，但仍无法杜绝其发生，包括机械臂、仪器、相机等的故障。

电弧。当机器人仪器的电流离开机械臂并被错误引导到周围组织时，就会发生电弧，这可能会引起意外烧伤。

神经损伤。这种情况的发生可能是由于患者在某些手术过程中必须长时间保持一致的姿势，或者是由于机械臂的压迫。

远程手术网络终端的风险：远程执行的手术可能会受到从天气到地缘政治等各种因素的影响。

2）机器人辅助手术风险研究

2016 年发表的一项为期 14 年的研究发现，机器人辅助外科手术引起不良事件的可能性最高的是心胸（心脏和胸部）手术以及头颈手术等复杂外科专业[49]。

2019 年发表的另一项研究报告称，机器人手术造成的大多数严重事件涉及撕裂、出血、患者体位引起的并发症、异物残留和感染[50]。

请注意，所有类型的外科手术都会带来风险，包括传统手术以及其他类型的微创手术（例如腹腔镜手术和开放手术）。为了正确权衡机器人辅助手术的风险与益处，在考虑机器人辅助手术时咨询专业的医疗提供者非常重要。

6．哪些人不应该接受机器人手术

不选择机器人辅助手术的原因有多种，其中可能包括：

肥胖。某些类型的脂肪可能会干扰机器人以最佳方式执行手术的能力。但是，并非所有肥胖者都会失去接受机器人辅助手术的资格。这取决于一个人的具体解剖结构、手术类型和其他因素。

特定条件或手术类型。许多情况无法通过机器人辅助手术进行，例如整形和重建显微外科手术。目前，机器人手术中使用的仪器都太大了，并且没有设计用于对重建手术中涉及的脆弱组织进行显微手术。此外，使用机器人辅助技术的外科医生视野的放大程度不足以提供足够的观察。

特定的风险或禁忌征。机器人手术不应该在需要紧急手术的危重患者或创伤患者身上进行。

某些类型的合并症。合并症是指同时患有一种以上的疾病。比如，心脏病发作与腹腔粘连的患者不适合接受机器人手术。

7．医疗机器人应用的伦理学问题

1）隐私管理和医疗数据的安全。医疗领域的机器人系统和人工智能收集并存储大量敏感的患者信息，这导致了人们对隐私和信息泄露的可能性的严重担忧。

2）机器人应用的公平性。虽然机器人改善了整体医疗的效率，但它的好处可能无法公平分配。

3）责任与决策。机器人系统的自主性引发了有关医疗领域责任和决策的关键问题。如果算法在诊断或治疗患者时出现错误，谁来承担法律责任？医疗保健专业人员的责任和系统开发人员的责任之间的界限如何界定？机器人和人工智能系统是否可以作为犯错的主体承担责任并对患者所受的伤害承担直接责任？需要为机器人医疗保健制定具体的法规，并确定在医疗决策错误的情况下谁承担最终责任。

4）自治和人类监督。医疗机器人的自主性是一个持续的争论。虽然自动化可以提高效率并减少人为错误，但在机器自主和人类监督之间保持适当的平衡至关重要。这对于机器人手术来说尤其敏感，我们在多大程度上可以信任机器人或算法在没有人工干预的情况下做出的医疗决策？

5）患者知情同意书。随着机器人在医疗领域的引入，知情的患者同意变得更加复杂。患者不仅必须了解拟议的治疗方法，还必须了解先进技术如何影响他们的健康和隐私，确保患者在治疗决策中发挥积极作用，可以就将机器人技术纳入其治疗做出明智的选择。这不仅仅是简单的免责声明。在复杂的手术或微妙的医疗诊断等危急情况下，人工监督仍然至关重要，以确保患者安全和护理质量。

总之，在决定接受机器人辅助手术之前，医生和患者需要权衡其风险与益处。此外，我们还需要在伦理问题、责任问题及决策问题、人类监督医疗机器人等方面进行认真思考。

3.2　药物的“双刃剑”：治疗的希望与隐藏的风险

药物，作为治疗疾病的重要工具，在人类历史上扮演着不可或缺的角色。药物治疗挽救了无数生命，缓解了无数痛苦。然而，药物治疗也有其隐藏的风险。药物滥用、副作用、耐药性等问题逐渐凸显，我们需要审视药物治疗的双重性质。

1．药物治疗的历史

虽然制药业被认为是一种现代现象，但自人类文明早期以来，药物的发现和开发就一直伴随着我们。早期的民间药物主要来源于植物，辅以矿物质和动物物质。尽管早期的民间疗法是在不同的文明中分别发现的，但他们经常使用相同的植物和草药来治疗类似的疾病。

传统中药（Traditional Chinese Medicine，TCM）早在公元前 3500 年就已开发出来，其中许多配方至今仍然可用。中国药典的药物清单相当庞大。其中一些草药含有现代医学中使用的活性成分，包括最初源自萝芙木常绿乔木和灌木的利血平。利血平通常用作抗高血压药。

到公元前 3000 年，埃及的药物开发也进展顺利，当时埃伯斯纸莎草记录了含 877 种治疗各种疾病的处方，包括妇科、眼部和皮肤问题。这些埃及疗法通常以蓖麻油、芦荟和乳香等草药为基础。

印度民间疗法在 3000 至 5000 年前也已存在，被称为阿育吠陀医学。它们记录在被称为《吠陀经》的神圣著作中，主要基于草药制剂，包括小豆蔻和肉桂等。一些阿育吠陀成分至今仍在西药中使用。

希腊人借鉴古埃及、中国和古印度的医学思想来开发自己的医学疗法。他们认为疾病是由自然原因引起的，可以用药物配方来治疗。罗马人也开发了自己的医学治疗方法。随着罗马帝国的衰落，医学专业知识转移到阿拉伯世界。

从 4 世纪开始，希腊和罗马的医学发展在欧洲被完全忽视，因为民间疗法在西方被贴上了巫术的标签。在这段被称为黑暗时代（5 世纪至 15 世纪）的时期，欧洲遭受麻风病、肺结核、天花和黑死病的蹂躏。当时流行的一种观点是，疾病是上帝对人的惩罚。欧洲的药物治疗在文艺复兴时期（14 世纪至 17 世纪）重新开始发展。16 世纪初，医生帕拉塞尔苏斯将鸦片纳入欧洲药典，他还提出了药物作用和毒性的剂量依赖性的现代概念。他用金属盐进行治疗，特别是用汞盐治疗梅毒，为当今化学疗法奠定了基础。

两个世纪后，英国医生托马斯·西德纳姆（Thomas Sydenham）推出了鸦片酊——一种鸦片和草药成分的混合物，它在欧洲被广泛用于治疗各种疾病。直到 19 世纪中叶，新兴的化学科学开始指导药物的发展。1806 年，吗啡被从鸦片中提取出来，开启了第一代真正的药物。

尽管在 19 世纪取得了进步，但在 20 世纪初只有少数真正的药物可用。科学方法开始推动药物开发，通过化学方法合成药物，预示着现代制药工业的开始。在第二次世界大战后，药品制造商数量激增，与此同时，药物研究显著增加，导致新药数量不断增加[51]。大多数药物发现里程碑都是在过去一百年中实现的，从抗生素到生物制剂，为当前药物治疗的基础作出了贡献。

如今，全球数百家制药公司正在开发 8000 多种药物，这种加速的开发速度在很大程度上要归功于生物技术的使用。许多新药都是“生物制品”——源自生物来源的修饰分子，例如抗体。一旦生产合成 DNA 的合成生物学方法被整合到开发过程中，药物开发的步伐将会进一步加快。

2．药物治疗对健康的贡献

不能不说，药品在改善人类健康方面发挥了至关重要的作用。它们改变了医疗结果、减轻了痛苦并延长了生命。

药品的一个显著优势是它们能够针对特定疾病或病症，提供更有效和个性化的治疗。比如，肿瘤学中的靶向治疗改善了癌症治疗，提高了生存率并提高了患者的生活质量。这些疗法通过识别和攻击参与癌细胞生长和扩散的特定分子或途径来发挥作用。通过直接针对疾病的潜在机制治疗，与化疗或放射治疗等传统治疗方法相比，靶向治疗可以更有效且副作用更少。

此外，疫苗在减轻某些传染病的负担方面发挥了关键作用。疫苗是预防脊髓灰质炎、麻疹和流感等疾病传播的有力工具。广泛的疫苗接种有助于根除或接近消除曾经对公共卫生构成重大威胁的疾病。

除了靶向治疗和疫苗，药物也为心理健康领域作出了重大贡献。精神科药物的发展为患有抑郁症、焦虑症和精神分裂症的人提供了缓解。这些药物通过改变大脑中某些化学物质的水平起作用，帮助恢复平衡和缓解症状。

此外，药物在慢性病的治疗中发挥着至关重要的作用。治疗糖尿病、高血压和哮喘等疾病的药物可以帮助个人控制症状并预防并发症。通过提供有效的治疗方案，药品使患者能够掌控自己的健康并改善他们的整体福祉。此外，药物输送系统（例如吸入器和胰岛素泵）的进步使患者更容易坚持治疗并获得最佳结果。

尽管取得了这些积极成果，但也必须承认它们存在潜在的缺点。

3．药物治疗的隐藏风险

1）药物滥用与依赖

药物滥用是指以对自我、社会或两者都有害的方式过度使用药物。这个定义包括身体依赖和心理依赖。长期使用药物引起的身体依赖性是指停药后出现戒断症状的生理状态改变。心理依赖性是指在没有躯体依赖性的情况下强烈需要继续服用药物的状态。

药物使用障碍是由多种因素引起的，包括遗传脆弱性、环境压力、社会压力、个人性格特征和精神问题。但无法确定这些因素中的哪一个对具体某个人影响最大。青少年和精神障碍患者比其他人更容易吸毒和成瘾[52]。

药物滥用的一个问题是：许多有严重药物滥用问题的患者会说他们没有任何问题，因为他们自己不知道自己有药物依赖。图 3-4 是常见的可能会引起药物滥用和依赖的药物。

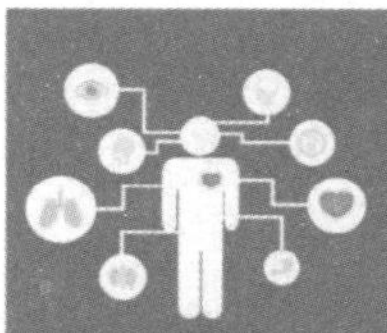

最常被滥用的处方药	用于治疗的疾病或症状	药物在体内的作用	滥用会出现的问题
兴奋剂： 可卡因、安非他明利他林	嗜睡症、注意力缺陷/多动障碍 (ADHD) 和其他疾病	加速大脑活动，引起更多的变化，提高注意力和能量，伴随着血压升高、心率加快和呼吸加快	会导致危险的血压升高，给心脏增加压力。心率和呼吸的危险增加也是可能的
镇静剂： 安定、阿普唑仑、阿拉西洋、克洛诺平、案必恩、水合氯醛	焦虑、紧张、惊恐发作和睡眠障碍	减缓“抑制”大脑和中枢神经系统的功能	会引起戒断性发作
阿片类镇痛药： 吗啡、维柯丁、美沙酮、奥施康定	中度至重度疼痛，可在手术后处方	阻止疼痛信息到达大脑	会引起呼吸抑制，呼吸缓慢浅

图 3-4　最常被滥用的处方药

药物依赖的迹象包括：对药物的耐受性或需要增加药物剂量才能发挥作用；如果减少或停止使用难以减少或戒掉的药物，就会出现戒断症状；花费大量时间获取、使用药物并从药物的影响中恢复；退出社交和娱乐活动；即使意识到持续滥用会造成身体、心理、家庭或社会问题，但仍无法停止。

如果你依靠药物来控制慢性疾病，也会发生药物依赖的情况，比如高血压、糖尿病、青光眼等需要长期用药物控制的疾病。

虽然药物依赖和成瘾情况是复杂的；但是，它们是可以治疗的，中医中药、自然医学等在药物成瘾方面都取得了一些成效。

2）药物副作用和不良反应

药物不良反应（Adverse Drug Reaction，ADR）也称副作用，比人们想象的要普遍得多。据估计，药品不良反应是美国和加拿大的第四大死因，在全球范围内，药品不良反应是第六大死因。

处方药和非处方药（over-the-counter drug，OTC）都有副作用。副作用是与药物相关的不良反应。副作用可能多种多样，从流鼻涕等小问题到心脏病发作或肝损伤等危及生命的情况。有几个因素会影响服药时是否产生不良反应[53]：年龄、同时使用其他药物或其他潜在疾病或状况（例如削弱免疫系统或影响肾脏或肝脏功能的疾病）。常见的不良反应包括胃部不适、口干和嗜睡，严重的不良反应包括死亡、危及生命、住院治疗、残疾或永久性损伤、受孕前或怀孕期间接触而导致出生缺陷。

20 世纪末和 21 世纪初在美国和英国进行的开创性研究表明[54]，ADR 是临床实践中的常见表现，包括作为意外入院的原因、在入院期间发生以及出院后出现。随着时间的推移，ADR 的发生率相对保持不变。研究表明，尽管采取了各种预防措施，仍有 5% 至 10% 的患者可能在入院时、入院期间或出院后出现 ADR[55]。

3）药物耐药性与疗效下降

耐药性是指抗菌药物或抗肿瘤药物等在治疗疾病时有效性降低。当细菌和真菌等发展出抵抗杀死它们的药物的能力时，就会出现抗生素耐药性。耐药感染可能很难被治疗，有时甚至是不可被治疗。

如今，全球抗生素耐药性水平达到危险水平，甚至威胁到我们治疗常见传染病的能力。抗生素的过度使用和滥用导致了耐药细菌的出现，使治疗感染变得更加困难。这对全球健康构成重大威胁，因为如果没有有效的抗生素，常见感染可能会危及生命。在美国，每年发生超过 280 万例抗生素耐药性感染。根据美国疾病控制中心（Centers for Disease Control and Prevention，CDC）2019 年抗生素耐药性（Antibioticresistance，AR）威胁报告，超过 35000 人因此死亡。

抗生素耐药性有可能影响任何生命阶段的人们，以及兽医和农业行业，成为世界上最紧迫的公共卫生问题之一。许多治疗都依赖于使用抗生素对抗感染，包括关节置换、器官移植、癌症治疗以及糖尿病、哮喘和类风湿性关节炎等慢性疾病的治疗。如果抗生素和抗真菌药物失去效力，那么我们就失去了治疗感染和控制这些对人类具有严重健康威胁的病原体的能力。如果那一天真的来到，结果不可想象。

总之，药品对健康的影响是不可否认的。从减轻传染病的负担到改善慢性病的管理，药品改变了医疗方法并挽救了无数生命。然而，药物的滥用、药物的不良反应以及药物的耐药性都是人类必须面对的挑战。我们需要具备对自身健康负责的意识，加强对药物不良反应和药物相互作用的认知，避免因药物不当使用导致的健康风险。

3.3 健康手环：科技助力健康还是焦虑的源泉？

健康手环作为一种智能健康管理工具，正在越来越多地走进我们的生活。这些手环不仅能够实时监测你的生理数据，还能为你提供一些健康建议和指导，激励你保持健康的生活方式。然而，随着健康手环的普及和使用，人们对健康的关注也逐渐演变成一种焦虑。

健康焦虑并非仅仅是对自身健康状况的担忧，还是一种过度关注健康的心理状态，可能带来不必要的压力和焦虑感。尤其是在使用健康手环的过程中，一些人会过度关注健康数据，陷入对自身健康状态的过度担忧之中。

1．可穿戴技术的历史

尽管健康手环和智能手表最近才流行，但可穿戴技术实际上已经存在了大约 700 年——令人惊讶，却是事实！从 1286 年开发的第一款可穿戴设备眼镜，到 1600 年的算盘环和 1961 年的轮盘鞋，再到 2014 年的 Apple Watch 和 2015 年的 Oculus Rift，可穿戴技术已经取得了长足的进步，经历了多次改进和重新发明。

可穿戴设备可用于多种用途，它们主要分为两类：医疗可穿戴设备和健身可穿戴设备。

医疗可穿戴设备是直接支持医生监测和治疗患者的设备。所有这些设备在上市前都必须经过卫生管理部门的强制批准。大多数这些设备在使用前都需要医生的处方。

健身可穿戴设备主要用于运动健身。这些设备在上市前可能不需要卫生管理批准。最常见的例子是健身手环和智能手表（见表 3-1）。它们用于跟踪各种生命体征，包括心率、体温、氧饱和度、压力水平等。

表3-1　健康手环的好处和缺点及限制

健康手环的好处	健康手环的潜在缺点和限制
个人健康监测：可穿戴健康设备监测心率、体力活动和睡眠模式等各种指标，提供持续的个人健康数据日志，使人们能够做出明智的生活方式选择。	数据测量不准确：一些可穿戴设备在测量某些健康指标时可能缺乏准确性或可靠性，从而导致健康监测和诊断可能不准确。
目标设定和进度跟踪：健身追踪器和智能手表使人们能够设定和跟踪个人健身目标，鼓励更积极的生活方式并促进维持健康目标的动力。	有限的医疗相关性：尽管可穿戴设备能够监测各种健康指标，但它不能替代人类专业人员，也不能诊断或治疗医疗状况。
早期健康警告：一些可穿戴设备可以识别异常的健康指标，并为潜在的健康问题提供早期警告。虽然并非所有设备都是医疗级的，但它们可以提供及时的警报，提示进行专业的健康检查。	数据安全问题：可穿戴设备会收集敏感的健康数据，如果不采取适当的保护措施来保护用户信息，就会引发对数据安全和隐私泄露的担忧。
增强医疗保健专业人员的患者监控：可穿戴健康设备随着时间的推移收集数据，为人们创建全面的健康档案。临床医生可以利用这些数据来加强疾病管理并制定个性化治疗计划。	用户合规性：确保用户始终遵守佩戴和使用可穿戴设备的要求是一项挑战，因为我们可能会忘记定期佩戴设备或为其设备充电，从而影响所收集数据的可靠性。
鼓励预防性保健：通过跟踪健身水平、睡眠周期、压力水平等，可穿戴健康设备鼓励人们进行预防性保健并选择更健康的生活方式	过度依赖：用户可能会过度依赖这些设备来进行健康监测，可能会忽视专业的医疗护理或忽视我们身体的信号。
	电池寿命有限：大多数可穿戴健康设备需要定期充电，这对用户来说可能不方便。有些设备的使用寿命可能不会超过一天，从而导致数据跟踪结果不准确

2．健康手环可能引发的焦虑问题

没有人否认健身追踪器和智能手表可以成为养成健康习惯的有用工具，然而，如果你不小心，它们也可能成为焦虑的主要来源。追踪设备有可能通过培养强迫倾向导致焦虑和饮食失调。完美主义者、有饮食失调史的人以及容易过度劳累的人应该谨慎使用跟踪设备，因为它们可能会放大现有的问题。你可能会变得痴迷于目标——这通常会以牺牲你的整体幸福为代价。

根据 *BMC Psychology* 杂志 2019 年的一项研究[56]，即使无法佩戴该设备（无论是未充电还是丢失）也可能导致沮丧或焦虑。如果未达到跟踪目标，压力可能会加剧。以睡眠为例，运动员可能患有睡眠正常症，这是一种在睡眠追踪器数据的驱动下对追求最佳睡眠的痴迷。但这种不惜一切代价获得良好睡眠的使命，往往最终会引起更多焦虑，甚至当你达不到目标时，会导致更严重的睡眠损失。结果是你的运动表现可能会受到影响。

此外，《医学互联网研究杂志》（*Journal of Medical Internet Research*）2023 年发表的一项研究显示[57]，如果参与者的 Apple Watch 在一天结束时不知不觉地被操纵以显示较低的步数，他们更有可能表现出不健康的行为，包括自尊心降低和增加不必要的步数。这些问题甚至可能超出你自己的控制范围，影响你的人际关系和工作表现。2017 年发表在《饮食行为》（*Eating Behaviors*）杂志上的研究发现[58]，卡路里和健身追踪设备与饮食失调的特征有关。结果表明，对于某些人来说，这些设备可能弊大于利。

3．如何与你的健身追踪器建立健康的关系

如果你依赖跟踪设备或喜欢研究它收集的数据，那没关系。然而，了解界限在哪里是保持健康关系的关键。建议遵循以下四项指导原则。

适度：你应该使用健身追踪器来获得洞察力和动力，但你不应该感到有必要监控每项活动或不断检查你的统计数据。

享受：无论你是否佩戴设备，你都应该真正享受锻炼和活动的乐趣。跟踪增强了你的体验，但没必要保证你全部跟着数据走。

灵活性：你应该能够根据你的身体感觉调整你的训练计划，而不是严格遵循智能设备的指示。

压力管理：跟踪不应给你带来过度的压力或焦虑。如果未能实现目标或数据过低让你感到过度不安，这可能是不健康依恋的迹象。

如果你的想法不符合这些原则，你与智能设备的关系可能不健康。

4．如何改变你的行为

不要经常查看统计数据，可以换成每天写日记。主观数据实际上与从智能手表跟踪更客观的数据一样有益，因为这些信息不仅可以更全面地描绘一个人的进步，还可以描绘一个人的整体健康感受。记录锻炼的做法，包括每次锻炼期间和锻炼后的感受（例如情绪、酸痛、压力）可以帮助你以健康的方式进行反思。

停止压抑你的快乐。过分强调指标实际上会夺走你的快乐和成就感。相反，你可能会感受到更大的压力，引发对未能实现目标的焦虑或恐惧。如果将自己束缚在数据上，你会错过体育活动中所有令人兴奋的事情，比如你的周围环境、路线、其他参与者的友情等。

虽然使用健身追踪器可以激励你，但请确保这样做不会影响你追求整体健康的能力。如果你在实现某些目标和数字方面感到精神痛苦或压力，那么可能是时候放弃该智能设备了。

健康焦虑是不容忽视的问题，尤其是在科技普及的背景下。我们需要意识到健康焦虑可能带来的负面影响，并采取措施来缓解这种焦虑。科技始终应该更好地服务于你的健康，而不是增添焦虑。

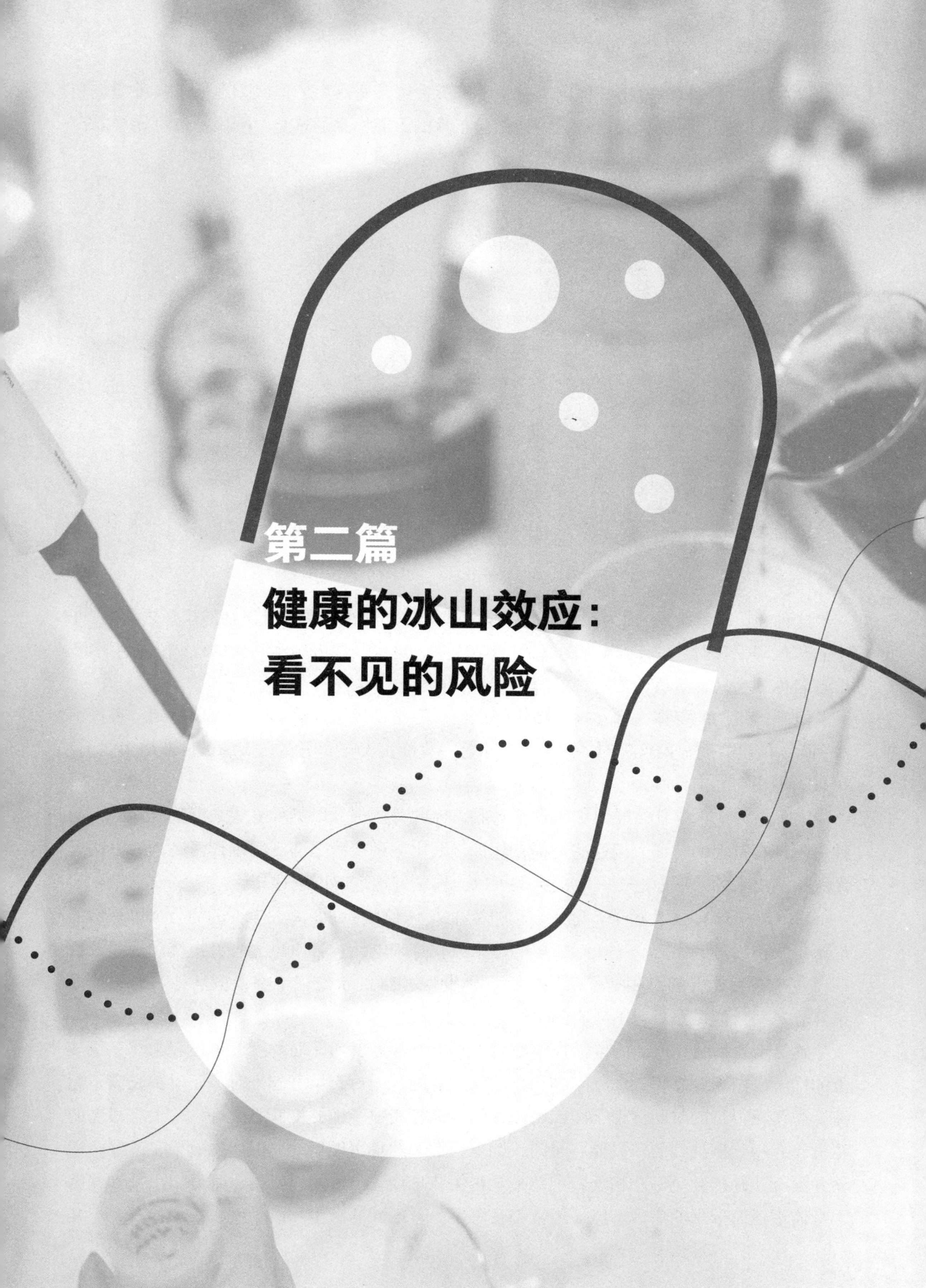

第二篇
健康的冰山效应：看不见的风险

你有没有过这样的经历，你因为感觉不舒服去医院看医生，但医生在做了各种检查和一系列的化验后，告诉你没有病，一切都是正常的，但你真的感觉不舒服。你可能会问：“为什么我没有病，但我感觉这么糟糕？”（见图 II-1）

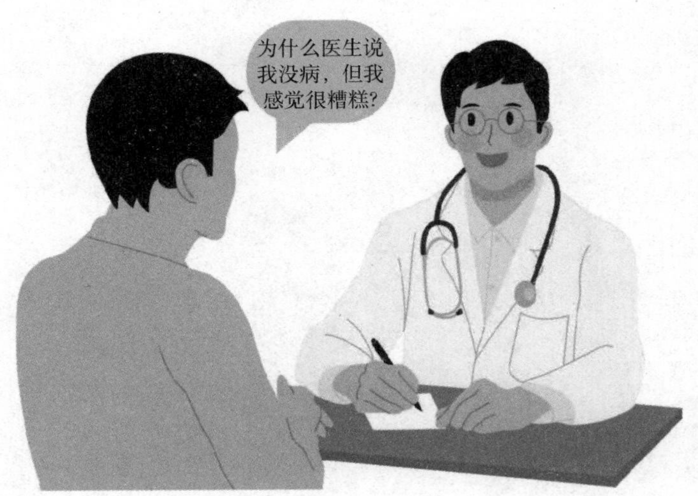

图 II-1　为什么医生说我没病，但我感觉很糟糕?

这种经历非常常见，因为现代西方医学模式无法处理在诊断出可识别的疾病之前的“非疾病”过程，我对“非疾病”打了双引号是因为，这就是西方医学的疾病模式：医生诊断出有名称的疾病，然后治疗这种疾病。

但是，我们的身体内部在被诊断疾病之前一定是发生了什么事情。当你感到“有些不对劲”，但没有明显的疾病时，你会感到困惑：我确实没有病吗？在疾病被诊断出来之前，我只能等待它的来临吗?

实际上，无论是什么导致你感觉不舒服，你的身体都会以某种方式来反映。你的每一种失衡都有特定的特征。但这些特征在你被诊断出某种疾病之前，用现代西医学的方法是无法检测出来的。下面这个真实的案例可以让你更好地理解以上这句话。

Lisa，一个 24 的女孩子，她正在读研究生，一个人住在距离大学不远的公寓里。她的母亲是我治疗过的患者。一天，Lisa 的母亲给我打来电话，言语里充满着担忧。她趁着假期飞过来看女儿，朝夕相处了两周之后，她发现 Lisa 的状态很不好，虽然她努力想让母亲开心一些，但显然是力不从心的。

她母亲告诉我，Lisa 的生活很不规律，晚上经常为了功课而熬夜，早晨起来总是很疲惫的样子，白天要靠喝三大杯咖啡让自己保持清醒。她每天早上起来时鼻子里都充满了黏液，需要花很长的时间清理干净，她经常不停地打喷嚏。她的皮肤不太好，脸上有很多的痘痘，有一些痘红红的。只要有时间，她也经常去健身房做运动，但似乎效果并不好，运动并没有让她感觉更好，相反，她总是觉得关节疼痛。Lisa 的妈妈说，她看得出来女儿因为身体不适而带来的焦虑。Lisa 经常去看医生，看不同的医生。医生做了很多检查，但几乎都告诉她，她的检查结果是正常的，她没有病，但她知道自己不好，为此她很沮丧。

Lisa 的妈妈带她来找我时，我看到她的怀疑，也许是因为妈妈的良苦用心，也许是因为没有更好的选择，她答应了每周来找我一次。我们一起努力了三个月，Lisa 发生了很大的改变，她重新有了活力。当她的妈妈再次打来电话时，我能感受她的欣慰和开心。

不幸的是，Lisa 的故事并不独特。这是我们当前医疗系统的现状，很多人每天都在受着不必要的苦，不断地从一个医生转到另一个医生，却被告知他们无法帮助你。

这里我想用冰山效应来解释为什么你的医生说你没有病，但你感觉很糟糕。

疾病不会在一夜之间发生，疾病发生的过程就像一座冰山慢慢形成的过程。你能看到的在水平面之上的疾病只是冰山一角，其实在水平面下你看不见的真正巨大的冰山是各种致病因素日积月累不断堆积出来的，它代表着身体的失衡。身体的失衡是基础，疾病的发生是身体失衡的必然。

冰山不是一蹴而就形成的，自然界中真正的冰山形成需要很多年，由许多冰块结合而成。我们身体疾病的冰山也同样是在生命旅途中慢慢堆积起来的。有一些人在他们出生时因为遗传的原因带来一些冰块，但大多数人都是干干净净没有任何冰块的。随着在生活中不断地积累，疾病的冰山在看不见的水底慢慢堆积，越来越高，直到有一天露出水面，这时医生告诉我们，我们生病了。

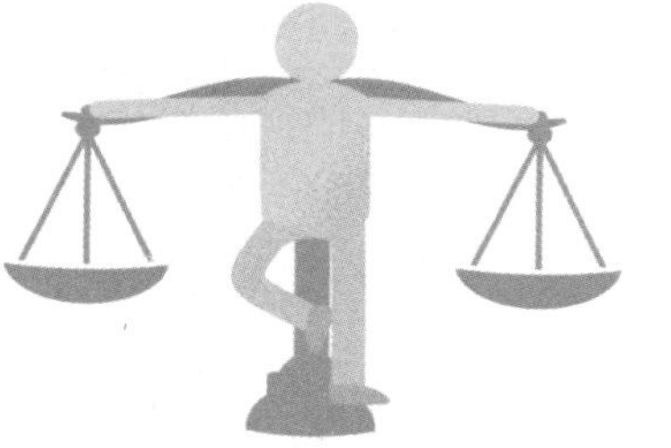

健康与疾病是相对的，健康是有序的，疾病是无序的。人的身体本身具有重新平衡的能力，它就像一架精准的自动天平，不断地试图找到平衡的中点，参见图 II-2。平衡或和谐的状态对于人体的自然抵抗力和免疫力至关重要。

图 II-2　健康是一种平衡状态

平衡状态是我们身体基本的体质与生存环境之间的关系。当我们的基本体质与生存环境能够适应时，就达到了平衡。当我们的基本体质与生存环境不相适应时，身体就失衡了，其中的差异就是生存环境中内外毒素及内外压力的增加超出身体体质可以承受的范围。这就涉及毒素总负荷的概念。

身体毒素总负荷是一个检查我们体内毒素和毒物负荷的术语，是指随着时间的推移对你的身体系统产生负面影响的毒素累积量。

虽然我曾经是一名有着 20 年临床经验的心脏科医生，但在那时我从来没有听说“身体毒素总负荷”（total body toxin load）这个术语。直到后来我开始研究临床前亚健康状态时才第一次了解到这个概念。我做了很多的文献研究，以了解身体毒素总负荷是如何存在的（见图 II-3），以及它如何影响我们的健康。

实际上，仅仅通过正常的代谢细胞过程，你的身体内已经在不断地积累废物。就像燃烧木材产生的烟雾一样，每次你进食或产生能量时，你的细胞都会产生代谢副产物。除此之外，你的身体还要对付来自外环境中成千上万种有毒的化学物质。

现代世界在很多方面给我们带来了极大的好处，但也导致毒素时刻在我们身边。其实我们的身体有一个天然的排毒系统。但是，我们今天生活的世界比我们的曾祖父母生活的

时代有更多的毒素，我们的身体无法跟得上这个充满毒素的世界。虽然你一直在努力清除体内的病原体、代谢产物以及各种化学物质，但问题的关键是：你的身体并没有天生被设计出适当的装备来过滤油漆、合成香料、塑料和其他人造化学物质等。它必须找到一种方法将所有毒素排出，而不对过滤这些废物的身体器官（肝脏和肾脏等）造成伤害。

身体毒素总负荷

100%

吸入
我们呼吸的空气中含有室内和室外的污染物

皮肤
个人健康和清洁用品

消化
加工食品、农药和食品本身中使用的化学品

化学毒素
污染物、过敏原、重金属、农药、清洁剂、工业化学品

压力荷尔蒙
皮质醇、肾上腺素

微生物
霉菌、细菌、寄生虫、病毒

自我管理
吸烟、饮酒。药物和药品过度沉迷

体内毒素
肠道细菌失衡、酵母过度生长、消化酶缺之、食物敏感和不耐受

我们的身体在一生中只能吸收固定数量的毒素

图 II-3 身体毒素总负荷

但是，在任何一个器官开始受到伤害之前，它能过滤多少呢？比如，你的肝脏在排毒第一阶段努力做的是尝试将毒素转化为非毒素，它通过利用体内的另一种化合物或矿物质来重新形成没有毒的成分。但是当它无法找到一种将毒素转化为非毒素成分的方式时，就会将毒素传递给第二阶段的排毒途径。从某种意义上说，它在说："我处理不了这个，你能吗？"

当第二阶段的途径无法处理毒素时，身体会将它们储存在某个地方，比如脂肪组织。因此，你的身体实际上在继续积累这些毒素，并将它们储存起来，以防止对内部器官（如肝脏和肾脏）造成伤害，因为排毒的过程对这些器官来说非常耗费精力。

但是，你最终会达到身体排毒的上限。每个人的上限由他们的年龄、遗传基因、肠道菌群、生活方式、饮食摄入、工作场所、地理位置、环境、医疗和家族史以及身体成分等因素决定，当超出人体上限的情况发生时，你就被诊断出患有某种疾病了。

再次回到我们的冰山模型。冰山露出的一角是疾病，它的下面藏着生存环境中的毒素，藏着你自己身体代谢产生的毒素，藏着虽然看不见却对冰山的形成有着非常重要的影响的内外压力，参见图 II-4。

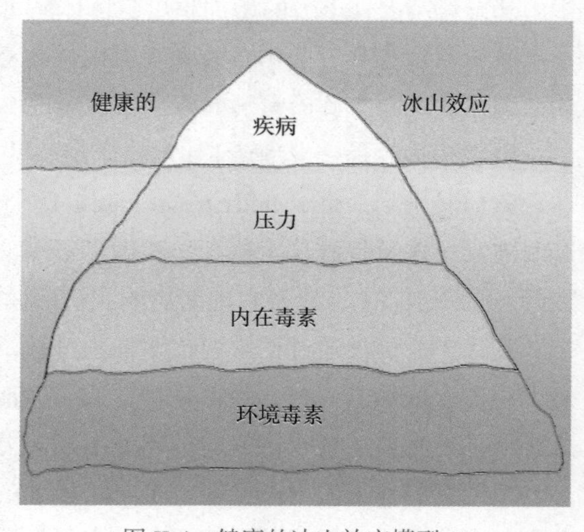

图 II-4 健康的冰山效应模型 -1

你出生时水面下没有冰，或者只是有一

点点冰，随着时间的推移，它开始不断地堆积来自内外环境的毒素。这可能来自你吃的食物、喝的水或呼吸的空气，或者来自你遇到的农药、重金属，还可能是工业场所、学校或工作场所以及家庭中使用的化学品，来自环境中的霉菌，来自每天都在接触的电离辐射、窗外的噪声和夜晚的光污染，甚至来自有毒的关系、过度的压力等。你的身体尝试利用排毒器官的帮助来排除所有这些不应该存在于你身体中的东西，以避免冰山越来越高。但最终，结冰的速度大于融化冰的速度，你的冰山露出了水面，并且有可能越露越多。

冰山下面积累的任何有形物质或者无形的压力都会构成你的身体毒素总负荷。当身体、心灵或意识的任何层面累积的毒素超出你的毒素总负荷时，就是你的身体开始出现不平衡状态时，疾病过程就开始了。

根据有着六千年历史的阿育吠陀医学（Ayurvedic medicine）理论，疾病的过程分为六个层次："早期症状是普遍的和非特异性的，直到第四阶段才会给出一个名称并进行疾病诊断。然而，在疾病出现之前，存在着一些导致失衡的原因。毒素被视为疾病的基本原因，因为毒素传播到组织、器官和系统，导致出现使你感到不适的症状。"

我们今天揭示的冰山效应理论与古老的阿育吠陀医学理论有相同亦有差异：相同的是身体的不平衡及疾病的出现都是毒素累积的结果；不同的是，几千年前人们的生活环境中没有几万种人工合成的化学品的存在，也没有现代人们要面对的巨大的压力，因此古代人们的毒素基本都是新陈代谢能力降低导致的代谢废物的累积。这样的差异使得古代人们因单纯体内代谢毒素累积导致的疾病种类远远少于现代，疾病的复杂度也要低得多。

生活在现代的人们享受了工业化及科技进步带来的好处，但也在承受着我们的祖先没有得过的疾病带给我们的痛苦。

但是，我们还是有希望让自己远离疾病的痛苦，让自己活得更长、活得更好。如果你能够理解健康的冰山效应模型，理解疾病在显现出来之前漫长的时间里你身体发生的一切，你就能够知道如何逆转疾病的过程。

参见图 II-5，冰山效应可以解释我们如何失去平衡、如何生病、如何变得衰老、如何失去活力。人们通常只看到水面上的冰山，没有人注意露出水面之前，冰山已经在水下堆积了很久很久。一旦你知道你现在处于冰山的什么位置，以及堆积你的冰山的原因和方式，你就知道如何走向开始康复的道路了。

冰山效应这个概念将带给生存在现代社会中的人们非常重要的影响。它解释了为什么你的检查结果看起来很好，你的医生说你没有病，你却感觉非常不好。它也能够解释很多还没有疾病名称的那些"疾病"为什么在不断地出现，因为你的冰山堆积了越来越多过去没有而现代社会才有的那些来自环境的、来自人为的、来自其他生物体的东西。

现在你知道，冰山必须被不断清除以免它越长越高，这无疑是一个艰难的过程。为了清除冰山，你的身体需要能量，需要全面的营养，需要适当的休息以及良好运作的器官，比如肝脏及肾脏。只要你的身体得到所需的一切，你的冰山就可能被不断清理，你的身体才能继续顺利运行并保持平衡。

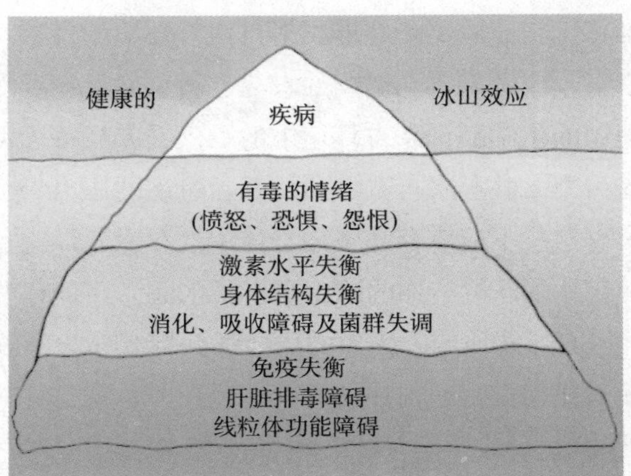

图 II-5　健康的冰山效应模型 -2

问题在于随着岁月的流逝，你的身体开始缺乏某些储备，你可能营养失衡，你的器官可能过早地老去，并且因此开始失去战斗能力，结果你的冰山开始更快地堆积。通常，明显的外部症状要等到你的冰山马上要接近水面的时候才会出现。不幸的是，通常你不会知道它已经快要露出来了，直到它真的露出来。这是因为此时你的身体已经无法跟上冰山的进程，它没有多余的储备了。

这时，你会开始感受到内部系统失衡的外在症状。你可能会感受到身体疼痛、皮肤问题、头痛、疲劳、炎症表现、体重增加、消化问题、活力减退、不孕、癌症或其他不良健康迹象。你可能开始被诊断出患有疾病或一些特定的健康状况，如高血压、高血脂、糖尿病、自身免疫低、慢性疲劳、纤维肌痛、过敏、哮喘、阿尔茨海默病、帕金森病或任何其他我们的医疗系统为了药物处方目的而命名的症状组合。医生会开始用药物治疗这些症状。

疾病真的是疾病本身吗？实际上，疾病只是身体对内部失衡或毒素过载的表达，身体正在拼命抵抗和排除这些毒素，以保持体内的稳态。你所经历的症状并不是疾病本身，大部分时间，症状是你的身体试图“纠正错误”和自愈的外在迹象。比如，大多数人认为当他们发烧时，必须在第一时间降温。然而，发烧并不是疾病。发烧是你的身体试图加快白细胞流动并提高体温，以便自然杀死病毒或细菌。只有当体温变得太高时，你才应该尝试降低它。

你的身体知道自己在做什么，并希望帮助你康复，你的身体本来有自我康复的能力。压制症状永远不会导致康复，因为当你治疗这些症状时，你完全错过了产生这些症状的原因，症状只是身体对潜在根本原因的反应。

所以，你需要做的不是用药物压制症状，而是想办法清除水面下的冰山。如图 II-6 所示，在水 面下的那些环境毒素、内在毒素以及各种压力才是你应该努力去消除的。当你铲掉全部或部分水面下的冰山时，显露在水面上的疾病就自然而然地消失了。这就是古老的东方医学强调治本的重要性。

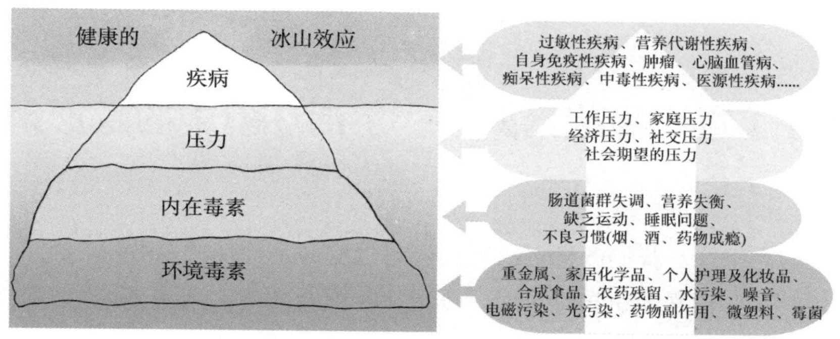

图 II-6　健康的冰山效应模型 -3

任何能够清理你的冰山的方法都是你需要的，不论它们属于什么医学体系，不论是东方医学如中国传统中医或是印度的阿育吠陀医学，还是现代的西方医学，抑或是功能医学、自然疗法、生物调节医学、生活方式医学等，当所有这些医学能够有机地结合在一起时，就是整合医学，参见图 II-7。这无疑是未来最好的医学方式。已经有越来越多的医学领域内的人认识到这一点。

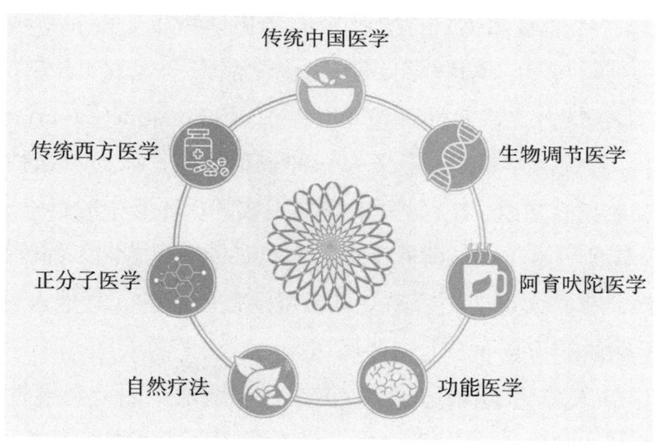

图 II-7　整合医学——未来的医学方式

在我们用整合医学的策略和方法清理冰山之前，让我们先来更透彻地看看冰山下面的三层底座里分别隐藏着的东西。

第 4 章　环境暴露——生活环境中的隐形杀手

对于健康的人来说，我们的排毒器官很容易过滤并消除体内这些潜在的有害物质，但是当你的身体因这些毒素而负担过重时，排毒途径就会减慢，这就是毒性超载可能成为问题的地方。

当毒素负荷增加时，通常身体会很好地将毒素从血液中排出，以保护重要器官。它是什么类型的毒素并不重要。它要么被处理以排泄，要么就被储存在细胞中。根据毒素负荷的进入与身体解毒能力的排泄之间的平衡，你要么感觉健康，要么患上慢性病。

由于身体在一生中只能代谢固定量的毒素，因此你的毒素负荷可能会随着时间的推移而缓慢达到顶点，或者通过大量接触任何毒素而突然迅速达到。这也会因人而异。它可能取决于个人的生活选择、生活方式、工作场所、地理位置、环境、医疗和家族史以及身体成分。

达到有毒负荷后，你的身体将对许多过敏原和化学物质变得非常敏感。传统医学过去称之为多重化学敏感性，但世界卫生组织国际化学品安全规划（IPCS）1996 年在柏林召开的一次研讨会将其更新为“特发性环境不耐受”（idiopathic environmental intolerance，IEI）[59]，见图 4-1。传统医学将 IEI 定义为一种主观疾病，认为与这种疾病并发的心理健康疾病是原因。但现在我们知道，IEI 是复杂且多因素的。环境中的毒素、遗传、慢性感染、压力、生态失调以及其他因素（例如营养不良和对电磁场的敏感性）都可能在 IEI 发病中发挥作用。由于遗传因素，有些人可能更容易受到环境疾病的影响。其他人可能会由于长期接触某些化学物质或化学物质的组合而患上这种疾病。

因为我们环境中的人造化学物质的数量正在稳步增加，因此患慢性病的人数也在不断增加。一项研究表明[60]，IEI 在美国人口中广泛存在且不断增加，其中 12.8% 的人被诊断，25.9% 的人自行报告。而最新的数据显示，高达 33% 的人对化学物质有一定程度的敏感性。

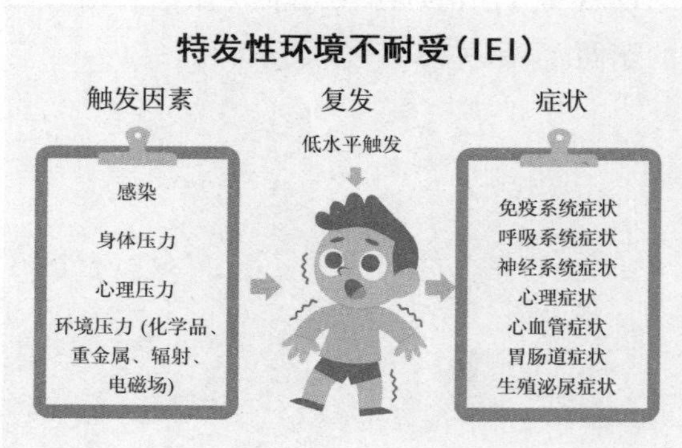

图 4-1　特发性环境不耐受（IEI）

在工业化世界中，毒素的来源有很多。美国环境保护署备案大约有 80000 余种化学物质，但人们只对其中一小部分进行了研究以了解其毒性作用。无论如何，已知和未经证实的毒素被用于建筑材料、油漆和饰面、阻燃剂、家用清洁剂、个人护理用品、空气清新剂、蜡烛，甚至药品和食品的生产过程中。农药、防腐剂、化学清洁剂和污染物会污染我们吃的食物以及我们饮用、做饭和洗澡的水。此外，家用电子产品、Wi-Fi 和手机发出的电磁频率可能会导致严重的症状。

IEI 有可能引起广泛的症状，可能影响身体的每个器官系统。个体之间的症状也可能存在很大差异。当你第一次出现症状时，你可能会忽略它们或将其归因于其他原因。因为症状的出现是很缓慢的，以至于你没有注意到，或者你可能将其归因于正常的衰老过程，但这些反应可能会随着时间的推移而升级到更严重、更多的症状，直到被诊断为某种疾病。环境疾病的常见症状见图 4-2。

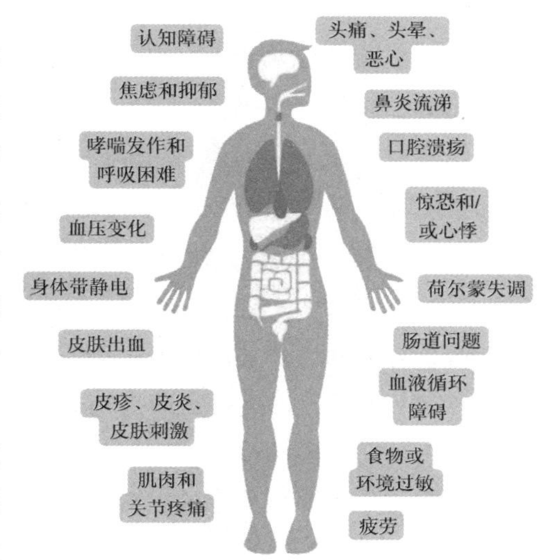

图 4-2　环境疾病导致的症状

对于某些人来说，对上述原因的反应可能致使他们无法正常工作。根据 2008 年《美国残疾人法案修正案》进行的一项调查，76.0% 的多重化学敏感性（MCS）患者表示，健康问题严重限制了他们的一项或多项主要生活。58.6% 的 MCS 患者无法使用配有空气清新剂、除臭剂或香味产品的公共卫生间；如果肥皂带有香味，55.2% 的人无法在公共场所洗手；70.3% 的人因存在会使他们生病的芳香产品而不能前往某个地方[60]。

当然，我们看不到我们体内发生的过程。但是，这些毒素在身体中的存在和破坏性效应也是无可辩驳的。那些想要为自己进行一些实验室测试的人都可以证实这一点。

最著名的例子之一是一位名叫大卫 • 邓肯的记者发表在 2006 年 10 月《国家地理》杂志的文章[61]，标题为《内部的污染：现代化学如何防止昆虫破坏我们的庄稼，清洁地毯上的污渍，并拯救生命，但化学物质的无处不在产生影响》他的目的是看看我们的内部毒性水平到底是怎样的。

美国 1976 年颁布的《有毒物质控制法》要求只有在存在潜在危害的证据时才需要对化学物质进行有毒测试。在美国使用的 8000 余种化学物质中，只有四分之一进行过毒性测试。大卫 • 邓肯决定对自己进行测试，看看他的身体是否携带了这些有毒化学物质。毕竟，他觉得自己是一个健康的人。他的身体怎么会有任何危险的毒素或金属呢？为了写这篇文章，他在纽约市著名的西奈山医院接受了测试。结果真的让人大跌眼镜。

以下是大卫 • 邓肯引述的他体内发现的数十种毒素的结果：

其中一些可以追溯到我在子宫中的时候，当时我的母亲通过胎盘和脐带传递了她自己的化学物质。我出生后，更多的毒素通过她的母乳进入我的体内。断奶后，我在堪萨斯州东北部的堪萨斯城郊区长大，开始积累自己的化学物质。我的测试结果读起来就像是40年前的化学日记。我的血液中含有几种现在被禁止或受限制的化学物质，包括DDT（以其分解产物之一DDE的形式）和其他杀虫剂（如白蚁杀虫剂）。毒理学家Rozman在堪萨斯大学医学中心表示，这些结果是在身体接触化合物几十年后所预期到的。

我小时候在垃圾场玩耍，喝水，呼吸污染空气，这也可能解释了一些问题。我的血液中含有铅和二噁英。后来的生活中，我遇到了一些新一代的工业化学物质，这些化合物没有被禁止，而且像阻燃剂一样，年复一年地增加。它们存在于环境中，也存在于我的身体中。比如，在锻炼后喝水，我可能会暴露于双酚A，这是一种从水瓶到安全护目镜的硬塑料中的成分。双酚A会导致动物的生殖系统异常。我的水平非常低，无法检测到，这是我毒性之旅中的罕见时刻。当我洗头时，那微弱的薰衣草香味要归功于邻苯二甲酸酯，这些分子可以溶解香料，增稠乳液，并增加PVC和乙烯基。大多数汽车的仪表板上都充满了邻苯二甲酸酯，一些塑料食品包装也是如此，高温和磨损会释放邻苯二甲酸酯分子，人们会吞食它们或通过皮肤吸收。

大卫•邓肯和其他一些怀疑的人一样，最终意识到毒素总负荷是一个真实存在的因素，而这是我们需要纠正的看不见的因素。

还有一些数据令人震惊：现在，每一个新生儿来到这个世界上，已经充满了150年前我们世界上甚至不存在的人造毒素。正是这些化学物质可以导致先天缺陷、自闭症、癌症和其他疾病。我们知道这些毒素导致这些孩子的问题，却没有采取任何行动。

美国环境工作组（Environmental Working Group，EWG）发布了一个题为《10个美国人》的视频和相关研究[62]，显示出一个孩子甚至在出生之前就已经有大约287种毒素存在于他们的血液和组织中。这些数据来自10个新生儿，他们的父母同意在出生时进行毒素筛查。

EWG测试了10名普通美国新生儿的脐带血。他们测试了413种不同的污染物，从农药到工业化学品。他们发现，新生儿的血液中有287种化学物质检测呈阳性，平均为200种化学物质（见图4-3）！其中47种毒素是消费品成分，如化妆品。212种来自工业化学品和农药分解产物，胎盘并不能保护胎儿免受所有环境污染物的侵害。这些新生儿体内发现的许多毒素包括塑料、阻燃剂、二噁英、杀虫剂和其他化学物质，它们会干扰婴儿的大脑功能、智商、神经系统和激素。这些化学物质中有一些像DDT一样，不管你信不信，已经被禁止使用超过30年了，但仍然在血液和尿液样本中被发现，原因是某些化学物质在环境中永远无法完全降解。

所以，正如我们现在发现的那样，问题不在于你体内是否产生了疾病，而在于有哪些毒素以及有多少，这就是为什么每个人都要确切地了解自己的毒素负担有多严重。

现在你知道所有疾病，无论是心理还是身体上的，都在增加，是时候谈谈为什么了。许多常见的疾病，尤其是糖尿病和癌症，主要是现代社会的产物。这意味着我们目前的状况基本上是在过去的60～70年间制造出来的。人类已经存在了几千年，然而，我们在过去几十年中出现了许多以前很少见的疾病的暴发。

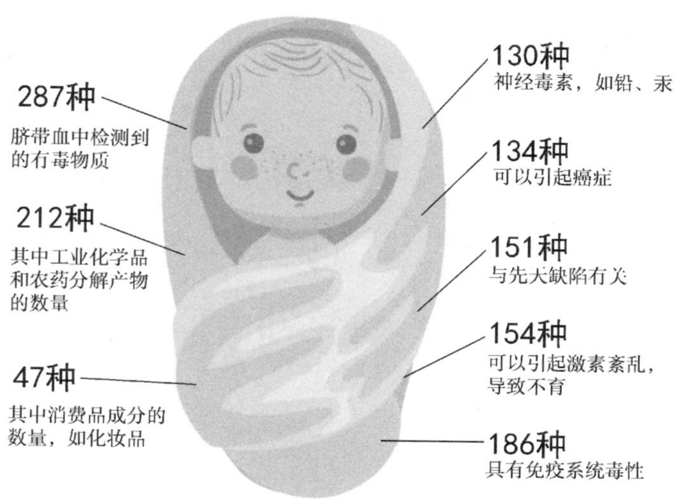

图 4-3　10 个美国新生儿体内含有的化学物质

为什么？让我们看看社会发生了什么变化……毫无疑问，一些重大的环境变化肯定发生了，我们知道这一定与工业化、污染和环境的普遍毒化有关，因为这些疾病在发达国家和所有人群中都最为普遍，而不是在特定人群中。由此我们得出结论，普遍存在的环境问题正在影响每个人。

这些化学毒素是你每天生活中都会接触到的，因此，你患上各种致命疾病和癌症的机会随着时间的过去而急剧增加。

好消息是，你可以通过了解最糟糕的毒素并最小化或完全避免接触它们来减少我们对毒素的暴露。更好的是，你可以努力从你的身体中去除大部分致癌和致病化学物质。

所以你需要知道：现在的世界有多毒？毒素如何进入我们的身体？最严重的毒素来自哪里？如何尽可能减少毒素暴露并清除生活和家庭中的毒素？如何了解排毒方法以及如何恢复健康？

正如你将要看到的，世界上一些最危险的毒素已经进入几乎所有商业用水、食品、家庭清洁剂和各种产品中，包括空调滤网、地毯、发胶、除冰剂、杀虫剂、游泳池中的氯、水中的除氯剂以及氟化物和其他危险化学物质，还包括各种个人护理产品。此外，它们还存在于我们呼吸的空气中，特别是如果你住在城市附近，尤其是工厂附近。

注意：当你看到以下的信息时，我不希望你失去希望或感到不知所措。记住，只有当你了解敌人并获得正确的信息时，你才能保护自己和你的家人！

现在让我们回顾一下身边环境中最普遍和有害的毒素以及它们对你健康的影响。

4.1　身边的毒素 No. 1：重金属

重金属中毒是最常被忽视的导致慢性疾病、神经疾病和障碍以及生殖问题的原因之一。我想在这里特别关注一下重金属中毒，因为很少有人以应有的激情来谈论这个问题。

重金属在细胞水平上对我们的身体造成严重破坏，同时也引起大规模的炎症，触发自身免疫反应和疾病，使我们面临一系列疾病的风险。图 4-4 展示了重金属对人体的毒性机制及健康影响。

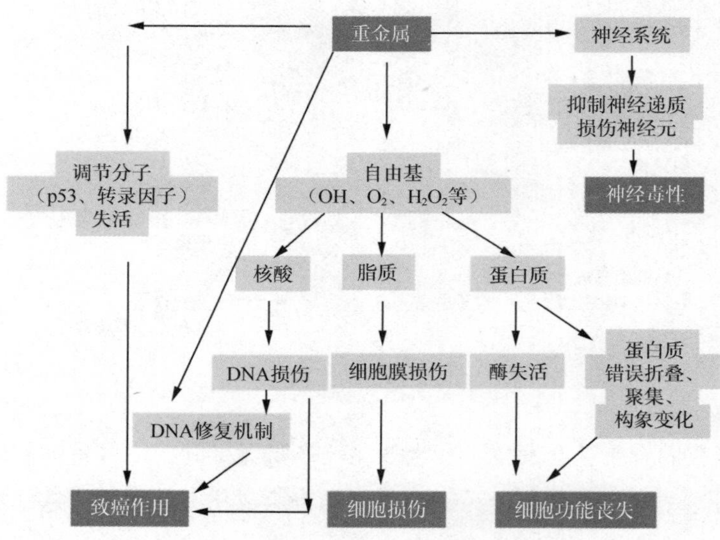

图 4-4　重金属对人体的毒性机制

我们看到，重金属从内部直接腐蚀你的身体。但我们更应该关注的是你体内的重金属积累水平。当暴露于大剂量的重金属时，即使是一次性剂量，你可能会立即出现以下症状：恶心、痉挛、头晕、出汗、头痛、呼吸困难、思维和运动控制受损。然而，重金属毒性的真正问题通常不是一次性的高剂量暴露。在我们一生中，它们存在于我们的水源、土壤，我们所吃的食物，我们接种的疫苗，我们摄入的药物以及我们呼吸的空气，我们不得不长期慢性地接触这些物质。见图 4-5。

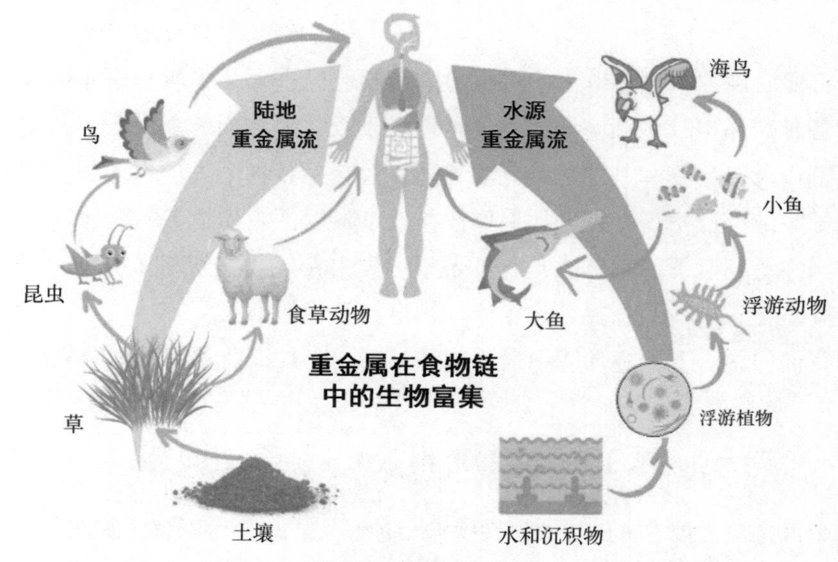

图 4-5　重金属在生物链中的生物富集

随着时间的推移，重金属在你体内积累——它们的症状实际上会与其他疾病的症状相像，这掩盖了引起这些症状真正的原因，你可能会错误地将这些症状归因于慢性疲劳、纤维肌痛、自闭症、抑郁症。如果没有重金属进入我们的食物、水和空气中，这些疾病可能永远不会有机会以这种方式在人群中表现出来。图 4-6 展示了一些成人低水平慢性重金属毒性的常见症状。

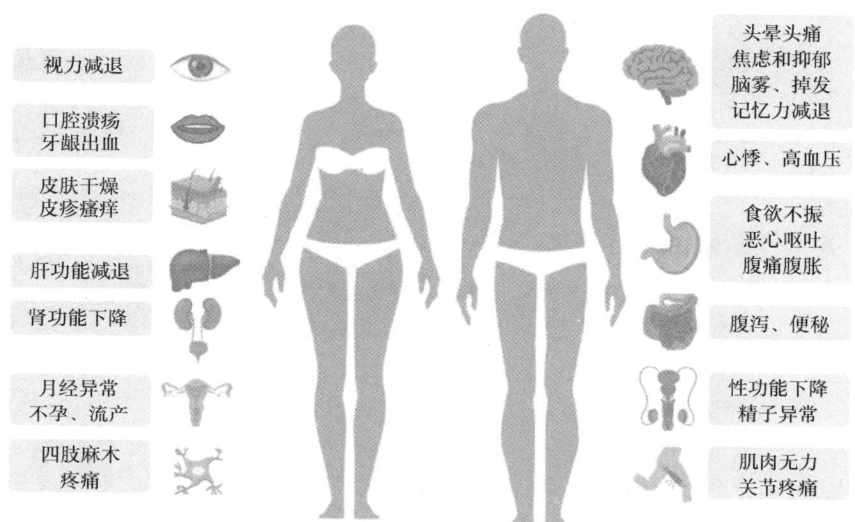

图 4-6　成年人重金属中毒的常见症状

相对于成人，重金属中毒对儿童的影响会更大一些，因为中毒严重地影响了孩子们的发育，对他们的一生都有很大的伤害，见图 4-7。

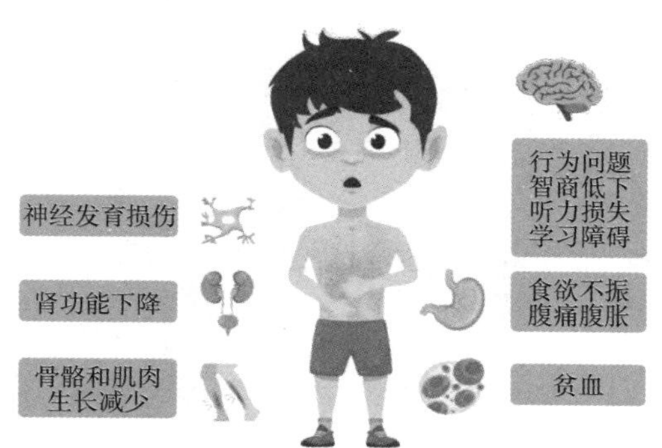

图 4-7　儿童重金属中毒的常见症状

当你看到这些长期暴露于重金属出现的症状时，你可以清楚地看到许多人遭受的神秘疾病，如慢性疲劳症、肠易激综合征、克罗恩病、纤维肌痛症、莱姆病、注意力缺陷、多动障碍和重度抑郁症，他们可能真的携带重金属毒性负荷或其他毒素，而这才是上述疾病产生的真正原因。

现今最常见的重金属毒性是什么？

让我们谈谈我们环境中最常见的重金属。有些你可以避免接触，有些则不那么容易避免。我在表 4-1 中汇总了相关的信息，让你可以快速地查询。

表4-1　常见重金属存在的地方及其危害

重金属名称	存在的地方	损害的器官和系统	可能出现的症状
汞	隐形眼镜溶液、喷雾剂、处方药物、疫苗、杀菌剂、杀虫剂、肥料、大型捕食性鱼、含汞的蛀牙填充物、工业废弃物	中枢神经系统、肾脏、肝脏、肺脏	肺部损伤、肾脏损伤、神经系统疾病、儿童智力受损和行为问题、接触性湿疹、口腔苔藓
铝	止汗剂、化妆品、消化药、疫苗、牙科用具、烹调用具、自来水、包装材料	中枢神经系统、肾脏、肝脏、肺脏、骨骼、血液系统	帕金森病、阿尔茨海默病、记忆力丧失、骨质疏松、贫血、肠胃障碍、肾脏障碍、肝功能受损
镉	土壤、肥料、陶瓷、指甲油、橡胶、塑料、油漆、农药、饮用水、香烟、碱性电池、轮胎、污染的海鲜、印刷品的油墨	肾脏、肝脏、肺脏、骨骼、血管、生殖系统	癌症、肾脏疾病、神经问题、高血压、动脉硬化、生殖缺陷、肺气肿、骨骼异常
铅	管道、特殊油漆、玩具、弹药、地下水、陶器、手工艺品、建筑材料、某些化妆品、罐头	中枢神经系统、肾脏、肝脏、血液系统	癌症、神经系统疾病、儿童的智力和行为问题、肌肉麻痹、生殖问题
砷	食物、水、香烟、化学药物、除草剂、杀菌剂、杀虫剂、肥料、有毒烟雾	中枢神经系统、肺脏、消化道、循环系统、肾脏	癌症、周围血管疾病、皮肤病变、听力损失、生殖毒性（畸形胎）、血液系统疾病、神经系统疾病、发育异常、神经行为障碍
溴	合成布料、染料、电脑屏幕、泳池水、药品、食品添加剂	呼吸系统、皮肤、消化系统、内分泌系统	呼吸道吸入性损伤、过敏性皮炎、出血性胃肠炎、胃肠道症状、精神抑郁、幻觉、记忆力减退、感觉迟钝、动作障碍

下面详述一些重要的信息。

1．汞（Hg）

汞常被认为是对于人类最危险的重金属之一，如果你暴露于过多的汞，它可以很快损害你的大脑和身体。汞存在于成千上万的常见物品中[63]，如表 4-1 所示。此外，工业烟囱向我们呼吸的空气中排放汞。这意味着生产这些物品的工厂的径流几乎感染了从土壤、空气和海洋中生长出来的所有东西。所以，我们需要小心一些鱼类，尤其是那些大型捕食性鱼类，比如剑鱼、鲨鱼、鲽鱼和蓝鱼。这些类型的鱼汞的含量会很高，如果经常食用它们，你的体内就会开始积累越来越多的汞[64]。（我在第三部分将提供一份高含汞鱼类的完整列表）

另一个常见的容易接触到汞的方式是通过含汞的蛀牙填充物，即所谓的“银色”牙科合金。这些金属填充物含有对健康有害的高水平汞，意味着每次你咀嚼食物时，汞可能会释放进食物中，微量渗入你的牙龈进入血液。事实上，汞可以直接进入你的心脏。

棘手的是，如果你决定将其移除，必须由经过严格培训的牙医来进行安全的操作。这需要额外的学习，因为它不是标准牙科教育的一部分。

关于汞的最后一点说明是，如果你正在考虑怀孕或你有一个患有学习障碍的孩子，或者你自己有某种健康问题，你可以考虑进行实验室测试并评估你的汞暴露情况。

2．铝（Al）

铝是当今地球上应用最普遍的重金属之一，也是可能导致毒性过载的重金属之一，通常会导致神经系统损害（如多发性硬化症）、DNA 复制中断，以及神经逻辑健康问题（如帕金森病、阿尔茨海默病）[65]。

铝在过去几十年成为一个问题的原因是它广泛存在于止汗剂、化妆品、消化药、疫苗、牙科工作、炊具，甚至自来水中。如果你像今天大多数人一样，你可能每天会多次暴露于铝中。每个人每天都在摄入 30 ～ 50mg 的铝，很大一部分通过空气和我们生活中的尘埃颗粒直接进入嗅觉神经，并直接进入大脑中的嗅觉中心。

事实上，自来水中的铝蒸汽以及淋浴时从水龙头流出的水是我们暴露于这种金属的最令人担忧的方式之一。我们淋浴时吸入的含重金属的蒸汽比接触我们皮肤的水更有毒。蒸汽使得这些毒素能够立即进入血液，流向所有的器官和组织，无论它流向哪里，都会造成对我们身体的过度损害。

尽管完全避免接触铝是很困难的，但降低每天的铝摄入量至关重要，这至少可以减少你患上各种疾病和神经退化的风险。

3．镉（Cd）

镉是众所周知的重金属之一，它主要存在于土壤中。然后它被转移到许多在土壤中种植的谷物、土豆、烟草和其他蔬菜中。除了食物，镉还存在于某些肥料、电池、陶瓷、指甲油、橡胶、塑料、油漆以及饮用水和空气中的农药残留中。就像许多其他重金属一样，它可以取代我们体内的其他有益矿物质。最可能的情况是它可以取代骨骼中的钙，导致骨质疏松症或其他骨骼疾病的风险增加。镉含量过高可能会导致癌症、肾脏疾病、神经问题、高血压、动脉硬化以及生殖缺陷。

镉还可以刺激你的肾上腺皮质，导致更高的压力水平和皮质醇水平[66]。这反过来可以取代镁并增加钠的保留，引起高血压和焦虑的症状。镉水平高的另一个副作用是可以阻止锌在肠道中的吸收，从而影响肌肉、肠道、免疫系统，因此导致肌肉硬化、组织硬化或难以修复，这包括动脉硬化和其他心血管问题，因为钙的沉积增加了。

4．铅（Pb）

尽管今天铅的使用远没有几十年前那么普遍，但当人们暴露于铅中，尤其是在年幼时暴露在高剂量的铅中时，它仍然可以引起许多问题。暴露于油漆碎片或空气中的铅粒子的儿童和孕妇有更高的风险，包括出生缺陷、癫痫发作甚至学习障碍的风险[67]。

铅目前还可以在管道、特殊油漆、玩具、弹药、地下水、陶器、手工艺品、建筑材料和某些化妆品中找到。尽管家居和建筑中使用的铅量随时间推移有所减少，但它对神经系统和心血管功能的破坏仍然是毁灭性的。

5．砷（As）

砷可以损害遗传物质，引发癌症，以及数百种涉及血管、神经系统、大脑、肠道、皮肤、肺和生殖器官的健康问题[68]。

砷可能来自有机化合物和无机化合物，而我们主要是通过食物和水源接触砷的[69]。吸烟者会吸入更多的砷，因为它是香烟烟雾中的数百种化学物质之一。砷也会出现在一些其他的地方，如用于急性早幼粒细胞白血病和其他癌症的化疗治疗中。它以前曾用于一些除草剂、杀菌剂和杀虫剂，这些物质仍然残留在我们的土壤中并污染当前供应的食品。此外，砷还可以通过燃煤发电厂及其有毒烟雾进入海洋。然后它污染了海水并使得甲壳类动物和其他底栖生物如龙虾、螃蟹、蚬、牡蛎和贻贝吸收更高水平的砷。

不幸的是，任何人造物都可能含有高水平的重金属。去看看你的孩子玩耍的公园和操场。那些木结构上使用的防腐剂通常含有铜铬砷酸盐，这有助于保持木材不腐烂，但它也会让人们因重复接触而生病……

我还想强调，并非所有砷暴露都能完全避免，因为它自然存在于地下水中，进而影响植物，然后是动物，以及通常含有高水平砷的食品，其中最常见的含砷食品是大米。棉花田含有砷，过去的鸡饲料含砷，农作物通过灌溉等方式普遍被砷污染。意识到这种潜在的高砷灌溉问题是避免过度接触砷的第一步。我们需要在生活中找到低砷的水稻产品。

6．溴（Br）

溴几乎很少被讨论，但它跟许多难以解释的健康状况有关。溴通常在游泳池、水、药品和常见加工食品中找到[70]。尽管众所周知它的毒性对人类高度有害，但溴还是每天作为添加剂用于面包中帮助酵母发酵。和大多数合成产品一样，溴也是日常物品中常见的重金属之一，例如窗帘、椅子覆盖物、沙发和电脑屏幕。因此，避免接触溴是困难的。

溴的累积也是皮肤、眼睛和喉咙问题的隐秘原因之一，无论是急性还是慢性。如果你有“樱桃状血管瘤”和其他所谓的“与年龄相关”的印记，那有可能要归因于溴水平升高。此外，如果你患有甲状腺低下或桥本病，溴可能是罪魁祸首。溴会取代你的甲状腺需要的碘[71]，碘是甲状腺必需的营养素之一，因此你的甲状腺功能受到影响，这反过来又会减慢你的新陈代谢，导致体重增加，以及其他你不希望出现的低情绪、低能量、低活力障碍。

好消息是，就像我们讨论的其他重金属一样，溴可以快速无痛地从你的身体中清除。我希望这种解毒能让你的身体在没有神经、免疫和内分泌系统的内在威胁的情况下自愈。

4.2 身边的毒素 No. 2：家居化学品

1984 年，世界卫生组织指出，大约三分之一的新建筑可能会引起疾病。40 年过去了，建筑中使用了更多的合成材料，随之而来的是越来越多的环境毒素。问题是，现在家庭房屋和办公楼的密封性越来越好了，室内的毒素无法自己跑出去！这意味着你呼吸的空气实际上被看不见的毒素所污染，而你一直都在呼吸这样的空气。我们又能逃到哪儿去呢？

基于这种糟糕的情况，现在出现了两个新的名称来描述人们如何受到这些毒素的影响：建筑综合征和家居病综合征。

1．建筑综合征

建筑综合征主要是指你工作或去办事的办公大楼[72]造成的问题。这些建筑通常包含多个楼层，并且常常使用各种化学品，建筑内的地砖、地板、地毯、隔热材料和清洁产品可能都是化学品毒性的来源。此外，办公楼中密闭的通风系统中几乎都有霉菌或细菌的积累。

2．家居病综合征

家居病综合征与有毒的家居环境相关。这个术语产生于英国。他们发现有 1530 万个住宅含有高达 900 种化学品，这些惊人数量的化学品导致一系列过敏问题、情绪问题、皮肤问题以及大脑、眼睛和呼吸系统问题，引起了越来越多人的关注。

毒性威胁是真实的，它影响我们每个人，即使是那些尚未出生的人。图 4-8 显示了家中常见的毒性化学物质和它们对健康的危害。

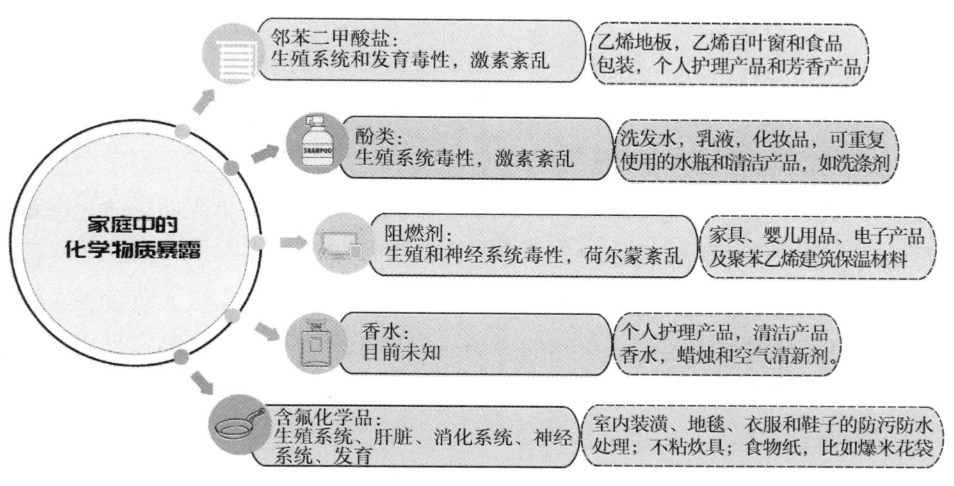

图 4-8 家庭中的化学物质暴露

要了解办公室或家里（或任何建筑物）是否让你生病的一个方法是，当你离开并重新进入那个空间时，你的症状是缓解还是加重。

建筑综合征和家居病综合征可能的体征和症状如下[73]：头痛、头晕、恶心、眼睛、鼻子或喉咙刺激、干咳、皮肤干燥或发痒、注意力不集中、疲劳、对气味敏感、声音嘶哑、过敏、感冒、流感样症状、哮喘发作率增加和个性改变。

家庭或办公室毒性的另一个问题是，大多数人并不会立即有反应。因此人们可能没有注意到他们的身体正在随着时间的推移不断积累这些毒素。但是数周、数月或数年后，人们最终会看到他们的身体表现出所有的迹象和症状。此时，初始触发器已经引起了身体更深层次的炎症反应，仅仅从这个环境中离开并不足以让你痊愈，你需要更全面的愈合方案来排毒治疗并改变你的环境。

注意，以下是一些你在家中或办公室可能接触的但是看不见的化学物质：

浴室空气清新剂、清洁产品、烘干机香纸、人造香料和香气、含铅或有毒油漆、清漆、地板上的聚氨酯、PVC 材料、聚氨酯、人造绝缘材料、烟雾（香烟、蜡烛、烹饪等）、油漆烟、霉菌、尘螨、地毯释放的气体、宠物皮屑和过敏原、阻燃剂颗粒、织物释放的气体、建筑材料、来自浴缸和淋浴水蒸气的氯、一氧化碳、油和气体烟雾、复印机、人造木制品。

在办公室工作环境中，你可能无法做很多事情，但你可以意识到你应该在所在的建筑物中寻找问题。如果你不得不待在密闭的大楼中工作，记住，如果可以的话，打开窗户以改善通风，将温度设置在 19℃左右，定期离开你的电脑到外面呼吸新鲜空气。

某些工作比其他工作有更多的机会接触到毒素。比如，消防员比一般人接触到的化学物质水平更高。因为他们需要跑进大楼里面，而这些大楼燃烧着塑料、石棉、阻燃剂和其他合成毒素，这些物质已经都被证明可以引起癌症。很可能这是消防员更容易患癌症的原因。

4.3　身边的毒素 No. 3：合成食品

我们已经揭示了与家居化学品相关的隐藏危险，现在我们来讨论一下转基因生物（Genetically Modified Organisms，GMOs）和其他对自然食物的改变是如何导致我们的整体健康显著下降的。

作为人类，你一生中要消耗 30 ～ 50 吨的食物。所以食物是决定我们是否可以维持整体健康或是否生活在疾病和绝望中的最大因素。食物本是用来给予我们生命、能量和活力的，然而现代社会对食物供应的处理与食物存在的本意相违背。

我们将在后面的章节中讨论哪些食物应该避免以及哪些食物应该大量食用，但现在，让我们把注意力集中在首先需要意识到的事情，这样你才能在购买食物或外出就餐时做出最佳选择。

1．转基因生物

转基因技术在实验室中创造了植物、动物、细菌或病毒基因的组合，这在自然界或传统的杂交育种方法中是不会发生的，它的最初目的是要提高食品的出产率。

为了创造某些转基因食品，必须使用重金属和病毒来改变原始食品的遗传物质，以制造新的人造食品。这些新的工程化的食品并不含有对人体健康额外的益处，但的确具有能够对你的身体造成伤害的能力。

转基因作物已经被广泛使用，比如玉米、棉花、大豆、马铃薯。同时因为它们是商品农作物，通常会被进一步加工成各种成分。这些高风险成分通常以以下形式存在于包装产品中：氨基酸、酒精、阿斯巴甜、抗坏血酸钠、柠檬酸、柠檬酸钠、乙醇、调味剂（“天然”和“人造”）、高果糖玉米糖浆、水解植物蛋白、乳酸、麦芽糖糊精、糖蜜、单钠谷氨酸（MSG）、蔗糖、组织化植物蛋白（TVP）、黄原胶、维生素、醋、酵母产品等。

全世界最常见的转基因作物都经过改造，具有除草剂耐受性。在进行转基因生物实验的前 20 年里，农达（草甘膦）等有毒除草剂的使用量增加了 15 倍。这些除草剂的使用导致植物数量减少，从而对生物多样性产生影响。此外，除草剂的过度使用导致出现了具有抗药性的“超级杂草”和“超级细菌”，只有喷洒更多有毒化学品才能杀死它们。

大多数转基因生物是化学农业的直接延伸，一旦释放到环境中，这些新生物就无法被召回。

许多国家正在进行额外的研究，研究转基因作物与低生育力、肠道功能障碍、自身免疫疾病、自闭症、出生缺陷和其他与荷尔蒙相关的疾病之间的联系。

我们现在知道的是，在临床研究中[74]，喂食转基因大豆的孕鼠会导致出生缺陷、低出生体重，以及婴儿存活率降低（婴儿死亡率高）。下一代幼崽也被发现体型较小且更不育。喂食转基因大豆的雄性大鼠出现了睾丸异常增加和精子改变。请还记住，迄今为止还没有第三方组织对转基因食品进行长期测试——已经进行的测试是由转基因食品制造商自己完成的。当你看到这种现实状况时，你会怎么想？

作为一个普通的消费者，你只能尽你所能避免转基因食品。我们相信必须进行更长期的由第三方组织进行的转基因食品测试，以确保你和你孩子的安全。图 4-9 显示了目前世界范围内广泛存在的转基因食物。

夏威夷木瓜
大豆
番茄
玉米
马铃薯
西葫芦
甜菜
棉籽油
油菜籽油
稻米
奶制品
三文鱼

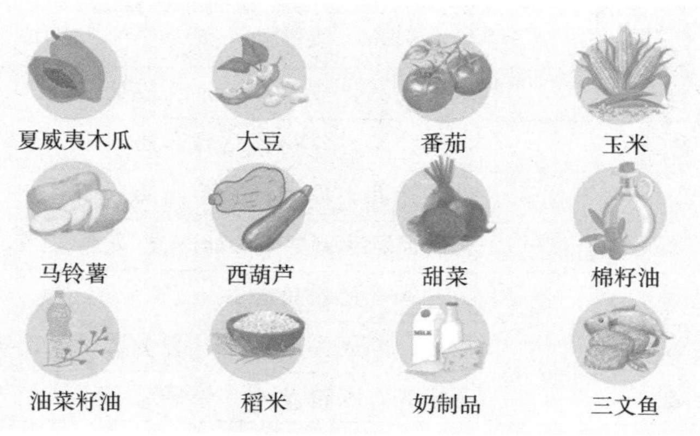

图 4-9　12 种常见的转基因食物

转基因生物的副产品也必须加以注意。包括所有玉米糖浆、转基因大豆、玉米和蔬菜油/黄油以及来自它们的副产品。大多数农场动物，除非另有说明如草饲、牧场饲养或有机，否则它们的饲料中都有转基因大豆和玉米。

此外，创造转基因食品的主要原因是为了承受更多农药的喷洒。但正如我们将要了解的，农药是潜在的致癌化学物质，本身就有害，以至于农民在喷洒农药时需要穿防护服。

2．激素

当前，你购买的很多肉类都被注入了类固醇、雌激素和生长激素，以促进更多肌肉组织（肉）的生长和牛奶的生产。这些激素之所以成为如此引人注目的争议话题，是因为研究发现，来自 rBGH 的牛奶含有的生长激素（Insulin-like Growth Factor 1，IGF-1）是普通牛奶的 10 倍。而对于 IGF-1，美国癌症协会和其他团体已经将其与前列腺、结肠和其他类型的癌症联系起来[75]。

肉类和乳制品中的激素含量增加，其影响远超癌症问题。我们现在看到，年轻女孩进入青春期的年龄普遍提前，一些女孩在 10 岁以下就开始有月经周期。一个年轻女孩的生理和心理的成长不应该被现代生物学的编程所影响。

除了上述提到的问题，肉类行业在肉类进入商店和餐馆之前还会使用一系列化学物质来“处理”。我建议你去了解肉类在进入你的餐桌之前的辐射和喷洒情况。如果你感兴趣，可以查看有关资料，了解超过 50% 的抗生素如何被用在农场动物身上，以保证它们不因不正常和可悲的饮食而死亡……

3．防腐剂

食品防腐剂被添加到肉类和其他产品中，以防止变色和腐烂，以及延长保质期。防腐剂经常在标签上被隐蔽，而当它们显示出来时，可能被称为亚硫酸盐、硝酸盐、味精、苯甲酸钠、丁基羟基甲苯和磷酸。表 4-2 显示了常见的防腐剂以及它们在哪些食物中存在的信息。

表4-2　有关防腐剂使用的详细信息

防腐剂	存在的食物
抗坏血酸（维生素 C）	水果制品、酸性食品
苯甲酸	水果制品、酸性食品、人造黄油
BHA（丁基羟基茴香醚）	烘焙产品、谷物、脂肪和油
BHT（丁基羟基甲苯）	烘焙产品、谷物、脂肪和油
乳酸钙	乳制品、橄榄、冷冻甜点、果酱、果冻
丙酸钙	面包和其他烘焙食品
山梨酸钙	糖浆、乳制品、蛋糕、蛋黄酱、人造黄油
EDTA（乙二胺四乙酸）	调味品、人造黄油、罐装蔬菜
对羟基苯甲酸甲酯	饮料、调料、调味品

续表

防腐剂	存在的食物
丙酸钾	面包和其他烘焙食品
山梨酸钾	乳制品、糖浆、蛋糕、加工肉类
丙酸	面包和其他烘焙食品
对羟基苯甲酸丙酯	饮料、蛋糕、糕点、调味品
没食子酸丙酯	谷物、休闲食品、糕点
苯甲酸钠	水果制品、人造黄油、酸性食品
硝酸钠和亚硝酸钠	腌肉、鱼、家禽
丙酸钠	面包和其他烘焙食品
山梨酸钠	乳制品、蛋黄酱、加工肉类、发酵产品
山梨酸	乳制品、水果制品、糖浆、糖果、饮料
TBHQ（叔丁基氢醌）	休闲食品、脂肪和油
生育酚（维生素 E）	油和起酥油

食品防腐剂已经与以下问题相关联：

- 实验室中动物的癌症
- 与化学物质如亚硫酸盐和硝酸盐相关的哮喘和过敏反应肠道症状，如恶心和腹泻
- 早产儿童中的过度活跃和注意力缺陷障碍
- 来自一些物质如味精的头痛
- 体内磷酸盐积累导致的心脏病风险增加
- 添加糖、甜味剂、激素或干扰激素调节的物质导致的体重增加风险和神经系统问题

食品添加剂反应的症状包括[76]：

慢性荨麻疹、血管性水肿、过敏反应、特应性皮炎、支气管哮喘、过敏性鼻炎症状加重、面部阵发性潮红、低血压、腹痛、排便失调、心动过速

你还需要注意的是，许多饮料中添加食用色素以赋予颜色，儿童的“零食”和糖果经常也含有这些染料，比如黄色 #5 和黄色 #6，以及红色 #40（它们很容易被发现，因为在成分列表下会有颜色的名称，后面跟着一个数字）。实际上，这些彩色染料就是带有毒素的油漆，使用它们的唯一原因是给你的食物和饮料增色以增加吸引力。

无数儿童（和成人）的学习和行为问题直接与防腐剂和食品染料相关。你能做的第一件事就是从他们的饮食中移除这些特定的化学物质。一旦从他们的饮食计划中移除了引起问题的食物和防腐剂，患有牛皮癣、湿疹和其他皮肤问题的人也会有显著改善。

4. 人工甜味剂

人工甜味剂的开发旨在不用真正的糖以创造低热量的食品，同时也让食物对节食者和

糖尿病患者来说更甜美，甚至比真正的糖还要甜。但就像实验室创造的大多数“食品”一样，直到多年后我们才发现它们导致了健康问题。现在我们知道人工甜味剂可以引起肥胖、心理障碍、学习障碍、神经系统疾病、癌症、偏头痛和心血管疾病[77]。

最常见的人工甜味剂名称包括：

阿斯巴甜、甜蜜素 K（钾）、杜尔辛、优甜、新甜蜜素、赤藓糖醇、苯丙氨酸糖精、三氯蔗糖

请记住，这些甜味剂是在实验室中制造的，不是真正的食品。例如，Splenda®（三氯蔗糖）曾经颇受欢迎。而公众不知道的是，它的制作方式之一就是用氯替换一个现有的分子。是的，这是与游泳池水中使用的氯一样的化学物质。问题在于氯会影响你的激素，清除肠道中的有益细菌。我在实践中看到的与这些人工甜味剂问题相关的严重问题是它们在易感个体中引发严重的肠道问题。腹胀、胃胀气、恶心和腹泻常常与这些类型的甜味剂有关系。

下一个身边毒素的名单上的问题甚至比转基因生物和激素更深入你的食物——它就是农药。

4.4　身边的毒素 No. 4：农药

所有这些有害的合成农药最初都是出于解决问题的好意而创造的。然而，像大多数人为实验一样，通常会在多年后才发现释放到我们环境中的实验品带来的一些致命的副作用。对于农药，我们现在看到了可怕的后果。农药不仅在农作物中积累，而且可以通过空气、土壤和水进行长距离输送，构成生态系统的主要污染源。见图 4-10。

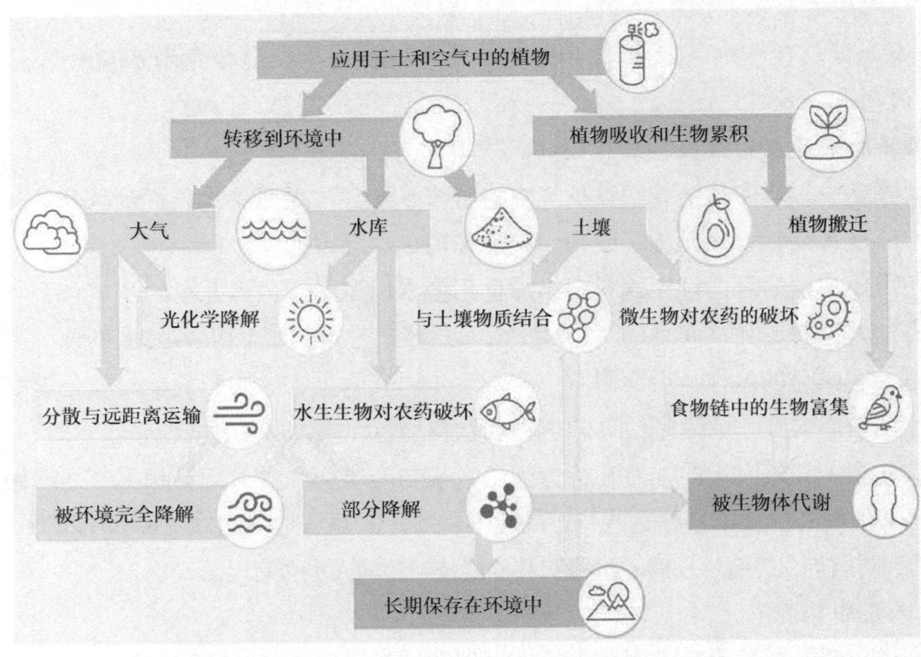

图 4-10　农药在环境中的迁移路径

农药包括除草剂、杀菌剂、杀虫剂和灭鼠剂。它们本质上是一种神经系统毒素，用来阻止虫子吃掉作物，它们被大量喷洒在我们要吃的农产品上。虽然这听起来像是个好主意，但是我们每次吃水果、蔬菜或谷物时，都在吞食杀虫子的农药，而这些东西是无法被完全洗掉的。想想怎么可能彻底洗掉树莓娇嫩的皮肤上的农药？农药怎么可能不渗透进皮肤里呢？

像 Roundup® 这样的农药中的草甘膦和其他除草剂如 2, 4-D 都是已知的致癌物质，随着持续的使用以及时间的推移，草甘膦和白血病、霍奇金淋巴瘤、脑癌、骨癌、乳腺癌、卵巢癌、前列腺癌、睾丸癌和肝癌之间的强烈因果关系正在被验证。见图 4-11。

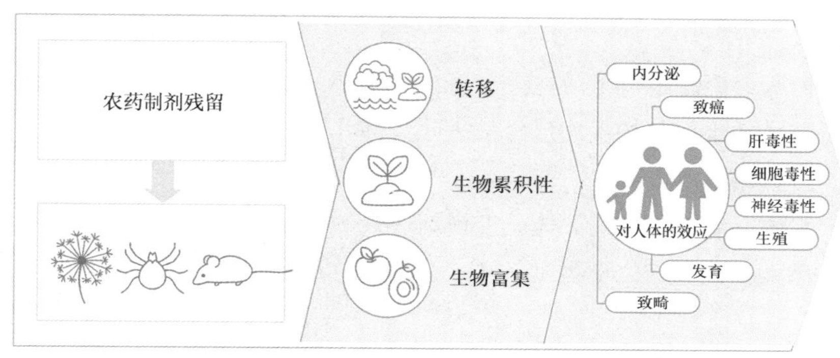

图 4-11　农药残留对人体健康的危害

另外，我们所使用的常见有毒农药会导致先天缺陷。这些农药经常在胎儿脐带血中出现，已经在毒害我们的新生儿。在他们出生前，他们就已经暴露于这些化学物质中了。农药还被证明会在子宫内和儿童时期导致前额叶损害，引起注意力缺陷多动障碍（Attention deficit hyperactivity disorder，ADHD），并在大脑中破坏神经递质。

更糟糕的是，这些农药并不会在停止使用后就消失不见。它们可以继续污染土壤、水和空气多年。一种名为 DDT 的农药与生殖问题、男性不育和神经系统损害有关，即使在禁用近 40 年后，仍在食品供应和乳制品系统中被发现。根据美国疾病控制中心进行的一项研究，99% 的被测试者的血液中有 DDT（二氯二苯三氯乙烷）的副产品 DDE（二氯二苯二氯乙烯）[78]。

如果继续不停地摄入这些虫子喷雾剂，就会使你的肝脏超负荷并损害身体的解毒能力，结果导致化学物质可以在血液中自由漂浮，并作为自由基毒害细胞。一些虫子喷雾剂的抗生素效果也会消灭肠道中的大量有益细菌，导致肠壁逐渐变弱并破坏你的免疫力。

全球范围内，随着农药喷洒的增加，癌症和生殖障碍疾病的数量也在上升。氨甲基膦酸（AMPA）是除草剂草甘膦的主要代谢产物，一项多种族队列研究发现，AMPA 暴露与乳腺癌风险之间存在潜在关联，尿 AMPA 排泄量较高的女性患乳腺癌的风险增加 4.5 倍[79]。

像草甘膦这样的 Roundup® 和许多其他商业除草剂是被允许喷洒在传统食品、转基因作物上，以及人们的后院里的，它已经渗透到世界的每一个角落。这是一个可怕的事实，而且很少有人谈论。为什么我们在绝望地寻找“治愈癌症”的方法时，却又清楚地知道它是如何被创造的？

除非我们考虑种植农作物的替代方法，否则我们可能会进一步走向癌症增多、脑萎缩和人类 DNA 遗传突变的道路，这些突变将影响未来几代人……

要记住，你吃进去的东西对你的健康影响比其他任何东西都大。我们能做什么？如果有可能，你尽量选择有机产品。如果你有能力在当地农贸市场买东西，那一定要这样做，你可以与那些农民交流，了解他们如何种植农作物。

4.5 身边的毒素 No.5：不干净的自来水

首先，我们应该感激不再生活在一个每次喝水都可能感染霍乱、寄生虫或痢疾的世界里。许多由不纯净的水引起的疾病已经被去除。你几乎可以在世界上的大部分地区打开水龙头，喝到“可饮用”的水。

问题是，水中以前的传染病原体已经被新一代的毒素所取代。这些毒素同样致命，但它们的效果，像大多数人造化学物质一样，会慢慢地毒害你而让你无法察觉。

1．氯

氯确实有助于消除水中的细菌，而且效果非常好，这也是它被用作公共游泳池中消毒剂的原因。正是因为它强大的抗菌属性，它被用于清洁你喝的水，但它也可能同时杀死了你肠道中的许多益生菌。从长远来看，这可能导致免疫功能低下、肠漏和许多慢性疾病。1987 年的一项毒理学研究发现[80]，即使饮用一氯胺（一种常用的消毒剂，在饮用水中的持久性比氯的持续时间长）含量相当低的水，也会破坏老鼠的免疫系统，这一发现不能不被注意。

氯现在也跟甲状腺功能低下有关[81]，因为碘在自来水、游泳池和每天的淋浴中被消耗。当氯变成蒸汽时，它就更危险了。你也许不知道，氯气、蒸汽室或热水浴中的氯实际上在第一次世界大战中被用作化学武器，因为氯可以通过你的肺直接进入你的血液。这种气体暴露可以造成永久性的肺部伤害，直接影响你的呼吸。

2．氟化物

1914 年，氟化物被添加到牙膏中，以帮助预防蛀牙。1962 年，美国卫生与公共服务部（Department of Health and Human Services，DHHS）建议公共饮用水含有每升 0.7 ～ 1.2 毫克的氟化物，因为他们认为氟化物比不含氟的牙膏更能有效地预防蛀牙。但是，在欧洲国家的研究中，他们未添加氟化物到他们的饮用水中。与添加氟化物的国家相比，欧洲国家的人们蛀牙并没有增加。截至 2017 年，美国政府撤回他们早先的建议，并警告说自来水中氟化物的上限应该不超过每升 0.7 毫克[82]。

即使是水中只有 4 毫克 / 升的氟化物的急性摄入也可能导致死亡。但它主要是让我们的身体慢性中毒。

含氟的自来水和含氟牙膏已被证明与这些健康状况有关：

甲状腺功能低下、骨质疏松、消化系统虚弱、激素功能障碍、胃食道反流、湿疹、牛皮癣、生育问题、松果体钙化、儿童智商降低、ADHD、自闭症、心理健康障碍、关节炎

这并不是新的信息，德国和奥地利医生过去用含氟的水治疗甲状腺功能亢进的病人。他们 20 世纪 30 年代就知道氟化物会降低甲状腺功能。

让我解释一下为什么。碘和氟都是化学化合物，称为卤素。你的身体使用碘来构成甲状腺素并使得甲状腺正常运作。氟化物可以被吸收到你的甲状腺腺体中，从而阻碍碘的摄入，这使得甲状腺不能吸收足够的碘。更糟的是，氟化物实际上对甲状腺细胞是有毒的。当然，大量的氟化物才会产生这种效果，但是氟化物对甲状腺的毒性水平与自来水中的氟化物上限水平相同（0.33 毫克 / 升）。这是不是就值得思考？

从厕所到你的水龙头

自 20 世纪 90 年代以来，一些消费者保护组织、美联社、美国自然资源保护委员会以及其他新闻机构已经揭露了这样一个事实：药物药品已经存在于自来水中几十年。调查显示，所有的美国市政供水系统都含有某些药物药品[83]。最常见的药物包括避孕药中的激素、降血压药、抗抑郁剂、情绪稳定剂和抗生素。尽管政府告知这些药物的水平是“安全”的，但这种说法至少可以说是短视的。他们的意思是这些较小量的药物不会立即造成伤害，但我们谈论的是累积效应——多年甚至数十年的日常暴露，随着时间的累积而增加。此外，儿童更容易受到所有毒素的影响，因为他们的解毒能力还不成熟，他们的身体和心智还在发育中。

你会问：药物如何出现在自来水中？因为许多人将他们的药物冲进马桶。并且，代谢后的药物残留物会从人的尿液或粪便中排出。这意味着一个人服用或扔进马桶的药物最终会进入你的饮用水中。除此以外，你的饮用水中还含有很多不应该有的物质，见图 4-12。

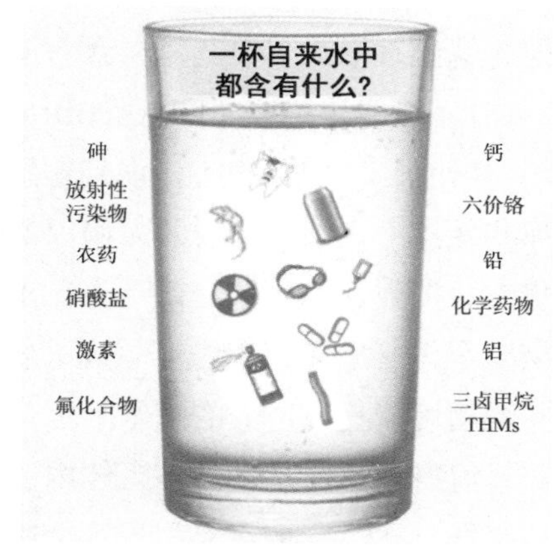

图 4-12　一杯自来水中可能含有什么？

你以为饮用水来自自然泉水或水库？现实是，世界上很多地方的饮用水实际上只是在水处理工厂处理后再循环的水。我们能够喝的泉水和水库的水已经越来越少了，许多国家和地区都严重缺水，何况还有很多水源被严重污染，甚至海洋里的鱼都活在污染的环境中。

4.6　身边的毒素 No. 6：电磁污染

美国国家癌症研究所的一个报告表明[84]，神经系统紊乱、疲劳、睡眠不良、儿童白血病、乳腺癌或癌症集群都与电磁场（Electromagnetic Field，EMF）的高暴露有关。你的身体实际上是一个能量场，所以会受到电磁干扰，手机、计算机、Wi-Fi 调制解调器、信号塔……

任何电子设备都可能损害你体内的细胞间通信。见图 4-13。

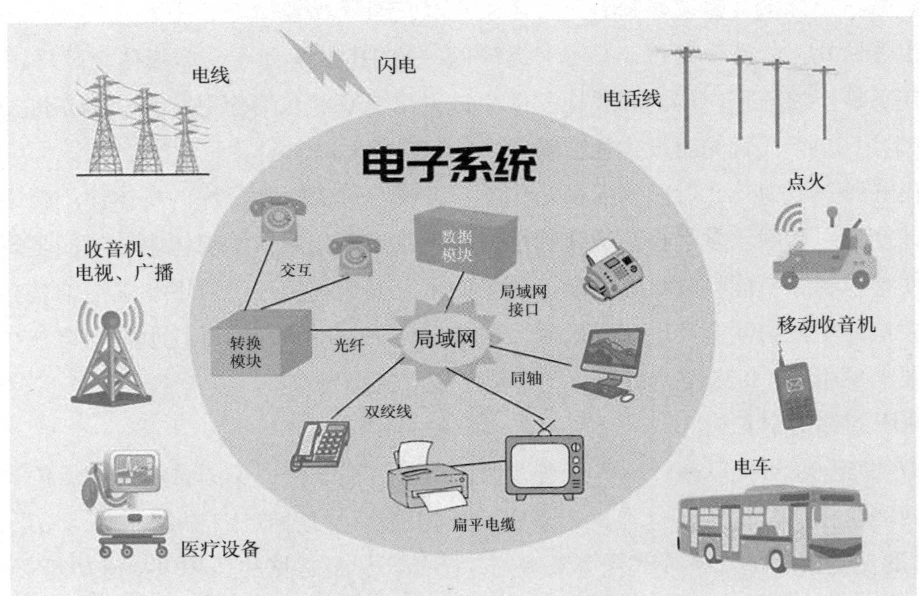

图 4-13　电磁干扰环境（EMI）

这可能导致免疫功能障碍、线粒体能量疲劳、加剧战斗或逃跑反应、肠道细菌失调，甚至引发癌症。但由于这种威胁是看不见的，我们大多数人无法直接感觉到它的即刻效果，因此就像对待大多数其他毒素一样忽视了它。

1．电磁过敏症（Electromagnetic Hypersensitivity，EHS）

当前，科学也确实认识到这种被称为电磁过敏症的综合征[85]。但这通常是一个专为那些暴露于大剂量辐射的人们保留的诊断。成千上万的普通人报告他们经历了疲劳、疾病、焦虑、抑郁、绝望、心律不齐、皮疹、淋巴结肿大以及其他身体和精神异常症状。当一个易感个体暴露于多个电子设备，如微波炉、闹钟、手机和调制解调器等的 EMF 波时，这些波动可能扰乱他们的细胞平衡。

值得注意的是，许多人体内已经有金属，如“银色”汞合金牙填充、关节置换、金属节育器、螺钉、重金属积累等，这些不同的金属可能充当着导电电流的信标。

在许多情况下，使用重金属排毒、接地技术，并尽可能消除电磁过敏源有助于减轻症状。值得考虑的是，你体内的重金属是否可以被取出（比如牙填充物等），但这需要由专业人士移除。

2．手机

手机在我们的生活中是一个不可或缺的设备。但你知道长期使用手机可能引起脑瘤吗？一项针对北欧 5 个国家的研究显示，使用手机 10 年或以上的人患听神经瘤的风险增加[86]。2011 年，国际癌症研究机构（IARC）任命了一个专家工作组来审查有关手机使用的所有现有证据，该工作组根据人类研究的有限证据、啮齿动物辐射和癌症研究的有限证据以及机制研究的不一致证据，将手机的使用归类为“可能对人类致癌”[87]。

第二代、第三代和第四代手机（2G、3G、4G）发射频率范围为 0.7 ～ 2.7 GHz 的射频。第五代（5G）手机预计将使用高达 80 GHz 的频谱。我不认为任何人会很快摆脱手机，但你确实需要了解它的危险并尽可能限制它的使用。

好消息是，通过在打电话时使用有线耳机，可以大大减少对大脑的辐射量（无线蓝牙耳机会增加 EMF 暴露）。此外，对于儿童来说，最好在使用时将他们的手机、平板等调至“飞行模式”。这将关闭 Wi-Fi 信号并减少 EMF 暴露，毕竟儿童对辐射会更敏感。

3. 智能表

你的家中可能已经安装了“智能表”，这些表本质上是测量电力使用情况并将该数据回传给当地电力供应商的盒子，这样你的表就不需要手动读取了。但这确实是有代价的，代价是它们发出的电离信号，其影响对于更易感的儿童和宠物来说可能更为严重。你可以通过用 EMF 垫覆盖它来减轻影响。

4. 未来

人工智能、虚拟现实、扫描仪以及额外的智能家庭设备都会在每一个即将到来的年份中增加。这是未来，无法阻止。商店、我们的家以及交通工具都会普遍使用数字技术。

现在我们最好的办法是尽可能减少暴露。例如，调制解调器可以在晚上关闭，计算机、平板电脑和手机可以关闭电源或至少不放在卧室里。我的建议是至少保持你的卧室没有电磁波，这会为你提供 8 小时真正的没有电磁波的身体细胞修复。

4.7　身边的毒素 No. 7：化妆品

你知道皮肤所接触的物质有高达 60% 会被吸收吗？这包括洗发水、护发素、润肤露、油、发胶、润唇膏、防晒露、口红以及任何其他你可能局部使用的化妆品。

美国环境工作组（EWG）声称，美国女性平均每天使用 12 种个人护理产品，其中含有 168 种不同的化学物质。男性平均使用 6 种个人护理产品，其中含有 85 种不同的化学物质[88]。见图 4-14，许多产品直接应用于皮肤——这是人体最大的器官，其中的成分可以直接吸收到血液中。

个人护理产品由一万多种独特的化学成分制成，其中一些是已知或疑似致癌物，有的对生殖系统有毒或会扰乱内分泌系统。尽管一些公司生产的产品可以安全使用，但还是有很多的公司使用危险成分，例如煤焦油和甲醛（两者都是人类致癌物）以及醋酸铅（一种发育毒素）。

大多数人相信政府会监督化妆品和其他个人护理用品的安全，但并非如此。很多国家的化妆品和个人护理产品监管体系已经过时了。美国政府不要求对个人护理产品中的化学物质进行健康研究或上市前测试。中国化妆品生产企业生产的化妆品多数是以化学物质为主要原料，且中国生产的化妆品尤其是以美白、祛斑产品为代表的护肤品中所含的危害人体健康的化学成分超过了国外化妆品标准规定。

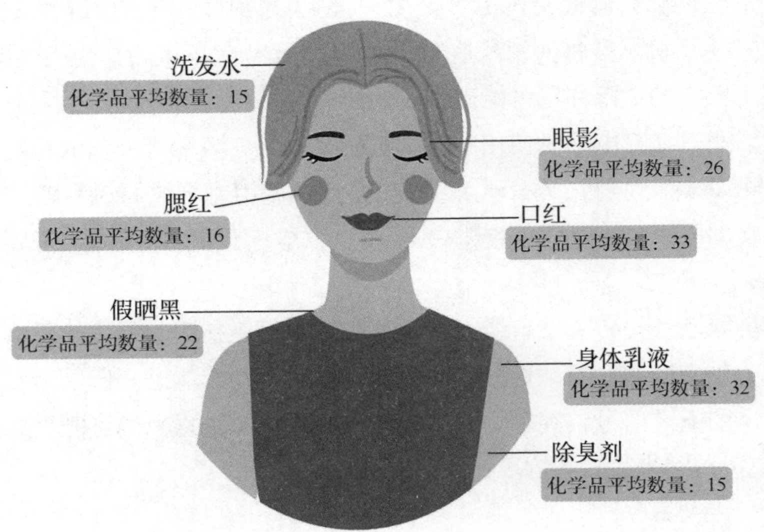

图 4-14　化妆品中含有的化学品数量

从 1938 年以来，有 12000 多种化学物质被用于化妆品中，但美国食品与药物管理局（FDA）只禁止了其中的 11 种[90]。其他化学物质真的对人体没有危害吗？FDA 对化妆品的监管远远低于食品。化妆品业很高兴自己来补这个漏洞，他们成立了自己的业界委员会审查自己的产品，并且是否遵守委员会的建议由各个企业自己来决定，并没有强迫性。

现在，平均每个女性每天使用的美容和护肤产品中含有超过 168 种不同的化学物质，这些化学物质中只有 20% 经过了化妆品业界的安全审议委员会的评估。其余那些没有被检测的成分对我们的身体到底有什么样的影响我们无从知晓。试想一下，如果我们乘坐的飞机只有五分之一被进行了安全检测，你敢坐吗？

最糟糕的是，许多有毒化学物质甚至不需要在标签上列出。决定放什么化学物质在化妆品里的并不是政府，而是企业。即便是那些宣称是“天然草本”的洗发水里都含有从石油提取的成分。

从技术上讲，即使一个护肤品不是 100% 有机的，商家仍然可以给它贴上“有机”标签。这让人难以心安，因为你无法判断你花了更多的钱买的有机产品是否真的没有任何毒素。

还有一个最大的问题：把化学物质直接涂在你的皮肤上比吞下它们还要糟糕。原因是，当你吃下含有杀虫剂或其他毒素的食品时，你的唾液、你身体里天然的酶、胃酸和胆汁有机会破坏这些挥发性化合物中的一部分。但是，当你把相同的毒素直接涂在你的皮肤上时，它们就会被直接吸收到你的血液中，吸收过程甚至只需要 26 秒。这些化妆品化学物质的副作用会导致头痛、情绪不稳、大脑雾化或疲劳等反应。

化学品公司会声称那些微量的毒素不足以对人体产生危害，因为他们做了动物实验。可是，在大多数情况下，我们不是一年只使用一次这些化妆品，我们几乎每天都在使用它们，没有一种化妆品的动物实验可以做几十年。这些化学物质每天都在你的身上积累，最终会超出我们身体的毒素负荷，然后导致癌症、生育问题、出生缺陷、神经系统紊乱、过敏和自身免疫问题。

个人护理产品中使用的一些化学物质在极低剂量下就会产生风险，并且会干扰激素分泌系统。研究表明[91]，对羟基苯甲酸酯和邻苯二甲酸盐等“内分泌干扰”化学物质可能在产前和产后早期发育期间（器官和神经系统形成时）构成巨大风险。接触这些化学物质与内分泌疾病和某些类型的癌症有关。比如，内分泌干扰物会影响女性身体使用雌激素的方式，因此与乳腺癌有关[92]。

许多化妆品还与严重风险有关，包括烧伤和感染。基于甲醛的头发拉直操作，被称为“角蛋白治疗”，与脱发、皮疹、水泡、流鼻血、牙龈出血以及味觉和嗅觉丧失有关[93]。

我建议你特别注意所有标签，不仅是食品标签，还有化妆品的标签，学会读这些标签，并有意识地放弃那些标有明显含毒性化学品的化妆品。

下面是一些化妆品中常见的化学品：

请注意，本文提到的化学品和潜在健康风险是根据特定背景和研究得出的结论，不同地区和国家对这些化学品的监管可能有所不同。

煤焦油（Coa lTar）： 已知的致癌物，在欧盟被禁止，但在北美仍在使用。用于干性皮肤治疗、防虱产品、防止头皮屑的洗发水以及染发剂，也列为色素编号（例如 FD&C 红色编号 6）。术语“色淀”适用于用金属盐沉淀的颜料或染料。大多数色淀颜料是由煤焦油或石油合成生产的。

乙醇胺化合物 DEA/TEA/MEA： 被疑有致癌作用，用作洗发水、沐浴露、肥皂的乳化剂和起泡剂。

乙氧化表面活性剂和 1，4- 二噁烷： 它是由用致癌的乙烯氧化物来制造其他化学品而产生的副产品。环境工作组（EWG）发现美国 57% 的婴儿洗涤剂中含有 1，4- 二噁烷。

甲醛： 可能的致癌物，在指甲产品、染发剂、假睫毛胶水及刺激性洗发水中被发现。在欧盟被禁用。

香精 / 香水： 隐藏化学物质的集合，如邻苯二甲酸盐。香精与头痛、头晕、哮喘和过敏有关。

氢醌： 用于美白皮肤。在 EWG 的数据库中被列为最有毒的，与癌症和生殖毒性有关。

铅： 众所周知的致癌物，在口红和发胶中被发现。

汞： 已知的过敏原，损害大脑发育。在睫毛膏和某些眼药水中被发现。

矿物油： 石油的副产品，用于婴儿油、定型啫喱。它会形成一层膜，阻碍皮肤释放毒素。

氧苯酮： 化学防晒剂中的活性成分，累积在脂肪组织中，与过敏、荷尔蒙紊乱（增加雌激素）、细胞损伤、低出生体重有关。

对羟基苯甲酸酯： 作为防腐剂使用，存在于许多产品中，与癌症、内分泌（荷尔蒙）干扰、生殖毒性有关。

对苯二胺（PPD）： 用于头发产品和染发剂中，对皮肤和免疫系统有毒。

邻苯二甲酸盐： 在欧盟和美国加州被禁止的增塑剂，但在许多香水、香料、儿童玩具中存在，与内分泌干扰、肝 / 肾 / 肺损伤、癌症有关。

胎盘提取物： 用于某些皮肤和头发产品，与内分泌干扰有关。

聚乙二醇（PEG）： 用于许多产品中的渗透增强剂，常与 1，4- 二噁烷和乙二醇醚同时存在，这两者均为已知致癌物。

硅衍生润肤剂： 用于使产品感觉柔软，但不可生物降解，它会阻止皮肤呼吸，与肿瘤生长和皮肤刺激有关。

月桂基硫酸钠（SLS，SLES）： 前工业除油剂，现用于使肥皂起泡，它是一种能吸收到体内并刺激皮肤的毒素。

滑石粉： 与石棉成分相似，存在于婴儿粉、眼影、腮红、干洗洗发水和除臭剂中，与卵巢癌和呼吸问题有关。

甲苯： 干扰免疫和内分泌系统，并对胎儿发育产生负面影响。隐藏在"香料"下，用于某些美发产品中。

三氯生： 存在于抗菌产品、洗手液和除臭剂中，与癌症和内分泌干扰有关。

我知道列表很长，记住这些名词也不容易，所以每次购买产品时尽量寻找有机的、食品级的化妆品、洗发水是很重要的。

4.8 身边的毒素 No. 8：噪声

你认为从未有人死于噪声污染？这是一种悲剧性的错误看法。仅仅在欧洲，长期接触环境噪声每年就会导致 12000 例过早死亡，每年导致 48000 例新发缺血性（动脉阻塞）心脏病病例[94]。

联合国环境规划署（United Nations Environment Programme，UNEP）在关于环境问题和解决方案的《2022 年前沿报告》中指出："当声音不再被需要时，它们就变成噪声。当噪声太大且持续太久时，它们就成了噪声污染[95]。""噪声危害已成为继空气污染之后的人类公共健康第二杀手"——世界卫生组织《噪声污染导致的疾病负担》[96]。

工作场所或生活环境中噪声升高会导致听力障碍、耳鸣、高血压、缺血性心脏病、烦躁和睡眠障碍。免疫系统的变化和先天缺陷也归因于噪声暴露。

噪声污染到处都是：汽车在路上呼啸而过，飞机轰鸣着飞过天空，火车沿着嘎嘎作响的铁轨飞驰。工厂、建筑工地和十字路口的重型机械铿锵作响。声音从运动场和音乐会场渗透到白天和夜晚。更不要忘了周围每个人手机上不断的点击声、哔哔声、报时声和呼呼声！

对城市居民影响最大的是交通噪声，但工业噪声和生活娱乐噪声等的破坏力也不容忽视。此外，会拐弯、长翅膀的"低频噪声"污染，已成为一种"城市病"。人们对单频的低频噪声虽然不够敏感，但是它给人造成的杀伤力不可小觑，尤其是神经脆弱者。比如，夜深人静时，空调室外机的嗡嗡声、水管的滴水声，甚至楼上的脚步声等，这些低频噪声，白天虽然感觉不明显，但夜晚让人分外焦虑。

城市是噪声的中心。世界卫生组织建议任何一天的平均道路噪声限值不超过 53 分贝[97]，但道路噪声的实际统计数据却响亮而清晰。亚洲一些主要城市的道路噪声达到 103 ～ 119 分贝，中国有四分之一的城市道路噪声不达标。非洲大城市的噪声在 100 分贝左右。虽然西方国家城市嘈杂声音的高点比不上这些地区，但交通噪声仍然远远超过了建议的水平。美国纽约的噪声达到 95 分贝，英国伦敦的噪声为 86 分贝，法国巴黎的噪声为 89 分贝[95]。

神经科学家已经证明，在没有外部噪声的环境中，人脑足够灵敏，足以检测到耳道内振动的空气分子的声音，或者耳内液体的嗖嗖声。我们不因自身心跳的砰砰声而不断分心的唯一原因是，大脑皮层过滤了心脏和大脑之间的感知，从而区分内部和外部刺激。在以前，日常生活中大多数分散注意力的背景噪声都会被过滤掉，让我们可以专注于需要关注的事情或声音。但是，现代噪声污染让我们进化了几千年的大脑过滤器不知所措，我们可以将噪声污染看作在错误的地方、错误的时间出现的错误音量的错误声音。

让我看看这些无时无刻不在的噪声是如何影响到我们，图 4-15 显示了噪声作为一种压力对我们人体生理的影响。

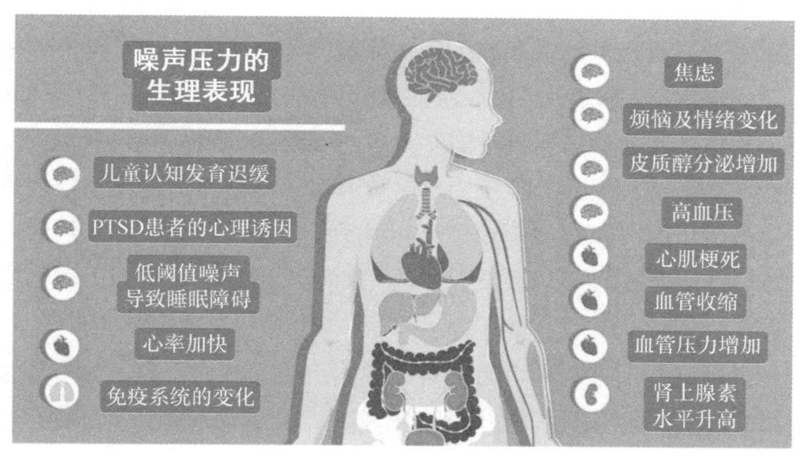

图 4-15　噪声作为一种压力导致的生理反应

听力受损：极端噪声污染最明显的表现之一是听力损失。噪声污染导致的听力损失归因于长时间暴露在 85 分贝以上的噪声水平，甚至会导致永久性听力损失。在美国大约 400 万听力损失的人中，有大约 25% 的病例被认为是“由噪声引起的”。最近的一项研究发现，居住在城市的人的听力年龄比实际年龄大 10 ～ 20 岁，证明了城市噪声与人类听觉系统损害之间存在有形的联系[98]。

耳鸣：耳鸣的定义是在没有外部声源的情况下的声音感觉。由过度的噪声暴露引起耳鸣的问题早就被发现；50% ~ 90% 的慢性噪声创伤患者有耳鸣。耳鸣会导致睡眠障碍、认知影响、焦虑、心理困扰、抑郁、沟通问题、沮丧、烦躁、紧张、无法工作、效率降低和对社交生活的参与受限。

睡眠障碍：夜间噪声污染尤其有害。由于心理影响，噪声引起的压力可以严重影响睡眠。睡眠状态中断会妨碍身体的激素调节和心血管功能，导致生理和心理应激反应，从而发生不适、疲劳和情绪低落。据估计，夜间噪声使欧洲 2200 万人长期受到困扰，是 650 万人遭受睡眠障碍的主要原因。在整个欧盟，大约五分之一的人经常暴露于被归类为对健康有害的噪声水平[99]。

认知功能下降：耳朵与大脑相连，大脑协调身体的刺激反应。为此，所有击中耳朵的声波都会被送到大脑进行分析，过多的噪声也会进入大脑。噪声会导致大脑的反应速度降低，因此而引起认知功能降低，正常解决问题的能力也随之降低。与生活在较安静环境中的人相比，居住在噪声过多地区的人，例如靠近繁忙的高速公路、铁路线、机场或嘈杂的夜总会附近，往往认知能力较低。噪声污染对正在发育的大脑的负面影响更加明显。据称，全欧洲约有 12500 名学童出现阅读障碍，受飞机噪声的影响尤其大[99]。居住在机场附近的儿童甚至表现出长期记忆丧失的迹象。

心血管问题：太多的噪声使心脏受到干扰，心脏会跳得更快，血压会升高。在嘈杂的噪声中，压力荷尔蒙会释放出来，血压升高，从而促使血液流动加快，进而导致儿茶酚胺的分泌，这种激素会进一步增加心脏泵血，又使血压升高。如果血压持续升高，可能会导致高血压和中风等与心脏相关的疾病产生。在韩国的一项研究中，对噪声数据和医疗数据的分析表明，日间噪声每提高 1 分贝，心脑血管疾病病例数就增加 0.17% ~ 0.66%[100]。

情绪和行为改变：这与认知思维不同。太多的噪声会导致烦恼或愤怒。处于这种状态的人往往会持续头痛。持续噪声导致压力水平放大，因此情绪会占据主导地位，暴力可能会随之而来，这是由焦虑引起的。美国国家生物技术信息中心（NCBI）的研究人员发现，噪声污染与抑郁症之间存在很强的联系，“强烈的噪声烦恼”使普通人群的抑郁和焦虑增加两倍[101]。

生育问题：已经有多项针对噪声污染对人类生殖的影响的研究，大多数都表明怀孕期间暴露于噪声污染的孕妇往往会生下体重较轻的孩子。准妈妈所经历的压力水平同样会干扰未出生的孩子。怀孕期间的不良事件也会增加。2018 年的一项研究发现，暴露于较高噪声污染水平的孕妇更容易患上先兆子痫，这是一种导致高血压的危险疾病[102]。

噪声的危害令人沮丧，但好在各个国家已经意识到噪声对人的危害，相继有很多法律出台来降低噪声对人类的影响。

4.9　身边的毒素 No.9：光污染

“昼短苦夜长，何不秉烛游。”古时的人们就向往光明，希望用光扫去夜晚的寂寞，延长白天的喧闹。但是在现代社会，光照的不合理使用带来了一种可怕的灾难——光污染。

一般来说，影响自然环境，给人类正常生活、工作、娱乐、休息带来不利影响，损害人类观察物体的能力，引起人体不适和损害健康的各种光，都可归类为光污染。通常，光污染分三大类：白亮污染、人工白昼和彩光污染。

白亮污染：阳光照射强烈时，城市里建筑物的玻璃幕墙、釉面砖墙、磨光大理石和各种涂料等装饰反射光线，炫眼夺目。

人工白昼：夜幕降临后广告灯、霓虹灯闪烁，有些强光束甚至直冲云霄，犹如白昼。

彩光污染：舞厅、夜总会安装的黑光灯、旋转灯、荧光灯以及闪烁的彩色光源构成了彩光污染。

光污染是随着城市化和工业化的深入而出现的一个新的环境问题，它对自然生态、社会经济以及人体健康都产生了人们不曾预料到的影响。见图 4-16。

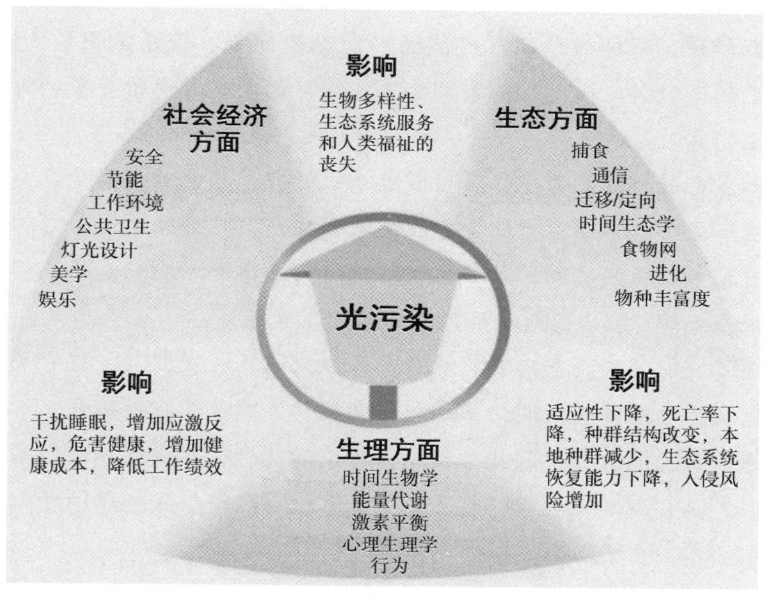

图 4-16　光污染对社会经济、生态环境以及人体健康的影响

过去几十年来，光污染对人类健康的威胁急剧增加。有统计数据显示，超过 80% 的人口受到不同形式光污染的影响[103]。最近的流行病学研究表明，不仅光污染的辐射强度，而且光污染的光谱和持续时间都是影响其与健康结果关联的潜在因素，这使得夜间人造光和蓝光成为最常见的光污染[104]。现在，光污染对健康的潜在影响已从睡眠障碍扩大到许多高度关注的疾病，如肥胖、精神障碍和癌症。

光污染对健康的影响：

睡眠障碍。睡眠障碍是光污染引起的节律性健康问题的代表，越来越多的证据已经证明不适当的光照条件对睡眠 / 觉醒行为和睡眠持续时间的不利影响[105]。人睡觉时眼睛虽是闭着的，但亮光依然会穿过眼皮，影响睡眠。据统计，约有 5% ～ 6% 的失眠是噪声、光线等环境因素引起，其中光线约占 10%。

昼夜节律紊乱。人体的昼夜节律由内部生物钟组成，这些生物钟与外部环境线索（例如光）同步以保持适当的计时。健康的昼夜节律系统为绝大多数生理和行为过程提供节律调节，但过度的环境光会极大地扰乱自然光周期，昼夜节律系统会受到挑战，并且会发生上述生理失调和疾病[106]。如果儿童受到过多的光线照射，褪黑激素的分泌减少，会导致性早熟或生殖器过度发育。光污染还会影响人的心情，这也会间接影响激素分泌。

导致近视和白内障。中国数字科技馆的资料显示[107]，目前中国近视眼总人数近 4 亿，因近视致盲者高达 30 万。其中，青少年中约有 50% ～ 60% 的人近视。这与光污染有很大关系。还有研究指出，长时间在白色光亮污染环境下工作和生活，白内障的发病率高达 45%。都市日常生活中的建筑和室内装修镜面等越来越多，长时间处于这种强光或彩光环境，眼睛晶体功能将受影响，损伤后就可能导致白内障。

精神和神经障碍。夜间过多接触光线还可能导致抑郁。研究发现[108]，关在 24 小时灯火通明房间里的老鼠，比接受按正常明暗光线循环的同类表现出更多的抑郁症状。该研究虽然以老鼠为研究对象，但研究人员认为该结果同样适用于人类。另外有动物研究发现，长期光照会引起多巴胺神经元减少，多巴胺能系统的异常被认为是帕金森病最显著的生物标志物之一。在日光下暴露于蓝光还会导致视网膜损伤、脑神经退化和运动受损。

癌症。光污染与乳腺癌之间的关联已经得到流行病学和动物研究的证实[109]，其他种类癌症的研究还在继续，包括前列腺癌、直肠癌、甲状腺癌。

肥胖。人类肥胖被证实与室内和室外夜间人造光呈正相关[110]，这种关联在女性中的表现多于男性。夜间光照强度之间的正相关与女性的体重呈非线性关系，

人类依赖这个有光的世界。因此，杜绝光污染的机会微乎其微。我们只能尽可能降低光污染的危害，尤其在夜间，给自己营造一个能够没有或很少光的环境变得尤为重要。

4.10 身边的毒素 No. 10：药物副作用

药物可能是世界上最令人惊叹的挽救生命的干预措施。问题在于，普通人真的需要服用那么多的药物吗？美国国家老龄化研究所和梅奥诊所医疗保健科学中心发现近 70% 的美国人至少使用一种处方药，超过一半的人使用两种以上[111]。中国大概有 52% 的老年人每天服药，其中 19% 每天服用 3 种以上[112]。

古语说“是药三分毒”。每当你服用处方药（是的，它是一种药物），就会在你的身体内引起副作用。有时，使用药物的长期后果比最初治疗的病情更糟。见图 4-17。

用于慢性疾病（如自身免疫疾病）的药物只是掩盖了你的症状，实际上它们对治疗疾病的根本问题毫无作用，而病因在表面正常的情况下继续恶化。问题是在服药期间，你会认为自己已经康复了，因为症状消失了。实际上，你身体的不平衡仍然在，一直在，药物

的副作用又对你的身体产生了其他负面的影响。仅仅关于他汀类药物就有超过 900 项研究，现在已经有超过 25% 的 45 岁以上的人口在使用这种流行药物，研究证明它会引起以下问题[113]：肌肉无力、肌肉坏死、2 型糖尿病、心肌病（心脏衰弱）、神经问题、肝脏损伤、酸中毒、贫血、性功能障碍、白内障、记忆丧失。你看到副作用之一是心脏衰弱了吗？这意味着即使你通过服用他汀类药物降低胆固醇来保护心脏健康，你的心脏仍然可能因此而更衰弱。对于高血压、自身免疫疾病、皮肤问题、偏头痛、疲劳、激素失衡、体重增加以及其他任何健康问题，这种类型的例子都是适用的。

常见副作用
•胃部不适
•头痛
•恶心
•口干
•困倦
•皮疹
严重副作用
•内出血
•自杀的念头
•癌症
•肝损害
•心脏病发作
•过敏反应

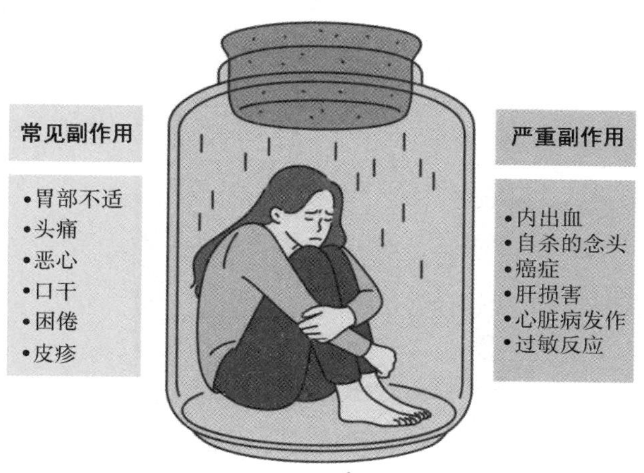

图 4-17　药物的常见副作用及严重副作用

另外一个例子是服用普利瑞斯克（Prilosec）来减少胃酸倒流。你知道普利瑞斯克等药物不应该使用超过 2 周吗？原因是这种药物会抑制胃酸的产生。当你患有溃疡、胃食管反流症或消化不良时，你可能觉得服这种药物会治愈你的病。但事实是，服用普利瑞斯克或任何质子泵抑制剂的人，严重限制了身体消化食物的能力，因为你需要胃酸来分解蛋白质。这可能导致寄生虫侵入你的肠道，营养不良，或者由于钙和其他矿物质吸收不良而导致骨质疏松症，以及肠易激综合征。

现在问问自己，你听说有人在只用了两周的普利瑞斯克后就停药了吗？答案显然是不确定的。可悲的是，医生往往并没有告诉患者胃酸逆流的原因，胃酸逆流的症状很多时候由不良的生活习惯引起，比如吸烟、饮酒、暴饮暴食、过多食用油炸食物等[114]。如果你不能从整体健康的角度改变这些生活习惯，显然普利瑞斯克治不了你的病，你会反反复复发生胃酸反流的症状，这可能促使你不断服用普利瑞斯克，然后就出现了它引起的各种副作用。

问题的关键在于这不是医生的错，目前主流的医疗系统指示医生将你的症状与一种可以开药的药物相匹配。在整体医学的实践中，有些药物是可以通过其他自然的疗法来代替的，尤其是一些生活方式疾病，重新平衡你的身体并纠正潜在的根本原因不是不可能。你可以康复。

4.11 身边的毒素 No.11：微塑料

当谈到环境暴露时，新兴科学中有一个紧迫领域：微塑料。这些塑料颗粒小于5毫米，遍布我们周围的世界：它们混入土壤中，在海洋和水道中翻腾，甚至飘浮在空气中。目前，研究者不仅在人口密集区域的土壤、水域中发现大量微塑料，也在南北两极、深海等人迹罕至的环境中发现了微塑料的存在。我们的地球已经被微塑料占据。研究人员表示，儿童每天摄入553颗微塑料，而成年人每天摄入大约883个微塑料颗粒，相当于每年摄入超过322000颗微塑料颗粒[115]。这还不包括水果、蔬菜和包装肉类产品中嵌入的微塑料。某位负责估算人类废物中塑料含量的科学家称，平均每个人每年排出90000个微塑料颗粒[116]。这两个数字（微塑料输入与微塑料输出）之间的差异值得注意，大概有超过20万颗微塑料留在了我们体内。

1. 微塑料是怎么进入人体的?

微塑料进入人体的途径主要有三：通过食物摄入，随着空气吸入，以及伴随产品、纺织品或灰尘中的微小颗粒接触人体皮肤。

通过食物摄入

通过食物摄入被认为是人类接触微塑料的主要途径。加拿大维多利亚大学发表在《环境科学与技术》的研究报告揭示，基于美国人的饮食习惯（包含常见的食品，如海鲜、糖、盐、蜂蜜、酒精以及自来水和瓶装水），一个人每年可能摄入7.4万～12.1万颗微塑料颗粒[117]。有研究表示，仅通过瓶装水达到建议水摄入量的人每年可能会额外摄入90000颗微塑料，而饮用自来水的人可能摄入4000颗微塑料[118]。另一项研究则发现，平均每升瓶装水中含有约24万颗可检测到的塑料微粒，比早期基于较大尺寸塑料微粒的计数高出10～100倍[119]。

随空气吸入

微塑料能够通过多种来源释放到空气中，包括合成纺织品、材料磨损（例如汽车轮胎、建筑物）以及微塑料在表面的再悬浮。丹麦奥尔堡大学的研究人员在《自然》杂志发表的研究报告指出，一个人每小时可能会从自己的衣物、空气中吸入16.2个塑料碎片，每周大约摄入3000个微塑料颗粒，这相当于每周吃掉了一张信用卡大小的塑料[120]。此外，在人类肺活检（包括癌症活检）中也检测到了微塑料纤维。

随产品、纺织品或灰尘中的颗粒接触人体皮肤

我们日常生活中所使用的许多物品都会直接或间接地释放微塑料。南京大学的研究人员在《环境科学与技术》上发表的一项研究中估计，一副隐形眼镜在佩戴一年期间会释放出90698个微塑料颗粒[121]。需要指出的是，这里提到的"摄入量"是估算值，不能和人体吸收量等同，毕竟也有研究发现人类粪便中同样含有微塑料[122]。但既然已有多项研究在人体内发现了微塑料，我们毫无疑问会"吃"到部分微塑料。见图4-18。

这些微塑料进入人体后去了哪里？以下是专家迄今为止对摄入和吸入微塑料的命运的

了解。通过口腔摄入的大于 150 微米的塑料碎片（大约相当于三粒糖粉的大小）会黏附在肠道的黏液层上，在那里它们会遇到上皮细胞，上皮细胞是外界与身体内部之间的主要保护屏障，这会引发局部免疫反应，包括炎症。最小的塑料碎片（小于 150 微米）可以穿过上皮层并进入循环血液，最终进入肝脏、心脏、肺或大脑。此外，人们每天通过呼吸道吸入多达 130 个颗粒，这些颗粒从肺部传播到肠道，然后到达组织[123]。最小的碎片可以直接穿过肺部上皮层到达循环血液。或者它们可能只是嵌入肺部。最小的塑料颗粒被称为纳米塑料，其尺寸小于 0.1 微米，约为香烟烟雾中单个烟草颗粒大小的 1/3。这些塑料颗粒非常小，很难分析，因此大多数环境数据不包括它们。

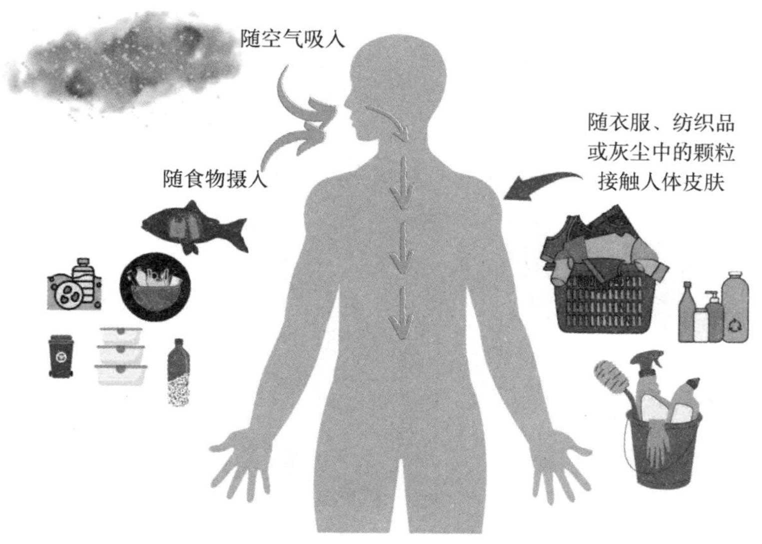

图 4-18　微塑料进入人体的三个主要途径

我们通过摄入或吸入不断增加对这些微塑料的接触似乎会导致与其他环境暴露类似的问题：氧化应激、炎症和可能引发免疫、炎症或代谢紊乱的微生物群失调[124]。

2．微塑料对人类健康的影响

对消化系统的影响： 微塑料对胃肠道的物理刺激最终可能引起炎症，导致各种胃肠道症状。微塑料可能会引起肠道微生物组的变化，造成有益菌和有害菌之间的不平衡，导致腹痛、腹胀和排便习惯改变。除了对消化系统产生物理影响，微塑料还有化学毒性，其中涉及重金属和多环芳烃等环境毒素的吸收和积累。当人们口服微塑料时，这些有毒物质会通过胃肠道进入人体，导致恶心、呕吐、腹痛等多种胃肠道症状[125]。

对呼吸系统的影响： 微塑料可能导致气道和肺部氧化应激，因炎症和损伤而出现咳嗽、打喷嚏、气短等呼吸道症状，以及因呼吸困难而出现疲劳和头晕等呼吸道症状。另外，血氧浓度可能降低[126]。

对内分泌系统的影响： 微塑料会干扰激素的产生、释放、运输、代谢和消除，导致各种内分泌紊乱，包括代谢紊乱、发育紊乱，甚至生殖紊乱（即不孕、流产和先天性畸形）[127]。

对循环系统的影响：微塑料在人类血液中的发现也尤为关键。《国际环境》上发表的一项研究发现，77%的健康志愿者血液中检测到微塑料颗粒的存在。这些颗粒能够顺着血液流入人体的各个组织器官中，对人体构成潜在危害【128】。

值得注意的是，这些研究成果除了直接在人体检出微塑料，其生物毒性或导致人类疾病的描述是基于动物实验或科学推断，暂时还没有直接研究证明微塑料会导致疾病。受限于研究年限还太短，以及需要遵从研究伦理不能直接在人体上做实验，目前科学家们只能合理推断微塑料会造成疾病，但还没找到“实锤”。

话讲到这里，即使“没有实锤”，也已经很焦虑了。出现问题不可怕，可怕的是问题很难解决，塑料的问题就是如此。人们的生活变得如此便利，塑料制品有很大的功劳，而且也和人类社会深度捆绑。即使你愿意为了健康和环境舍弃便利，实际上也很难完全不使用塑料。

那怎么办呢？建议：

尽量避免使用聚氯乙烯（PVC）和氧化降解塑料制品。

有限地使用塑料制品，尽量少用一次性用品。

采用过滤或烧开水的方式准备饮用水。

不要在碗里套塑料袋盛烫食。

避免在微波炉中使用塑料容器加热食物。

少吃层层包装的加工食品。

少吃海产品内脏、贻贝类。

穿天然面料制成的衣服并购买天然材料制成的消费品。

4.12 身边的毒素 No.12：霉菌

霉菌是一个非科学术语，指的是许多类型的真菌——不受欢迎的、毫无吸引力的黑色、棕色、黄色、粉红色、绿色、有臭味的、毛茸茸的生长物。室内和室外都有无数种霉菌【129】。

霉菌和真菌与很多东西关联，其中大多数都令人不快：发霉的气味、潮湿的地下室、发霉的地毯、漏水、潮湿的干墙、“香港脚”和有毒的蘑菇，等等。从积极的一面来看，霉菌也是青霉素和蓝纹奶酪的产生者。酵母是一种真菌（复数形式的真菌），用于制作面包、啤酒和葡萄酒；某些类型的蘑菇被认为是可食用的美味佳肴。如果没有真菌来分解它们，世界将被树叶、树木、草和垃圾掩埋。

活跃的霉菌生长需要水分。无论是在可见表面，还是隐藏在墙后面、阁楼或地毯下，室内霉菌都会在过度潮湿或积水的情况下生长。在潮湿的室内环境中还发现了细菌、尘螨、细菌和霉菌的分解产物。

即使没有明显的漏水情况，房屋和建筑物也常常为霉菌孢子的生长提供许多机会：地基墙壁和地窖地板、除湿机和空调、窗户结露、有缺陷的管道、潮湿的浴室、空气过滤器和盆栽植物渗漏。不同类型的霉菌孢子在不同的表面上繁殖。比如，在硬木覆盖物上发现的“黄色黏液”不会在瓷砖浴室围栏中生长。

室内霉菌可能难看又味臭，而潜在的问题比这更严重，人们每天都会与霉菌接触。霉菌孢子和碎片可以进入我们呼吸的空气中，一些霉菌可能会在食物上生长。

霉菌会对人类健康产生一些不良影响，包括过敏和感染。对霉菌的过敏反应很常见。它们可以是立即的，也可以是延迟的。霉菌还会导致对霉菌过敏的哮喘患者出现哮喘发作。此外，接触霉菌会刺激霉菌过敏者和非过敏者的眼睛、皮肤、鼻子、喉咙和肺部。2004 年，美国医学研究所（IOM）的研究表明[130]，室内接触霉菌与健康人的上呼吸道症状、咳嗽和喘息有关；霉菌与哮喘患者的哮喘症状有关；以及霉菌与易受免疫介导疾病影响的个体的过敏性肺炎有关。

2009 年，世界卫生组织发布了补充指南[131]，即《世界卫生组织室内空气质量指南：潮湿和霉菌》。改善居住条件的选择性干预措施可以降低哮喘和呼吸道过敏的发病率。

霉菌通过三种机制对人体产生有害影响：有害的免疫反应；感染；霉菌副产品的刺激。

霉菌问题的症状可分为两大类。见图 4-19。

•乏力
•肌肉疼痛和痉挛
•头痛
•光敏感
•腹部疼痛
•恶心、腹泻
•慢性鼻窦充血
•咳嗽，胸痛
•呼吸急促 (气促)
•认知障碍
•皮肤敏感
•麻木和刺痛
•口中有金属味
•过度口渴
•食欲不稳，体重增加
•月经过多
•焦虑，抑郁，情绪波动
•关节疼痛，晨僵
•盗汗
•头晕、站不稳
•尿频
•体温失调
•阳痿
•奇怪的抽搐，痉挛

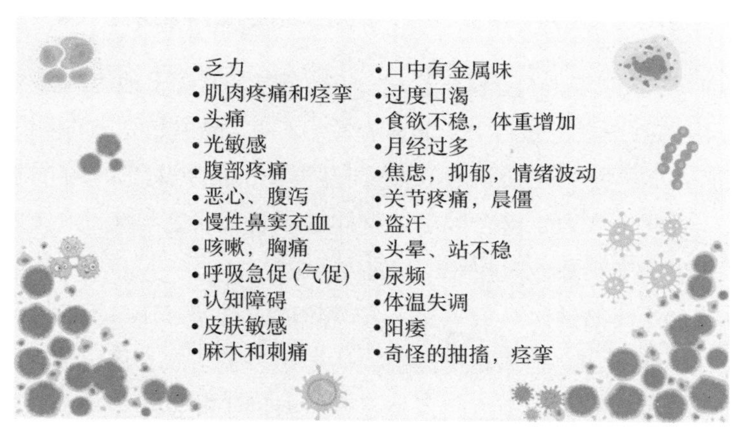

图 4-19 与霉菌相关的症状

第一个是对霉菌的免疫反应。通常会出现类似过敏的症状，如鼻窦问题、流鼻涕、皮肤和眼睛发痒、哮喘、呼吸急促等。

第二种霉菌问题是霉菌的化学和炎症反应。这是由霉菌毒素驱动的，霉菌毒素可以在体内引发炎症细胞因子驱动的反应。

霉菌毒素引起的疾病的症状各不相同，没有模式，而且它们并不是这种疾病所独有的，这让它们很容易被误认为是其他疾病。

现实情况是，我们对有毒霉菌暴露和霉菌毒性症状的了解仍处于起步阶段，需要对此进行更多研究，以真正更好地了解如何解决霉菌症状。不管怎样，消除环境中的霉菌来源，同时也消除常见的霉菌饮食来源将有助于减轻身体的整体霉菌负担。

第 5 章　内在毒素——生活方式与健康的深层联系

影响健康的并不仅仅是外部环境因素，更多的时候，那些你习以为常，甚至可能毫无察觉的生活习惯，也正在悄然影响着你的身体和心理健康。

当下我们的生活方式似乎越来越偏离了健康的轨道：长时间坐着工作、频繁地依赖外卖、夜深人静时却难以入眠、沉迷于社交网络的虚拟世界……这些看似平常的生活习惯，其实都是潜在的“内在毒素”，在不知不觉中侵蚀着我们的健康。身体不会说谎。每一个不良的生活习惯，都像是一种慢性毒药，悄无声息地在你的体内积累，直到某一天，健康警报拉响。

那么，这些日常习惯究竟如何影响你的整体健康？你又该如何识别和改变这些不良习惯，从而重新找回健康和生活的平衡？让我们一起揭开这背后的真相。

5.1　身体内的毒素：肠道细菌及代谢的产物

2011 年在哈佛大学医学院的自然医学论坛，一位教授非常郑重地说：“死亡始于结肠！”我当时很怀疑，因为在医学院的教科书上非常清楚地表明，肠道是完美的保护膜，只允许身体所需的营养物质进入，而且，在心脏科医生的职业生涯中，我并没有这样的体会。

直到近年来，我开始致力于整合医学的整体健康管理研究与实践，看到了一些令人震惊的研究结果，才想到当年那位教授说的可能是对的！

肠道健康对整个身体的健康至关重要，你的肠道中有超过 100 万亿个细菌，它们比你整个身体中的细胞还要多，它是你对抗慢性疾病的第一道防线！肠道微生物群是健康的基础。当消化系统中有益和有害细菌之间保持平衡时有助于制造维生素，正确消化食物，保持身体的健康。问题在于当肠道失衡时，你就要开始受苦了！你会出现各种症状，比如反复发作的痤疮、焦虑、酗酒、疲劳、体重增加、腹胀、自身免疫问题，甚至癌症。事实上，80% 的免疫系统位于肠道，人体内的大部分血清素也位于肠道。这意味着如果肠道不健康，那么你的免疫系统和激素将无法发挥作用，你就会生病。

肠道也是身体排出代谢废物和毒素的地方。如果你的肠道不健康，你的身体将难以清除这些内毒素。而内毒素的产生归因于肠道中存在错误的细菌和 / 或肠道通透性控制已经丧失（俗称肠漏）。这会导致肠道细菌产生的不健康代谢物（内毒素）进入循环。研究表明，血液中多达三分之一的小分子来自肠道细菌[132]。更糟糕的是，当体内特别不健康的细菌（尤其是革兰氏阴性细菌）过度生长时，吸收的脂多糖（LPS）具有剧毒，导致许多问题，包括慢性疲劳、慢性疾病和全身炎症。这就是为什么人们会出现脑雾、腹泻、便秘、胀气、关节疼痛等症状。你可能不知道，肠道是第二大脑，如果你的肠道不工作，你的大脑也会陷入困境。

根据维基百科，内毒素被定义为“微生物分泌并仅在死亡时释放到周围环境中的任何毒素”[133]。在这里，我们使用与临床更相关的内毒素定义，即“肠道细菌释放的任何损害人体生理的代谢物或细胞壁成分”[134]。见图 5-1，脂多糖和肠道细菌中的许多其他内毒素会引起体内各种生理因子的释放，导致多种生理功能障碍。当血液中的内毒素达到足够高的水平时，就会达到被称为代谢性内毒素血症的阈值。一旦达到这个阈值，一些强烈的、剂量依赖性的疾病就会变得明显，比如心血管疾病、慢性炎症、2 型糖尿病、血脂异常、胰岛素抵抗、非酒精性脂肪肝、肥胖、中风等。

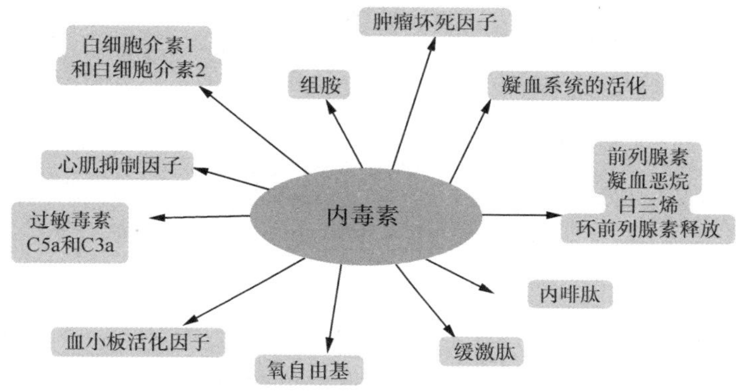

图 5-1　内毒素激活人体内各种生理因子的释放

现代生活中内毒素水平升高的原因有很多。明显的原因是过度使用抗生素、剖腹产发生率增加以及缺乏母乳喂养，不太明显的原因是质子泵抑制剂和H2阻滞剂抑制胃酸分泌[135]。

再来说说肠漏——肠道通透性增加。即使肠道菌群不健康，释放脂多糖和有毒代谢物，功能正常的肠黏膜通常也能有效识别和保护。不幸的是，许多因素导致肠道通透性失去控制而发生肠漏，包括遗传变异、糖尿病、过量饮酒、非甾体类抗炎药的过度使用。此外，高脂肪饮食也会增加内毒素的吸收[136]。

现在，事实已经不再有争议，肠道菌群失调或肠漏已经被认为至少与 90% 的自身免疫性疾病和许多其他疾病有关。如果你患有任何健康问题、体重增加、情绪问题或其他疾病，修复你的肠道健康是至关重要的。可能还有其他健康问题需要解决，但如果你没有解决消化系统和肠相关淋巴组织的潜在问题，要完全康复将会很具挑战性。

影响你消化道健康的一些问题是：念珠菌、酵母、真菌过度生长、细菌过度生长、寄生虫、幽门螺杆菌。

尽管细菌和念珠菌在你的肠道中总是存在的，但当其中一种过度生长时，它就会对健康产生影响。比如，念珠菌可以产生 70 多种毒素，这些毒素会对你的线粒体、肝脏、肾脏、大脑和免疫系统造成伤害。肠道细菌过度生长也会产生同样的效果。

另一个常常被忽视的肠道微生物是寄生虫。人们不仅仅是从水质不良的地区感染寄生虫，还可以通过未煮熟的肉和鱼感染寄生虫，甚至是通过一些没洗净的蔬菜沙拉。据估计，每 4 个人中就有 1 个人携带寄生虫，但很多人甚至不知道他们的身体里有这些寄生虫。

我们再说说另外一个重要的概念：脑肠轴。肠道和大脑之间的通信系统称为肠脑轴[137]。它们以多种不同的方式在物理和生化方面相互联系，甚至影响彼此的健康。见图 5-2。

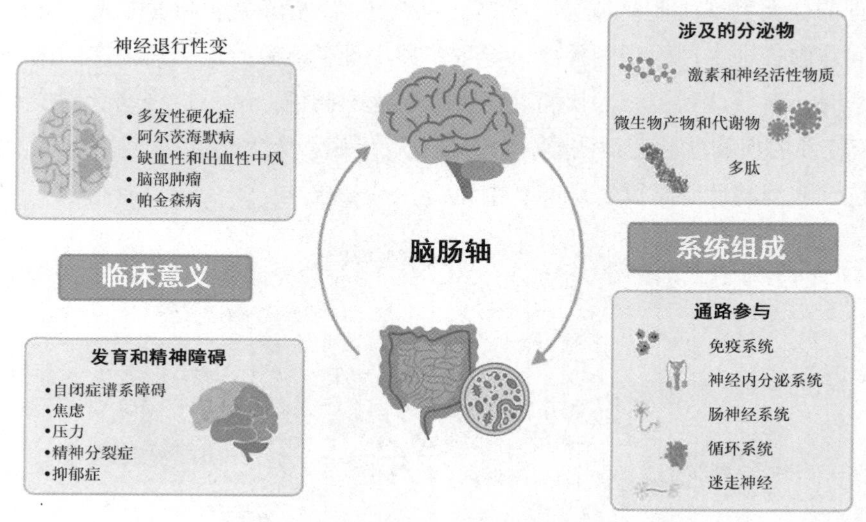

图 5-2　脑肠轴的系统组成及临床意义

肠神经系统是在胃肠道内运行并控制其消化功能的神经网络。它拥有超过 5 亿个神经元，是大脑之外最复杂的神经网络。它的独特之处还在于，它可以在某种程度上独立于大脑和中枢神经系统运行。这使得一些科学家将肠道称为“第二大脑”。肠道通过神经系统中的神经与你的大脑相连[138]，它和大脑也通过称为神经递质的化学物质连接，还通过免疫系统连接。

不管你相信与否，生活在肠道中的细菌也参与肠脑连接。肠道微生物自己可以产生或帮助产生许多化学神经递质，这些化学神经递质在肠道和大脑之间传递信息。它们还会产生其他化学物质，可以通过血液影响你的大脑。反过来，你的大脑和肠道可以通过改变肠道微生物组的环境来影响肠道微生物组。

最近的研究表明[139]，肠道微生物组可能与各种神经心理健康和功能性胃肠道疾病有关。功能障碍是指那些导致持续症状但没有任何明显身体原因的疾病。患有功能性胃肠道疾病（如肠易激综合征）的人和患有精神健康疾病（如焦虑）的人之间存在显著的重叠。

肠道与大脑的联系可不是开玩笑。它可以将焦虑与消化道疾病联系起来。你有过“心痛”的经历吗？某些情况是否会让你“感到恶心”？胃肠道对情绪很敏感，愤怒、焦虑、悲伤、兴高采烈——所有这些感觉都会引发肠道症状。这种联系是双向的。有问题的肠道可以向大脑发送信号，就像有问题的大脑可以向肠道发送信号一样。因此，一个人的胃部或肠道不适可能是焦虑、压力或抑郁的原因或产物。

当一个人在没有明显身体原因的情况下出现胃肠道不适时尤其如此。对于此类功能性胃肠道疾病，如果不考虑压力和情绪的作用，就很难治愈痛苦的肠道疾病。

与肠脑轴相关的疾病可能包括：

肠易激综合征和功能性便秘或腹泻、焦虑症和抑郁症、非心源性胸痛、功能性消化不良、功能性吞咽困难、胃轻瘫、慢性压力、慢性疲劳、慢性疼痛、内脏过敏、肥胖、神经发育障碍如自闭症、神经退行性疾病如帕金森病、与神经相关的疼痛疾病如多发性硬化症。

脑肠轴如此重要，日常照顾肠道健康以及大脑健康的最佳方法是保持健康均衡的饮食。饮食的多样性会导致肠道微生物组更加多样化，这对你的整体肠道健康有益。另外，还可以通过尽力控制压力来照顾你的大脑健康，并通过它来照顾你的肠道健康。

5.2 生活便利与健康挑战：久坐的代价与风险

1. “沙发土豆”和这一代人

两千多年前，现代医学之父希波克拉底一针见血地说，如果我们都“有适量的营养和锻炼，不多也不少，我们就能找到最安全的健康之路”。在接下来的两千年里，人们接受了他的明智建议，将锻炼融入了日常生活，这使得很多人获得了身体和心灵的回报。

但是，进入 21 世纪后，情况变得相反。世界卫生组织声称缺乏身体活动已成为全球第四大杀手[140]，它夺去的生命比吸烟、糖尿病和肥胖加起来还要多。

每年约有 320 万人死亡和 3210 万人伤残归因于身体活动不足。与每周大部分时间进行至少 30 分钟中等强度体力活动的人相比，体力活动不足的人全因死亡风险增加 20% ～ 30%。2008 年，估计 15 岁以上的人中有 31.3% 的人活动不足（男性 28%，女性 34%）。每周少于 150 分钟的适度活动（或同等水平）是一个临界点，达到这一阈值的人具有较高的健康水平。根据 2009 年在欧盟进行的一项调查，60% 的受访者表示他们从不或很少参加任何体育运动。美国健身运动和营养委员会发现，只有不到 5% 的成年人每天参加 30 分钟的体育活动，只有三分之一的成年人每周进行建议的体育活动量[141]。

久坐的生活方式在世界各地可以达到 60% ～ 85%。节省时间和能源以及经济的发展使我们的生活方式实现了机械化，并减少了我们在移动上花费的时间。坐着的机会几乎无处不在：工作中、在学校、在交通工具上和在家里。见图 5-3。

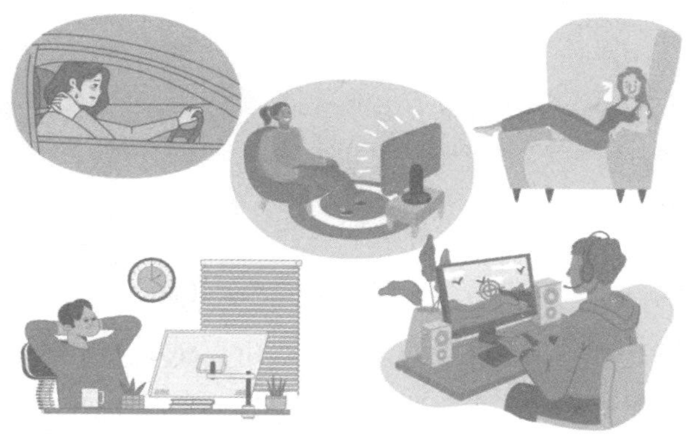

图 5-3 现代社会广泛存在久坐的生活方式

身体活动参与不佳受到多种因素的影响。环境因素包括交通拥堵、空气污染、公园或人行道短缺以及缺乏体育或休闲设施[142]。看电视、看视频、玩游戏和使用手机与坐得越来越久的生活方式呈正相关[143]。还有二个值得关注的原因是技术的进步和懒人经济的兴起。

日益复杂的技术使我们的生活变得更加容易，例如购买食物和其他必需品，躺在家里就可以完成。越来越多的家用电器变得“智能”，比如可以自动打开的智能窗帘、可以自动播放音乐的小电器、可以根据你的日程进行冲泡的咖啡机、自动启动的洗碗机以及按计划运行的自动吸尘器。

近些年，一种新的商业模式悄然升起，这便是“懒人经济”，包括送货到家、家庭服务、预煮饭菜、遛狗等服务，预约这些服务只需在手机上轻按几下即可。便利触手可及，懒人经济改变了我们的生活。

2．“懒人经济”为何如此盛行?

过去几年，“懒人经济”势头强劲，尤其是在新冠疫情之后。新冠疫情迫使人们待在家里并依赖互联网的服务。“懒人经济”流行的另一个因素是因为日益忙碌的生活。平均而言，人们每天工作 8.3 小时，另外 8% 的时间用于上下班。如果你每天的理想睡眠时间为 7 ～ 9 小时，那么除了工作、吃饭和睡觉，你将几乎没有时间做其他事情。这就产生了一种态度，即人们希望自己的生活尽可能方便，即使要付费才能获得这种服务。中国和印度是“懒人经济”需求量和供给量最大的两个国家，它们是世界上两个人口大国。这不足为奇，因为两国都拥有丰富的人力资源，劳动力成本较低。

3．缺乏身体活动的不良影响

久坐的生活方式会导致 40 多种医学上公认的慢性疾病，如冠心病、2 型糖尿病、肥胖、精神疾病、痴呆和某些癌症。它还会导致生活质量下降，也许最重要的是，导致不快乐。参见图 5-4。

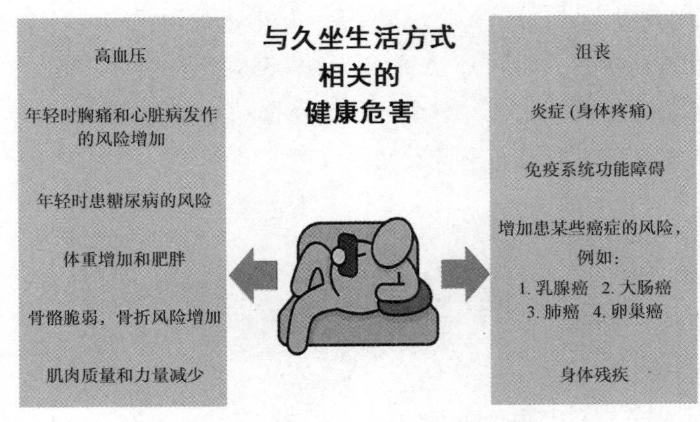

图 5-4　与久坐生活方式相关的健康危害

儿童缺乏运动会导致肥胖并降低学习成绩。成年人缺乏运动会导致生产力下降。对于老年人来说，生活质量和独立性严重下降，而医疗保健费用急剧增加。久坐是发达国家面临的最普遍的疾病、最大的无声杀手和最大的健康威胁。

以下是久坐的生活方式对健康的负面影响的证据：

过早死亡的风险增加。久坐的生活方式与心血管疾病、糖尿病、癌症和过早死亡密切相关，每日总久坐时间与全因死亡风险增加相关【144】。

久坐的生活方式和代谢疾病。各种研究一致证明，2 型糖尿病、高血压、血脂异常以及肥胖的患病率随着久坐时间的增加而增加【145】【146】。

中风和心脏病发作的风险。一项研究表明【147】，积极锻炼可以将男性中风的风险降低高达 60%。此外，其他研究也发现，经常运动的女性有 50% 的机会避免心脏病和中风。这表明不太活跃（懒惰）的人患中风和心脏病的风险很高。

患癌风险增加。久坐行为也与癌症的患病率密切相关。一项调查久坐行为与癌症患病率之间相关性的研究显示，与久坐时间最短的人群相比，久坐时间最长的人群患癌症的风险要高出 13%【148】。久坐会增加结直肠癌、子宫内膜癌、卵巢癌和前列腺癌的风险，同时会提高癌症死亡率，尤其是女性。

引发身体失调及骨质疏松症。失调是指身体进行正常活动的能力下降，这导致肌肉质量减少，并进一步导致骨关节炎。运动量较少的人出现骨骼健康问题的风险更大。久坐的生活方式会引发肌肉无力并降低骨密度【149】。骨骼中缺乏钙会增加骨折的风险，这是骨质疏松症的一个标志。

精神健康问题。久坐的生活方式可能导致心理健康问题。久坐行为可能会通过阻碍直接沟通和减少社交互动，或减少从事有助于预防和治疗抑郁症的体力活动的时间，从而增加患抑郁症的风险【150】。

希波克拉底可能无论如何没有想到他的后人忘掉了他的忠告。因此，我希望这些文字能够作为一个触发器，让那些久坐不动的人重新开始移动起来。即便无法进行足够的运动，至少应该进行轻度体力活动，而不是完全不进行任何体力活动。因为即使是进行轻度体力活动仍能获得健康益处。

根据世界卫生组织的建议，成年人每周应该进行一些适度的体育活动，持续至少两小时三十分钟，或者进行一些强度较大的运动，持续至少一小时十五分钟，可以是散步、跳舞、园艺、远足、游泳或去健身房锻炼腹肌。

5.3　失眠时代的黎明：寻找失落的睡眠

如果你经历过失眠，你会知道无论你多么努力地尝试，时钟的滴答声只会提醒你的疲惫和直到早晨的无尽时光。也许你最终在黎明时睡了，但一小时后就被闹钟惊醒。

失眠意味着难以开始或维持睡眠，它是一种症状，而不是诊断或疾病。它可能是睡眠不足或者睡眠质量不好。失眠以不同的方式影响你。你可能会经常更早地醒来，然后发现自己无法再入睡。女性比男性更容易失眠。这种情况在轮班工人中更为常见，因为他们的睡眠时间不固定。

睡眠习惯和需求因人而异。由于这些差异，专家认为多种睡眠特征都是“正常的”。这方面的一些例子包括：

早起的鸟儿 / 早起的人：有些人天生喜欢早睡早起。

夜猫子 / 晚起者：有些人喜欢晚睡晚起。

睡眠时间短的人：有些人天生需要的睡眠时间就比其他人少，这可能有遗传原因。

后天性睡眠差异：有些人由于特定原因（例如职业）而养成特殊睡眠习惯，比如军事人员经常学会睡浅觉。另外，有些人学会了睡得很沉，这样即使周围有噪声，他们仍然可以入睡。

睡眠需求的自然变化：你对睡眠的需求在一生中会发生很多变化。婴儿需要明显更多的睡眠，每天 14 到 17 小时，而成人（18 岁及以上）每天需要大约 7 到 9 小时睡眠。

1．失眠的类型

失眠的两种主要类型是急性失眠和慢性失眠。急性失眠是指持续几天或几周但不超过三个月的睡眠困难。急性失眠通常可以归因于外部原因或生活压力源，例如离婚、亲人去世或重大疾病。如果急性失眠持续数月，则称为慢性失眠。

慢性失眠是指一个人每周至少三天经历睡眠困难和相关的白天症状，例如嗜睡和注意力问题，持续时间超过三个月。据估计，约有 10% 至 15% 的人患有慢性失眠。

患有慢性失眠的人通常会对自己无法入睡以及这些睡眠问题引起的白天症状感到苦恼。症状通常严重到足以影响一个人的工作或在学校表现以及他们的社交或家庭生活。

是什么原因导致失眠？如图 5-5 所示，导致慢性失眠的常见原因包括：

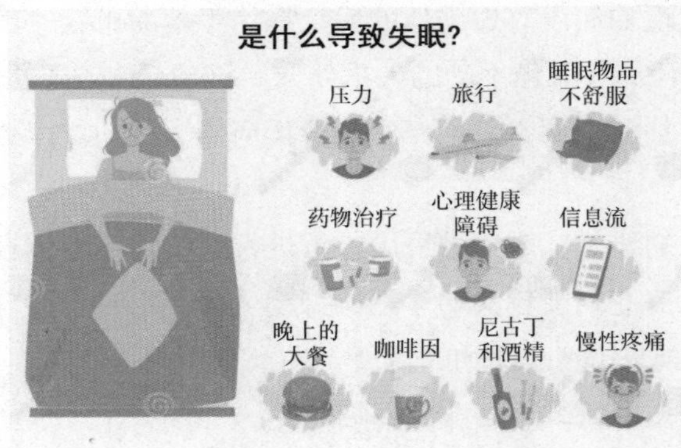

图 5-5　是什么导致失眠?

压力。对工作、学习、健康、财务或家庭的各种担忧可能导致夜间思维活跃，难以入睡。生活事件或创伤（例如亲人的死亡或疾病、离婚、失业）也会导致失眠。

旅行或工作安排。昼夜节律作为生物钟，指引着睡眠 - 觉醒周期、新陈代谢和体温。打破身体的昼夜节律会导致失眠，比如跨多个时区旅行产生时差、上晚班或早班或频繁换班。

睡眠习惯不良。睡眠习惯不良包括睡眠时间不规律、小睡、睡前做刺激性活动、不舒适的睡眠环境以及在床上工作、进食或看电视。睡前使用电脑、电视、电子游戏、智能手机或其他屏幕可能干扰睡眠周期。

夜晚进食过多。睡前吃一些清淡零食是可以的，但吃太多可能会使你在躺下时感到身体不适。许多人还会出现胃灼热感，这是指进食后胃酸和食物从胃回流到食管的现象，会让你难以入睡。

失眠的其他常见原因包括：

心理健康疾病。焦虑障碍，例如创伤后应激障碍。过早醒来可能是抑郁症的一种体征。失眠也常与其他心理健康疾病同时发生。

药物治疗。许多处方药会干扰睡眠，例如某些抗抑郁药和治疗哮喘的药物。许多非处方药含有咖啡因和其他可能干扰睡眠的兴奋剂。

疾病。与失眠相关的疾病包括慢性疼痛、癌症、糖尿病、心脏病、哮喘、胃食管反流病（GERD）、甲状腺功能亢进症、帕金森病和阿尔茨海默病。

睡眠相关疾病。睡眠呼吸暂停会导致夜间周期性停止呼吸，从而打断睡眠。不宁腿综合征会导致腿部有不适感和几乎不可抗拒地想要抖动腿的欲望，这可能会干扰正常入睡。

咖啡因、尼古丁和酒精。咖啡、茶、可乐和其他含咖啡因的饮料都属于兴奋剂，在下午晚些时候或晚上饮用可能使你无法在夜晚正常入睡。烟草产品中的尼古丁是另一种可干扰睡眠的兴奋剂。酒精或许能帮助你入睡，但它会阻碍进入更深层次的睡眠阶段而经常导致在半夜醒来。

2．失眠有哪些症状？

以下是失眠的常见症状：

对睡眠不足感到沮丧和全神贯注，身体疼痛如头痛和胃痛、工作表现受损、白天嗜睡或精力不足、难以集中注意力、焦虑紧张和烦躁、抑郁和情绪波动、失眠和衰老。

通常随着年龄的增长更易出现失眠，你可能会经历：

睡眠模式的改变。随着年龄的增长，睡眠通常会变得不那么深，因此噪声或环境变化更有可能吵醒你。另外，年长的人体内的生物钟经常会提前，所以你在晚上会提前感到疲劳，并在清晨很早醒来。

活动改变。体力活动或社交活动可能减少，而缺乏活动会干扰夜间的良好睡眠。此外，活动越少，越有可能每天小睡，导致夜间睡眠不良。

健康状况改变。关节炎或背部问题以及抑郁或焦虑等疾病引起的慢性疼痛会干扰睡眠。前列腺或膀胱问题使得夜间排尿频率增加也会干扰睡眠。随着年龄的增长，睡眠呼吸暂停和不宁腿综合征会变得更加常见。

使用更多的药物。老年人通常比年轻人使用更多的处方药，因此更易发生药物相关性失眠。

3．儿童和青少年失眠

睡眠问题也可能发生在儿童和青少年群体中。然而，一些儿童和青少年只是很难入睡或抵制正常的入睡时间，因为他们体内的生物时钟比其他人有所延迟。他们想晚上晚一点睡觉，早上晚一点起床。

4．失眠有什么危害？

失眠导致的睡眠不足与许多慢性疾病有关，包括心脏病、癌症、神经系统疾病、慢性泌尿和胃肠道疾病以及慢性疼痛。高达40%的受影响个体被诊断患有精神疾病，如抑郁、焦虑和创伤后应激障碍。参见图5-6。

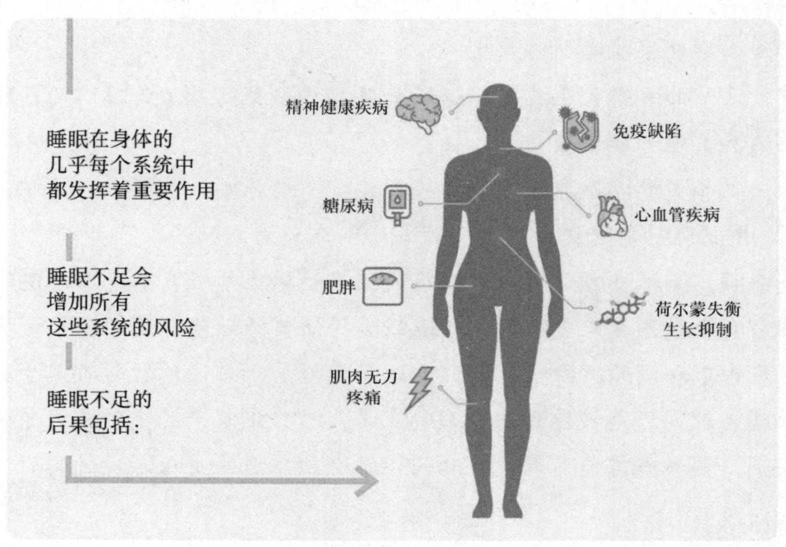

图5-6　睡眠不足对人体健康的危害

睡眠不足与肥胖有关。睡眠时间短会导致代谢变化，与体重过重之间存在关联。这种关联在所有年龄段都有报道，在儿童中尤其明显。原因是儿童期和青春期的睡眠对于大脑发育特别重要，青少年睡眠不足可能会对下丘脑区域的功能产生不利影响，该区域负责调节食欲和能量消耗[151]。

睡眠不足与心血管疾病。流行病学研究提示睡眠不足与心脏病（心肌梗塞）甚至中风有关，非致命性和致命性心脏病发作的可能性均有增加[152]。患有睡眠呼吸暂停的人患多种心血管疾病的风险增加，睡眠紊乱的人更容易患高血压、中风、冠心病和心律失常[153]。

睡眠不足与糖尿病。经常失眠会影响身体处理血糖的方式，从而增加患糖尿病的风险。每晚睡眠5小时或更少的成年人患糖尿病的可能性是每晚睡眠7～8小时的成年人的2.5倍[154]。

失眠与抑郁症。失眠的人患抑郁症的风险可能比睡眠良好的人高10倍[155]。75%的抑郁症患者难以入睡或保持睡眠状态。睡眠不佳可能导致情绪调节困难，进而可能使你在未来（几个月甚至几年后）更容易患上抑郁症。抑郁症会缩短每晚恢复性慢波睡眠的时间。

睡眠不足与大脑功能。当然，睡眠过少最常见的症状是困倦，但也会导致情绪低落和“脑雾”——无法正常思考或记住任何事情。研究人员表示，睡眠不足会破坏我们脑细胞相互沟通的能力，导致暂时的精神障碍，影响记忆和视觉感知[156]。疲劳的驾驶员更有可能引发事故的风险，因为大脑需要更长的时间才能记录他们的感知。在一项针对 900 多名卡车司机的研究中，失眠者发生事故的可能性几乎是其他人的两倍[157]。

睡眠不足与免疫系统脆弱。规律的睡眠对于维持免疫功能的完整性至关重要。睡眠不足会导致免疫反应失调，促炎症信号增加，从而增加感染发生和/或恶化的风险，以及与炎症相关的慢性疾病的风险[158]。

睡眠不足和疾病死亡率。睡眠不足与特定年龄死亡率的增加相关。一项进行了 6 ～ 14 年的跟踪调查显示，睡眠时间不超过 5 小时会使各种原因导致死亡的风险增加约 15%[159]。

睡眠不足与工作效率。睡眠不足严重影响工作表现。没有足够的睡眠，大脑中的神经元过度劳累，思维能力受损，身体反应减慢。这些短期副作用会对一天的工作造成严重破坏。同时，睡眠不足时工作会让人们感觉更烦躁、愤怒，更容易感受到压力[160]。

总之，在今天，失眠已成为一种普遍现象。无论是急性失眠还是慢性失眠，都可能给你带来严重的负面影响，从免疫系统到心理健康，从工作效率到社交关系，无所不及。你首先需要增强对失眠问题的认识与理解，之后才可以寻找到有效的解决方案。通过培养良好的睡眠习惯、采取适当的治疗方法、调整生活方式以及寻求社会支持，你可以逐渐找回失落的睡眠，重拾健康与幸福的生活。

5.4　饮食革命的背面：我们的盘中餐在说什么

今天，我们餐桌上的食品看起来与 20 世纪 40 年代非常不同，但我们今天的饮食真的比过去几代人更好吗？我们来看看自 1940 年以来全球范围内我们的饮食和生活方式发生了怎样的变化。

20 世纪 40 年代。第二次世界大战正在进行，食物紧缺。人们的饮食中碳水化合物含量比今天高得多，脂肪含量却低得多。

20 世纪 50 年代。人们吃应季的东西——冬天没有草莓和黄瓜。主餐中也没有甜点。食品店的食物比今天贵得多。

20 世纪 60 年代。随着人们流动性的增加，各国食物开始在不同的国家出现。肉类和糖的消费量达到了创纪录的水平。西红柿首次在冬季上市。冷冻食品成为商店里常见的物品。

20 世纪 70 年代。蔬菜摄入量开始减少，肉类的消耗增加。果汁进入商店，冷冻食品继续发展，即食食品开始流行。超市开始在食品行业占据主导地位。

20 世纪 80 年代。微波炉开始盛行。快餐市场开始发展。牛奶开始采用打蜡纸板、塑料或纸盒包装。

20 世纪 90 年代。大型超市完成了对食品行业的统治。快餐业的发展仍在继续。1980 年，准备一顿饭平均需要一个小时。到 1999 年，时间已降至 20 分钟。有很多工业化食品被引入早餐中，但许多都含有高含量的糖。

2000 年之后。前几十年的趋势加速发展。零食继续增加，而水果和蔬菜摄入量下降。然而，得益于电视媒体等的普及，人们开始意识到肥胖率上升和不健康生活方式的问题。

21 世纪 10 年代。智能手机的兴起不仅对我们的社交生活产生了巨大影响，还对我们的饮食和健康习惯产生了巨大影响。快餐配送变得触手可及，人们越来越习惯花一分钟点餐然后坐在沙发上边吃边看自己喜欢的节目。

21 世纪 20 年代。少动、多坐和不健康饮食习惯的趋势似乎有增无减。外卖服务已经覆盖人们生活的方方面面，人们只需动动手指，各式餐品和日常所需即可送货上门。截至 2023 年 6 月，中国网上外卖用户规模达 5.35 亿人，占网民整体的 49.6%。数据显示，在 2023 年中国外卖平台消费者点外卖频率方面，4.08% 消费者每周点外卖超过 20 次，13.52% 消费者每周点 11 ～ 20 次，32.78% 消费者每周点 5 ～ 10 次，23.98% 消费者每周点 3 ～ 4 次，16.45% 消费者每周点 1 ～ 2 次外卖[161]。

外卖行业的崛起，让人们，尤其是上班族越来越依赖这种坐等美食上门的服务，同时也让人们享受到了“懒人经济”的福利。近几年，另一种适合“懒人经济”的饮食方式——预制菜也开始快速发展。对于一些人来说，在外面吃饭、吃外卖、买预制菜已经成为一种贯穿早晚的生活方式。而这种生活方式实际上导致了健康风险。

外食、外卖和预制菜的潜在健康风险

很多研究发现了这样的规律：外食多的人，平均来说，确实病更多、命更短。2021 年，一项研究统计了 35084 名成年人。其中，每天在外面吃两顿及以上的人，在研究期间（1999—2014）的死亡风险最高。与每周外食少于 1 顿的人相比，他们的全因死亡率是 1.49 倍，心血管死亡率为 1.18 倍，癌症为 1.67 倍[162]。见图 5-7。

经常在餐馆吃饭，全因死亡风险增加49%，心血管死亡风险增加18%，癌症死亡风险增加67%。
经常做饭
与从不做饭相比，经常做饭（>5次/周），其死亡风险降低50%。
常去餐馆点外卖
无论是快餐店：点外卖还是在高档餐厅吃饭，虽然能填饱肚子，但食物的营养价值极低。

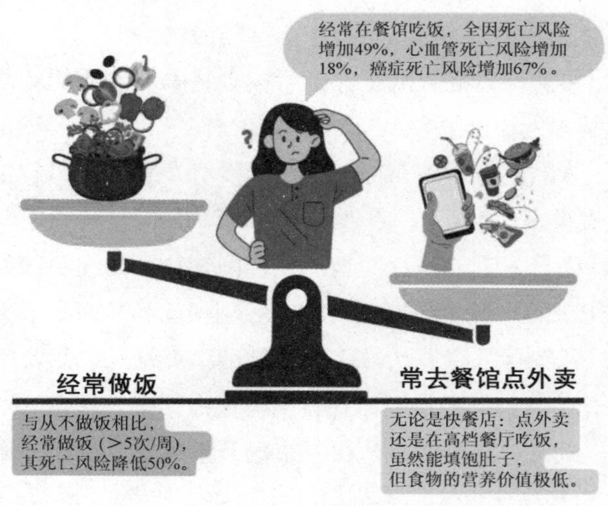

图 5-7　自己做饭与吃外餐的比较

以下是外食、外卖和预制菜可能存在的问题。

营养不均衡。在追求快速方便的过程中，外食和外卖菜品的营养往往成了被牺牲的一环。比如，为了减少烹饪时间和保持菜品的口感，外食和外卖的制作往往会使用过多的调味料和油脂，而这些添加物不仅会增加食物的热量，还可能削弱其中的营养成分。虽说碳水化合物、蛋白质以及脂肪能够保证，但维生素、矿物质以及生物活性成分较难有更多的保留。日本的一项研究证实了这一点[163]。从餐桌上消失的新鲜蔬菜和水果，以及对维生素、纤维素和矿物质的需求被忽视，让我们的餐盘失去了平衡。

高热量、高油脂和高盐。外卖食物常常以诱人的味道和丰盛的分量吸引着人们。然而，这些美味背后隐藏着高热量、高油脂和高盐的风险。大量的油脂和添加的调味料增加了食物的热量密度，长期摄入这样的饮食会导致体重增加、血脂异常和心血管疾病等健康问题。每一口美味的背后都是对身体的不良影响，这是你不能忽视的警示。实际上，有研究显示，每人每天只要能少吃 1 克盐，缺血性心脏病的发病风险就会降低约 4%，中风风险降低约 6%[164]。到 2030 年，因为少吃的这 1 克盐，全中国将有 400 万人得以避免死于心脑血管疾病。

食品安全问题。外卖食品的制作和配送环节存在着食品安全隐患，从食材的采购到加工，再到配送，每一个环节都可能存在问题。不合格的原材料、不洁净的操作环境、不规范的储存和运输，都可能导致食源性疾病的暴发。此外，外卖的包装盒存在着极大的隐患。劣质餐盒在生产中添加了大量非食品级物质，盛装温度较高的食物时，有害物质会溶解在食物中，长期摄入可导致消化不良、肝系统病变等，甚至可能致癌。

缺乏新鲜食材。外卖食品的制作和配送需要一定的时间，而这个过程往往会影响食材的新鲜度。新鲜的蔬菜和肉类在长途配送过程中可能会失去部分营养成分，甚至可能因为时间过长而变质。相比之下，传统烹饪使用的新鲜食材则可以保持更高的营养价值，让我们的餐桌更加丰富多彩。

食物添加剂。外卖食品中的食物添加剂常常让人感到担忧。为了增加口感、延长保存期限或美化颜色，外卖店可能会大量使用防腐剂、增味剂和色素等添加剂，我们在“环境毒素”相关内容中已经阐述过量摄入这些添加剂对身体的不良影响。

无疑，饮食是生活方式中与我们的整体健康联系最紧密的因素。在饮食革命的背面，你的盘中餐似乎在诉说着一个复杂而多维的故事。这个故事关乎便捷与健康的权衡，关乎传统与现代的碰撞，关乎自然与加工的抉择。每一口食物，都承载着时代的印记和我们对生活方式的选择。外食、外卖确实为我们的生活提供了极大的方便，但是方便的背后，也隐藏着健康与营养的挑战。因此，当你面对盘中的食物时，不妨多一分思考与审慎，让饮食成为你健康生活的助力，而非负担。只有这样，你才能在享受美食的同时，也享受到健康与快乐。

5.5　社交网络的“双刃剑”：连接世界，断开自我？

人类交流的冲动和数字技术的进步推动了社交媒体的发展。在不到一代人的时间里，社交媒体已经从直接的电子信息交换发展到虚拟聚会场所、零售平台，甚至是重要的营销工具。

1．社交媒体的发展历史

从某种意义上说，社交媒体始于1844年5月，当时是在电报机上用手敲出一系列电子点和划线，这就是摩斯电码。1987年，美国国家科学基金会（National Science Foundation，NSF）推出NSFNET，这是当今互联网的直接前身。十年后，第一个真正的社交媒体平台推出。2002年，LinkedIn成立，这是一个面向有事业心的专业人士的社交网站。2003年，Myspace推出，到2008年，Facebook使它黯然失色。之后，技术的发展推动了很多目前在线的社交媒体的诞生。

自诞生以来，社交媒体已成功渗透到全球80.6亿人口中的一半以上。过去十年中，社交网络平台的总用户基数几乎增加了两倍，从2010年的9.7亿增加到2023年10月的49.5亿。目前，全球有61.4%的人口近50亿人使用社交媒体，比2015年的20.7亿人增加了一倍多。其中18岁以上受众群体中这一比例高达80.8%。中国社交媒体用户为10.3亿，占总人口的73.7%，高于全球平均水平（64.4%）[165]。见图5-8。

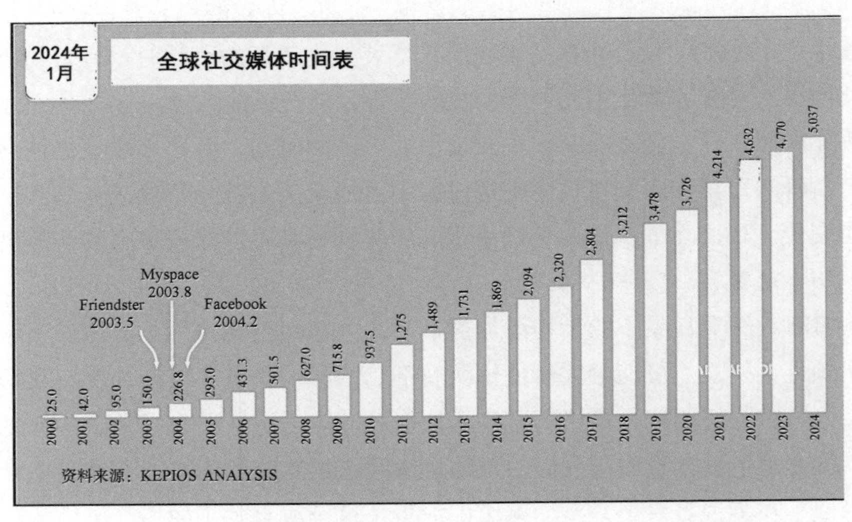

图5-8　全球社交媒体时间表

2．人们每天在社交媒体上花费多少时间？

2023年第二季度，全球16岁至64岁用户在任何设备上平均每天花在社交媒体上的时间为2小时24分钟[166]。99%的人通过移动设备（平板电脑或手机）访问网络。大约78%的人仅通过手机访问平台，而只有1.32%的人仅通过电脑访问社交网络。图5-9显示了至2024年1月的社交媒体使用概述。

3．社交媒体的正面影响

社交媒体确实改变了我们的生活。它的影响力正在以塑造政治、商业、世界文化、教育、职业、创新等的方式被利用。对个人来说，社交媒体在以下方面影响着我们。

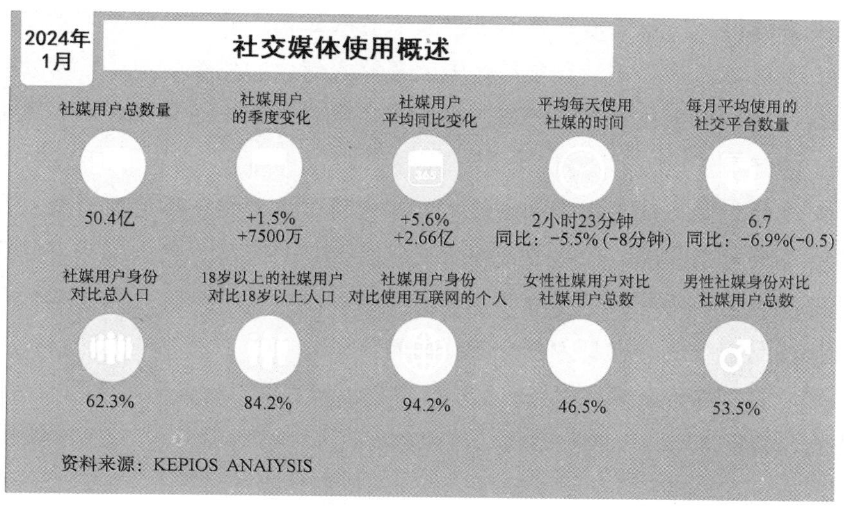

图 5-9　社交媒体使用概述

促进信息传播和沟通交流。社交网络已经成为我们获取信息和与他人交流的主要渠道之一。它们不仅使我们能够快速了解世界上发生的事情，还让我们与朋友、家人和同事保持联系。

打破地域限制，拓展社交圈子。社交网络消除了地域障碍，让我们能够轻松地与全球范围内的人们建立联系。无论是通过社交媒体平台还是在线社区，我们都有机会结识来自不同文化背景和地理位置的人，这为我们提供了更广阔的社交圈子和更多的学习机会。

为个人、企业和组织提供营销、推广和社交化服务的平台。社交网络已经成为个人品牌建立和企业营销的重要工具。通过在社交媒体上分享内容、与受众互动等方式，个人和组织能够将他们的声音传播给数百万甚至数十亿的用户，这为他们带来了巨大的曝光和商机。

便捷获取实时新闻和信息。在社交网络上可以迅速获取最新的新闻和信息，无论是关于世界事件、行业趋势还是个人兴趣爱好。通过关注权威媒体、行业领袖和专家，我们可以及时了解到自己感兴趣的话题，并参与相关讨论，这有助于我们保持对时事的敏感度和深度理解。

4. 社交媒体的负面影响

如今几乎不可能找到不使用社交媒体平台的人。但社交媒体带来的快速变化不得不引发人们对可能产生负面影响的担忧。以下是社交媒体对社会的十大负面影响。

网络欺凌。社交媒体使个人能够在网上骚扰和欺凌他人。网络欺凌的受害者会承受严重的情绪压力、自尊心低下，在某些情况下甚至会自杀。根据英国反欺凌组织 Ditch The Label 的年度调查[167]，50% 的人表示曾受到欺凌。

错误信息的传播。社交媒体已成为传播虚假信息的温床。由于假新闻和谣言很容易在各种社交媒体平台上传播，人们常常被误导，导致不信任和混乱，同时还会损害公众对机构的信任。

成瘾。当你玩游戏或完成任务时，你会尽力做到最好。一旦你成功了，你的大脑就会给你一定剂量的多巴胺和其他兴奋激素，让你快乐。当你将图片发布到社交媒体时，同样的机制也会发挥作用。一旦你看到屏幕上弹出点赞和正面评论，你就会下意识地将其认为是一种奖励。但这还不是全部，社交媒体充满了改变情绪的体验。由于可以轻松访问社交媒体，人们往往会在网上花费大量时间，却忽视了现实生活中的责任。这种成瘾会导致工作效率低下、抑郁和焦虑。

面对面交流的减少。社交媒体很方便，人们使用它来代替实际沟通和面对面社交，因而越来越不愿意面对面交流。但这会使得社交技能和情商下降，使人们难以建立深厚而有意义的关系。人类需要面对面的接触才能保持心理健康。没有什么比与关心你的人进行眼神交流能更快或更有效地减轻压力并改善你的情绪了。

自尊问题。社交媒体经常描绘人们生活的理想化和不现实的版本，使人们感到自卑。人们倾向于将自己的生活与他人进行比较，并对自己的生活感到不满意。这引起缺乏信心和心理健康状况不佳。我们都知道某些人倾向于只分享他们生活中的亮点，却很少分享他们经历过的低谷。当你浏览朋友的度假照片或阅读他们的工作成绩时可能会增加你的嫉妒和不满情绪。

社交隔离。人们花在网上的时间往往多于面对面的时间，导致孤独感和社交脱节感。宾夕法尼亚大学的一项研究发现，社交媒体的高使用率会增加而不是减少孤独感。相反，研究发现，减少社交媒体的使用实际上可以让你感觉不那么孤独和孤立，并改善你的整体幸福感。

网络跟踪和骚扰。社交媒体的匿名性使人很容易被在网上跟踪和骚扰。跟踪、身份盗窃、人身攻击和滥用信息是社交媒体用户面临的一些威胁。大多数时候，用户自己应该受到指责，因为他们分享了不应该出现在公众视野中的内容。网络跟踪和骚扰可能会给受害者带来创伤，并可能给肇事者带来严重的法律后果。

害怕错过（fear of missing out，FOMO）。社交媒体的广泛使用加剧了人们的错觉——其他人比你拥有更多乐趣或过着更好的生活。错过某些事情的想法会影响你的自尊，引发焦虑，并增加社交媒体的使用，就像上瘾一样。FOMO 可能会迫使你每隔几分钟拿起手机检查更新，或者强迫性地响应每一个提醒——即使你在开车或在晚上错过睡眠时间。

隐私减少。社交媒体平台收集大量个人数据，这些数据可以出售给第三方公司或用于有针对性的广告。这可能会导致隐私泄露，并且人们的个人信息可能会被其他人滥用。

对青少年有更大的危害。青少年特别容易受到社交媒体的负面影响，因为他们仍处于发育阶段。平均而言，孩子们从 10 岁到 12 岁开始探索社交媒体，到 17 岁时，大约 75% 的青少年已经拥有至少一个活跃的社交媒体账户，社交媒体可能成为青少年被欺凌和排斥、对身体形象和受欢迎程度有不切实际的期望以及让他们的冒险行为正常化的平台，这些均不利于心理健康，会导致青少年产生焦虑和抑郁，甚至引起恶性行为。

总之，社交媒体是给社会带来了许多好处，例如增加连接性和获取信息的机会，但它也带来了一些不容忽视的负面影响。必须了解这些负面影响并采取措施减轻它们，确保更健康、更平衡地使用社交媒体。

如果你觉得社交媒体对你是一种消极的体验，你可能需要休息一下。永久脱离社交媒体很困难——尤其是对于年轻人来说，但需要记住不要被社交媒体所控制，而要学会控制它们。

第 6 章　内外压力——压倒你的“最后一根稻草”

还记得导致我们失衡患病的冰山最后一层是什么吗？对，是压力——各种内外压力。

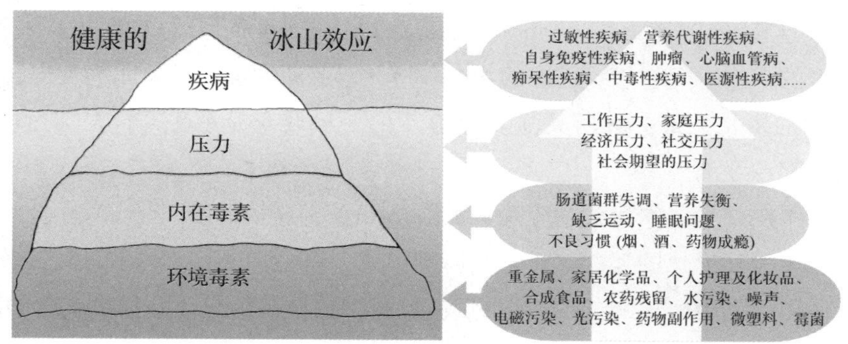

图 6-1　（图 II-6）健康的冰山模型 -3

压力这个词汇激起了许多画面——赶着去上班，看着股市每天下跌，看着冰雹摧毁了新长出来的农作物，为一个项目工作到深夜，家人生病需要陪伴……所有这些情况都会让人感到恼怒和疲劳，而这样的情绪在重要会议上是不敢表现出来的。压力意味着冲突、失控和不确定性。这些感觉可能会给所有家庭成员带来各种问题。这就是为什么压力听起来如此刺耳。

很难相信压力可能是世界上 90% 的疾病的重要危险因素[168]，“39% 的人报告说由于压力导致过度饮食或吃不健康的食物。”美国心理学会指出[169]。

虽然压力是一种完全正常的人类反应，而且压力本应是一个有始有终的有限事件，但在这个飞速发展的时代中，我们的日常压力被加剧了，包括工作、家庭义务、经济压力和对成功的追求，以及似乎疯狂地追赶一切的冲动。这让我们像在永不停止的跑步机上奔跑一样。我们对压力的反应在物理上、心理上和情感上都是已经超出了正常的范围。问题是，对于许多人来说，从压力中解脱的那一天永远不会到来。或者，即使到来，也为时已晚，许多创伤永远不会消失。在本章我们揭开压力背后的真相，探讨哪些压力在影响着人的整体健康。

6.1　加班文化的背后：职场压力与健康的博弈

如今，加班文化已成为一种普遍现象，这不仅仅是一种工作模式的选择，更是反映了竞争激烈的社会现实。

1．加班文化的普遍存在

加班文化之所以普遍存在，其根源在于现代职场的竞争激烈和高效率要求。随着全球化的推进和市场竞争的加剧，企业对员工的工作效率和质量提出了更高的要求。这样的背景下，员工不得不通过加班来完成繁重的工作任务，以保证项目的进度和质量。

此外，一些行业如 IT、广告、咨询等，由于其工作性质的特殊性，常常需要应对紧急的项目交付或突发情况，因此加班更是家常便饭。久而久之，这种超时工作的现象就被视为对工作认真负责的体现，甚至在某些企业或团队中，不加班反而成了“异类”。

根据国际劳工组织（The International Labour Organization，ILO）的报告，全球约三分之一的劳动者的工作时间超过了标准的 40 小时 / 周。亚洲的加班现象尤为突出，其中日本、韩国和中国的加班文化最为人所关注。2020 年的一项调查显示[170]，全球过度劳累排名前 5 位的城市都在亚洲。

长时间工作在日本被称为“过劳死”（Karoshi），这个词发明于 20 世纪 70 年代，用来形容因工作压力而导致的死亡。日本政府推出了一系列措施，如限制法定工作小时数和鼓励年假的使用，但传统的工作文化和员工的自我牺牲精神仍是改变加班文化的巨大挑战。韩国也有类似的问题，政府在 2018 年将法定工作时间从每周 68 小时减少到 52 小时，以改善工作和生活的平衡。尽管如此，加班文化仍根深蒂固，很多人认为长时间工作是职业成功和对雇主忠诚的象征。“996”工作制（即每周工作 6 天，每天从早上 9 点至晚上 9 点）在互联网和科技行业尤为普遍，引发了公众的广泛讨论和批评。虽然这种工作模式并非法律规定，但它反映了在高速发展背景下企业对于员工的过度索求。

2．加班文化背后的职场压力

加班文化的形成，不仅是工作量大的简单反映，更深层次地体现了职场中的种种压力。为了保住工作并最终取得进步，令人满意地工作当然很重要，但你如何保持工作和健康生活的平衡呢？

工作场所中，美化过度工作的文化给人们带来了不公平的压力，如果一两名员工为了取得成功而经常加班，就会给同事带来压力和内疚感，要求他们跟上进度。如果领导层鼓励这些习惯，员工就可能忽视工作与生活平衡的重要性。感到有动力去做最好的工作和过度劳累之间是有区别的，你只是感到有压力才去想跟上那些故意让自己过度工作的员工。这种情况发生得越多，紧张的工作文化就越容易成为常态。工作消耗生命的想法并不新鲜，每个人都有自己的工作动机。有一些常见因素会导致过度工作的“有毒文化”。参见图 6-2。

研究结果表明，女性比男性更容易感受到来自同事和上级的过度工作压力，而男性更容易感受到来自社会和文化的压力。65% 的受访者表示，他们感受到了来自上级的过度工作压力。77% 的受访者表示，工作要求在很大程度上是让他们感到需要过度工作的原因，而雇主的期望是受访者过度工作的首要原因（43%）。超过四分之三的人承认忙碌损害了他们的工作与生活平衡。见图 6-3。

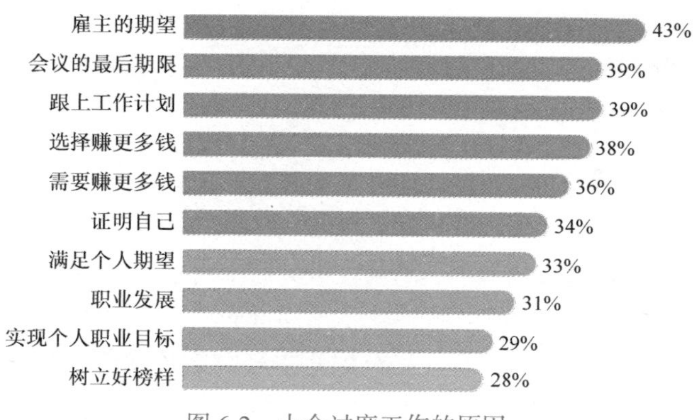

图 6-2　十个过度工作的原因

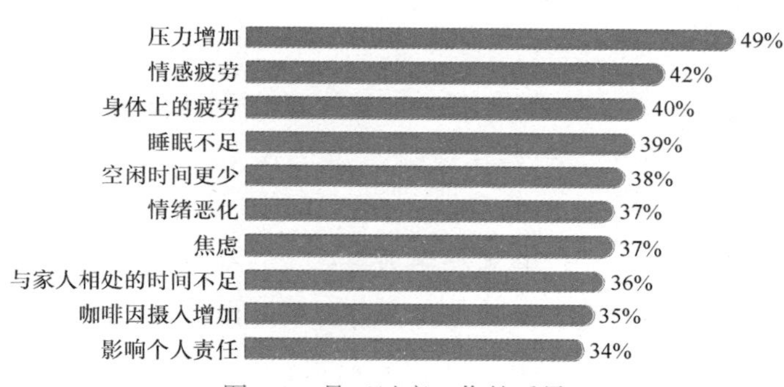

图 6-3　员工过度工作的后果

3. 加班文化的负面影响

1）加班使生产力下降

斯坦福大学的研究表明，一旦人们每周工作超过一定时间，生产力就会下降[171]。生产力在 49 小时左右达到峰值，然后开始下降。每周工作时间超过 50 小时的员工往往会出现生产力明显下降的情况。见图 6-4。

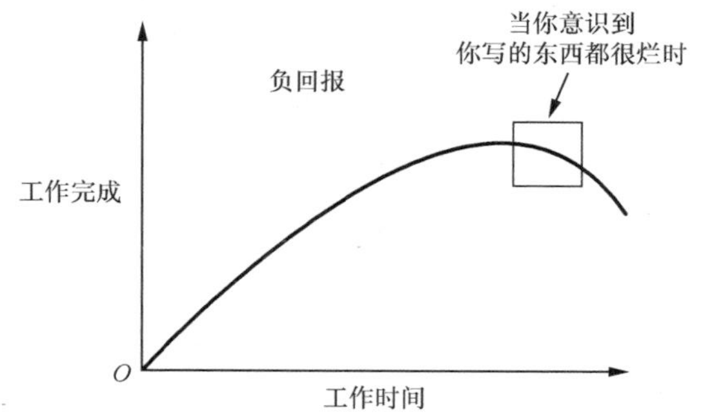

图 6-4　工作时间和生产力的关系图

2）加班导致工伤风险增加

美国职业安全与健康管理局（Department of Labor，Occupational Safety and Health，

OSHA）的统计数据显示[172]，长时间工作与工作场所事故之间存在相关性。报告称，工作时间较长的员工由于疲劳和警觉性降低而发生事故的风险更高。与没有加班的工作相比，有加班安排的工作受伤风险率高出 61%。每天工作至少 52 小时危险率增加 37%，每周工作至少 60 小时，危险率增加 23%。

3）加班对健康的影响

长时间工作导致压力。一项调查 2023 年美国人压力主要原因的研究指出，工作量是造成压力的主要原因，影响了 39% 的员工。

睡眠不足和疲劳。每晚 7 ～ 8 小时的睡眠可以降低患慢性病的风险以及减少工伤和失误[173]。长时间工作导致的睡眠时间不足和质量不好会导致疲劳和各种疾病。缺少睡眠的结果是第二天早上你比平常更暴躁、更疲倦。

抑郁和焦虑。抑郁症与长时间工作之间存在关联[174]。每周工作超过 48 小时会增加抑郁和焦虑的概率。在相同的工作时间下，女性员工比男性员工患抑郁和焦虑的风险更高。

不良健康行为增加。不良健康行为，例如吸烟、饮酒和缺乏身体活动，与长时间工作有关。2015 年进行的一项研究发现，每周工作 49 ～ 54 小时的人更有可能过量饮酒。

心脑血管疾病。欧洲、日本、韩国和中国每周工作超过 50 小时的人患心脑血管疾病的风险增加。日本工人患心肌梗死的风险与工作时间之间存在“U”形关系。根据世界卫生组织和国际劳工组织在《国际环境》上发表的研究报告显示，2016 年，长时间工作导致 74.5 万人死于中风和缺血性心脏病，自 2000 年以来增加了 29%[175]。每周工作超过 61 小时显示收缩压升高的风险增加。

肌肉和骨骼疾病。与工作相关的肌肉骨骼疾病已被认为是工作场所的重大健康问题之一。长时间坐着会给脊柱带来压力，导致肌肉拉伤和下背部疼痛。韩国的一项研究表明[176]，在 12 个月中，每周工作时间超过 52 小时的男性有 26.4% 感到肢体疼痛，33.0% 的女性有与工作相关的上肢和下肢疼痛。在办公椅上坐的时间越长，疼痛的风险就越大。

孕妇与胎儿的风险增加。一项回顾性队列研究表明[177]，长时间连续工作造成的疲劳会增加不良分娩结果的风险。压力依赖性下丘脑—垂体轴失调会影响出生体重以及随后的儿童生长发育。怀孕早期的高度工作压力与出生体重下降有关，特别是对于每周工作 32 小时或以上的母亲。长时间工作会增加妊娠高血压疾病、产钳助产和小胎龄儿的风险。

除了以上问题，加班也会让你没有足够的时间准备健康膳食、锻炼、放松和享受生活。加班还会给人际关系带来压力，会增加家庭冲突的风险。

是时候好好考虑加班的问题了，也许偶尔加班几个小时对于你的工作来说是必要的，但没有什么比你的健康更重要。关键是找到工作和个人时间的适当平衡，以确保你拥有健康的生活和健康的身体。毕竟，健康是“1”，其他都是“0”。

6.2　成功的代价：社会压力下的心理挑战

1. 什么是社会压力

无论好坏，我们的选择往往会受到来自社会、文化、家庭和朋友的信息的影响。这些信息有时被称为社会压力，它可以促使我们以某种方式行事或做出特定的决定。美国心理学会将社会压力定义为“一个人或群体对另一个人或群体施加的影响”。这些压力可能是积极的，因为它们会激励我们善待他人，但它们也可能是消极的，因为它们也会刺激我们做出对自己或他人有害的事情。

社会压力是由社会规范和期望形成的强大力量，显著影响我们的行为和心理健康。这种外部压力因人生阶段和文化背景而异，影响着从人际关系到职业选择的方方面面。

2. 社会压力背后的心理

对社会接受的需求和对拒绝的恐惧在人类心理中根深蒂固。社会压力利用这些需求，常常促使个人做出符合社会规范的行为或采取符合社会规范的信念，即使它们与个人价值观相冲突。这种压力会让个人感到被迫服从，有时会牺牲他们的个性和心理健康。

社会压力随着生命的每个阶段而变化，因而有独特的挑战和期望。年轻人在经历重大人生转变时，例如选择职业道路或建立个人关系时，常常面临巨大的社会压力。这一时期的特点是对社会期望的高度敏感和强烈的顺从欲望。随着个人进入成年期，社会压力会转移焦点，通常集中在职业成功、家庭生活和社会地位上。压力的性质可能会改变，但其对心理健康和福祉的影响仍然很大。

3. 现代社会对个人成功的高度期望成为社会压力的主流

我们生活的世界不断提醒我们，成功是最终目标，是我们奋斗的目标。对成功的期望可能是压倒性的，我们中的许多人都感受到了成功的压力，对于学生和年轻一代来说尤其如此。

由于消费主义和竞争文化，社会已将成功视为财富和权力的指标。小时候，我们就被教导要通过努力获得成功，不努力的人被认为是失败者。这种想法深深扎根于我们的文化中，成功似乎是无处不在的焦点，社会期望着个人在各个方面都能取得卓越成就，这种期望覆盖了学业、事业、财富、地位等多个方面。

学业方面，个人在学业上的成功被认为是未来职业发展的基石。高中成绩决定了大学录取的机会，而大学成绩一定程度上决定了未来的就业前景。全球范围内，每年都有数以百万计的学生参加各种入学考试，为了进入心仪的学府或专业，他们付出了巨大的努力和很多时间，但可悲的是，不是每个学生都能够满足社会对他们学业成功的期望。

职场方面，成功也是个人生活中的重要指标。人们渴望在职场上获得认可和升迁，但随之而来的是激烈的竞争和高强度的工作压力。职场成功已经成了一种必须不断追求的目标，而为了追求这个目标，个人不得不忍受着巨大的压力和挑战。

财富和地位，是现代社会个人成功的重要标志。经济越发展，人们对物质生活的要求越高。追求财富和地位成了很多人的梦想和目标。然而，追求财富和地位需要付出的努力和牺牲也是巨大的。

从教育到工作，我们生活的各个方面都可以强烈感受到成功的压力。人们期望你能够成功、富有并受过良好教育。可以肯定地说，大多数人都希望成功。没有人喜欢失败，无论他们是否愿意承认。失败在社会上意味着我们缺乏对世界的价值或贡献。

4．成功的压力：高期望造成的精神和情感损失

成功的压力以及高期望带来的精神和情感损失会对个人的福祉和整体生活质量产生重大影响。无论这些期望来自社会、家庭、同龄人还是自己，它们都会带来一系列影响心理健康和情绪稳定的挑战。

以下是成功压力对个人产生的影响。

焦虑和压力。过高的期望会导致焦虑和压力增加。对无法满足这些期望的恐惧可能会令人难以承受，并可能导致对失败的持续担忧。这种慢性压力会对身心健康产生负面影响。

完美主义。满足或超越高期望的愿望可能会导致完美主义，即个人感到有必要在所做的每一件事上取得完美的结果。完美主义可能会让人精神疲惫，即使取得了令人印象深刻的成果，也会让人们感到不满足。

自尊问题。如果个人无法达到他们自己或他人为他们设定的高标准，可能会导致自卑感和自尊感下降。这可能会造成一个负面循环，对于自己不够好的恐惧会促使人们进一步努力证明自己。

倦怠。持续的成功压力而不给自己休息会导致倦怠。倦怠的特点是情绪疲惫、表现下降和疏离感。它可能对精神和身体健康产生严重的长期影响。

心理健康障碍。长期处于高压力下会增加患抑郁症、焦虑症和饮食失调等心理健康障碍的风险。这些情况可能需要专业干预和治疗。

关系紧张。对成功的追求可能会牺牲与亲人相处的时间并忽视他们的关系。这可能导致人际关系紧张，并产生孤立感和孤独感。

对失败的恐惧。对达不到期望的恐惧可能让人停滞，阻碍他们探索新的机会，从而限制个人成长并削弱创造力。

缺乏乐趣。当重点只是在满足高期望时，个人可能会忽视过程本身带来的快乐和满足感。即使取得了成就，也会使成就感减弱。

身体健康影响。不仅高期望对心理和情绪健康有影响，压力还会导致身体健康问题，例如头痛、睡眠障碍和免疫功能受损。

越来越多的证据表明，年轻人心理不健康状况的增加可能源于他们对自己的过高标准以及他们经常进行严厉的自我惩罚。年轻人越来越多地对自己抱有非理性的理想，他们似乎正在内化一个卓越的当代神话：自己应该是完美的。然而，完美是一个不可能的目标。那些沉迷于此的人不可避免地会陷入失败和心理混乱。完美主义可能是当下严重精神疾病上升的原因[178]。

5．我们的孩子正在为社会的成功愿景付出高昂的代价

个人的局限性不再被承认，失败也不再是一种选择。难怪年轻人的精神疾病达到了可怕的程度。见图 6-5。

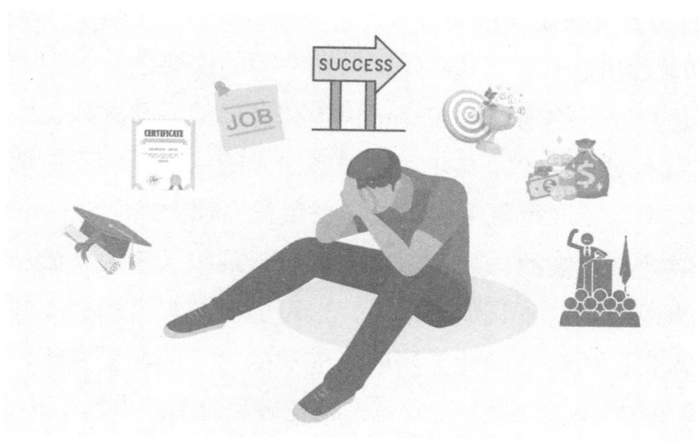

图 6-5　成功期望下的年轻人

世界卫生组织的报告显示，儿童和青少年的精神疾病水平令人担忧[179]。七分之一 10 ～ 19 岁的青少年患有精神障碍，抑郁、焦虑和行为障碍，这是青少年疾病和残疾的主要原因。自杀是 15 ～ 29 岁人群的第四大死因。未能解决青少年心理健康问题的后果会延续到成年，损害身心健康，并限制成年后过上充实生活的机会。

孩子的童年被偷走了，在某种程度上他们也知道这一点。他们怀着愤怒和沮丧的心情反对这一点。精神疾病是一种本质上被否认的不幸，是不认识自己的不幸，主要是因为成就和竞争压力。在我成长的年代，年轻人中的精神疾病基本上是闻所未闻的，成就虽然令人向往，但并不被认为特别重要。但社会期望的世界发生了变化，这个“神话”似乎在说：个人的奋斗和努力总会让你得到你想要的东西——金钱、地位或令人满意的职业。如今，中产阶级的理想价值观已经渗透到各处，你被告知为了成功你应该做任何事，如果没做到你就会认为自己是失败者。

6．什么才是真正的成功

当今社会，金钱、权力、名誉等外部因素往往决定着成功，它过分强调物质财富、地位和权力，而忽视了其他有助于幸福和福祉的重要方面。这种对成功的狭隘定义造就了一种文化，使人们不断追求更多金钱、财产、成就或认可，由此要承受更大的压力。人们沉迷于追求自己的目标，而没有停下来反思这些目标是否真正能实现或对他们有什么意义。因此，当最终实现这些目标时，他们常常发现自己已经筋疲力尽或已经没有成就感。

我花了很多年才理解成功的核心含义。这很难理解，因为大多数定义都是这个社会制定的，并且每一个定义都暗示着你和其他人之间的某种人为联系。为了获得成功，你必须得到别人的认可。你需要“证据”。你的成功需要外部验证过程，但这是一个错误的方式。成功应该是相反的，它应该来自你的内心感受。但现在，即使你做的事情完全符合你内心的价值观，你也必须对应一套标准化的原则才能获得成功。在现代社会，金钱和认可是最重要的成功定义之一。你可能是一个完整而充实的人，但如果你没有很多钱或者你不是一个很受欢迎的人物，你就不会被视为一个成功的人。

7．为什么我们需要重新定义成功

当今社会狭隘的成功观忽视了个人成就感和幸福的重要性。人们牺牲自己的心理健康来追求成就，而不是专注于给他们带来真正快乐和目标的活动。社交媒体的影响加剧了这些问题，因为它提倡不切实际的标准并不断需要他人的认可。随着所谓成功的片段在网上传播，你很容易觉得你需要取得更多成就或不辜负社会期望。

但是，真正的成功是主观的，因人而异的。对于某些人来说，成功可能意味着找到内心的平静或实现个人成长。对于其他人来说，这可能是与家人和朋友建立有意义的联系，或者不计代价地追求自己的激情。社会当前对成功的定义的问题在于，它导致了一种不健康的心态，让你不断地将自己与他人的成就进行比较，而不是专注于你自己的目标和愿望。被社会定义的成功不可能对每个人都正确。当你抗拒了你的内心，你屈服于现在的成功定义，却忘记了你真正想要什么，什么让你快乐，你可以以自己独特的方式提供什么价值的时候，你走向所谓“成功”的每一步都将是痛苦而艰难的。生活真正的快乐总是来自内心，每当你需要太多证据来证明你所做的事情是正确的时，你就会放弃自己的方向，走上别人的道路，这样你迟早会崩溃。

每个人都是不同的，每个人都有一个让他的生命绽放光芒的内在使命。他们来这里是为了用他们所有的力量来做到这一点，他们拥有不同的期望。成功是一种幸福的状态，运动中的平衡。成功是个人选择，它不是一个社会标签。

现在是时候以包含个人成就感和社会贡献的方式重新定义成功了。我们需要重视创造力、同理心、善良和社会建设，而不是仅仅关注物质利益。通过重新定义成功，你可以把自己内心的幸福置于外部成就之上，同时对周围的人产生积极影响。你必须开始思考什么真正能让你快乐和满足，而不是仅仅追求表面的“成功”标志。

成功的新定义应该关注个人成长、成就感和幸福，而不是金钱或地位等外在成就。成功应该是发现人生的真正目的，发展有意义的人际关系，积极影响他人，并找到内心的平静。

在这个成功的新定义中，将失败视为成长之旅的重要组成部分非常重要。我们不应该根据社会或社交媒体影响者设定的武断标准来衡量自己，而应认可自己独特的优势和才能，同时承认自己需要改进的领域。此外，这个新定义将鼓励人们通过正念来照顾自己的心理健康，重视工作与生活的平衡，而不是不惜一切代价不断争取职业发展。

重新定义“成功”的含义可以帮助减轻不切实际的社会期望带来的压力，当成功不再是一种压力时，你就成功了。

请记住，成功是一段旅程，在此过程中优先考虑你的福祉非常重要。有野心是可以的，但这些野心绝不应该以牺牲精神和情感健康为代价。

6.3　家庭的挑战：在亲情和责任中寻找平衡

由亲人造成的压力可能很难承受，尽管我们爱他们，但孩子、年迈的父母和来访的亲戚也会让我们疲惫不堪。

1. 什么是家庭压力

我们可以把家庭看作一个系统。家庭成员对家庭这个系统应该如何运作有着共同的理解，并且每个人都扮演着自己的角色。他们有一定的惯例和期望。鲍文家庭系统理论是由医学博士默里·鲍文（Murray Bowen）在 20 世纪 40 年代末提出的，见图 6-6。

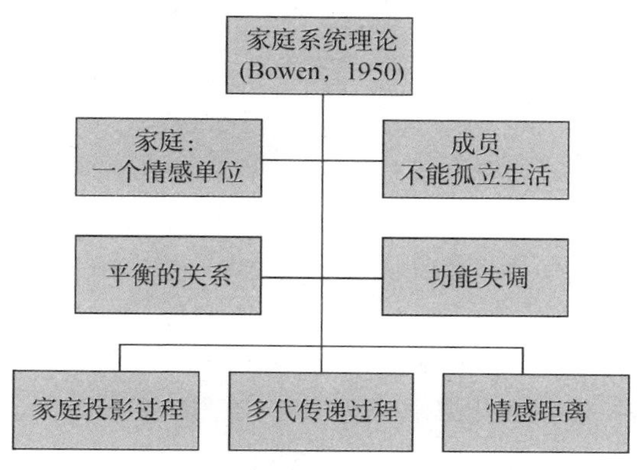

图 6-6　鲍文家庭系统理论

当一切顺利时，这些惯例就会发挥作用。家庭系统按照每个人期望的方式运行。但如果发生某些事情给系统带来压力怎么办？比如，父母的工作遇到变故或者孩子在学校受到欺凌，又或者每个人都共同经历环境压力（比如自然灾害或住房损失）。

一个人经历的压力会改变他的行为，如果他无法应对挑战就会感到不知所措，从而引发痛苦的生理和心理症状。他的症状最终影响家庭中的其他人，让他们也感到痛苦，家庭关系会受到影响，日常生活可能也会被打破。

没有人能免受压力的影响，但家庭压力可能会因处在亲密的家庭关系中而有所不同。压力有多种类型，包括急性、偶发性和慢性。家庭压力源可以是这三种中的任何一种。当有矛盾冲突的父母下班回家时，可能会定期经历突发性的急性压力，或者每月账单到期时，财务压力会加剧。即使特定的压力源只影响家庭的某一名成员，相互关系也会导致每个家庭成员都以某种方式受到压力的影响。无论是外部的还是内部的家庭压力，都会破坏每个人的福祉。

2. 家庭系统压力的常见原因

每个家庭都是独一无二的，由每一个独特的个体组成。不同的个性、经历和期望造成了独特的家庭生活动力。家庭的动态在家庭中每个人的互动方面发挥着重要作用。在具有不同动态的家庭中，对不同期望的冲突和彼此间的误解可能是压力的来源。即使家庭相处融洽，紧张气氛仍然会出现。无论你和家人正在迎接新生儿、解决健康问题还是处理财务

问题，压力都会影响你们所有人。也就是说，全球许多不同类型的家庭都会有一些常见的压力来源。了解家庭压力的最常见原因可以帮助你更好地应对未来的挑战。下面列出最常见和共同的原因，见图 6-7。

- 财务挑战
- 失去成员
- 孩子的出生
- 工作压力
- 离婚或分居
- 父母关系问题
- 父母身体疾病
- 孩子的身体疾病
- 父母的心理健康障碍
- 儿童的心理健康障碍
- 父母的责任
- 生活状况的变化

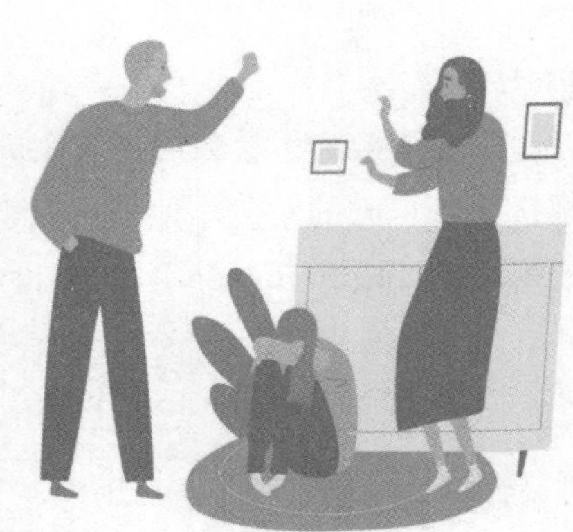

图 6-7 家庭压力的常见原因

1）家庭财务压力

金钱是家庭压力的常见原因。特别是家庭需要钱来满足各种基本需求。当没有足够的养家糊口的人，或者出现某些不可预见的费用（例如医疗费用），而家庭可能没有经济能力处理时，生活就会变得压力重重。如果一方或双方因需要削减开支而感到焦虑，财务问题就会导致关系紧张。

维持生活并为每个家庭成员提供食物、衣服、住所和医疗保健可能是一项巨大的挑战，也是压力和亲子冲突的根源。当某些家庭成员比其他人花更多钱或赚更多钱，或者当对财务的担忧导致他们情绪激动或做出不当的行为时，事情可能会变得更加复杂。

2）父母关系问题

父母关系肯定会影响家庭中的其他成员，比如孩子以及共同居住的祖父母。夫妻俩可能会因为繁忙的日程而沟通不充分，在养育方式或财务方面意见不一致，或者随着时间的推移而逐渐疏远。这些问题会影响父母的情绪，从而影响家里的气氛——特别是如果他们争吵或不得不离婚。

父母的压力会导致孩子感到压力或不知所措，因为他们担心家庭的未来。研究表明，父母对压力的反应与孩子的负面情绪相关[180]。正在约会的单亲父母可能会在如何将新伴侣融入家庭生活方面遇到挑战。虽然这些只是许多可能情况中的一小部分，但很明显，影响家庭的浪漫关系绝对是潜在的压力来源。

3）健康问题

虽然没有人愿意出现心理或身体健康问题，但这并不意味着出现健康问题的人不会给家庭其他成员带来压力。在最好的情况下，家人可以团结在一起，为患有某种疾病的亲人提供支持。但是压力会随着时间的推移而增加，尤其是当健康问题是慢性的、长期的或特别严重的时候。患病的家庭成员还可能经历与他们的病情相关的压力，并且他们的情绪会影响家人的生活，这样的压力会进一步削弱免疫系统以至于使病情的恢复更加困难。

重要的是要记住，每个家庭成员都受到健康问题的影响，每个人都需要支持和理解。就疾病如何影响孩子和父母进行充分并且坦诚的沟通是控制压力水平的一个有效方法。

4）失去家庭成员

悲伤是一个很难度过的过程，并不是家庭中的每个人都会在相同的时间内或以相同的方式度过这个过程。这种不匹配可能会导致挫败感。即使没有这个因素，悲伤也是一种复杂的经历，可能会引发一系列困难的情绪，这些情绪可能需要一段时间才能平息。处理去世者的后事，尤其是如果他们是父母、主要照顾者或养家糊口的人，对于留下的人也可能会带来极大的压力。失去年迈的父母也会带来额外的压力，因为他们需要承担更积极的照顾尚存父母的责任。面临丧亲之痛的家庭需要家庭成员彼此支持和同情，以及帮助他们度过这个艰难过程的应对技巧。

5）家庭搬迁

由于各种原因，比如工作调动、自然灾害或孩子教育，家庭可能需要搬到一个新的城市甚至一个别的国家。搬家会在家庭中引起不同的情绪，从兴奋到恐惧。这种不匹配的情况可能很难处理。搬到新地方和建立新联系之间的这段时间对于家庭来说可能是一个额外的压力时期。虽然搬迁会给家庭带来压力，但它也可能是家庭重新开始的机会。

6）添加家庭成员

家庭成员的成长既是一件令人快乐的事，也是造成家庭压力的原因之一。家庭中添加新成员可能会令人兴奋，无论是新生儿的出生、任何年龄段的孩子被收养，还是与配偶结婚。但是，新的家庭成员可能会破坏现有的家庭动态。生活的改变可能很困难，尤其是当涉及孩子时。带一个新婴儿或孩子回家可能会引起嫉妒问题和兄弟姐妹之间的竞争。关于养育方式的分歧可能导致或加剧对婚姻的不满。新配偶也会带来复杂的感受。对于每个参与其中的人来说，适应新家庭成员的加入都会带来不同程度的压力。一个健康的家庭是一个能够共同努力调整、接受和拥抱变化的家庭。

3．家庭压力对健康的影响

家庭压力会对你的整体健康产生重要影响，包括心理健康、身体健康和情绪稳定性。当压力持续太长时间或压力源成为永久性问题时，家庭可能会经历重大变化，从而可能导致家庭系统的功能失调甚至崩溃。

家庭系统很少是静态的，因此它们会对慢性压力源做出反应，例如精神疾病和未解决的悲伤。家庭功能会发生变化，孩子可能成为父母，可能出现与压力相关的慢性疾病，并且可能出现其他功能失调的模式。根据家庭自我纠正的能力，这些模式可能是短期问题，也可能是长期问题。家庭压力的影响包括：

药物使用增加。当家庭成员尝试使用药物进行自我治疗时，成瘾可能成为更大的压力源。在关于药物成瘾更多是先天还是后天导致的持续争论中，研究的结论是成瘾通常是一个人的基因和家庭环境影响所致。

学业成绩问题。孩子们需要在学校集中注意力，但当他们的家庭生活陷入混乱时，他们在课堂上集中注意力的能力可能被对家庭生活的担忧所干扰。父母的不稳定会造成有压力和紧张的家庭环境，增加挫败感且缺乏动力。父母之间频繁、激烈且未解决的冲突会对孩子的学习成绩产生负面影响。

冲突增加。压力的一些副产品包括焦虑和烦躁，这可能加剧家庭成员之间的冲突。当一个人感受到压力特别大时，他们很难控制自己的情绪，会导致人们对于通常不会成为问题的事情进行猛烈攻击或者做出强烈反应，反过来造成更大的压力。压力既是冲突的结果，也是冲突的促成因素。

身体健康受损。人体并不是为了在高压力条件下发挥最佳功能而设计的，压力的后果可能是身体的重大损伤。慢性、有毒的压力会使身体承受更大的磨损，使个人面临心脑血管和代谢问题的风险。它会损害免疫系统，扰乱应激反应系统，加速身体细胞的衰老，并改变 DNA 的功能，“打开”或“关闭”某些基因。而这些生理变化往往伴随着心理症状，包括焦虑、抑郁、冲动、攻击性、情绪调节不良等，这又会导致消化问题以及慢性头痛和身体疼痛。

发生事故的可能性增加。当大脑因对压力源的担忧和焦虑而不知所措时，就很难专注于此时此地以及周围的情况。通用汽车的一项研究中，58% 的 16 至 34 岁人群表示，他们的情绪状态会影响他们驾驶，如果驾驶员在高度情绪化的状态下驾驶，发生车祸的可能性几乎要高出十倍【181】。

不健康的自我安抚行为。除了滥用药物的风险，有些人可能会出现情绪化饮食或禁食、睡得太多，或者在电视前“闲逛”，甚至赌博等。他们选择逃避面对问题而不是解决压力的根源。

4．家庭压力对孩子的影响

儿童可能特别容易受到家庭压力的伤害，因为他们的大脑仍在发育。有毒的压力会增加儿童出现情绪、行为和认知问题的风险，还可能引发严重的疾病。最近的研究揭示了严重的慢性压力可以扰乱荷尔蒙，“打开”和“关闭”基因，并改变孩子的大脑。非人类动物实验和人类观察研究都证实了这一点：长期承受压力的年轻生物往往会长期处于较高的皮质醇水平中。他们还可能对特定的压力源变得特别敏感，并出现焦虑症状【182】。

这种模式可能会持续多年。在某些情况下，身体最终会适应高压力环境。它不会释放压力荷尔蒙，而是会收缩。它会减少皮质醇的产生，并减弱对日常压力源的反应，因此当令人震惊或令人兴奋的事情发生时，个体不再会经历我们预期的皮质醇正常峰值。这被称为“迟钝”的压力反应。它是否有助于保护处于压力下的儿童免于患上某些与压力相关的疾病？或许是的。但它也有自己的一系列问题。皮质醇水平较低和压力反应迟钝的孩子出现各种外在行为问题的风险较高，包括情绪调节不良、冲动、攻击性和反社会行为障碍【183】。长期的有毒压力会导致儿童压力反应系统受到两种不同的破坏，并且两者都与更糟糕的结果相关。

早期生活压力和端粒缩短。端粒是在染色体末端形成保护帽或缓冲器的分子，可保护我们的 DNA 免受损坏。长期承受心理压力的儿童往往有较短的端粒，表现出端粒加速侵蚀的迹象[184]。

有毒的童年压力可以“开启”或“关闭”某些基因。事实证明，早期生活压力会导致两个方向的变化——关闭“好”基因，打开“坏”基因。这些所谓的表观遗传改变已在非人类动物的对照实验中得到证实。对人类的研究已经证明了早期生活压力和表观遗传变化之间存在很强的相关性[185]。

5．压力如何影响大脑发育?

有毒的压力会改变儿童大脑的结构。生命早期的个人和社会压力源与前额皮质、杏仁核和其他皮质下区域的灰质体积减小有关。此外，大量研究报告了早期生活压力与海马体生长减缓之间的联系，海马体与学习和记忆相关。海马体积较大的儿童出现认知缺陷和精神病理学症状的风险较高[186]。

需要记住的重要一点是：成年人可以做很多事情来保护孩子免受家庭压力的影响。他们还可以做很多事情来帮助孩子从痛苦的经历中恢复过来。

让我们来总结一下，家庭压力可以通过多种方式影响每个家庭成员的健康和福祉。但这还不是全部。家庭压力还会对家庭系统本身造成损害，改变互动的方式，并损害家庭成员之间的关系，这就是每个家庭在当下遇到的挑战。面对这些挑战，你需要努力寻找平衡，将亲情与责任结合起来，明确家庭成员之间的角色和责任，并尊重彼此的需求和感受，建立良好的沟通机制，倾听对方的想法和意见，共同制定家庭规则和明确价值观，可以有效地减少家庭冲突和压力，提高家庭整体的幸福感和生活质量。

最重要的是，家庭中的每一个时刻都值得珍惜，每个家庭都有很多美好的回忆和共同的经历。忙碌的生活中，不要忘记花时间与家人相处，分享彼此的喜怒哀乐，建立深厚的亲情关系，这有助于我们缓解漫长的家庭生活旅程中可能面临的各种压力。

6.4 钱包的重量：经济压力如何影响我们的健康

1．经济压力无处不在

经济压力是指因面临财务不确定性或困难，以及担心没有足够的钱来满足需求而产生的紧张和焦虑，包括对按时支付账单、为未来储蓄或处理债务的担忧。经济压力似乎已成为许多人无法回避的话题，它几乎无处不在，最普遍和持久的压力类型之一就是经济压力。无论是在大都市还是在乡村，无论是在发达国家还是在发展中国家，经济压力都是普遍存在的现象。经济压力不仅是收入不足，更体现在负债累积、失业风险以及就业的不稳定性等诸多方面。它如同一座无形的大山，重重地压在每个人的心头，不同人群都或多或少地承受着这份重压。

收入不足是经济压力的首要来源，无论是在发达国家还是在发展中国家，人们普遍面临收入不足。全球物价上涨，生活成本增加，许多人发现自己的收入难以满足日益增长的开销。特别是在大城市，高昂的房价、教育和医疗支出，使得即使是中等收入的工薪阶层也常感捉襟见肘。58% 的美国成年人表示，没有足够的钱可以花，这给他们带来很大压力。在中国，中低收入人口的比例大概是 69%[187]，72.1% 的职业年轻人面临着巨大的经济压力。

负债累积也是造成经济压力的重要因素。在消费主义的影响下，许多人选择通过借贷提前消费，从房贷、车贷到信用卡债务，各类贷款产品层出不穷。77% 的美国家庭背负着某种形式的债务，这种压力不仅影响个人的生活质量，更可能引发一系列心理问题。在中国，2022 年城镇家庭负债率达到 56.5%，相当于 14 亿人口中，有将近 5 亿人口处于负债状态。中国居民的债务收入比已经达到 90%[188]。

失业或就业不稳定同样给人们带来了巨大的经济压力。在全球化和技术革新的冲击下，传统行业岗位日渐减少，新兴行业则要求更高的专业技能和知识水平。这种变革使得就业市场充满了不确定性，即使是高学历的专业人士也面临着职业危机。而对于那些从事自由职业或零工经济的人来说，工作的不稳定性更是常态，他们的收入往往难以预测，经济压力自然也随之增加。

经济压力对不同人群产生了深刻影响。工薪阶层虽然有着相对稳定的收入来源，但在高房价、子女教育等大额支出面前，他们依然感到力不从心。自由职业者虽然拥有更多的工作灵活性，但收入的不稳定性也让他们时常处于经济压力的阴霾之下。而对于家庭主妇这一群体来说，虽然她们可能不直接参与劳动力市场，但家庭的经济状况同样牵动着她们的心弦。她们需要在有限的预算内精打细算，确保家庭的正常运转。

2．经济压力对健康的心理影响

经济压力对健康的心理影响是一个复杂而严峻的问题。面对经济困境时，人们往往感受到巨大的压力和焦虑。担心如何支付账单、贷款、生活费用以及未来的财务状况会让人感到不安和担忧，这种心理压力可能导致焦虑感的增加。除了焦虑，经济压力还可能引发抑郁和情绪波动等。面对经济困境时，人们可能会陷入沮丧的情绪中，感到生活失去了希望和意义。持续的经济压力可能使人感到无助和绝望，导致抑郁症状的出现，甚至出现极端的伤害自己的行为。见图 6-8。

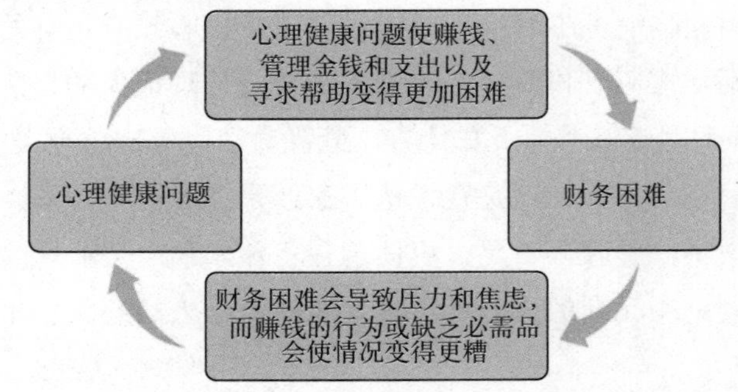

图 6-8　经济压力与心理健康问题

澳大利亚的一项调查显示[189]，生活成本上升造成的经济压力成为许多人的头号压力源，经济压力直接影响了他们的心理健康。80% 以上的调查对象表示，不断上涨的开支对他们的心理健康产生了负面影响，其中五分之一的人表示这种影响极为严重。

另外，经济压力还可能导致个人自尊心和自我价值感的下降。在面对经济困境时，人们可能会对自己的能力和价值产生怀疑，觉得自己无法应对生活中的挑战。长期的经济困境会削弱个人的自尊心，使其感到自卑和无助，进而影响他们的心理健康。随着经济压力的增加，人们可能会开始退出社交活动，避免花钱，或者因为财务状况而感觉自己不适合参与社交。社交退缩会加剧孤独感和抑郁感，使处理潜在的财务问题变得更加困难。

3．经济压力对健康的生理影响

在所有压力因素中，经济压力被认为最不利于健康。经济压力是免疫和神经内分泌高危人群的最强独立决定因素，其次是长期疾病和丧亲。仅报告经济压力（即认为自己可能没有足够的资源来满足未来的需求）的参与者在四年后属于高危人群的可能性要高出 59%[190]。

经济困境往往会加剧睡眠问题，包括失眠和睡眠质量下降。睡眠不足是我们失去平衡的主要迹象之一，这是我们的身体在出现问题时发出警报的方式。经济压力特别有可能导致睡眠问题，因为它非常耗费精力。一项研究调查了新冠疫情之前和期间加拿大成年人的失眠率，研究发现 2018 年至 2020 年间，失眠率增加了 27%，财务压力增加是原因之一。澳大利亚的一个具有全国代表性的大型数据集发现，居住在失业率高的地区或经历个人经济脆弱的地区的人比失业率低的地区或没有经历经济困难的地区的人睡眠时间更少[191]。

经济压力与心脏病和其他慢性病的风险增加有关。太大的经济压力会对身体产生长期影响。因为压力本身会引发一系列身体反应，压力荷尔蒙皮质醇和肾上腺素水平增加，长期慢性的压力会导致高血压、高胆固醇、肌肉疼痛、消化不良和其他问题[192]。

财务压力也与总体慢性病发病率较高有关。保险公司 Lockton 发表的研究发现，财务是员工压力的主要原因，财务压力高的人服用处方药治疗慢性病的可能性是普通员工的三倍，总体健康状况不佳的可能性是普通员工的两倍。更重要的是，经济压力和慢性病之间的关系是双向的。管理这些疾病可能会带来经济压力，包括药物治疗、就诊以及意外住院的可能性增加[193]。

长期的压力和焦虑感会削弱免疫系统的功能，以致身体更容易受到细菌和病毒的侵袭。因此，经济困境可能会增加感冒、流感等传染病的发生率，也会引发类风湿性关节炎等自身免疫性疾病。

总之，经济压力是当今普遍存在的问题，它如同一把“双刃剑”，既催人奋进，也让人备感沉重。经济压力不仅仅是金钱上的问题，它更是一个涉及心理、社会和文化的复杂现象。长期的经济压力可能导致家庭成员之间的关系紧张，影响个体的身心健康，甚至引发社会问题。我们需要正视经济压力的普遍性和严重性，从个人到社会各个层面出发，寻找解决之道，让每个人都能在经济的大潮中找到属于自己的稳定之舟。

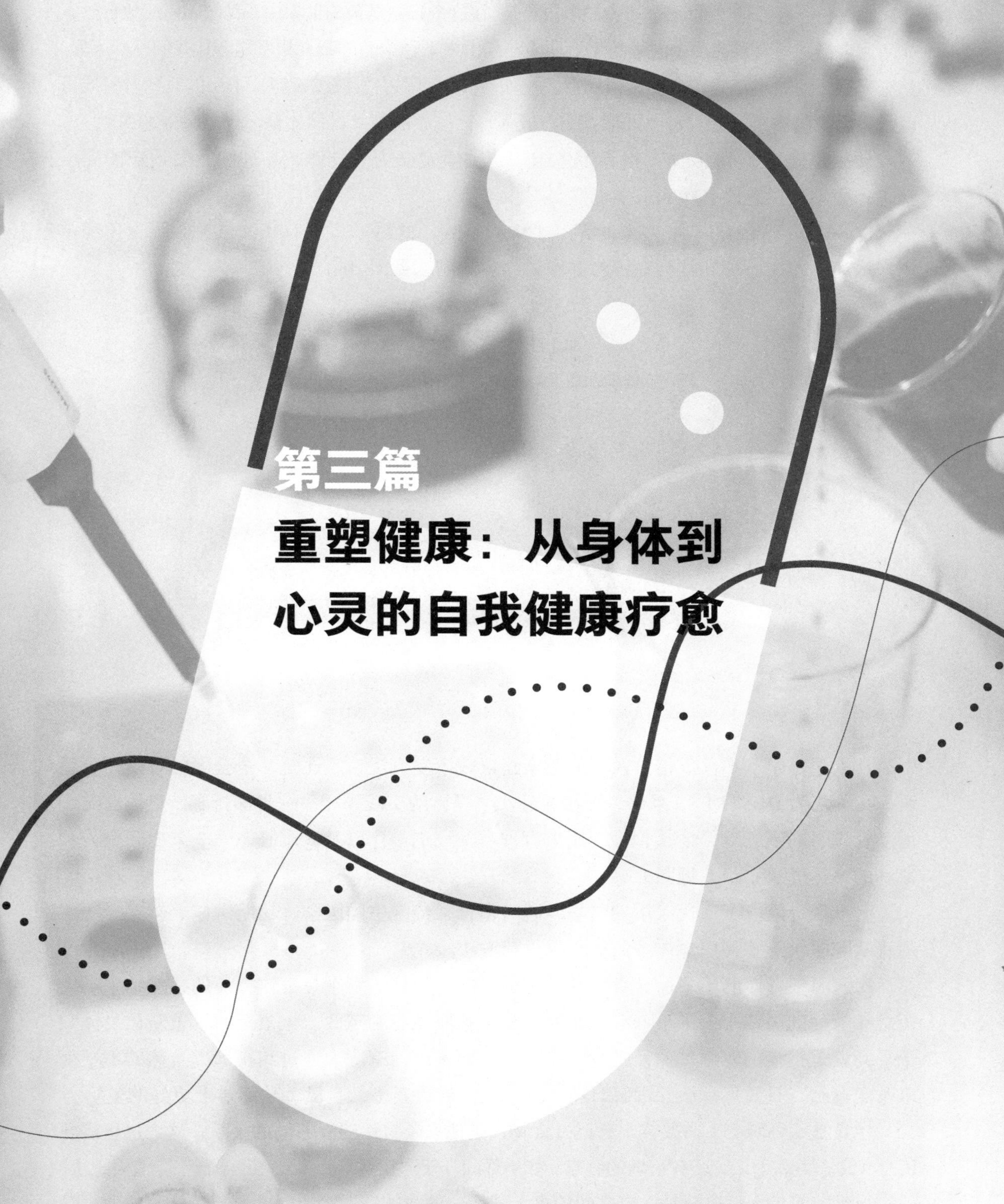

第三篇

重塑健康：从身体到心灵的自我健康疗愈

我们已经深入探索了现代社会中真实存在的健康状况，也了解了健康的冰山下面隐藏的无形风险，一个不可避免的问题浮现在我们面前：在这个日益复杂的世界中，我们如何疗愈自己，如何为自己和家人营造一个健康的生活环境？冰山之下隐藏的健康真相可能会让我们感到不安，甚至无助。但这也正是转变的契机所在。正如一滴水可以引发波纹效应，小小的改变有时候可以带来巨大的健康益处。每个人都有能力成为自己健康的主宰，你才是你自己最好的医生。

什么是健康？1946 年，世界卫生组织将健康定义为“身体、心理和社会适应的完整状态，而不仅仅是没有疾病或虚弱”[194]。

这一定义于 1948 年被纳入世界卫生组织章程，此后一直没有修改过。健康三角经常用来描述身体、心理和社会福祉对健康的同等影响，见图 III-1。

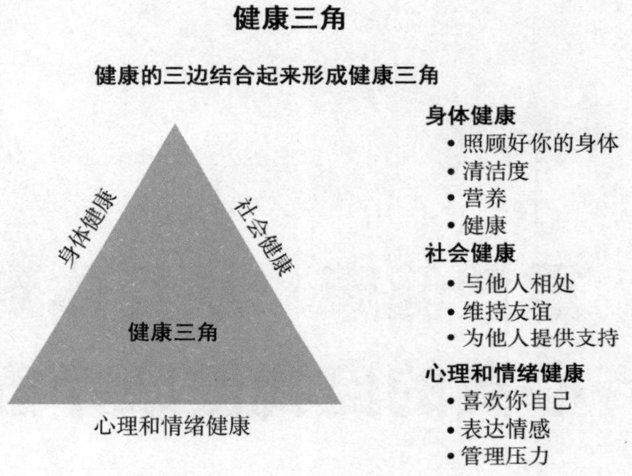

健康三角

健康的三边结合起来形成健康三角

身体健康

社会健康

健康三角

心理和情绪健康

身体健康
- 照顾好你的身体
- 清洁度
- 营养
- 健康

社会健康
- 与他人相处
- 维持友谊
- 为他人提供支持

心理和情绪健康
- 喜欢你自己
- 表达情感
- 管理压力

图 III-1　世界卫生组织：健康三角

“重塑健康”不仅仅是一系列的健康建议或康复方法，它还是一个全面的自我疗愈系统，我称之为 DESTRESS 系统，旨在通过八个具体的实践领域——身体排毒、整体营养、运动管理、睡眠管理、情绪管理、压力管理、补充剂治疗以及正念心态——来提升个人和家庭的整体健康水平，见图 III-2。

这个系统汲取了现代医学的精华，同时整合了传统中国医学、功能医学、自然疗法、阿育吠陀医学等多种医学体系的核心思想和方法。

疾病源于身体的不平衡，身体的失衡是基础，疾病的发生是身体失衡的必然结果。失衡意味着你的身体中多了不该有的东西，少了本应该有的东西。大道至简，重新让身体归于平衡就是把多的东西去掉，把少的东西补充回来。你有能力通过纠正远离自然的不平衡来改变自己。只要你承认并理解自然法则，就能够重新平衡自己，从而过上更好的生活。

疗愈是一种转变，需要你与自己、食物、其他人及自然建立不同的关系。这个过程需要信心、意志力和承诺，还有正确的心态。如果你固守于“我做不到”或“我不行”等消极想法，那你很难向前走。疗愈不是一夜之间的事，就像你的身体问题需要时间显现一样，疗愈也是一个渐进的过程。因此，在开始自我疗愈前，你需要坐下来，告诉自己要有耐心。设定期望，你可以保持专注，接受你想要达到的目标和你愿意走多远。不要等待你的冰山露出水面！

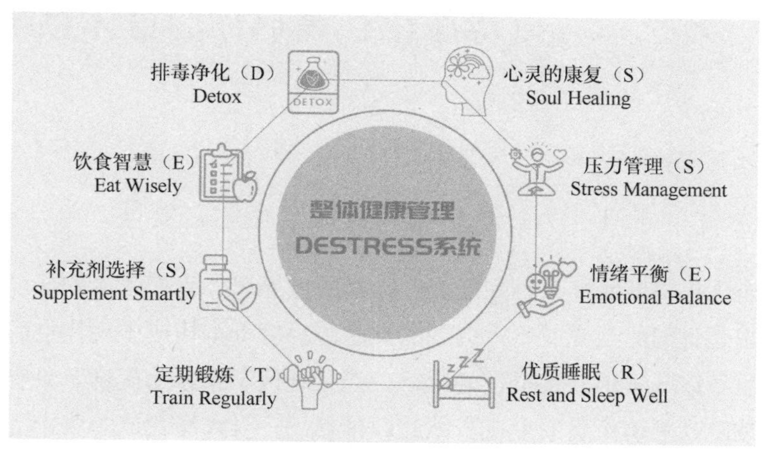

图 III-2　整体健康管理 DESTRESS 系统

我们的身体跟大自然一样是复杂的有机体，这注定疗愈身体的过程不是一个简单的过程，如果你不懂得背后的道理，你认为身体的问题可以简单粗暴地用“头痛医头，脚痛医脚”的办法来解决，你永远不会获得健康。疗愈注定是要有整体观，要有系统，要看透症状的本质，要治本，要从身心灵多层次同时下手，否则就谈不上疗愈。所以，如果有谁说一招包治好，三招让你痊愈什么的，千万别信。生命只有一次，你不是小白鼠，你不能拿自己的身体去做各种实验。

整体健康自我疗愈 DESTRESS 系统将从身体排毒开始，探索如何减少和消除那些无形中累积在你体内的有害物质。紧接着，我们会深入了解如何通过整体营养和补充剂治疗为身体提供必要的能量和营养。运动和睡眠，作为健康生活不可或缺的两个方面，将被赋予新的意义。而情绪和压力管理，则帮助你建立起对抗生活挑战的内在力量。最后，正念心态，作为治疗体系的重要组成部分，将指引你如何在保持身体健康的同时，也照顾好你的心灵。

健康是一个永无止境的终生过程，这是一个变成例行公事的习惯，这是一种生活方式，所以养成那些小小的微习惯将是关键。通过疗愈自己并看到结果，不仅你会感觉更健康，还会思维更清晰，感到更快乐，拥有更多的能量去实现生活中的愿望，去做你活在这个世界上想做的任何事情。

自我疗愈确实是一个挑战，你可能会有反复，会遇到之前没有的问题，但只要坚持走在正确的路上，疗愈途中的每一个小成就都会让你受益无穷。无须感到压力，按照你的节奏行动，培养习惯，承诺于这种生活方式，它将成为你生活的一部分。

让我们一起踏上这段旅程，不仅是为了应对现有的疾病，还是为了预防未来的健康问题，为自己和家人打造更加健康、和谐的生活。在这个过程中，你将学会如何倾听自己的身体，理解它的需要，最终实现身心的和谐与平衡。这不仅是一次自我发现的旅程，也是一场向健康致敬的旅程。

第 7 章　排毒净化：重启你的身体系统

7.1　为什么排毒：身体净化的必要性

现在我们知道我们生活在一个到处充满毒素的世界里，我们生活的环境中有超过 8 万种有害化学物质是我们的祖先所不曾遇到的，这些环境毒素构成了现代疾病冰山模型的底座，它们对你的身体产生了各种不良的影响，甚至导致了致命的疾病。只有尽可能缩小这个底座，才会减慢或减少疾病的形成。因此，排毒——身体净化成为维护健康、实现自我疗愈的第一步。

首先来理解排毒的必要性。你的身体总是在努力工作，以确保你处于最佳状态。在物理层面上，人体可以被看作一个自我调节的生化系统，身体内无数的生化反应不断进行，合成酶、激素、神经递质，以及支持我们日常活动所需的诸多物质。负责清除体内毒素的关键生化过程称为代谢解毒系统，旨在将脂溶性毒素转化为水溶性分子，然后通过肾脏或胆道途径排出体外。该系统由三个不同的阶段组成：第一阶段生物活化，第二阶段代谢酶接合，第三阶段转运蛋白运输。解毒系统通过将毒素与另一个分子结合，将脂溶性毒素转化为水溶性分子。加工过的水溶性毒素从细胞输出到循环系统，最终被肾脏消除，或者它们被输出到胆汁中，然后通过粪便排出体外，还有一些代谢物通过肺的呼吸以及皮肤分泌汗液排出体外。参见图 7-1。

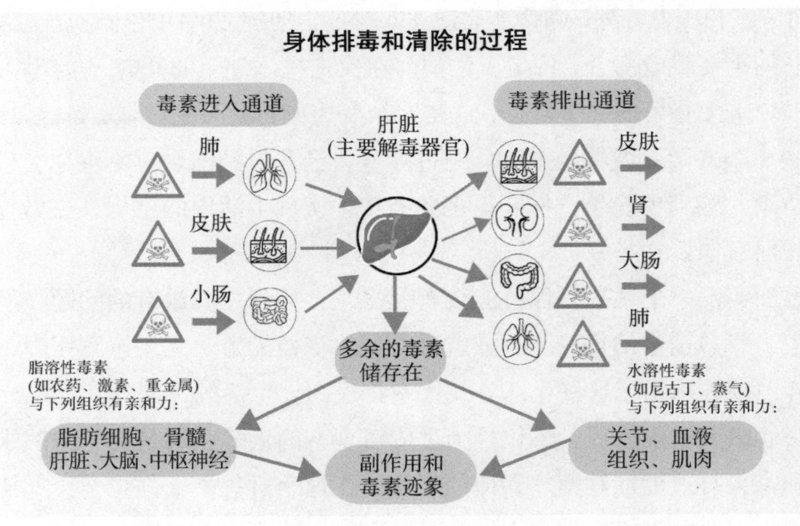

图 7-1　身体排毒和清除毒素的过程

可以说，你的身体是经过精心设计的杰作。为了保持旺盛的生命力，你需要获取维持生命过程所需的基本原材料，并避免那些有害的、可能干扰你正常生理机能的因素。但广泛存在的有害化学物质可能会扰乱这些精细的生化过程，成为威胁你健康的来源。

一个日益明显的担忧是，持久性毒物在初次接触后很长时间仍保留在人体内。许多有毒化合物的半衰期很长；其中一些越来越多地存在于你呼吸的空气、你喝的水、你吃的食物以及你涂在皮肤上的各种个人护理产品中。因此，许多人现在承受着沉重的持久性毒物负担，并随着年龄的增长而增加。虽然人体拥有自然的排毒系统，但当毒素的负担超过身体的处理能力时，你的身体不能有效地工作，就可能出现各种问题，导致慢性疾病的发展。

花时间清除体内的毒素可以帮助预防毒素对身体的直接影响和长期有害影响，排毒可以增加能量、使头脑清晰、平衡情绪、让免疫力更强、预防慢性病、使肌肤焕发光彩、增强自信心、提高 生活质量，从而让我们活得更健康、更长久。

排毒还可以有效控制你的体重，让你感觉更好。因为毒素会影响新陈代谢、血糖平衡和激素水平，从而促进体重增加。科学家将这些毒素称为“环境致肥胖剂”。毒素可以影响脂肪细胞的数量、脂肪细胞的大小以及影响食欲、饱腹感和新陈代谢的激素。毒素还促进脂肪储存。许多环境毒素和食物中的毒素都储存在体内脂肪中，而不是被消除。由于毒素超载，你的身体会需要更多的脂肪细胞来储存多余的毒素。因此，如果你想单纯地通过节食来减轻体重是非常困难的，一旦你恢复正常饮食，体重很快就会反弹。但如果你通过排毒来控制体重，那些引起脂肪细胞堆积的毒素被消除后，你的体重就会被很好地控制而不会反弹。见图 7-2。

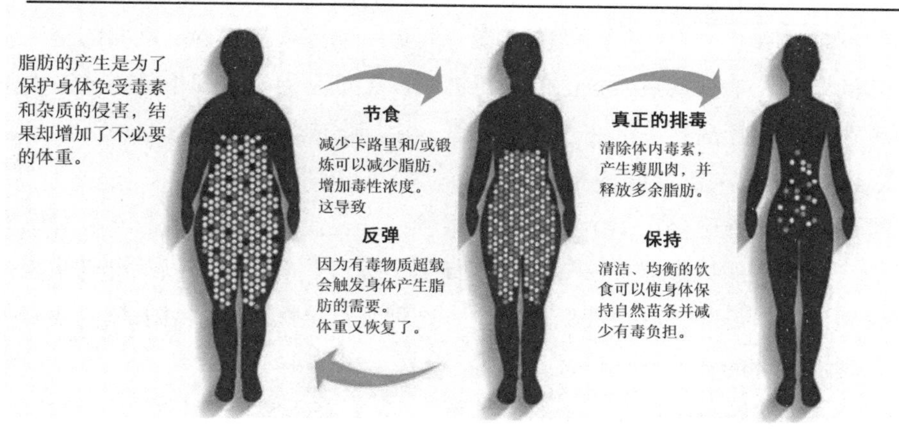

图 7-2　排毒可以比节食更好地控制体重

因此，积极采取排毒措施，就像给我们的身体系统做一次“重启”，帮助身体恢复到最佳的工作状态，增强自我修复和自我疗愈的能力。

什么是排毒

广义的排毒是指消除对我们不利的事物的方式。这些事物包括物理物质，例如来自我们环境中的毒素（毒物）或是化学过程产生的副产品，以及我们体内代谢产生的内毒素。它还包括不健康的情绪或行为。（注：酒精和药物戒断疗法都是需要密切监督的，在本文中我们不予讨论）。

本章内容主要针对身体排毒，是指清除体内有毒或不健康的物质。这些物质包括：

- **抗营养物质** 如高果糖玉米糖浆、反式脂肪、咖啡因、酒精和加工食品
- **维持生命化学过程的副产品** 如氮、二氧化碳、尿素和粪便
- **使用不当或归于频繁使用的药物**
- **重金属** 如汞、砷、铅、镉、锡和铝
- **化学品** 如杀虫剂、除草剂、清洁产品、溶剂和胶水
- **过敏原** 如食物、霉菌、灰尘、花粉和化学物质
- **细菌、病毒、酵母菌和寄生虫** 等引起感染的微生物

排毒不仅是消除不需要的物质，在更高的层面上也是一种生活态度的转变。它鼓励我们更加关注和多选择对身体有益的食物和生活方式，比如减少化学品的使用，选择有机食品，减少加工食品的摄入，保持适量运动，保证充足睡眠，以及学会应对生活中的压力。这些看似简单的生活方式调整对于维护身体和心灵的健康具有深远的影响。

排毒并不是一个新的概念，从几千年前到今天，排毒始终都在不同的医学体系中占据重要的地位。在整合医学整体健康疗愈的模式中，排毒同样是位居首位的疗愈方式，是我们实现身心和谐的重要一步。

7.2 排毒原则：自然净化与加强净化相结合

排毒并不是一种“一刀切”的解决方案，而是一个持续的过程。重要的是，我们要倾听自己身体的声音，找到最适合自己的排毒方式。无论是通过改变生活方式、调整饮食，还是选择专业的排毒疗法，关键在于持之以恒，让排毒成为日常生活的一部分。

1．关于对排毒的关键性误解

关于排毒，目前普遍存在一个关键性的误解：许多接受传统西方医学教育的专业人士认为，我们身体内置的排毒器官——肝脏、肾脏、肠道、皮肤和肺以及淋巴系统——完全足以应对长期的毒素暴露，确保我们的安全。这种观点虽然反映了对人体自我修复能力的信任，但在现代社会的背景下显得过于乐观。

我们的身体确实装备了这套精密的排毒系统，它们在正常环境下可以高效地清除毒素。其中，肝脏是整个排毒系统中最重要的脏器，它通过二个阶段将脂溶性毒素分子变成可排出体外的水溶性分子，见图 7-3。

然而现代人面临的毒素负担远远超过了我们的祖先，我们的排毒系统面临巨大的挑战，常常超负荷运转，甚至超出了它们原有的处理能力，最终导致毒素累积，让我们的冰山不断地累积从而患病。

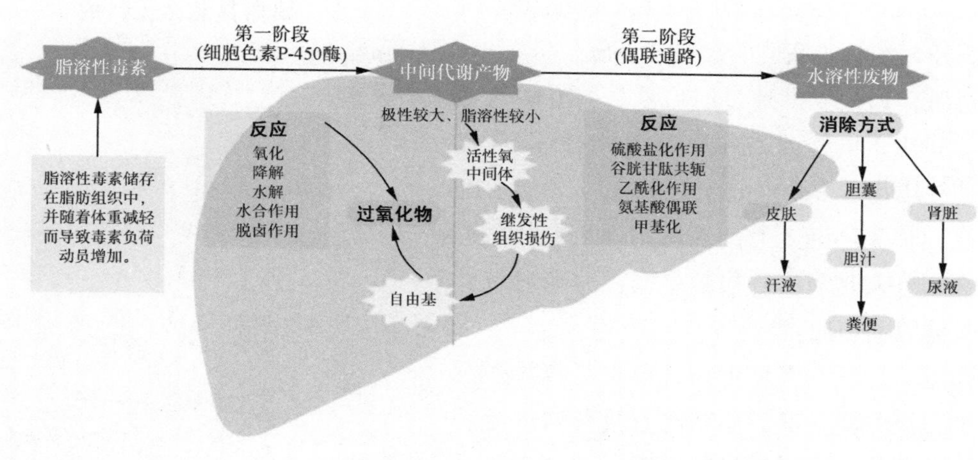

图 7-3　肝脏的二阶段解毒过程

肝脏，这个体内最大的化学工厂，它高度依赖于适当的营养支持和足够的能量才能实现最佳功能。肝脏在排毒的第一阶段细胞色素 P450 酶催化的各种化学反应中，需要充足的维生素 B 族以及谷胱甘肽、叶酸、磷脂、类黄酮等营养物质。在它将毒素分子转化为中间物质的过程中会产生自由基，这些活性自由基比毒素化合物毒性更大，需要快速被抗氧化剂中和。反应中间体与水溶性分子的结合通过第二阶段结合酶完成，需要使用大量三磷酸腺苷形式的能量（ATP），还需要大量的辅助因子，包括泛酸（B_5）、钴胺素（B_{12}）、叶酸、谷胱甘肽等多种营养素，任何一种关键营养素的缺乏都会影响结合酶的能力，从而影响毒素清除。图 7-4 显示了肝脏解毒所需要的营养。

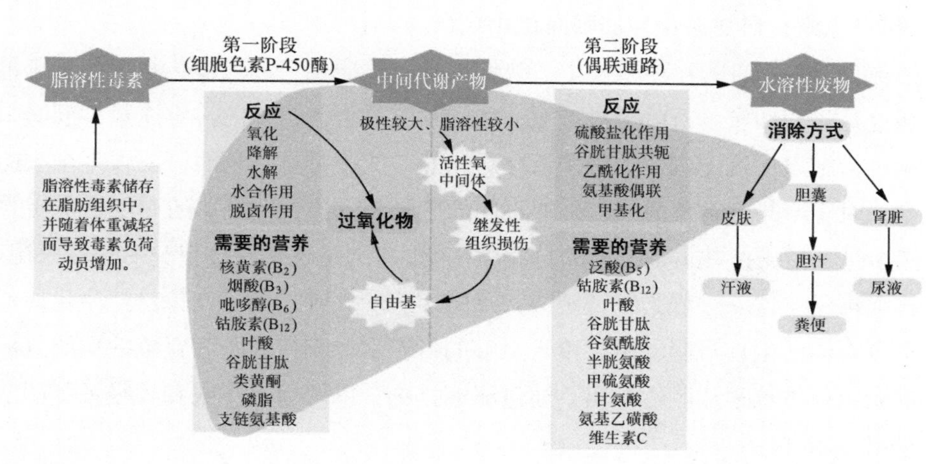

图 7-4　肝脏二阶段解毒中需要的营养

当前我们食物中营养的缺乏和加工食品的大量摄入，以及生活方式中不可避免的药物和酒精摄入，肝脏在营养不足的情况下工作量还剧增，导致其自我修复与再生的能力受损，毒素处理效率下降，这使得毒素不断地在体内积累，不断地接近我们的毒素总负荷。

肾脏，这个默默地过滤血液、调节体内环境的守护者，同样面临重重压力。它试图从血液中清除废物和多余水分（见图 7-5），但不良的饮水习惯和不断上升的环境污染水平，尤其是重金属和其他有害物质的暴露，逐渐削弱了它的过滤效率和功能。

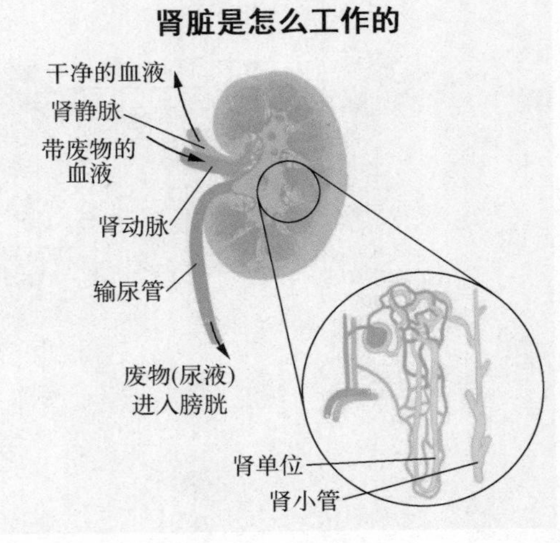

图 7-5　肾脏的工作原理

肠道，是负责消化食物、吸收营养并排除废物的复杂系统，其健康状况直接影响着毒素的排出。现代饮食中纤维的匮乏以及过度使用抗生素破坏了肠道微生物的平衡，减缓了肠道的蠕动速度，降低了排毒效率，有害物质有机会重新被身体吸收，加剧了体内毒素的积累。

皮肤和肺部，作为身体与外界接触的第一道防线，本应通过汗液和呼吸排出体内废物。然而，它们也在不断对抗日益恶劣的空气污染和生活中使用的各种化学物质，结果皮肤的屏障功能受损，肺部的正常呼吸功能也受到影响，降低了这两个器官的排毒能力。

由此看出，尽管我们的身体本能地装备了一套精妙的排毒机制，但面对现代生活的多重挑战，这套系统正在承受巨大压力，难以完全应对长期的毒素暴露。所以我们需要积极采取额外的措施来加强和支持身体的排毒过程，通过综合性的策略才能帮助身体更有效地应对现代生活带来的挑战，维护健康。

2．排毒原则：自然净化与加强净化相结合

在整合医学整体自我疗愈模式中，我们倡导自然净化与加强净化相结合的排毒原则，实践证明这是一套切实可行的解决方案：增强和支持人体自然的排毒途径，同时采取加强净化的积极措施以促进更有效的毒素清除。当然，实施排毒计划时需要根据个人的健康状况来定制，对于不同毒素负荷的人采取不同的措施和方法，但是总的原则是不变的。

自然净化是指支持并加强身体的自我净化能力，通过优化身体自身的排毒系统来识别、中和并排除毒素。这一过程是维持健康和预防疾病的基础。为了支持自然净化，首先必须理解和尊重人体的生理机制，确保摄入足够的营养素以支持肝脏和肾脏的功能，保持良好的消化健康以促进毒素从肠道排出，通过尿液排毒，以及通过皮肤和呼吸系统的清洁来帮助毒素排出。

对于毒素负担较重的人来说，仅仅依靠你自己身体的自然排毒途径已经无法排出经年累月在你体内积累的毒素，这时，加强净化变得尤为重要。加强净化的方法包括但不限于：

定期的排毒疗法。比如排毒蔬果汁、中草药排毒、针灸拔罐刮痧、干刷、桑拿、蒸汽浴等方法，帮助身体排出更多的毒素。

使用特定的排毒补充剂。如谷胱甘肽、硫辛酸、牛磺酸、水飞蓟、姜黄素、藻类、锌、维生素 B 族等，这些补充剂可以帮助增强肝脏的解毒能力，促进毒素的转化和排出。

改善饮食习惯。增加高纤维食物的摄入，如全谷物、蔬菜和水果，以帮助肠道更有效地排除废物。同时，减少加工食品和高糖食品的摄入，以减轻身体的毒素负担。

增强体内抗氧化系统。通过摄入丰富的抗氧化剂，比如维生素 C、维生素 E、β-胡萝卜素和硒等，来保护身体免受自由基的伤害，支持正常的细胞功能。

请记住，我们的排毒的目标是恢复身体的自然平衡，让你的生命增添活力。

7.3　自我评估：识别身体的毒素负担

你的冰山有多高？在排毒之前，我们需要先做一下自我评估，以了解你的总体毒素负荷水平和积累情况。请仔细做下面的问卷。

1．毒素自我评估问卷

问卷指南：请依据你通常的健康状况，针对下列各症状，在旁边选择适当的分数填写。

0 分：没有症状；1 分：有时出现；2 分：经常出现

症状评估

头部症状：

头痛或偏头痛

头晕或昏厥

颈部紧张

头部感觉沉重

眼部症状：

出现黑眼圈或眼袋

眼睛瘙痒

眼睛分泌物增多或流泪

视力模糊

睡醒时眼睛有结痂

耳部症状：

耳痒

耳部分泌物或排液

耳鸣

耳垢过多

听力下降或变差

鼻窦症状：

鼻塞

过敏（季节性或持续性）
黏液分泌过多
频繁打喷嚏
经常擤鼻

口腔症状：

口腔溃疡
唇部疱疹
唇裂
嘴唇颜色改变
醒来或饭后唇上有白膜
舌头上出现红点
舌边缘有凹陷（“扇形”）
舌头表面有白色、黄色或棕色苔藓
舌头裂纹或纹路
牙龈或牙齿疼痛
牙龈出血
有金属牙填充物（直接记 3 分）

腺体症状：

淋巴结肿大（颈部、腋下或腹股沟）
吞咽困难
声音嘶哑
脚踝或手腕 / 手 / 手指肿胀

呼吸系统症状：

胸部紧张
呼吸不畅或胸闷
慢性咳嗽
经常清嗓子
声音嘶哑

消化系统症状：

饭后（尤其是午餐后）感到疲劳
腹胀或气体过多
频繁打嗝
胃灼热或消化不良
腹泻
便秘

胃或肠痛

恶心或呕吐

随着时间推移，腹部逐渐突出

体重情况：

难以减肥

体重容易增加

身体感觉肿胀或浮肿

过度饮食或强迫性饮食

关节与肌肉症状：

关节疼痛

肌肉僵硬

活动范围受限

肌肉无力或力量下降

关节炎症

皮肤症状：

痤疮

脱发

潮红 / 发热

皮肤干燥或脱屑

出汗过多

荨麻疹或皮肤瘙痒

牛皮癣、湿疹、癣或其他皮肤疾病

睡眠症状：

难以入睡

入睡困难或频繁醒来

做噩梦

夜间心跳加速

夜间出汗

精神与情绪状况：

早上醒来感到疲劳

白天或下午感到疲劳

缺乏精力

精神冷漠

缺乏积极性或动力

坐立不安或焦躁

坐下时不自觉地跺脚或摇晃手脚

性欲减退或性功能下降

焦虑

易怒或脾气暴躁

心情低落或忧郁

无缘无故地感到悲伤

情绪波动

极度紧张

季节性情感障碍（SAD）

大脑与思维症状：

注意力不集中

容易分心或思维不清

难以做决策

头脑混沌（“脑雾”）

说话结巴或组织语言困难

行动不协调或经常掉东西

ADD/ADHD 或学习障碍

免疫系统症状：

经常感冒（一年超过 2 次，记 5 分）

过敏（环境或食物过敏，记 5 分）

近一年内有肺炎史（记 5 分）

有明确诊断的疾病（记 5 分）

总分（将上述总分相加）：

2. 评分建议

查看你的整体测评结果，看看你在哪些部分表现最好，哪些需要改进。分数较高的部分是你必须纠正的潜在不平衡问题。分数的高低意味着你的身体每天必须处理的毒素负担。分数越高，你的身体需要处理的毒素越多，你的身体失衡就越多，你的冰山底座就越大。

将你的总分相加计算后，查看下面的毒素阶段。

阶段 1：0 ～ 10 分

恭喜你，你做得不错！你的毒素水平很低，只要确保不要用持续的压力、缺乏睡眠、不良饮食等来累积你的冰山。另外，排查一下你周围可能存在的毒素，尽量远离它们，以避免它们在以后的岁月里慢慢堆积你冰山的底座。

阶段 2：11 ～ 20 分

总体上看，你的状况还不错，但已开始出现隐藏的毒素在你身体上的症状表现。你必须开始清理你的冰山，否则你会逐渐进入一种疾病状态。审视你的环境毒素、生活方式以及压力情况，远离身边的毒素，加入健康的日常生活习惯，调整压力水平。同时用我后面说到的方法来定期进行身体排毒。

阶段 3：超过 21 分

你的身体现在显示出毒素过载的迹象。你在日常生活中应该感受到了这种毒性的影响，表现为慢性炎症、活力降低、情绪低落以及整体上的“动力不足”。建议立即开始准备排毒以减少毒素积累，直到达到 20 分或更低的得分，并且开始健康的生活方式，让你的冰山保持在比较低的水平。

7.4　排毒准备：不打无准备之战

1．为什么排毒前的准备很重要?

整体健康自我疗愈的最终目的是恢复身体的自然平衡。因此我们的排毒过程绝不是简单粗暴的一次性排毒。排毒旅程能否顺利进行，准备工作是关键之一。

给自己留出一些时间来适应是很重要的。你的身体需要时间来调整，适应新的营养物质、新的生活方式和新的环境。如果你打算改变你的生活方式，但是改变过于突然会对你的身体造成冲击。身体习惯于其内部发生的事情，它有自己的构成。当你突然改变这一切时，身体会感到困惑，需要重新校准。它可能对这种改变反应敏感，很多人会感到这种冲击。所以你需要做充分的准备，缓慢开始，避免身体因突然受到冲击而不得不终止排毒。

2．怎样做排毒前的准备?

排毒是一个两部分的过程：消除和滋养。因此，当我们开始排毒时，首先专注于饮食中的消除过程。其次，在消除的同时，我们需要为排毒器官提供足够的营养，以使它们能够更加高效地工作。为避免这两个过程中出现任何冲击，我们需要在环境、生活方式、心理及身体多方面来做准备。

因此，我制定了一系列的准备清单，旨在为你的排毒之旅指明方向，帮助你在环境、生活方式和饮食上做出最佳选择。这份清单涵盖了从家居环境改造、生活方式改变、日常使用的产品到饮食习惯的全方位改变。清单的目的是全面考虑身体的承受能力。你可以用 1 ～ 2 个月的时间来完成清单中的内容，准备越充分，你的排毒效果就会越好。

首先是环境改造——家居排毒清单（见图 7-6）

家居排毒是关系到全家人健康的行动，尤其是如果你有孩子，你绝对不希望他们生活在一个充满毒素的家里，那就行动起来吧！

另外，家庭中的女性要特别注意化妆品中含有的令人担忧的物质，它们可能有致癌性甚至会影响到胎儿。图 7-7 列出了常用的化妆品中一些具有毒性的化学品，检查你用的化妆品中是否有这些物质并尽可能避免。

其次是生活习惯的改变。为了让你的身体做好自我疗愈的准备，请看习惯改变清单

家居排毒清单

厨房

1、避免使用含有特氟龙的锅、烤盘和餐具
2、用不锈钢锅、铸铁锅、陶瓷锅或玻璃锅烹饪
3、不要用铝锅，烧烤时尽量少用铝箔
4、在冰箱里储存食物时用玻璃容器
5、不要用微波炉加热塑料容器中的食物
6、不要再买罐头食品以避免BPA
7、为自来水安装过滤器

浴室及洗衣房

1、浴室中不要用空气清新剂
2、不要使用含有香料或香精的个人护理产品
3、选择不含氟化物的牙膏
4、洗手时，用天然肥皂取代液体洗手液
5、避免使用烯基材料的浴帘
6、尽量不使用烘干纸、织物柔软剂和氯漂白剂

卧室

1、使用移动的空气净化装置
2、如果你使用加湿器，一定要每天清洁
3、卧室里不要放电视以及其他有屏幕的电器
4、不要在卧室里给手机充电
5、把卧室里的电器减少到最少
6、每天开窗通风，保证空气流通

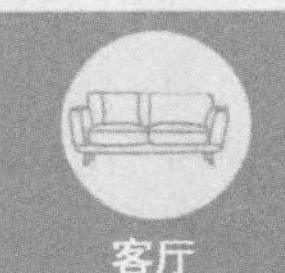

客厅

1、如果你住在拥挤的城市中，请安装空气过滤器
2、将室内灰尘保持在最低限度
3、使用天然成分的清洁产品，比如醋及小苏打
4、使用绿色植物作为天然空气解毒剂
5、使用鲜花为房间增添香味
6、使用真空吸尘器（带有HEPA高效微粒过滤网）清洁地毯

其他

1、不要在你的车里放空气清新剂
2、用天然清洁产品定期清洁车内空间
3、不要直接钻进太阳下曝晒的车里，先开窗通风
4、使用低VOC、低气味乳胶(水性)涂料粉刷房子
5、用危害较小的天然农药和除草剂
6、定期清洁房子里外容易积水的地方以避免菌的生长

图 7-6　家居排毒清单

化妆品中最令人担忧的化学成分

洗发水
十二烷基硫酸钠、丙二醇、甲基异噻唑啉酮。
可能的副作用：胎儿神经损伤、刺激、可能的眼睛损伤。

眼影
聚对苯二甲酸。
可能的副作用：与癌症、不孕不育、荷尔蒙失调和身体器官损伤有关。

口红
聚甲基丙烯酸甲酯
可能的副作用：过敏，与癌症有关。

指甲油
邻苯二甲酸盐。
可能的副作用：与激素紊乱、生育问题、癌症和婴儿发育问题有关。

假晒黑
乙基萘、对羟基苯甲酸甲酯、对羟基苯甲酸丙酯。
可能的副作用：皮疹、刺激、荷尔蒙紊乱。

发型剂
辛诺酯、间苯二甲酸酯。
可能的副作用：过敏、激素紊乱、刺激眼睛。

除臭剂
铝锆，肉豆蔻酸异丙酯。
可能的副作用：器官刺激、激素

腮红
对羟基苯甲酸乙酯、对羟基苯甲酸甲酯、对羟基苯甲酸丙酯。
可能的副作用：皮疹、刺激、激素

粉底液
聚甲基丙烯酸甲酯。
可能的副作用：破坏免疫系统、过敏、与癌症的联系。

香水
苯甲醛、甲苯。
可能的副作用：精子损伤，与癌症、器官刺激、激素失调有关。

身体乳
对羟基苯甲酸甲酯、对羟基苯甲酸丙酯、聚乙二醇
可能的副作用：皮疹、刺激、激素紊乱

图 7-7　化妆品中令人担忧的化学成分

限制屏幕时间。减少接触电磁辐射，保护你的生物结构不受干扰。

早睡早起。晚上 10 点到凌晨 2 点是身体最佳的疗愈时间。

每天进行 30 分钟以上的轻度运动。户外散步，呼吸新鲜空气，接受阳光照射。

每天饮用 1.5 ～ 2 升干净的水。选择过滤后的水，避免水中的污染物。

开始有意识地吃饭。学会咀嚼每一口直到食物变成液体。

晚上 7 点后不进食。让身体有足够的时间在夜间进行休息和再生。

睡前关闭 Wi-Fi/EMF 和其他电子设备。减少电磁干扰，以得到更好的睡眠质量。

你会发现，坚持这 7 个习惯可以带来显著的变化。这不仅仅是为了短期的效果，更是为了长期的健康、活力和长寿。这些习惯有助于保护我们的生物结构，同时也促进心理和身体的放松。

最后是食物上的改变，请遵照下面的清单

尽量购买有机产品。有机食品的好处之一是，它们大大减少了人造化学物质在体内的毒性积聚，尤其是非有机农场和食品加工厂使用的杀虫剂和合成肥料。

购买当地特产。当地农产品往往更有营养，因为它不必经过长途跋涉就能在超市出售。它不仅要种植到成熟才收获，而且可以更快地出售和消费，这是有益的，因为食物在采摘后会随着时间的推移而失去营养和活力。

购买冷冻水果和蔬菜。这似乎有悖常理，但在大多数情况下，冷冻农产品比新鲜农产品更有营养。这背后的原因是，现代超市依靠长途供应链来获取农产品。很多时候，农产品来自其他国家，这意味着它们必须在成熟之前被采摘，以便运往世界各地，这个过程中会使用一些化学试剂来保鲜，并且也可能被喷洒了催熟剂，催熟剂会化学性地改变食物成熟的自然循环。就冷冻食品而言，冷冻行为在本质上也是一种保鲜的方法，通常在产品成熟并处于最佳营养状态时进行收获，因此不会因时间和运输而失去营养价值。

学会阅读包装上的食品成分和标签。作为一般规则，如果你不知道怎么念或不知道成分是什么就不应食用。在购买食物时，请多花一点时间浏览所有可用的产品选项。即使产品被宣传为“天然”或“健康”，但没有明确的认证支持这些声明，那很可能只是一种让消费者购买的营销策略。为了真正确保你得到广告中说的内容，请仔细检查所有成分。

开始戒掉加工食品、油炸食品、人工甜味剂、酒精、烟草和咖啡因。这些物质已被证明对长久健康有危害。加工食品有很多添加剂和防腐剂。人工甜味剂会改变肠道内的菌群并增加肠漏发生概率。酒精的长期影响包括肝脏和大脑的代谢发生变化，肝功能受损使得肝脏的排毒能力下降。烟草烟雾中含有至少 69 种致癌物，会引起体内关键基因发生永久性突变并逐渐积累，正常生长调控机制失调，导致恶性肿瘤发生。咖啡对人体健康的影响有利有弊。当我们谈到排毒的时候，我希望你能减少咖啡的饮用量，否则排毒时你会更容易出现排毒反应。如果你是重度咖啡饮用者，请逐渐减少饮用量，如果必须要喝，请在中午之前的时间喝一杯，下午用绿茶来代替咖啡。

下面是可以参考的排毒食物购物清单，见图 7-8。

总之，通过减少日常生活中的有毒负担，并提供所需的营养和环境，我们可以为排毒和自我修复创造最佳条件。这个过程不仅关乎食物和产品的选择，也关乎我们的生活方式和社交环境，所有这些因素共同作用，帮助我们的身体恢复健康和活力。

排毒食物购物清单

植物蛋白	动物蛋白	碳水化合物	碳水化合物
○豆芽	○凤尾鱼	○洋蓟	○白萝卜
○豆类(未烤)	○草饲牛肉	○欧芹	○黄瓜
○扁豆	○鸡肉	○芝麻菜	○红甜菜
○纳豆	○鳕鱼	○辣椒	○莴苣
○绿豆	○三文鱼	○芦笋	○番茄
○豆腐(有机)	○沙丁鱼	○西兰花	○茴香
○鹰嘴豆	○扇贝	○荷兰豆	○胡萝卜
○大麻籽	○虾	○抱子甘蓝	○大蒜 & 葱
脂肪	○罗非鱼	○卷心菜	○四季豆
○牛油果	○火鸡	○菠菜	○羽衣甘蓝
○椰子油	○鳟鱼	○芹菜	○蒲公英/芥菜/大头菜
○亚麻籽		○发芽菜	○南瓜甜薯
○橄榄油		○苋菜	○生菜
○奇亚籽		○西洋菜	○覆盆子/黑莓/蓝莓
			○花椰菜

图 7-8　排毒食物清单

7.5　自然净化：长期受益的净化方法

1. 为什么废物会堆积?

废物在体内累积主要是由于身体系统的运行迟缓，包括淋巴系统、肝脏、肾脏、皮肤、肠道和内分泌腺等。这种迟缓可能是由多年不良的饮食习惯、过度的压力、酒精、吸烟和咖啡引起的。当这些系统工作不佳时，身体的其他部分也会受到影响，导致效率降低和废物积累。每个人的身体状况不同，为提高排毒的效率，需要针对性地滋养某个特定的系统，例如，肝脏、肾脏、肠道或淋巴系统。因此，排毒方案应根据个人的健康状况进行定制。

1）肝脏解毒系统

如前所述，肝脏是最重要的解毒器官，全天 24 小时不间断地处理来自消化道和身体其他部位的各种形式的物质。它必须决定如何处理所有这些化合物，其中一些是剧毒的，另一些是有益的。肝脏非常擅长决定需要保留什么以及需要去除什么。它就像一个大型化工厂，生产某些化合物，解毒危险化合物，并指导全身的物质使用、储存或排泄。我们现在知道肝脏利用两种途径来执行其解毒工作——第一阶段和第二阶段途径。我们可以将阶段一视为负责分解物质，然后将原材料发送到阶段二，阶段二通过向原材料添加分子来构建新物质（这称为共轭）。

第一阶段完全依赖于酶，它们的新陈代谢速度受到遗传、锻炼以及饮食中是否存在某些物质 / 补充剂的影响，这些物质 / 补充剂可以加速（诱导）或减慢它们的速度（抑制他们）。第二阶段的共轭偶联过程需要很多特殊的物质才能完成，你需要通过饮食提供这些“特殊结合物质”，否则第二阶段的排毒就会停止。由此可见，排毒不仅是消除，还有重要营养物质的提供。

如何给肝脏排毒

为了促进肝脏排毒，关键是食用有益于肝脏健康的食物和草药以及必要的补充剂，同时避免可能损害肝脏功能的环境因素和饮食习惯。具体方法包括：

食用对肝脏有益的食物、草药及补充剂（见表 7-1）。

表7-1　支持肝脏排毒的食物、营养素以及补充剂

阶段	所需营养物
第一阶段	**食物：**富含白藜芦醇的葡萄、葡萄酒、花生和大豆。富含槲皮素的苹果、蓝莓和黄洋葱。伞形蔬菜，如胡萝卜、芹菜、欧芹和防风草。含硫的食物，如十字花科蔬菜、葱属植物、家禽和海鲜。绿茶、红茶、姜黄素、大蒜、鱼油、虾青素、迷迭香、洋甘菊、薄荷、蒲公英。 **营养辅助因子：**核黄素、烟酸、维生素 B_6、叶酸、维生素 B_{12}、谷胱甘肽、类黄酮、磷脂和支链氨基酸（即亮氨酸、异亮氨酸和缬氨酸）
中间代谢过程	**具有抗氧化特性的食物和营养素：**谷胱甘肽、胡萝卜素、抗坏血酸、维生素 E、硒、铜、锌、锰、生物类黄酮、奶蓟、N- 乙酰基 -L- 半胱氨酸、绿茶和各种多酚
第二阶段	**诱导葡萄糖醛酸化途径的营养素或食物**：十字花科蔬菜、白藜芦醇（例如葡萄、葡萄酒、花生、大豆）、柑橘、蒲公英、路易波士茶、迷迭香、大豆、鞣花酸（例如，浆果、石榴、核桃）、阿魏酸（例如全谷物、芦笋、橄榄）、姜黄素和虾青素 **葡萄糖醛酸化所需的 D- 葡萄糖二酸的来源：**豆类、水果和蔬菜（例如橙子、菠菜、苹果、西兰花、花椰菜、黄瓜、生菜、芹菜、青椒和番茄） 氨基酸缀合途径所必需的氨基酸：甘氨酸、牛磺酸、谷氨酰胺、鸟氨酸和精氨酸 **谷胱甘肽结合途径需要：**半胱氨酸、谷氨酸和甘氨酸，以及 N- 乙酰半胱氨酸、维生素 B_6、镁、硒、叶酸和 α- 硫辛酸 **硫酸化途径需要富含硫的食物：**十字花科蔬菜、葱属植物（例如洋葱）、家禽和海鲜 **甲基化途径需要：**蛋氨酸、维生素 B_{12}、维生素 B_6、甜菜碱、叶酸和镁

肝脏第一阶段排毒依赖于细胞色素 P450（CYP450）酶超家族。最著名的食物是十字花科蔬菜，这些食物可以直接诱导具有抗氧化特性的 P450 酶，并通过其纤维含量帮助成功清除毒素。第一阶段解毒中的生物转化会产生活性氧（reactive oxygen species，ROS）副产物。因此，拥有最佳的抗氧化状态以帮助抑制 ROS 并减轻氧化应激至关重要。支持第二阶段排毒的营养物质包括诱导葡萄糖醛酸化途径的营养素或食物来源。高质量、生物可利用的蛋白质是第二阶段氨基酸缀合途径所必需的，需要的氨基酸包括甘氨酸、牛磺酸、谷氨酰胺、鸟氨酸和精氨酸。这些营养素中的任何一种都可能来自饮食来源或补充剂途径。

远离传统的家居、清洁和化妆品产品。这些产品中含有的化学物质会通过皮肤吸收进入血液，进而需要肝脏加工排毒。选择天然成分的产品可以减少肝脏的化学负担。

限制重金属接触。避免与重金属如汞合金（牙齿填充材料）、铝盘等接触，以及减少汽车尾气等环境污染的暴露，降低肝脏需要处理的重金属负担。

经常饮用对肝脏有益的冷压榨汁。苹果、甜菜和柠檬汁可以为肝脏提供必要的营养，帮助其更有效地进行自我清理和再生。

使用对肝脏排毒有益的中医草药。金银花、菊花、鱼腥草、五味子、枸杞、决明子、白茅根、柴胡等，你可以将这些草药泡水喝，也可以让有经验的中医师为你开配比合理的中药方来帮助你排毒。

降低脂肪摄入量。在排毒期间，减少脂肪的摄入（尤其是加工脂肪），可以让肝脏休息并减轻其处理脂肪的负担，使其更专注于排除体内的毒素和废物。

2）肾脏过滤系统

肾脏的作用是每 24 小时过滤大约 120 ～ 180 升的血液并使其返回你的血液中。血液过滤过程有助于清除血液中的化学物质、废物和毒素，这些物质可以通过尿液排出体外。

如何支持肾脏排毒

肾脏的健康受到多种因素的影响，包括饮食、生活方式和压力水平。高蛋白饮食、过度的压力和情绪波动都可能削弱肾脏的功能。现代生活的挑战往往使我们的肾脏和肾上腺处于压力之下。通过改善饮食、增加休息和采用更为禅宗的生活方式可以有效支持肾脏和肾上腺的健康。

首先，营养始终是改善肾脏功能的最佳策略之一。吃营养丰富、抗炎的饮食，不含精制糖、精制油、加工食品和垃圾食品，多吃绿色蔬菜、低血糖指数水果、香草、香料、健康脂肪、发酵食品和清洁动物蛋白质对你的肾脏健康至关重要。为了专门支持你的肾脏，我建议你在日常饮食中添加一些支持肾脏的食物。以下是对肾脏健康最好的食物，见图 7-9。

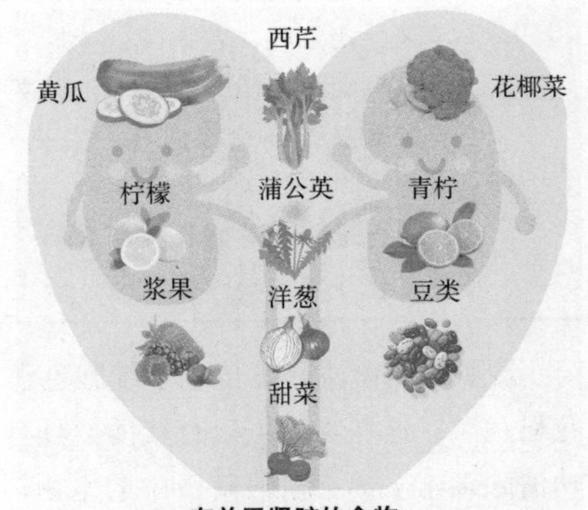

图 7-9　有益于肾脏健康的食物

使用草药是另一种促进肾脏排毒的方法。你可以将这些草药添加到你的菜肴中，用它们泡茶，或将它们用作膳食补充剂的一部分。以下是我推荐的对肾脏健康很好的草药：欧芹、香菜、马尾草、牛蒡、小荨麻、水飞蓟、绞股蓝、药蜀葵根、地黄、枸杞、杜仲、菟丝子等。

喝足够的水对于肾脏健康和功能是必要的。在肾脏净化过程中，建议你全天保持水分充足。一个简单的计算每天你需要喝多少水的方法是：［身高（厘米）+ 体重（公斤）］/100= 需要饮水的升数，比如你的升高是 160 厘米，体重 50 公斤，那么你每天需要喝水 =（160+50）/100=2.1（升）。

水可以是花草茶的形式，也可以在水中添加柠檬或其他药草来强化肾脏。柠檬水被证实对有预防肾结石的作用，并同时具有很多其他的健康益处，见图 7-10。

最后，降低压力水平也是改善肾上腺功能，从而支持肾脏健康的有效方式。我将在第

12 章中告诉你如何正确地减压。

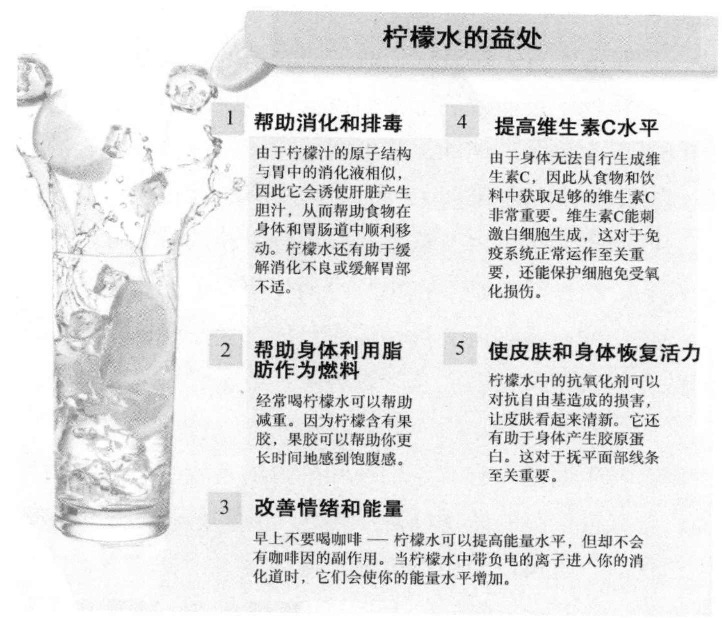

图 7-10　柠檬水对身体健康的益处

3）肠道排毒系统

具有多样化和平衡微生物群的健康肠道对于身体排毒至关重要。肠道内壁充当屏障，防止有害物质吸收到血液中。具有完整紧密连接的肠道内壁有助于维持这一屏障的完整性，最大限度地减少毒素和相关副产物进入循环。健康的肠道可确保肝脏生物转化途径所需的关键营养素的正确消化和吸收。

肠道运输减慢和便秘会干扰体内毒素的健康排除。当粪便在结肠中停留较长时间时，其中的毒素更有可能被重新吸收回血液中。便秘会扰乱胆汁的正常流动，从而干扰通过胆汁正确消除第二阶段代谢物。小肠未吸收的异物或毒素会进入结肠，在那里，共生肠道微生物群能够进行生物转化，代谢和中和某些毒素，使其危害更小，并更快地从体内消除。但是，肠道微生物群的不平衡（称为生态失调）会损害解毒过程，引发肠道免疫反应失调、肠道通透性以及局部和全身炎症。

肠道是身体排毒系统的下游，俗话说“先清下游，后清上游”，因此排毒的重要原则之一是，你需要先清洁肠道，通过消灭病原体和重新引入有益细菌来补充肠道的正常生态，使得肠道变得健康，否则就意味着我们把肠道里有毒的废物又重新送回肝脏里了。

如何改善肠道健康

修复肠漏。健康肠道的内壁是半渗透性的，允许水和营养物质通过，同时充当细菌和化学物质的屏障。当肠道内壁变得不健康并有大裂缝或孔洞时，部分消化的食物、毒素和细菌就会渗入其下方的组织，引发炎症和肠道菌群的变化。现代生活方式实际上是肠漏的主要原因，压力、高糖高脂低纤维饮食、过量饮酒、抗生素和药物消耗等因素损害肠道微生物群的组成和肠道菌群的稳态，导致肠道通透性增加。因此改变生活方式，去除以上引起肠漏的危险因素是恢复肠道健康的根本。

改善便秘。摄入足够的水对于保持食物通过消化系统至关重要。锻炼有助于加快消化系统的运作，减少接触食物中可能致癌毒素的机会。多吃蔬菜、全谷物、水果和豆类可以确保你获得充足的纤维以改善肠道蠕动，并可能加速或促进体内毒素的排除。你每天需要25～30克的纤维。如果你对麸质不过敏，可以添加不溶性纤维来源，比如谷物和全谷物。你也可以从麸皮、一些水果和蔬菜以及燕麦片等食物中获取可溶性纤维。另外，考虑在饮食中添加更多抗性淀粉。抗性淀粉是不在小肠中消化但在大肠中发酵的碳水化合物。这种发酵过程可以滋养肠道中的有益细菌。抗性淀粉可能有助于预防便秘并降低患结肠癌的风险。富含抗性淀粉的食物来源包括：大蕉和青香蕉，豆类，豌豆和扁豆，全谷物，包括燕麦和大麦。

增加肠道益生菌。益生菌是含有有益细菌和酵母的食物。这些食物可以帮助你的微生物组保持健康平衡。含有益生菌的食物包括：酸奶、干酪、味噌汤、康普茶、酸菜和泡菜。如果你不喜欢益生菌食品，也可以使用益生菌补充剂。

实施草药清洁方案。肠道清洁草药和活性炭可以帮助清除肠道中的寄生虫、腐败物质，并增强其功能。蒲公英根和叶、牛蒡根、朝鲜蓟叶、五味子浆果和姜黄根等苦味草药可以增加消化系统的汁液分泌并促进肠道蠕动。此外，传统中医中常用番泻叶、麻仁、芦荟、大黄等帮助排除肠道毒素。

4）淋巴排毒系统

淋巴系统与心血管系统并行运作，负责净化身体内的间隙空间和每个器官中的微血管床，同时与血液网络相连，帮助清除和净化血液。如果体内的“污水”无法排出，它会在间质中积累，破坏细胞并引发慢性炎症。淋巴系统在医学领域中常被误解或未被充分了解。即使在主流医疗行业中，淋巴系统的运作和其在循环中的作用也不广为人所知，淋巴系统参与废物的排除过程常被忽视。

淋巴系统的有效运作对于身体的自我清洁和免疫功能至关重要，如果淋巴结无法正常引流并被堵塞，就会为炎症和疾病的发展创造环境。各种不健康的生活方式可能会导致淋巴系统充血或停滞，比如食用加工食品、接触化学品、久坐的生活方式和缺乏营养。

增强淋巴系统的方法

优先考虑运动。体力活动对于健康的淋巴系统至关重要，它可以促进淋巴循环。不同于心脏为血液循环提供动力的方式，淋巴系统依赖于肌肉运动来促进其流动。因此，你的身体活动实际上充当了淋巴系统的“泵”，帮助将废物运送到需要去的地方以清除体内的废物、毒素和多余的液体，并刺激免疫功能。瑜伽是一个很好的选择，因为深呼吸和伸展运动的结合会产生泵动作。另外，动态和剧烈的运动，例如在蹦床上跳跃，对于清除拥堵也非常有效。上下推动身体有助于刺激淋巴功能，在重力的帮助下导致淋巴瓣膜打开和关闭。即使只是15分钟的快步走也能触发淋巴系统并促进液体流动。为了获得额外的好处，每走一步你都可以摆动手臂以增加淋巴运动。

洗热水 / 冷水澡。另一种刺激淋巴引流的有效方法是洗澡时交替使用热水和冷水。因为热水会扩张血管，而冷水会收缩血管，从而在体内产生泵送作用，刺激停滞液体的运动和毒素的消除。

尝试干刷。干刷可以促进淋巴循环。要体验其好处，请尝试使用天然鬃毛刷进行此练习 10 分钟。首先用鬃毛刷从脚向身体中心做画圈动作，然后继续从双手向心脏做画圈动作。为了增强效果，请随后进行热 / 冷水淋浴并使用天然不含化学物质的油进行自我按摩。见图 7-11。

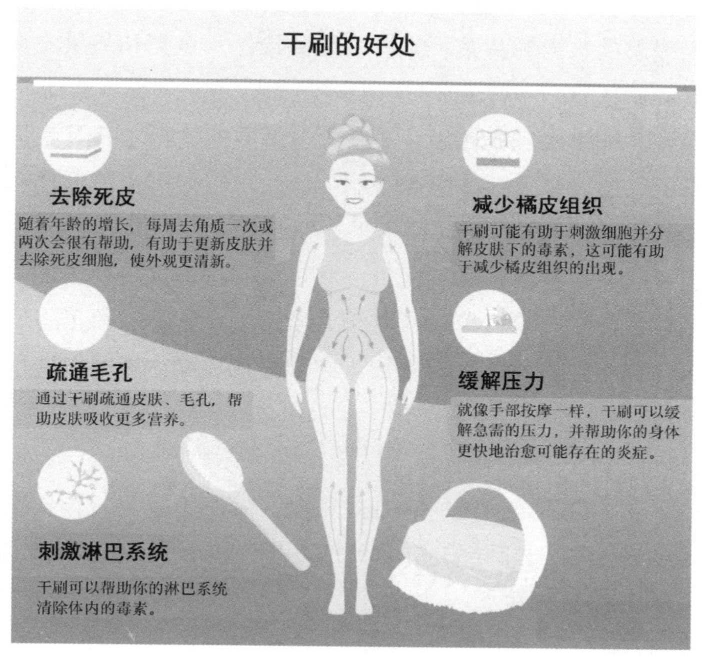

图 7-11　干刷的好处

保持水分。脱水是淋巴充血的主要原因。喝干净的水有助于净化身体并促进毒素的释放。尝试全天喝加柠檬的温水，以增强其净化效果。

穿宽松的衣服。对于女性来说，考虑改用宽松、无钢圈的天然面料文胸是个好主意。由于许多淋巴结位于腋窝区域，紧身胸罩会限制胸部的引流。

深呼吸并用心呼吸。进行长而深的呼吸，以促进体内的淋巴循环和排毒。深呼吸有助于将毒素通过血液输送到肝脏以协助身体的排毒过程。

改变你的饮食习惯。远离加工食品、精制面粉和糖，它们会导致淋巴充血。相反，选择有机水果和蔬菜。绿叶蔬菜和藻类的叶绿素浓度很高，是超级净化剂。此外，坚果、种子、鳄梨和橄榄油中的健康脂肪也可以维持淋巴健康。

喝花草茶。许多草药因其淋巴刺激特性而闻名。尝试喝含有黄芪、生姜、葫芦巴或紫锥菊的花草茶，体验它们的好处。

5）皮肤排毒和水化

皮肤是身体的最大器官，是身体与外界环境之间的障碍，保持皮肤健康可以防止有害物质的吸收。皮肤也是排毒和水化的关键部位，它通过汗液排除毒素，是身体排毒的辅助途径之一。皮肤天生脆弱，其功能可能因肠道、肾脏和神经系统的迟缓而进一步受到影响。因此，提升皮肤的健康不仅是为了美观，更是为了全身的健康。

提高皮肤健康的方法

集中清洁及强化排除器官。通过改善肠道、肾脏和神经系统的功能，可以间接加强皮肤的健康。因为这些系统的健康直接影响皮肤的排毒能力。

补水和碱性食物。确保摄入充足的水分和碱性食物对保持皮肤年轻和光滑至关重要。碱性食物主要包括完整的水果和蔬菜、生食、绿色果汁、豆类和坚果，它们天然富含良好皮肤所需的维生素和矿物质——抗氧化剂，如 β-胡萝卜素和维生素 C、E 和 A、omega-3 脂肪酸和锌。纯净水、柠檬水和冷榨果汁等富含电解质的饮料尤其对皮肤健康有益。

轻柔按摩和干刷。通过轻柔地按摩和干刷皮肤，可以促进血液循环和淋巴流动，帮助排除体内毒素，同时提供营养给皮肤。

使用皮肤再生草药。一些草药具有促进皮肤再生和排毒的特性，加强皮肤的自我修复能力。比如：黄色甜三叶草、薰衣草、洋甘菊、紫锥菊、紫草、百里香、薄荷、迷迭香、姜黄、肉桂、辣椒，你可以在你的菜肴中加入它们增加风味，也可以使用含有这些草药成分的护肤品。

6）肺脏呼吸排毒

肺部也是身体重要的排毒器官之一，通过呼吸，肺脏不仅为身体提供必要的氧气，还能排除二氧化碳等废物。清洁的肺部能更有效地进行气体交换，提高身体对氧气的利用率。健康的肺部能提高运动表现和耐力。

提高肺部健康的方法

坚持每日深呼吸。深呼吸能帮助肺部更有效地吸收氧气和排出二氧化碳，同时也是一种放松心情、降低压力的有效方式。

保持室内空气流通。定期开窗通风，让室内空气流通，可以减少室内空气中有害物质的浓度，保护肺部免受污染。远离空气清新剂、化学气味、香水、汽车尾气和香烟烟雾等，这些都可能对肺部造成伤害。

在自然环境中锻炼。尽量在树木丰富的环境中进行锻炼，这不仅能提供更加清新的空气，还能增强心肺功能。

使用排毒草药。毛蕊花、肺草和车前草等草药能帮助清洁肺部，支持肺部排毒功能。

7）其他综合排毒方法

世界上很多古老的医学体系都有自己独特的排毒方法，这些方法仍然被医学实践者每天应用并获得广泛的好评。如果你有机会和条件可以接触到这些方法，我建议你积极去尝试，相信你会获得意想不到的效果。

① 拔罐

拔罐是一种治疗多种疾病的方法，已有数千年历史，在中国、古埃及、韩国和拉丁美洲文化中都有发现，其目的是帮助身体自我修复。传统中医的核心概念是“气”，是指流经人体通道或经络的生命能量。根据中医哲学，身体健康依赖于气的顺畅和平衡流动。当气变得停滞或阻塞时，会导致各种健康问题。中医拔罐疗法旨在通过促进气的运动和增强血液循环来解决这些不平衡问题。

中医拔罐疗法的核心机制是产生吸力。通过短暂加热罐内空气，或用真空吸引器抽空罐内空气，皮肤上的罐就会产生真空，使罐子黏附在皮肤表面。这种吸力作用会导致血管扩张，这个过程增强了血液流动，使更多的血液流向治疗区域，为组织提供重要的营养物质和氧气。同时，拔罐过程中，血液流动往往会破坏阻塞物并为毒素排出体外创造一条通道，将杂质和毒素从附近的组织和器官中吸到表面，然后排出体外。营养物质供应的改善和废物的消除相结合，有助于在细胞层面的排毒，支持整体健康。

方法：通常将罐放在肌肉丰富的部位。背部是最常见的拔罐部位，其次是胸部、腹部、臀部和腿部。面部等其他部位也可以通过拔罐治疗。一般拔罐时间为 5 ～ 10 分钟。罐子可以保持静止，也可以在皮肤表面以滑动或滑行的方式移动。拔罐后留下的残留痕迹会在几天内消失。

注意：拔罐治疗师的专业知识和经验对拔罐效果起着至关重要的作用；熟练的从业者可以准确评估你的需求并根据具体问题制定方法，但不要忘记每个人的身体对拔罐疗法的反应不同。有些人可能立即得到缓解，而其他人可能会随着时间的推移逐渐改善。一定要找经过认证的专业治疗师来为你做拔罐排毒。

② 刮痧

刮痧也是一种古老的中医治疗方法，已有数千年的历史。刮痧可以促进气、血和体液的流动，同时消除淤滞和毒性元素。通过刺激皮肤和下层组织，刮痧有助于改善血液流动，从而促进愈合并减少炎症。刮痧可以清除剧烈体力活动或受伤后积聚在肌肉中的废物，例如乳酸。通过调动筋膜和结缔组织，刮痧可以帮助分解限制灵活性和运动范围的疤痕组织和粘连。刮痧可以激活身体的自然愈合反应，因为刮痧刺激免疫系统，帮助身体释放内啡肽，这是一种天然的止痛化学物质。刮痧还可以刺激淋巴系统，这对人体的免疫反应和废物清除至关重要。以特定方式刮痧可促进淋巴液流动，促进引流和排毒。

方法：刮痧的工具常常是天然材料制作的，比如水牛角、抛光的玉石、光滑的瓷碗等。刮痧前需要将刮痧油或乳液涂在的皮肤上，主要是降低刮痧板对皮肤的刺激使刮痧板更好推动。然后治疗师沿着经络或身体的特定部位进行长距离刮擦。最常刺激的身体部位包括背部、胸部、手臂、腿部和肩胛骨。刮过的地方会出现红色或紫色的小点，这些点被称为“痧”，它们通常会在几天内消退。

注意：如果你的皮肤有下列问题，不建议做刮痧排毒：开放性伤口、晒伤或受刺激的皮肤、出血性疾病以及静脉曲张。另外，不是每个人都会出痧，有些人轻刮就会有痧，而有些人却很难出痧。即使没有出痧，刮痧的过程也会让你受益。刮痧后要多喝水，防止受风着凉。

③ 针灸与经络按摩排毒

在整体健康中，针灸的使用已经超越了其在中国传统医学中的起源，成为现代西方医学中备受推崇的辅助疗法。针灸植根于气的概念，即人体生命能量的流动。气通常被比喻为河流的流动，当气遇到堵塞或不平衡时，就会导致疾病。针灸通过针对经络（人体的能量通道）上的特定穴位来恢复气的顺畅流动。这些经络就像连接身体不同部位的复杂高速公路，见图 7-12。针灸对穴位的刺激会促进天然化学物质的释放，促进血液循环，并触发身体的愈合机制。

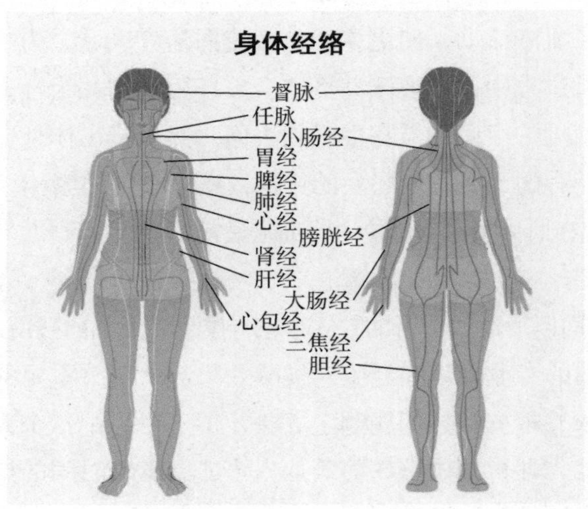

图 7-12　身体的 14 条经络

在中医框架内，“排毒”可以平衡和协调身体能量并消除致病影响。从这个角度来看，针灸可以看作一种排毒形式，在中医术语中，这种恢复平衡的过程可能被比喻为“去除毒素”或“清热”。目前的科学研究表明，针灸可以通过对神经、免疫系统和内分泌系统的影响，对排毒产生积极影响。研究表明[195]，针灸可以影响与排毒途径相关的基因表达，进一步支持了其在促进人体自然排毒能力方面的作用。

此外，针灸通过刺激经络系统以及与脏器对应的穴位，对身体的12个主要脏器提供支持，提高这些脏器的能力，尤其是对肝脏、肾脏、肠道等重要的排毒器官。经络指压按摩或用特殊的按摩器按摩与针灸的作用相似，但可以避免针头插进身体引起的害怕和不适，作为替代方法使得越来越多的人能够享受到古老的中医带给健康的好处。经络穴位按摩排毒是一种温和而有效的疗法，可以帮助缓解紧张、清除堵塞，促进循环、排毒并增强你的免疫系统。

下面这些是帮助身体排毒的重要穴位，你可以自己在家定期按摩。

少府穴。位于第 4、5 掌骨之间的手掌心，握拳时，小指与无名指指端之间。

按摩方法：用一只手的四指轻握另一只手的手背，大拇指弯曲，用指尖按压穴位，直到有酸胀的感觉。每天早晚左右两手的穴位各揉按 1 次，每次约 3 ～ 5 分钟。

合谷穴。位于手部虎叉，大拇指与食指掌骨间靠近食指处。

按摩方法：用大拇指揉按对侧手的合谷穴，每次揉按 3 ～ 5 秒，按压 10 ～ 15 下，交替按压另一只手。注意是朝着食指方向按压而不是朝掌心按，按压时会有酸胀的感觉。

曲池穴。位于手肘轻轻弯曲时，手肘关节侧面肌肉凸起最高的地方。

按摩方法：右手拇指按压左肘曲池穴 50 下后，再换左手拇指捏拿右肘曲池穴 50 下。注意孕妇禁止按压。

太冲穴。位于脚背第一趾骨与第二趾骨接合处前的凹陷处。

按摩方法：对着穴位往下按约 0.5 寸，按压时会有酸痛的感觉。每次按 5 秒后休息 5 秒，再按 1 次，总共 20 次循环。

三阴交穴。在胫骨后缘，内踝骨往上约 3 寸的地方。

按摩方法：向下按压 0.5 寸，按压时有酸痛感。每次按 5 秒后休息 5 秒，每天 20 次循环。注意孕妇禁止按压。

涌泉穴。5 个足趾屈曲，在足掌心前正中出现的凹窝处。

按摩方法：向下按约 0.5 寸，按压 5 秒有酸感之后，休息 5 秒再按压，一共 20 次。

足三里穴。位于小腿前外侧，外膝眼下四指，屈膝时，膝关节前外侧的凹陷，胫骨前缘 1 横指。

按摩方法：用拇指点揉 3 ～ 5 分钟。

天枢穴。仰卧时肚脐左右 3 横指处，按压有酸胀感。

按摩方法：可平躺在床上，然后食指、中指和无名指并拢，以适中的力度按压在穴位上，顺时针方向按揉，每次按揉 3 ～ 5 分钟左右。

④ 桑拿排毒

桑拿浴起源于芬兰文化，历史悠久，其基本原理是坐在加热的环境中促使人体出汗。出汗是人体自然排出毒素和杂质的方式之一，因此桑拿浴是排毒过程中的辅助手段，此外，桑拿浴还可以帮助改善血液循环并增强免疫系统。

桑拿有很多种类型，包括红外线桑拿、芬兰桑拿和蒸汽房。红外线桑拿使用红外线来加热你的身体，而不是像传统桑拿那样加热你周围的空气，这使得它们更有效地深入你的肌肉和组织，有助于释放脂肪细胞中储存的毒素，以便它们可以轻松地从你的身体中排出。芬兰桑拿使用干热，而蒸汽房使用湿热。两者都能有效地帮助你出汗排出毒素。

桑拿排毒的好处

去除重金属　桑拿浴能有效清除体内的重金属。2012 年发表的一项研究表明[196]，定期进行桑拿浴可显著降低体内重金属（如铅和汞）的含量。

增加谷胱甘肽的产生　谷胱甘肽是一种重要的抗氧化剂，在身体排毒中起着关键作用。如前所述，氧化应激是导致各种慢性疾病的一个因素。桑拿可以促进谷胱甘肽的产生，帮助身体中和自由基和毒素[197]。

增强淋巴引流　桑拿产生的热量可促进淋巴循环，帮助清除废物和毒素。将桑拿与冷疗法（如冷浸）相结合（称为对比疗法），也已被证明可以促进淋巴系统的排毒。

值得强调的是，桑拿应该补充而不是取代人体的天然排毒系统。虽然桑拿可以促进排毒，但也会导致大量体液流失。因此，在桑拿期间和之后保持充足的水分对于支持身体的天然排毒机制和维持整体水分水平至关重要。理想的桑拿排毒疗程建议为 20～25 分钟（对于桑拿新手，不要超过 15～20 分钟）。这将使你的身体体验到出汗排出毒素的好处而不会感到不舒服。要时刻保持水分，监测身体的反应，如果开始感到头晕、头痛、恶心等不舒服或出现其他症状，请务必离开桑拿房。桑拿的最佳温度取决于个人对桑拿热度的耐受性，但排毒效果的最佳温度通常在 70℃～80℃之间（湿度较低——不同类型的桑拿，如蒸汽房，湿度会有所不同）。桑拿的温度和时间长短是相互关联的，因此增加温度可能需要减少时间。

⑤ 阿育吠陀排毒

阿育吠陀是古印度医学体系，因其整体健康方法而受到全世界的欢迎。阿育吠陀的主要实践之一是排毒，旨在清除体内累积的毒素并恢复平衡。Panchakarma 是一种独特的排毒方法，指清洁过程中涉及的五种疗法，包括 Vamana（呕吐）、Virechana（泻药）、Nasya（滴鼻剂）、Vasti（药物灌肠）和 Raktamokshana（放血）。

但是 Panchakarma 只是阿育吠陀体系的一个方面。配合采用综合的方法，包括饮食调整、生活方式改变、草药疗法和其他阿育吠陀疗法才可以发挥最大的益处。此外，阿育吠陀排毒中的方法比较激烈，必须在专业的阿育吠陀医师指导下才可以进行，因此我不建议你自己来做阿育吠陀的排毒。但你可以了解一下，如果你有兴趣，可以到专业的阿育吠陀医学机构去进行排毒。

到此，我们讲完了所有让人长期受益的身体排毒净化方法。需要强调的是我们身体本身具有的内部排毒系统发挥着最重要的作用，其他方法都是辅助方法。身体排毒的不同系统，肝脏、肾脏、肠道、淋巴系统、皮肤和肺脏之间存在着紧密的联系。如果其中一个系统出现问题，其他系统也会受到影响。理解这些系统之间的相互关系对于进行全面排毒和滋养身体至关重要。只有当所有系统都得到适当的关注和养护时，身体才能正确地排除废物，恢复最佳健康状态。我们的目标是帮助你全面排毒，滋养每个细胞，让身体知道如何优先处理问题，恢复活力，并达到最佳的健康状况。

7.6　加强净化：快速重启身体的方法

如果你在毒素负荷的自我测评中得到大于 20 的分数，或者你经过一段时间的自然净化后仍然感觉有下面这些不适的症状，可以进行加强排毒净化。

这些症状包括：

- 疲劳伴睡眠中断和脑雾
- 情绪障碍，尤其是抑郁、焦虑、恐惧和愤怒
- 肌肉酸痛和关节疼痛

- 鼻窦充血、黑眼圈和鼻后滴漏
- 头痛伴颈部和肩部疼痛
- 腹胀和胀气
- 肠易激惹、大便恶臭、尿色深
- 体重变化和肌张力下降
- 胃灼热、反复感冒和持续感染
- 不孕不育和性欲低下
- 过早衰老和虚弱
- 体液潴留和超重
- 皮疹和口腔溃疡
- 口臭和体味

这些症状可能会让你感到很沮丧。我会给你一个加强排毒方案。但我建议把这个加强排毒放在你一个不太繁忙的日历中，确保没有紧迫的事情让你感到很大的压力。你需要有可以休息的时间，甚至有一些停机时间专注于排毒。充足的睡眠和减轻压力对于计划的成功非常重要。合适的时机可以避免受到排毒反应的严重打击，我将在后面的内容中专门来讨论排毒后的反应。

为了确保排毒的顺利进行并达到你想要的效果，我给你的方案是“7+7”，意思是 7 天的预清洁 +7 天的正式排毒。

1．什么是预清洁

在开始加强排毒计划之前，通过逐渐降低身体总体毒性水平并使你的身体进入良好的状态，让你的身体为更深层次的清洁做好准备。在没有预先清洁的情况下开始加强排毒计划可能会导致毒素以很快的速度消除，但可能会出现恶心、呕吐、腹泻、发烧和头晕等副作用。进行良好的预清洁会使你的排毒体验更轻松、更愉快。

我们在排毒前 7 天开始预清洁，消除饮食中产生内毒素最多的食物。如果你是素食主义者或过着相对健康的生活方式，那么三天的预清洁应该足够了。预清洁期间对食物的建议请看表 7-2。

表7-2　预清洁期间对食物的建议

预清洁时应该避免的食物	预清洁时应该多吃的食物
咖啡、红茶、能量饮料、软饮料、所有其他含有咖啡因的饮料、加工果汁、苏打水、含酒精的饮品、麸质、乳制品、精制糖、加工食品、垃圾食品、高盐、精制碳水化合物	低糖水果、蔬菜、坚果、种子、超级食物、香草和香料、海藻、果汁和冰沙、绿茶、发酵食品、好脂肪、油性有机鱼、有机藜麦、小米、荞麦、不含麸质的燕麦

什么是超级食品？

超级食品不是一种营养认可的食品类别，因此不是必须满足特定标准才能被视为超级食品。这个称号通常是为那些营养特别丰富而热量通常较低的天然食品保留的。超级食品通过增强免疫功能并减少疾病进展的机会来帮助促进健康。超级食品通常富含：

抗氧化剂 可以保护细胞免受损害，并可能降低患心脏病、癌症和其他疾病的风险。

矿物质 这些必需营养素（例如钙、钾、铁等）有助于你的身体发挥最好水平。

维生素 从天然食品（如超级食品）中获取这些有机化合物比从补充剂中获取更好。

纤维 纤维有助于降低胆固醇、预防心脏病和控制2型糖尿病患者的血糖。

类黄酮 类黄酮（曾经称为维生素P）存在于植物中，具有抗炎和抗癌特性。

健康脂肪 单不饱和脂肪和多不饱和脂肪，即"好脂肪"可降低胆固醇并预防心脏病和中风。

下面这些是被营养届公认的超级食物：鳄梨、浆果、甜菜、奇亚籽、肉桂、深色绿叶蔬菜、大蒜、姜、绿茶、扁豆、南瓜、鸡蛋、三文鱼、酸奶，你可以在你的菜单中尽可能多地加入它们。

还有一类被称为超级食物的食物，它们可以被快速吸收和同化，可用于治疗某些疾病和医疗状况，增强免疫力，增强能量水平，这让它们成为预清洁期间的完美选择。这类超级食品在其原产地广为人知，并且世代相传，经常被当地的医生用于治疗某些疾病。著名的超级食品包括芦荟和藻类（小球藻、蓝绿藻和螺旋藻）、小麦草、枸杞、玛卡、蜂花粉、生可可、苏玛、卡姆果、诺丽果等。这些食物充满活力，将它们加入你的冰沙或食物中会给你带来能量。

2. 预清洁时会发生什么

如果你的生活方式非常忙碌、压力很大，或者你摄入大量咖啡因、酒精和加工食品，那么一旦你开始预清洁，可能会遇到一些清洁反应。常见的清洁反应包括头痛、恶心、失眠、思维模糊、皮肤刺激和疲劳。如果你逐渐减少有毒食物的摄入量，而不是立即停止，那么预净化的症状应该是轻微的或不存在的。一旦最初的戒断反应消失，你就会体验到思维清晰、精神集中度提高和精力充沛。

在预清洁期间，健康的液体摄入量将帮助你减少体内的炎症。尽可能多地喝水，两餐之间喝水可以更好地消化。可能的话，喝pH 8.5以上的碱性水，也可以喝各种花草茶和水果茶来代替。

预清洁期间，每天至少喝1杯有机蔬果汁。蔬菜汤和蔬菜矿物质汤是电解质和矿物质的绝佳来源，可以经常服用。图7-13提供最简单实用的蔬果汁配方，将所有材料放入破壁果蔬机，加入干净的饮用水500毫升，有条件可以加入PH 8.5以上的碱性水，打成汁后饮用。最好的饮用时间是两餐中间，也可以作为早餐或晚餐的一部分。

在预排毒期间尽量不吃红肉、可以吃蒸或烤的鱼。多吃生的蔬菜沙拉或煮熟的蔬菜（对于大多数人来说，75%生和25%熟是一个很好的比例）。如果你的消化能力很弱，你可能需要吃一些蒸或烤的蔬菜。除了蔬菜，你还可以吃其他充满生命力和营养的有机种植的天然活性食物，包括水果、坚果、种子、蘑菇、海藻，还有肉汤、蔬菜汤、糙米、发芽谷物、冷榨油和超级食品。在预净化的最后三天，尝试只吃新鲜水果、蔬菜、蔬果汁、坚果、超级食物，并尝试吃整个菠萝，因为菠萝中含有菠萝蛋白酶，菠萝蛋白酶是一种很好的血液净化剂，会加速排毒。

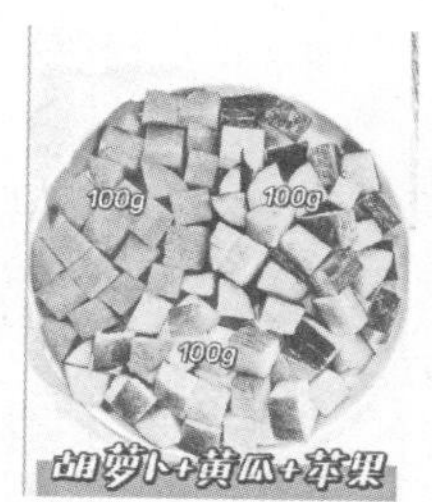

胡萝卜100克 32千卡
黄瓜100克 16千卡
苹果100克 53千卡
共101千卡
蛋白质8% 2.2克
脂肪5% 0.6克
碳水化含物87% 24.7克

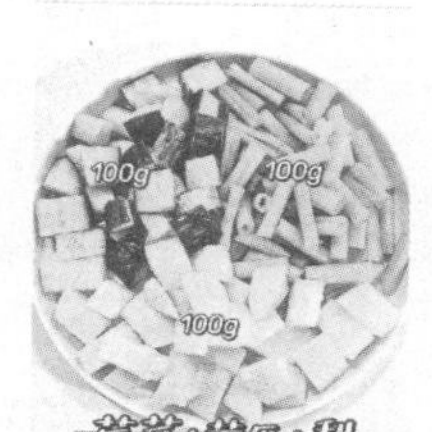

芹菜100克 13千卡
黄瓜100克 16千卡
梨100克 51千卡
共80千卡
蛋白质12% 2.5克
脂肪5% 0.5克
碳水化含物83% 17.8克

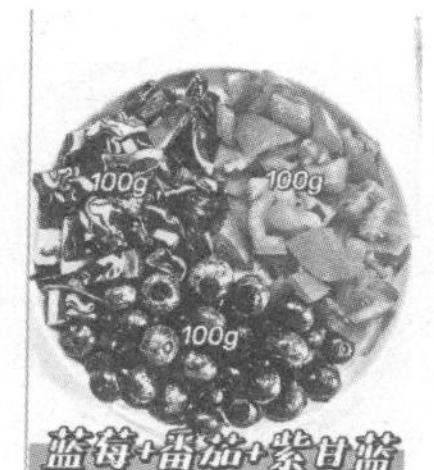

蓝莓100克 57千卡
番茄100克 15千卡
紫甘蓝100克 25千卡
共97千卡
蛋白质19% 02.8克
脂肪6% 0.7克
碳水化含物84% 24.0克

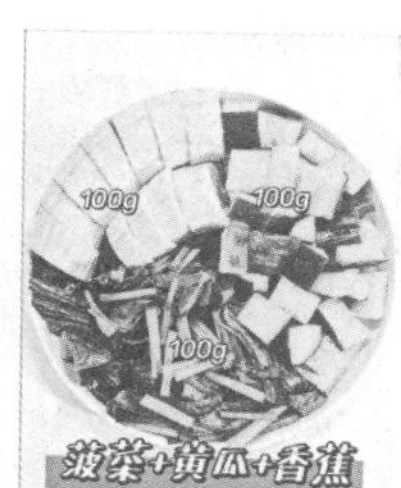

菠菜100克 28千卡
黄瓜100克 16千卡
香蕉100克 93千卡
共137千卡
蛋白质13% 4.8克
脂肪4% 0.7克
碳水化含物83% 29.4克

图 7-13　日常果蔬汁配方及营养成分表

3．7 天加强排毒方案

现在，终于到了令人兴奋的 7 天排毒方案。首先强调，排毒的过程不仅仅是饮食排毒，以下是在 7 天中需要同时做的事项：

- 运动：每天至少做 30 分钟的轻度运动，如瑜伽和散步（尤其是在大自然中）
- 充足的睡眠：每天要保证 8 小时的睡眠，晚上 10 点上床睡觉
- 压力控制：每晚睡前做冥想或以呼吸为中心的放松
- 身体放松：可以按摩或泡脚
- 追踪计划：使用跟踪表来掌握你的排毒情况

下面是 7 天排毒的完整饮食计划，如果你想获得好的效果，请严格按照计划来进行。建议从周六开始，因为排毒的最初二天全部以液体为主，需要充分的休息，不要做任何有压力的事情比如工作。第三天开始午餐可以吃沙拉，这样即使你去工作，也可以带上家里准备好的沙拉或在附近的超市买蔬菜沙拉作为午餐。7 天排毒饮食计划见图 7-14。

下面我会给出排毒饮食计划里所有的食物配方及制作方法。即使是在不加强排毒的时期，这些配方食物仍然可以在你的日常饮食中经常食用。

首先是各种排毒果昔配方（见图 7-15），把不同配方中的食材放入破壁机打成细腻的糊状果昔。果昔中丰富的纤维是有益的，可以帮助自然清洁结肠并减缓糖进入血液的速度，保持血糖水平平衡。做好的果昔需要放在密封瓶储存在冰箱中，并在当天饮用完。

下面是早晨排毒水及日间排毒茶的配方（见图 7-16）。排毒水很简单，早晨起来快速做好，第一时间喝下整杯水。然后你可以活动一下身体，半小时后再喝你的排毒果昔。日间的排毒茶可以根据你自己的口味选其中的 2 ～ 3 种配方，提前买好相应的花草，每种花

草 5 克左右混合在一起放入一次性的茶包中。饮用时最好用茶壶煮开，如果不方便用茶壶煮，也可以用开水冲泡。

	周六	周日		周一	周二	周三	周四	周五
7:30	排毒水 500毫升	排毒水 500毫升	7:30	排毒水 500毫升	排毒水 500毫升	排毒水 500毫升	排毒水 500毫升	排毒水 500毫升
8:00	肝脏排毒果昔 400毫升	肝脏排毒果昔 400毫升	8:00	综合排毒果昔 +蛋白粉 500毫升	综合排毒果昔 +蛋白粉 500毫升	综合排毒果昔 +蛋白粉 500毫升	综合排毒果昔 +蛋白粉 500毫升	综合排毒果昔 +蛋白粉 500毫升
9:30	绿茶或排毒茶 500毫升	绿茶或排毒茶 500毫升	10:00	绿茶或排毒茶 500毫升	绿茶或排毒茶 500毫升	绿茶或排毒茶 500毫升	绿茶或排毒茶 500毫升	绿茶或排毒茶 500毫升
11:30	肾脏排毒果昔 400毫升	肾脏排毒果昔 400毫升	13:00	蔬菜沙拉+ 菊花茶或排毒茶 500毫升	蔬菜沙拉+ 菊花茶或排毒茶 500毫升	蔬菜沙拉+ 菊花茶或排毒茶 500毫升	蔬菜沙拉+ 菊花茶或排毒茶 500毫升	蔬菜沙拉+ 菊花茶或排毒茶 500毫升
14:30	柠檬黄瓜水 500毫升	柠檬黄瓜水 500毫升	17:00	综合排毒果昔 +蛋白粉 400毫升	综合排毒果昔 +蛋白粉 400毫升	综合排毒果昔 +蛋白粉 400毫升	综合排毒果昔 +蛋白粉 400毫升	综合排毒果昔 +蛋白粉 400毫升
15:30	肠道排毒果昔 400毫升	肠道排毒果昔 400毫升	19:00	米糊 500毫升	热蔬菜汤 500毫升	米糊 500毫升	热蔬菜汤 500毫升	米糊 500毫升
18:00	热蔬菜汤 500毫升	热蔬菜汤 500毫升	可选	每天三次500毫克 膨润土或 活性炭胶囊			每天三次500毫克 膨润土或 活性炭胶囊	

图 7-14　7 天加强排毒饮食计划表

肝脏排毒果昔	肾脏排毒果昔	肠道排毒果昔	综合排毒果昔
*3片新鲜生姜 *1/2杯生甜菜丝 *2根芹菜茎 *1/2个青苹果 *1杯羽衣甘蓝 *1杯不加糖杏仁奶或椰子水 *1个完整柠檬汁 *2茶匙螺旋藻	*1/4杯水 *1根黄瓜 *3根欧芹 *1杯蓝莓 *1个红甜椒 *1/2个甜菜 *2个柠檬汁	*1/2杯菠萝 *1/2香蕉 *2根中等大小的芹菜茎切碎 *1片芦荟，小叶 *1杯羽衣甘蓝或菠菜 *10片新鲜薄荷叶 *2汤匙奇亚籽 *1/2杯椰子水	*1/2杯羽衣甘蓝 *1/2杯生甜菜丝 *1/2杯蓝莓 *1/2个鳄梨 *1/2个青苹果 *1/2杯胡萝卜 *1/2杯芹菜 *2片生姜 *1个柠檬汁 *1汤匙奇亚籽 *1茶匙螺旋藻 *1杯椰子水或不加糖杏仁奶

图 7-15　各种排毒蔬果昔

早晨排毒水
1. *1杯常温水
*1个柠檬汁
*小杯生苹果醋
*少许肉桂粉
2. *1杯常温水
*1个柠檬汁
*小杯生苹果醋
*1小撮辣椒面
日间排毒茶
1. 菊花、百合、牛蒡茶
2. 决明子、枸杞子、玫瑰花、洋甘菊
3. 姜黄粉，甘草，生姜，陈皮，柠檬
4. 五味子，牛蒡根，玫瑰，薄荷，甘草
5. 柴胡、甘草、蒲公英
6. 菊花、茉莉花、桂花、枸杞

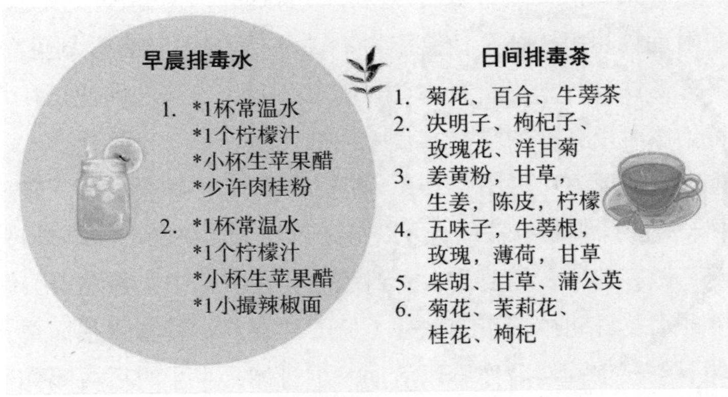

图 7-16　早晨排毒水喝日间排毒茶配方

现在我们来说如何制作米糊。你需要一台有米糊功能的豆浆机或破壁机，选择一种配方，把其中的原料洗干净放入豆浆机或破壁机中，倒入 500 毫升水，选择米糊功能，大概 20 多分钟（不同的机器制作时间有所不同）后，一碗香喷喷的米糊就做好了。配方见图 7-17。

- 黑木耳红枣糊：黑木耳6朵、红枣4颗、枸杞1把、苹果半个
- 红薯杂粮米糊：红薯100克、燕麦20克、糙米20克
- 南瓜米糊：南瓜100克、小米50克，大枣4颗
- 山药米糊：苹果半个、山药100克，小米50克，胡萝卜半个、大枣4颗
- 山楂荞麦米糊：荞麦100克，50克绿豆，山楂2颗、冰糖适量

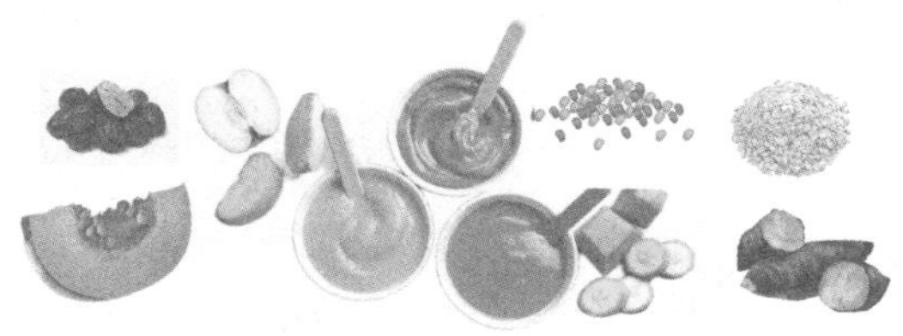

图 7-17　五种米糊配方

再来看看我们如何制作蔬菜沙拉。我们会用到各种蔬果的组合。调料不用热量高的酱料，只用最简单的橄榄油、柠檬、黑胡椒和海盐。做法如下：①所有蔬菜洗干净后，切成小块；②切好的所有蔬菜放入大碗里，放入橄榄油、黑胡椒、盐；③柠檬对半切开挤汁在蔬菜上，冲入一点苏打水拌匀；④再切两片柠檬在蔬菜里，喜欢吃辣可以放一点辣椒酱，浸泡 10 ～ 15 分钟即可。见图 7-18。

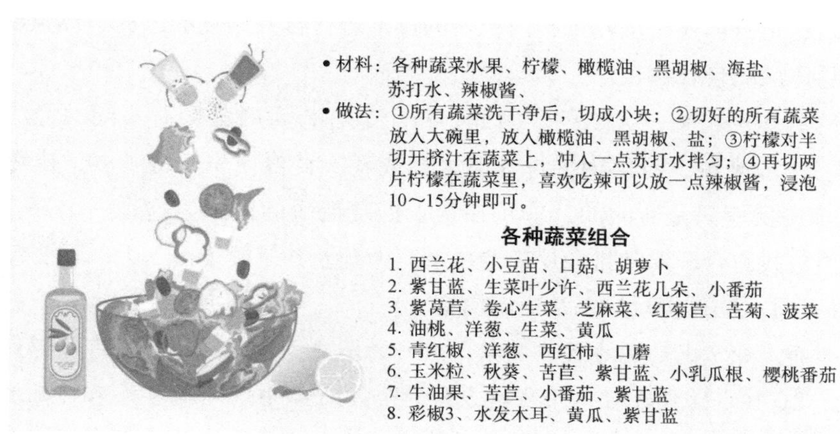

图 7-18　蔬菜沙拉的组合做法

最后我们来制作排毒蔬菜汤。我们用到了很多营养丰富、具有排毒及抗氧化作用的超级食物来制作蔬菜汤。材料及制作方法见图 7-19。

7 天排毒计划完成后，你需要慢慢添加自然净化中的饮食，并按照后面章节的内容来积极运动、保证良好的睡眠、控制你的情绪，通过服用补充剂补充必要的营养素，同时保持正念的心态。

超级食物蔬菜汤

食材

1个切碎的大洋葱(白色或黄色)
各种切碎的蔬菜
(羽衣甘蓝、欧芹、香菜、甜菜或蒲公英)
2根芹菜切小块
1杯新鲜或干海藻(紫菜、裙带菜、海带)
1/2中小头切碎的卷心菜
2根去皮的胡萝卜切小块
2根去皮的牛蒡根切小块
1个去皮的大萝卜根切小块
1杯南瓜切成小块
3种根茎类蔬菜(萝卜、莴笋或大头菜)切小块
2—3杯新鲜/干蘑菇(杏鲍菇、香菇、金针菇)
干净的水(所有成分都放入后装满锅)

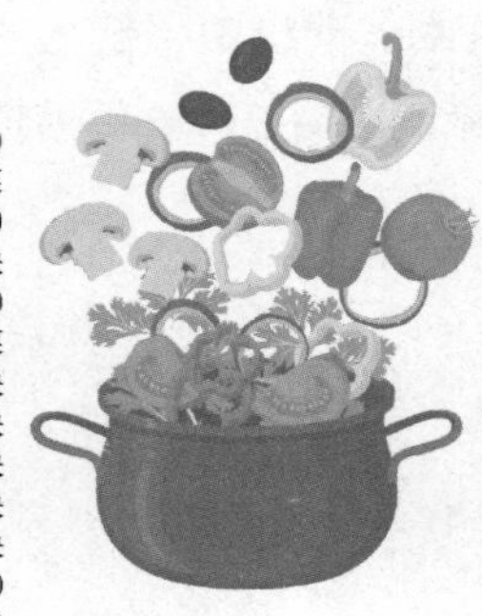

需要的器具

1个大汤锅
1个过滤器
1个密封容器

调料

喜马拉雅海盐
黑胡椒

制作方法

一次将所有材料加入大锅中，加满水小火煮50～60分钟，用过滤器去除固体材料，在汤中加盐及黑胡椒调味。然后将汤盛到密封容器并放入冰箱保存。在整个排毒周期间，当你需要喝蔬菜汤时就加热享用，每次500毫升。

图 7-19　超级食物蔬菜汤

但是鉴于我们生活的世界的真实状况，定期地加强排毒仍然是必要的，你可以根据自己的情况来做毒素负荷测试，当你的毒素负荷增加时，给自己充足的时间来做一次加强排毒。我建议的时间是每个季度一次，最少每半年一次。

7.7　排毒注意：排毒反应及应对策略

1．什么是排毒反应

排毒就像我们给身体进行一次大扫除，需要很多排毒器官的参与。在此过程中你的身体、情感和精神可能会出现一些不适症状，我们通常称之为“排毒反应”。不必惊慌，这是正常现象，这是身体通过消除细胞内积累的毒素进行自我修复的过程。你正在优化身体排毒系统，身体试图自我纠正。

每个人的身体都是独一无二的。因此，每个人在排毒时都会有不同的经历，表现出不同的症状。一般来说，身体内的毒性越大，或者不良习惯积累得越多，排毒反应就会越严重。但排毒反应只是暂时的，你正在走上恢复健康的道路，这是一个好迹象，表明身体正在努力自我愈合，通常排毒反应会从第三天开始并持续 2 ～ 5 天，不要惊慌。

2．下面是常见的排毒反应以及应对措施

头痛。头痛是最常见的排毒反应症状。最好的解决办法是保持身体有足够的水分。每天至少喝 8 ～ 10 杯水。你还可以用生姜或薄荷等不含咖啡因的花草茶来补充水分。为了自然而快速地消除头痛，可以将薄荷油涂抹在前额太阳穴或发际线和颈部。也可以在温水浴中滴几滴泡个热水澡，这会让你的头痛缓解很多。

睡眠问题。在排毒的最初几天，你的睡眠可能会受到干扰。失眠很常见，但你也可能会感到疲倦和渴望小睡。为了尽量减少失眠的风险，请在睡前一小时关闭电子设备的电源。平静的夜间仪式有助于让你的身体为良好的睡眠做好准备，尤其是在排毒期间。我常做的是睡前冥想。如果你在白天感觉到特别困，可以在中午小睡一下。如果你无法小睡但需要能量，可以设置 10 ～ 15 分钟的计时器，舒服地坐在椅子上并闭上眼睛，专注于自己的呼

吸。即使你没有睡着，你也会惊讶地发现这个简单的练习让你感觉非常轻松。

疲倦乏力。当你从饮食中减少糖分，或者不每天摄入咖啡因时，你会在几天内感到疲倦。轻微的运动或者散步，或者与朋友见面可以帮助你提供更多能量。

烦躁不安或焦虑。有些人在排毒期间不会感到疲倦，而是会感到焦躁不安或充满“话匣子”能量。虽然一些人可以利用这种能量来完成工作，但还有人发现它会分散注意力并且令人不快。坚持排毒计划，你的能量水平应该会在短短几天内稳定下来。冥想和瑜伽会有所帮助。如果你感到非常焦虑，请尝试闭上眼睛并数每次呼气，直到达到 10 次，可以重复多次这个动作直到你觉得自己安静下来。

频繁排尿或排便。这是排毒过程和生理状态的重要组成部分，身体清除有毒物质的最常见方法是排尿和排便，所以频率会增加。洋车前子壳可以帮助你调节排便，可以在你的排毒果昔中再增加一些高纤维食物，并注意保持排便规律。

便秘。你也可能会遇到便秘。可以在你的排毒果昔中加入可食用的活性炭粉，这不仅会促进排便，还有助于更快地排出毒素，这样它们就不会在你的肠道中徘徊而引起不适。

皮肤问题。听起来很奇怪，即使你吃的是健康的排毒食物，在排毒的最初几天也可能爆发更多的痘痘。但别担心，你正在通过皮肤排毒，多喝水，帮助身体从内到外进行自我清洁。给自己做一次面部护理或敷上 5 分钟的面膜放松一下以减轻症状。记住要相信这个过程，更洁净的皮肤就在路上！

对食物的渴望。这是每个经历过排毒的人都曾经历过的事情，包括我自己。如果你发现自己突然想吃世界上各种垃圾食品，请不要惊慌。对食物的渴望与饥饿无关！当身体产生荷尔蒙反应或产生气体（由于缺乏食物）在胃中积聚时，就会发生这种渴望。坚持住，喝大量的水，在短短几天内，你将成功地重新编程你的身体和大脑，然后会渴望健康的食物。

3. 排毒中寻找支持

很多时候，我们知道改变生活方式需要时间，而当你经历了变化后，你的生活在许多方面都将大为不同。但是，这个自我转变的过程可能让你感到孤独、沮丧，有时候确实很难熬。尤其在这个将不健康视为常态的现代世界里。

所有努力成为更好自己的人，所有真心寻求疗愈的人，都在学习自然和宇宙的法则，以及如何通过掌握这些法则变得更好。但有时，你的努力可能会被误解，甚至被人评判，特别是当你的家人和你不在同一起跑线上时。这正是为什么积极寻找一些志同道合的伙伴如此重要。这些伙伴正在经历类似的症状，并已经体验了健康的转变。他们可以提供你所需要的支持和理解，帮你持续前进。找到那些能够给予你建议、分享经验，并与你共同庆祝每一个小胜利的伙伴，他们能给你力量，让你看到自己健康的未来，这一切都值得你为之努力。

同时要坚定自己，这是一个过程，只要你确信所走的方向是正确的，你真的是为了自己也是为了家人而做这些，你就会坚持下去。终究你会亲眼见证自己达到目标，站在山顶，欣赏美丽的风景，所有的奇迹都摆在你面前！

第 8 章　饮食智慧：整体营养的构建

饮食无疑在健康中扮演着一个核心角色。你可能听说过“你是你吃的东西”这句话，1826 年，法国律师和政治家 Antheime Brillat-Savarin 在他的著作《痛风生理学或超凡美食冥想》中写道：“告诉我你吃什么，我就会告诉你你是谁。”大约一百年后，营养学家 Victor Lindlahr 在 1923 年的一则广告中写道：“人类已知的疾病 90% 都是由廉价食品引起的。吃啥变啥。”今天，我们把这句话简单地理解为“你吃什么就是什么”。这句话揭示的是一个深刻的真理：你的营养摄入直接影响你的身体健康和心理状态。

然而，充斥着各种饮食理念和快速解决方案的世界往往忽略了一个根本性的真理：食物不仅仅是能量和营养的来源，它还是一种疗愈身体、心灵和灵魂的力量。这就是我们所提倡的整体营养的核心所在——强调食物作为自然疗愈力量的观念。

整体营养不是一种简单的饮食方案，而是一种生活方式，它促使我们深入思考我们所消费的食物及其对我们整体健康的影响。“吃什么就是什么”具体指的是，你的身体会对接受的食物做出反应，无论是好还是坏。加工过的、含糖的、高脂肪的和盐分过多的食物会让身体感到疲倦，无法有效地发挥作用。相比之下，新鲜、天然的食品可以为身体提供产生能量、促进代谢活动、预防微量营养素缺乏、预防慢性疾病以及促进整体健康和幸福感所需的物质。整体营养鼓励你选择全面、未加工的食物，这些食物富含生命力，能够最大限度地提供生命所需的营养，同时还能支持身体的自然疗愈过程。通过整体营养，我们不仅在吃饭，还在滋养生命，促进自我疗愈，实现身心灵的平衡与和谐。

营养并不是一个简单的概念，它涉及的是一个广泛的元素集合，包括常量营养素（蛋白质、脂肪、碳水化合物、水）和微量营养素（维生素、矿物质），每一种元素都在你身体内扮演着特定的角色。在健康的饮食中，这些营养元素需要以适当的比例和形式存在，以支持身体的正常运作和促进健康。

想象一下，身体就像一座由各种营养素构成的有机精密工厂，其中蛋白质负责修复和建设，给我们的肌肉和骨骼提供坚实的基础；脂肪为我们的生活提供必需的能量，并帮助身体吸收生命所需的维生素；碳水化合物则像工厂的燃料，特别是为大脑提供能量，让我们的思维保持清晰；维生素和矿物质则像精密仪器的润滑油，确保身体每一个部件平稳运转；而水就像这座精密工厂的冷却系统和运输网络，同时还是工厂中的废物处理系统，水支撑着生命的每一次呼吸、每一次跳动，让身体工厂得以高效、顺畅地运行。

在这一章中，我们将深入探讨饮食与健康之间的关键链接，揭示如何通过科学的营养原理和实际的饮食实践，构建一套整体营养的饮食模式，帮助你实现长期的健康和活力。我们的目标是揭示饮食如何超越简单的身体营养，成为一种强大的工具，用以促进整体健康和生活质量的提升。你会发现，通过简单的饮食调整，你就能够在生活中获得更强的幸福感和满足感。

8.1　饮食的力量：营养与健康的关键链接

你吃的东西对你的健康和福祉影响有多大——这不仅是你摄入体内的食物，还包括它们蕴含的能量和生命力。你摄入的每一口食物都带有其生长过程中吸收的大自然的精华，这就要求你必须摄入多样化、均衡的饮食，其中包含你保持健康所需要的所有碳水化合物、蛋白质、脂肪、维生素、矿物质和水等多种营养成分。下面我们来详细说明它们之间的链接关系。

心脏健康

你的心脏每天都在努力工作，将重要的氧气和营养物质输送到你的全身。为了让它保持最佳状态，你必须为它提供优质营养。食用富含抗氧化剂、纤维和 Omega-3 脂肪酸的食物对于保护你的心脏至关重要。以蔬菜、水果、豆类和全谷物为主的抗炎饮食有助于心脏健康，它们可以降低胆固醇水平并减少高血压、冠心病等危险因素，改善整体心血管健康。

骨骼和牙齿强度

食物中的营养物质为你的身体提供了构建坚固骨骼结构所需的基础材料，可以承受生活的日常需求。吃正确的食物有助于补充保持牙齿卫生所需的流失的矿物质和维生素。富含蛋白质的饮食特别有益，因为它们可以促进组织生长和修复。钙对于骨骼和软骨的健康至关重要，应包含在均衡饮食中。此外，含有维生素 D、磷和氟化物的食物可通过形成保护层进一步强化牙齿的结构。

高能量水平

明智的食物选择，例如富含复杂碳水化合物的食物，可以为你提供全天持续的能量，同时提供必需的维生素和矿物质。吃富含蛋白质的食物与运动相结合有助于增强肌肉并产生能量。选择有机水果和果汁、蔬菜和其他天然产品可以提供额外的健康益处，包括预防疾病的抗氧化剂。

大脑健康

健康的饮食有助于大脑发育和支持大脑发挥其功能，甚至可能降低某些大脑疾病的风险，如中风、阿尔茨海默病。包含新鲜水果、蔬菜、全谷物和瘦肉蛋白的饮食可以提供大脑正常运作所需的维生素、矿物质和抗氧化剂，有助于保护大脑免受损伤并支持脑细胞通信。某些营养素可能对大脑健康至关重要，例如，多脂鱼类、坚果和种子中的 Omega-3 脂肪酸可能有助于改善记忆和认知功能。同样，全谷物、绿叶蔬菜和动物产品中含有的 B 族维生素可能有助于降低中风和痴呆等脑部疾病的风险。限制高添加糖和不健康脂肪的食物也很重要，因为这些食物会对大脑健康产生负面影响。此外，要保持水分充足，即使是轻微的脱水也会影响认知功能。

控制体重

营养对保持健康的体重无疑是重要的。新陈代谢和体力活动消耗和燃烧的卡路里之间的能量平衡会受到饮食的影响。不仅卡路里摄入量和分量会影响体重，食物和饮料的选择也会发挥作用。为了保持饱腹感和满足感，请食用营养丰富的新鲜农产品、全谷物和瘦肉蛋白。食用含糖饮料、不健康的脂肪会导致体重增加。

增强免疫力

食品和饮料中的营养成分在维持免疫系统的功能中发挥着重要的作用。健康均衡的饮食有助于支持免疫系统并降低患病风险。有几种营养素对于免疫系统功能至关重要，包括：维生素 C（存在于柑橘类水果、草莓、猕猴桃、甜椒、菠菜和球芽甘蓝中）；维生素 E（存在于坚果、种子和植物油中）；锌（存在于海鲜、红肉、家禽和豆类中）；硒（存在于巴西坚果、金枪鱼和牛肉中）。除了这些特定的营养素，富含水果、蔬菜和全谷物的饮食还可以提供一系列抗氧化剂和其他营养素，有助于支持免疫系统功能。

消化系统功能

有几种营养素对于消化系统非常重要。纤维存在于水果、蔬菜、全谷物和豆类中。可溶性纤维可以帮助软化粪便并促进规律排便，不溶性纤维可以帮助增加粪便体积并防止便秘。水对于维持粪便的适当稠度和促进规律排便至关重要。益生菌存在于酸奶、开菲尔和酸菜等发酵食品中，可以帮助维持肠道微生物群的平衡并支持消化健康。

肌肉生长

良好的营养可以支持肌肉生长。当你运动时，你的肌肉纤维会产生微小的撕裂。为了修复并变得更强壮，你的肌肉需要足够的营养。蛋白质是肌肉组织的组成部分，有助于修复和再生受损的肌肉纤维。你可以从多种来源获取蛋白质，包括肉类、家禽、鱼类、鸡蛋、乳制品、豆类和大豆。除了蛋白质，你的肌肉还需要碳水化合物和脂肪。碳水化合物为你的锻炼提供能量，而脂肪则有助于激素的产生和细胞功能。你需要消耗足够的卡路里来支持肌肉生长，但你应该注意消耗的卡路里类型，富含加工食品、添加糖和不健康脂肪的卡路里饮食会损害肌肉锻炼。

支持健康怀孕和母乳喂养

正确滋养你的身体可以保证顺利怀孕和哺乳。怀孕期间，女性需要额外的营养来支持胎儿的生长和发育。需要满足的重要营养素包括叶酸、铁和钙。叶酸可降低神经管出生畸形的风险，铁有助于血细胞将氧气输送到全身；钙有助于骨骼和牙齿的发育。此外，在母乳喂养期间，妈妈需要更多的热量来产生乳汁。为了确保母亲和婴儿的健康，请努力保持富含天然食品的均衡饮食。

延缓衰老

适当的营养有助于延缓衰老。抗氧化剂可以保护细胞免受自由基和不稳定分子造成的损害，抗氧化剂的良好来源包括水果、蔬菜、坚果和全谷物。Omega-3 脂肪酸具有抗炎特性，可能降低心脏病、糖尿病和关节炎的风险。Omega-3 的良好来源包括多脂鱼、亚麻籽和核桃。维生素 D 除了对骨骼健康非常重要，还具有其他健康益处。当皮肤暴露在阳光下时，人体可以合成维生素 D，某些食物中也含有维生素 D，例如多脂鱼、蛋黄和强化食品。

心理健康

饮食习惯也深刻影响着你的心理状态。事实上，营养与情绪、认知功能以及睡眠之间存在着密不可分的联系。首先，你的情绪状态与大脑化学物质的平衡密切相关，而这种平衡在很大程度上受到饮食的影响。比如碳水化合物的摄入能够促进血清素（一种被认为与好心情相关的神经递质）的产生，有助于提升情绪和减轻抑郁症状。其次，不稳定的血糖水平可能导致情绪波动，通过均衡饮食保持血糖稳定则有助于情绪稳定。认知功能如记忆力和注意力也受到饮食的强烈影响。B 族维生素对于神经系统的健康和能量产生很重要，缺乏维生素 B 可能会导致疲劳、情绪低落甚至更严重的神经功能问题。

总之，整体营养对于支持各种不同的健康目标至关重要。良好的营养能减少慢性病发生，等于更长的寿命；良好的营养可以提高免疫力，减少炎症；良好的营养也与更好的心理健康有关。

8.2　饮食哲学：整体营养的原则

实现整体营养需要平衡所吃食物的质量和数量，此外，食物的选择和准备方式同样重要。因此，整体营养提倡如下原则，见图 8-1。

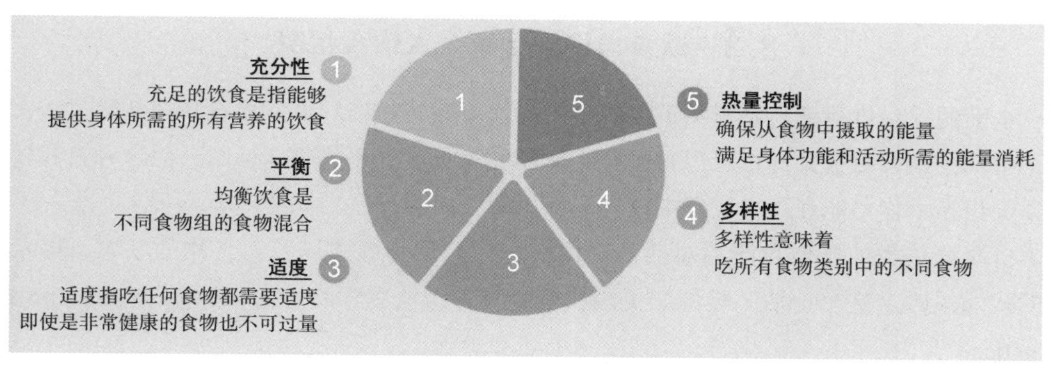

图 8-1　整体营养的饮食原则

充分性。充足的饮食是指能够提供身体所需的所有营养的饮食，包括维生素、矿物质、健康脂肪、纤维和卡路里。营养丰富的食物是充足饮食的重要组成部分，它们可以帮助你获得足够量的必需营养素，而不会超过你所需的卡路里量。营养丰富的食物与“空热量”食物相反。如果你的饮食中含有大量空热量食物，你的卡路里摄入量可能会远远超出预算，但你仍然没有获得足够的营养。营养丰富的食物包括水果、蔬菜、瘦肉、家禽、鱼类、低脂乳制品和全谷物。营养丰富的食物还有助于维持健康的体重。

平衡。均衡饮食是不同食物组（蔬菜、豆类、水果、谷物、蛋白质食品和乳制品）的食物混合。实现饮食平衡不能因摄取一种营养素而牺牲另一种营养素。例如，钙对于健康的牙齿和骨骼至关重要，但过多的钙会干扰铁的吸收。大多数富含铁的食物却缺乏钙，因此为了从饮食中获取必要量的钙和铁，食物选择之间的适当平衡至关重要。另一个例子是，虽然钠是一种重要的营养素，但过量会导致充血性心力衰竭和慢性肾脏疾病。请记住，所有食物都必须适量。

适度。适度对于最佳健康和生存至关重要。每晚晚餐吃汉堡、炸薯条、蛋糕和冰激凌会导致健康问题。但如果每周仅食用一次这样的食物，应该不会对整体健康产生太大影响。如果每月进行一次，对整体健康的影响就更小了。饮食在一定程度上是为了享受并给予适当的精神沉迷。这符合健康饮食的原则。

热量控制。为了维持最佳体重需要监控食物份量。要确保从食物中摄取的能量与身体功能和活动所需的能量大致相同，多余的能量会导致体重逐渐增加。如果要减肥，需要确保燃烧的卡路里多于消耗的卡路里。同样，为了增加体重，摄入的热量必须超过每天消耗的热量。

多样性。多样性是指要吃所有食物类别中的不同食物。多样化的饮食有助于确保你获得健康饮食所需的所有营养。单调饮食的主要缺点是摄入某些营养素过多而其他营养素不足。尝试新食物也可以成为快乐的源泉——在尝试之前你永远不知道自己会喜欢什么食物。

健康的饮食习惯是有益的，遵循所有的原则才能获得最大的健康益处。如果你不节制和控制热量，那么在饮食中引入多样性食物仍然可能导致摄入过多高热量、营养不良和营养摄入不足。

8.3 饮食自评：了解个人饮食状况

全面的饮食自我评估是至关重要的第一步。下面我将指导你完成自我评估的过程，深入了解你的饮食习惯并提供反思自己行为所需的工具。这不是临床诊断，但这种自我评估可以突出显示你可能在日常饮食中没有好好思考的内容。

自我评估类似于与自己的对话，让你反思你的饮食模式以及与食物的联系，揭示潜在的疾病风险。这个评估工具源于美国权威的营养与饮食学院（Academy of Nutrition and Dietetics）[198]。

1．如何进行评估

对于表中的每个问题，选出最能准确描述你的答案。然后计算每列的选择数量，并将此数字写在该表的“汇总”一行中。完成A部分到F部分后，使用汇总表收集整个评估的分数。

1．A部分：食物选择（见表8-1）

表8-1　食物选择

选项	选择1	选择2	选择3
我吃油炸食品	每周3次以上	每周1～3次	很少
我食用这些乳制品	全脂牛奶或普通奶酪	低脂牛奶和低脂奶酪	脱脂牛奶和脱脂奶酪
我喝酒（烈性酒或葡萄酒）	每天超过2杯	每天1～2杯或更少	每天0杯
我经常吃甜食，比如糖果、蛋糕和饼干	每天1/2包饼干或2大桶冰激凌	每天超过4个小饼干或等价物	每天少于2个小饼干；我更喜欢水果

续表

选项	选择 1	选择 2	选择 3
我吃高脂肪食物，如红烧肉和鸡皮	每天至少一次	每周 3 ～ 5 次	每周少于 3 次
我经常喝苏打水或含糖饮料（1 份 =12 盎司罐装）	每天超过 1 份	每周 3 ～ 5 份	每周少于 3 份
在聚会上，我经常会吃	蛋糕、奶酪和薯条	肉丸和饼干	蔬菜
汇总			

2．B 部分：食物分量（见表 8-2）

表8-2　食 物 分 量

选项	选择 1	选择 2	选择 3
如果餐厅免费提供食品，我会吃很多	经常	有时	从不
我通常会吃大份或超大份	经常	有时	从不
我认为一份牛排是	16 盎司	8 盎司	3 盎司
我对甜点的想法是	一大桶冰激凌	一碗冰激凌	一小勺冰激凌
我的肉分量通常为	一本书大小	两副纸牌大小	一副纸牌大小
我吃第一份已经想到了第二和第三份	经常	有时	从不
如果有人带甜甜圈去上班，我通常会吃	超过 2 个甜甜圈	1 ～ 2 个甜甜圈	0 ～ 1 个甜甜圈
汇总			

3．C 部分：饮食模式（见表 8-3）

表8-3　饮 食 模 式

选项	选择 1	选择 2	选择 3
我不吃早餐	经常	有时	从不
我每天吃不到 3 顿饭	经常	有时	从不
我会清空我的盘子	经常	有时	从不
我通常是第一个吃完饭的人	经常	有时	从不
我感到非常饥饿，然后吃到太饱	经常	有时	从不
我太饿了，把我找到的第一个可吃的东西塞进嘴里	经常	有时	从不
即使我饿了，但不到吃饭时间我不会吃东西	经常	有时	从不
汇总			

4．D 部分：对饥饿的认识（见表 8-4）

表8-4　对饥饿的认识

选项	选择 1	选择 2	选择 3
我在做其他事情时吃东西，发现吃得比我预期的多	经常	有时	从不
我不假思索地清空我的盘子	经常	有时	从不
我分不清什么时候饿了	经常	有时	从不
我经常发现我吃得比预期的要多，只是因为有食物	经常	有时	从不
我从不饿，因为我一直在吃东西	经常	有时	从不
吃完后我感到有不舒服的饱腹感	经常	有时	从不
我吃东西除了饥饿没有任何原因	经常	有时	从不
汇总			

5．E 部分：情绪和社交饮食（见表 8-5）

表8-5　情绪和社交饮食

选项	选择 1	选择 2	选择 3
我一个人的时候吃得更多，或者和别人在一起的时候吃得更多	经常	有时	从不
我醒来时会想到食物，大部分时间都在想它	经常	有时	从不
我吃东西是为了处理我的感受（压力、悲伤、无聊等）	经常	有时	从不
我是把食物带到工作或聚会的人，人们经常吃我带的东西	经常	有时	从不
我吃饭是为了做点什么	经常	有时	从不
当人们评论我的体重时，我会“对着他们”吃饭	经常	有时	从不
当我吃饭时，我对这个世界没有关心	经常	有时	从不
汇总			

6．F 部分：环境提示（见表 8-6）

表8-6　环 境 提 示

选项	选择 1	选择 2	选择 3
如果我看到外面的食物，我就想吃它	经常	有时	从不
食品广告直接把我送到厨房	经常	有时	从不
我路过面包店不能不买	经常	有时	从不
我在聚会上被餐桌分心	经常	有时	从不

续表

选项	选择 1	选择 2	选择 3
当我开车经过我最喜欢的餐厅时，我会垂涎三尺	经常	有时	从不
我吃得越多就吃得越多	经常	有时	从不
我在不知不觉中吃零食	经常	有时	从不
汇总			

7. 汇总图表（见表 8-7）

表8-7　饮食自我评估结果

	选项 1 的总数	选项 2 的总数	选项 3 的总数
A 部分：食物选择			
B 部分：食物分量			
C 部分：饮食模式			
D 部分：对饥饿的认识			
E 部分：情绪化和社交饮食			
F 部分：环境提示			

2. 了解你的饮食模式并设定目标

首先查看汇总表，并特别注意选项 1 答案的部分，这些都表明了你在这些地方有很大的改进空间。选项 2 的部分是你可能需要改进的领域。继续细化，了解你存在最大问题方面的可能目标，并为自己写下目标。你可以用一些应用程序来帮助你完成这个琐碎的事情。

A 部分：食物选择

如果你在 A 部分食物选择中大部分都选择了选项 1，这表明你的体重问题可能是由于吃了高热量的食物或饮料。

可能的目标：

- 写食物日记，包括卡路里水平（你可能还需要跟踪脂肪、糖和蛋白质水平）。
- 开始阅读食品标签和餐厅菜单上的卡路里水平（如果找不到卡路里信息，请询问服务员）并查找食物中的卡路里。
- 使用低热量的调味品，如无脂调味品、低盐无糖酱汁，而不是甜果酱、奶油奶酪、蛋黄酱和其他高脂肪调味品。
- 戒掉含卡路里的饮料，包括酒精。
- 限制高糖食物（例如饼干、果冻、蛋糕、糖果、冰激凌等）。

B 部分：食物分量

如果你在 B 部分食物分量中大部分都选择了选项 1，这表明你的体重问题可能是吃得过多造成的。在长期体重管理中，对食物分量的认识很重要。

可能的目标：

- 写食物日记，包括分量和这些分量的卡路里。
- 称量你的食物分量。与标准分量相比。
- 使用较小的盘子、杯子和碗。
- 每口咀嚼 20 次以减慢进食速度。
- 订小份或中份，而不是大份。如果你仍然觉得饿，可以添加蔬菜或水果。
- 避免自助餐和“吃到饱”的餐厅。

C 部分：饮食模式

如果你在 C 部分饮食模式中大部分都选择了选项 1，这表明你的体重问题部分是由于不规律吃饭造成的，这可能会使你容易受到食物选择不当或暴饮暴食的影响。

可能的目标：

- 写食物日记，包括进餐时间和饥饿程度。
- 吃早餐（蛋白质饮料是快速选择）。
- 每天吃三顿营养餐，每餐都包括蛋白质或全谷物。不要超过 4 到 5 小时不进食。
- 准备健康的零食，以防你在两餐之间感到饥饿。
- 在手机或电脑上设置闹钟，提醒你吃饭。
- 制定适合你生活方式的菜单计划。

D 部分：对饥饿的认识

如果你在 D 部分对饥饿的认识中大部分都选择了选项 1，这表明你的体重问题部分是由于无法注意到或识别身体对食物的渴望。

可能的目标：

- 写食物日记，包括进餐时间和饥饿程度。
- 在你吃饭之前，闭上眼睛，想想你为什么要吃东西。注意你身体的感觉。
- 注意吃每一口后的感觉。
- 花点时间吃饭，不要在盘子空了的时候停止进食，而是在你开始感到满足（或不再感到饥饿）时停止进食。
- 不要为了怕浪费食物而吃掉盘子里所有的食物。

E 部分：情绪和社交饮食

如果你在 E 部分情绪和社交饮食中大部分都选择了选项 1，这表明你的体重问题部分是由于使用食物作为社交场合的应对策略。

可能的目标：

- 写食物日记，包括吃的食物和进食前后的情绪状态。
- 学习和练习放松技巧。
- 列出一份可以打电话而不是一起吃饭讨论事情的朋友名单。
- 列出饮食以外可以和朋友一起做的活动

F 部分：环境提示

如果你在 F 部分环境提示中大部分都选择了选项 1，这表明你的体重问题部分是由于对食物的图像和气味敏感。

可能的目标：

- 写食物日记，包括触发进食的事件。
- 走小路，这样你就不会看到诱惑你的餐馆。
- 在广告期间离开房间或调低音量。
- 请家人、朋友和同事不要给你带来不健康的零食。

8.4　饮食艺术：整体营养优先要素

你可以像考虑房屋结构一样考虑整体营养优先要素。就像坚固的房子必须有坚固的墙壁和良好的屋顶一样，整体营养和饮食也必须基于这样的原则，你必须了解每个优先事项才能正确执行你的计划。

当然，所有这些原则在你的饮食中都起着重要作用，但有些原则比其他原则重要得多。我们这样想：房子最重要的部分是地基、墙和屋顶。没有它们房子就不会提供任何庇护，甚至会崩溃。管道排在第二位，排在第三位的也许是厨房。但在那之后，细节就不那么重要了。即使是只有一扇窗户而没有阳台的房子也可以住。

我们可以将相同的原则应用于整体营养和膳食计划，根据其重要性对饮食的不同方面进行排序。但请记住，整体营养饮食和减肥饮食及健身饮食是不同的，即它们的优先事项也是不同的。这里的重点是整体营养，但考虑到饮食个性化的需求，我们会单独列出不同情况下如何根据整体营养的原则来进行调整。

整体营养的 5 个优先要素是：卡路里、营养素、食物、进餐时间、补充剂，见图 8-2。

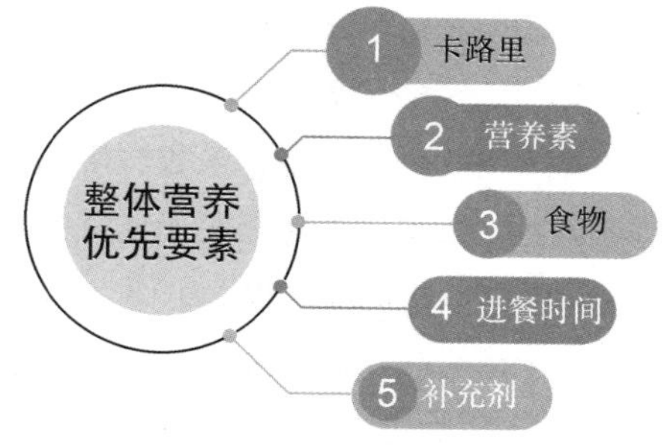

图 8-2　整体营养的 5 个优先要素

它们之所以被认为是优先要素，是因为如果你更改其中的一个或多个，对你的健康的影响就会改变。最简单的例子是：如果你超重，但你减少了食物的量，就意味着减少了卡路里的摄入量，你就会减重，就会有一系列的健康益处。它们的顺序排列是因为它们对健康的影响程度不同。比如，你的卡路里摄入量和补充剂都会影响你的健康和整体状况，但摄入适量的卡路里比服用正确的补充剂重要得多。如果一家补充剂公司告诉你，完美健康所需要的只是他们的补充剂，那显然是不对的。因为这意味着，只要你服用他们的补充剂，你就可以整天吃垃圾食品和喝可乐却没有任何负面的副作用。显然，情况并非如此。因此，为了帮助你确定最重要的原则，我们相应地对它们进行了排名，前面的更重要。当然，我们的目标应该是让所有事都正确，但这样的改变需要时间，通常最好

从较小的改变开始，然后朝着最好的饮食方向努力。

让我们开始一一了解这些重要的优先要素。

1．卡路里

饮食中最重要的因素是卡路里。食物标签中的卡路里通常是大卡路里（千卡）。当你吃食物时，你就在消耗储存在食物中的能量。然后你的身体利用这些能量来保持你的机体活着并运动。不是所有的能量都被立即使用，身体就将其存储以备后用。一些能量作为糖原储存在肌肉和肝脏中，但肌肉和肝脏很快就会被填满，身体会以脂肪的形式储存任何额外的卡路里。

在营养领域人们通常会谈论卡路里平衡。卡路里平衡有三种不同的状态，在任何给定时间你只能处于其中的一种状态。参见图 8-3。

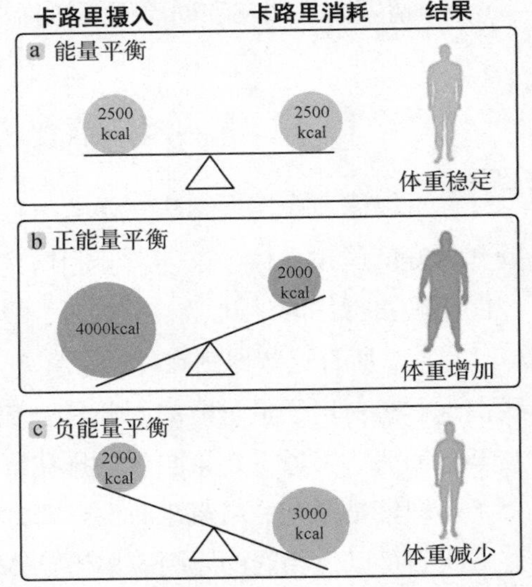

图 8-3　卡路里平衡的三种状态

a 是能量平衡，指卡路里摄入量与支出的卡路里相同，这意味着你消耗的所有卡路里都将用于某种形式的身体过程，你的体重将保持稳定。当然，任何一天的卡路里摄入量和活动都不会是 100% 相同的，但是在数周和数月的过程中，保持中性的卡路里平衡是很有可能的。如果你的体重在过去几个月中没有变化，并且排除了保水等因素，那么你的卡路里平衡是中性的。

b 是正能量平衡，是指通过食物摄取的能量比燃烧的能量多。这种情况下，额外的卡路里以糖原的形式储存在肌肉和肝脏中，更多的卡路里会储存在脂肪中，这会导致你的体重增加。

c 是负能量平衡，是指燃烧的卡路里多于摄入的卡路里。这意味着你会燃烧脂肪，因为额外需要的能量将来自身体组织的分解。负卡路里平衡会导致体重减轻，但有时可以被身体保水性的变化所掩盖，但如果我们排除这个因素，到目前为止，医学史上发现的例外情况为零。

既然你知道了卡路里平衡的基本原理，你就知道卡路里平衡将在很大程度上决定在任何一段时间内可以增加或减少多少体重。因为卡路里实际上是身体组织的基石。如果你想增加体重，比如锻炼更多的肌肉，你不仅需要训练，而且还需要为你的身体提供必要的原材料来形成肌肉细胞。另外，如果你想燃烧脂肪，你必须确保没有足够的卡路里穿梭到脂肪细胞中撑大了它们。

2．营养素

营养素包括常量营养素和微量营养素。通常人们更关注常量营养素中的蛋白质、碳水化合物和脂肪，因为身体需要相当大量的它们才能正常运作。虽然身体只需要少量微量营养素，每天只有几毫克，有时只有几微克，但并不意味着它们不如常量营养素重要。普通人每天消耗约 9.5 升的食物和水，其中只有八分之一茶匙是维生素和矿物质，但它们很重要。就像点火钥匙只是汽车的一小部分，可是没有它就无法启动汽车。另外，你可能已经注意到省略了水作为常量营养素。我们肯定需要大量的水，虽然水是一种非能量营养素，但它对维持健康的作用是任谁都不能忽略的。

1）蛋白质

几乎所有的营养师都会告诉你，蛋白质很重要。确实，它不仅对构建和修复肌肉纤维很重要，还有数千种其他重要作用，包括产生免疫系统的抗体，制造参与体内大多数反应的激素和酶，帮助消化和吸收食物，最大限度地将氧气输送到组织，用于肌肉、肌腱、韧带、器官和几乎任何类型的组织。如果你想锻炼肌肉和减脂，蛋白质其实是膳食中最重要的常量营养素。因为肌肉实际上是由它制成的。如果肌肉是汽车，那么蛋白质就是制造零件的金属。蛋白质不仅为肌肉生长提供构建块，还提供减少肌肉分解所需的氨基酸。从本质上讲，蛋白质既可以构建新的肌肉，也可以避免现有肌肉流失。这两种功能对于最大化肌肉和减少脂肪都非常重要。蛋白质参与一系列身体过程，它是一种必需的营养素，很明显，如果你摄入蛋白质不足，你就没法活。

你消耗的蛋白质中约有 90% 被分解成氨基酸，这些氨基酸成为身体在需要构建或修复肌肉或其他组织时利用的氨基酸库。与身体可以储存以备后用的碳水化合物和脂肪不同，氨基酸在体内没有储存形式，因此每天摄入一些蛋白质很重要。

氨基酸是蛋白质的组成部分，人类饮食中常见的氨基酸有 21 种。它们通常根据身体制造它们的能力进行分组。首先，你需要通过饮食摄入必需的氨基酸，因为身体无法从其他氨基酸中合成它们。其次，你需要可以自己合成的非必需氨基酸，它们在技术上不需要通过食物提供。最后，还有有条件的必需或半必需氨基酸，这些氨基酸通常不是必需的，除非在身体需要更多的疾病或压力时期。

身体需要氨基酸来分解和消化食物，这就是为什么氨基酸缺乏症如此严重。激素产生更依赖于氨基酸，没有氨基酸，你的荷尔蒙生产就会崩溃。如何确保获得足够的氨基酸？如何优化氨基酸摄入量？这实际上归结为两件事：第一，从各种食物来源中摄入足够的总蛋白质，第二，确保蛋白质被消化，因为它们很难消化。

你需要为你的健康和健身目标获得充足的蛋白质，否则，你的身体将没有实现这些目标的原材料。如果你只想保持整体健康而不关心肌肉生长或脂肪减少，则大约每天 1 克 / 公斤体重就足够了。如果你想遵循健身饮食来锻炼肌肉、减脂或两者兼而有之，你通常需要将蛋白质摄入量增加到大约每天 1.75 ～ 2.2 克 / 公斤体重。

在食物方面，从各种食物中获取蛋白质很重要，因为它们都含有不同的氨基酸。如果你仅从一种或很少的来源获得蛋白质，你无法获得最佳数量的某些特定氨基酸。

一般来说，蛋白质质量从动物来源到植物来源做排名，通常是这样的：首先是天然乳清蛋白；然后是鸡蛋；之后是肉类、鱼类和海鲜、家禽；再后是大豆和藜麦蛋白；最后是孤立的植物来源，如全麦面包或坚果。不要只吃一种或很少种，全面饮食最重要。拿坚果来说，尽管它们不是最优质的蛋白质来源，但它们是健康脂肪和微量营养素的重要来源。

那么如何优化蛋白质消化和氨基酸吸收呢？其实很简单。除了确保你彻底咀嚼食物并在进食时花足够时间，你实际上只需要关注一件事，那就是胃酸的产生。因为腹胀通常是缺乏胃酸的结果，这会导致蛋白质没有完全分解。有一些简单的方法可以自然地增加胃酸的产生，比如喝苹果醋和柠檬水，吃发酵食物增加益生菌等。

你可能会问是否需要补充蛋白质？首先，如果你的饮食包括大量不同的蛋白质来源，并且你的消化很好，你可能不需要补充。但是，如果你的食物选择有限或遵循非常严格的饮食，那么你可以考虑额外的蛋白质补充剂。比如素食主义者对某些氨基酸的摄入非常低，这些氨基酸主要存在于动物蛋白中，例如，含硫氨基酸，蛋氨酸，半胱氨酸和牛磺酸。由于硫氨基酸对肝功能都很重要，如果患有需要肝脏提供最佳工作的疾病，这可能会成为一个问题。因此，在这种情况下，补充蛋白质是有意义的。另外一个例子是，如果你在禁食状态下训练，你可能需要补充支链氨基酸，因为它们会减少肌肉分解。

你应该摄入多少蛋白质？这主要取决于你的身体活动水平和类型。见图 8-4。

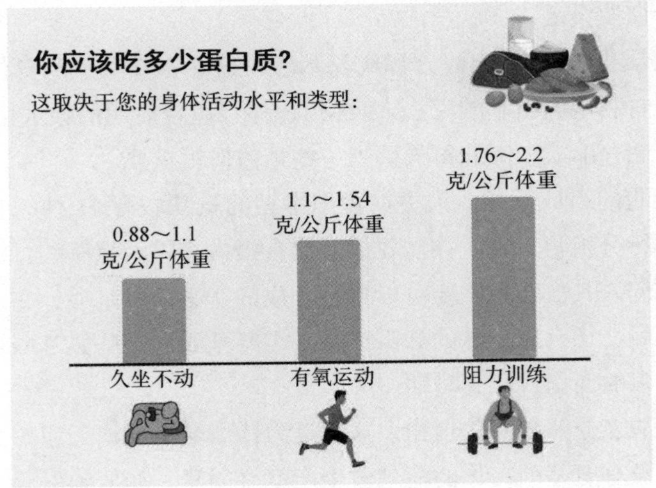

图 8-4　你应该吃多少蛋白质?

2）脂肪

脂肪是饮食的重要组成部分，但经常被误解。你需要一些脂肪酸才能生存，并且不能从其他材料中产生它们。你还需要脂肪来调节荷尔蒙的产生并保持皮肤和头发健康。脂肪还可以帮助你的身体吸收维生素 A、D、E 和 K，即所谓的脂溶性维生素。最后，脂肪细胞可以帮助你的身体保持温暖。

脂肪分为饱和脂肪和不饱和脂肪两种主要类型。饱和脂肪通常被称为坏脂肪，因为它们长期以来被认为会导致心脏问题。但后来的研究表明，饱和脂肪含量高的食物绝对可以成为健康饮食的一部分[199]，只要它们来自天然全食，如优质黄油、乳制品、草饲肉类或全脂牛奶。高饱和脂肪的垃圾食品，如冰激凌绝对应该受到限制。椰子油、棕榈油等一些油也含有饱和脂肪。你可以轻松识别饱和脂肪，因为它们在室温下通常是固体。不饱和脂肪在室温下是液体。不饱和脂肪可以分为两种：单不饱和脂肪，包括橄榄油和菜籽油；多不饱和脂肪，包括向日葵油、玉米油和大豆油。

还有一种脂肪是反式脂肪。当植物油注入氢气时，就会形成反式脂肪酸。这样做是为了长时间保持食物新鲜。问题在于，这种脂肪会增加不同健康问题的风险，包括心脏病、阿尔茨海默病、乳腺癌、抑郁症等。因此，尽量避免用氢化和部分氢化油制成的食物，包括大多数垃圾和快餐，如油炸食品、蛋糕和饼干。见图 8-5。

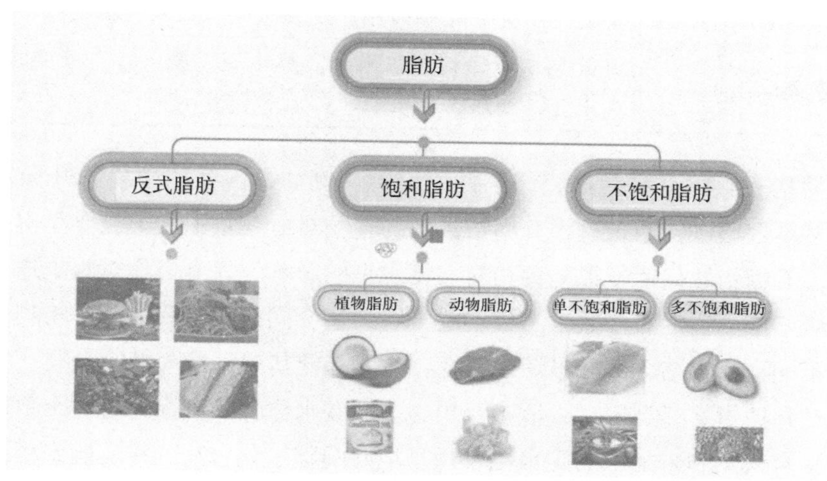

图 8-5　脂肪的分类

你应该摄入多少脂肪？总的来说，你摄入的脂肪应该占到每日热量的至少 15% 至 20%，这既适合整体健康也适合健身目标。

3）碳水化合物

像脂肪和蛋白质一样，围绕碳水化合物也有很多争论。碳水化合物存在于水果、蔬菜、谷物、土豆、糕点和糖果等食物中，是人体的首选能量来源，尤其是在高强度活动中。更具体地说，碳水化合物是糖分子，将碳水化合物想象成一个或多个糖分子，它们结合在一起，可以被身体分解以用作燃料。当你吃高碳水化合物食物时，身体会将它们分解成单糖葡萄糖，然后将其输送到全身以提供能量、燃料、重要反应并维持血糖水平。

任何未使用的葡萄糖都以糖原的形式储存在你的肝脏和肌肉中，在重量训练或短跑等高强度活动中，身体会使用糖原并将其转化为葡萄糖作为新燃料。如果糖原水平低，艰苦的锻炼变得越来越难以完成，你的运动表现也会受到影响。

除了对锻炼的重要性，碳水化合物还有其他好处，包括为神经系统提供燃料，保持良好的血糖水平将直接有益于神经系统，这不仅意味着更好的注意力，而且意味着更好的肌肉募集、更多的锻炼动力。

碳水化合物有时被分为健康的不健康的，导致血糖水平迅速上升的碳水化合物通常被认为是坏或不健康的碳水化合物，而那些吸收缓慢且对血糖水平几乎没有影响的碳水化合物被认为是良好或健康的碳水化合物[200]。它们通常按升糖指数排名。升糖指数是为了测量碳水化合物转化为葡萄糖的速度。消化快的食物指数很高，范围从 0 到 100。消化缓慢的食物指数较低。这很重要，因为胰岛素水平的大幅飙升会让你更加饥饿，会对减少脂肪产生负面影响，甚至导致糖尿病。表 8-8 所示是一些高血糖和低血糖碳水化合物食物的简短列表。

表8-8 常见碳水化合物的血糖升糖指数（GI）

低 GI 食物（55 岁或以下）	燕麦片、红薯、玉米、豆类、豌豆、小扁豆、大多数水果和非淀粉类蔬菜
中等 GI（56～69 岁）	全麦、黑麦和皮塔面包、速食燕麦、大米、粗麦粉
高 GI（70 岁或以上）	白面包或白面饼、玉米片、爆米花、麸片、即食燕麦片、赤褐色土豆、南瓜、爆米花、甜瓜和菠萝

虽然升糖指数可能会有帮助，但它并不完美。例如，一些冰激凌的升糖指数显示为30，但它显然不健康。像西瓜这样升糖指数高的食物对血糖水平的影响要小得多，因为西瓜主要是水。升糖指数仅衡量孤立食物对血糖水平的影响。只有当你空腹吃这个食物时，它的升糖等级才成立。但大多数人不仅会吃米饭，还会同时吃肉和蔬菜。将碳水化合物与膳食脂肪等不同食物相结合会减慢消化速度，从而降低其对血糖水平的影响。

如果你对升糖指数感到困惑，请不要担心。在碳水化合物方面，有一个更简单的规则可以去遵循：全天然和未加工的碳水化合物是很好的碳水化合物，在实验室中制造的或经过加工的，例如苏打糖或白面包，则是坏碳水化合物。

现在另一个问题是：碳水化合物会让你发胖吗？无数健身大师在宣扬高碳水化合物的饮食会让你发胖。这种说法有些断章取义，碳水化合物本身不会让你发胖，它们在你的身体中发挥着重要作用。事实是许多加工食品，如糖果或快餐富含简单碳水化合物，这些食物通常会导致对味道的渴望，即使你每日已经吃够了卡路里但仍感觉很饿，也会更容易暴饮暴食。这就是为什么许多有这种饮食习惯的人会随着时间的推移导致体重增加。其实只要你在饮食中加入优质的碳水化合物，你会没事的，不必担心。

4）微量营养素：矿物质

大多数关于健康、健身和节食的建议都集中在常量营养素上，但优化你的微量营养素摄入量比担心理想的常量营养素分配更重要。下面，我想给你讲一个案例帮助你理解这一点：

艾森，一个 28 岁的年轻男子，因为太瘦而想让自己变得强壮，于是他开始健身，他定期去健身房并且优化饮食，按照他了解的所有常量营养素的信息搭配食物。这很奏效，他确实锻炼了肌肉，看起来也非常强壮。但有一天他跟我诉苦，他说他看起来很好，但实际上并没有感觉更好，他的皮肤很不好，脸看起来有些肿。另外一个烦恼是他一直都有蛋白屁，这让他感到很尴尬。并且他的能量水平在缓慢地下降，尤其是最近几个月，他总是感到很疲劳，即使他坚持做运动，吃得很健康，做了所有看起来正确的事情。他问了他的健身教练，教练告诉他继续锻炼，专注于健康的饮食，多休息。但是，艾森无法通过休息缓解他的疲劳。以至于他现在不得不停止锻炼，并且感到有些抑郁。另外，这两年他一直因为他的男性乳房发育症而苦恼。他去做了血液检查，但似乎一切都正常。我意识到，他的常量营养素非常合理，问题可能出现在微量营养素上，于是我告诉他去做一个头发分析。二周后他再次来找我，带着他的头发分析结果，问题真的在微量营养素上。

你是不是奇怪为什么我让他去做头发分析呢？因为，我们的血液受到身体的严格调节，每次血液缺乏营养物质时，它就会将营养物质从周围组织中拉出来。这样看起来你的血液中的营养物质都是正常的，但你的组织和细胞水平上是缺乏营养的。事实上，对于钾等对生存至关重要的矿物质，你的血液是最后显示它缺乏的地方。头发分析不太容易受到每日波动的影响，而是你过去 2 到 3 个月左右的平均矿物质水平。

艾森的头发分析显示出一些非常严重的缺乏和营养失衡，最突出的是非常低的镁水平、非常低的钾水平和非常高的铜水平。他也有组织钙化的迹象，即软组织中的钙过多，而骨骼和牙齿中应该存在的钙不足。所有这些缺乏和营养失衡使他的身体处于不断战斗或逃跑状态，即使周围没有压力源，他也永远无法真正休息，在心理学中，这有时被称为交感神经状态。所以，我开始重新优化艾森的饮食，不是在常量营养素方面，而是在微量营养素摄入量方面，这也包括服用有针对性的补充剂。艾森的能量慢慢地回来了，他看起来非常阳光。

我想说的是，让你的常量营养素摄入量合理实际上相当容易，但千万不要忽略了微量营养素的缺乏和不平衡。下面来说如何正确保持你的微量营养素的平衡。

我们先来看矿物质，镁、钙、钾、锌、铜以及铁是我们身体需要的常见的矿物质，它们对身体健康的作用以及如何获取它们，请看表 8-9。我给出了一些常见矿物质的所有信息，仔细阅读它们会让你对身体必需的矿物质有比较全面的认识。

表8-9 常见矿物质的来源及它们对人体健康的作用

矿物质	对身体的作用	需要的量	为什么缺乏	如何获取
镁	调节能量代谢、放松肌肉和神经，维持骨骼功能、调节血糖和血压	推荐摄入量：成年男性 400 ～ 420 毫克 / 天，成年女性 310 ～ 320 毫克 / 天	只能从食物获取、食品被精致加工、压力、咖啡因和酒精、剧烈运动	绿色多叶蔬菜、全谷物、坚果和种子、镁补充剂
钙	帮助能量代谢、提供骨骼强度、促进肌肉收缩	推荐摄入量：成年男性 800 ～ 1000 毫克 / 天，成年女性 800 ～ 1000 毫克 / 天	只能从食物获取、女性雌激素不足、生物不可用钙、缺乏维生素 D	乳制品、大豆、豆类、某些坚果（如杏仁）、深色绿叶蔬菜（菠菜）、钙补充剂
钠	充当溶剂、促进能量代谢、调节身体水量、维持血压	推荐摄入量：成人：最多 2300 毫克 / 天	只能从食物获取、醛固酮不足	天然未精制盐、蔬菜、鱼类
钾	充当溶剂、促进能量代谢维持神经功能和肌肉收缩	推荐摄入量：成人：3500 ～ 4700 毫克 / 天	只能从食物获取、体内高钠和高钙	香蕉、杏、椰子、胡萝卜、鳄梨、西红柿、大头菜和土豆、钾补充剂
锌	支持免疫系统、抗氧化、促进荷尔蒙平衡、促进儿童发育、抗炎、促进伤口愈合	推荐摄入量：成年男性：11 毫克 / 天，成年女性：8 毫克 / 天	只能从食物获取、食品被精致加工、压力、铜过载	红肉，如羊肉和牛肉。鸡肉、火鸡蛋和鱼、南瓜子、锌补充剂

续表

矿物质	对身体的作用	需要的量	为什么缺乏	如何获取
铜	支持能量系统、维持身体器官和血管的完整性、中和细菌抗感染	推荐摄入量： 成人： 900 微克 / 天。 注意：游离铜过多会导致铜过载或铜毒性	只能从食物获取	贝类、种子和坚果、浆果、全麦产品、巧克力、避免盲目补充
铁	促进能量代谢、支持免疫系统、促进大脑新陈代谢	推荐摄入量： 成年男性： 8 毫克 / 天， 未绝经成年女性： 18 毫克 / 天。 注意：生物不可用的铁过多会导致铁过载或铁毒性	从旧红细胞回收、从食物获取	肝脏红肉、豆类（如芸豆）、某些谷物（如燕麦）、除非真的缺铁，避免盲目补充

5）微量营养素：维生素

维生素是充当辅酶的有机物质，并且是细胞化学反应的重要成分。但它们不像碳水化合物那样提供能量；它们也不是氨基酸或脂肪那样的结构单元。维生素与化学反应有关。你的细胞基本上像一个发生化学反应的容器。所有的反应都需要材料和反应机制，你的细胞结构提供反应机制；而维生素则是构成材料的重要组件，它们帮助酶激发反应，这就是辅酶的作用。若没有维生素，维持生命的必需反应就不能有效发生，或者根本不会发生。这会影响人体的新陈代谢过程，当然不利于维持健康。

由于它们如此重要，你可能会认为人类对维生素的理解已有悠久的历史。但实际上，几千年来，人们完全不知道什么是维生素。水手们发现吃一点柑橘就能避免坏血病，但他们不知道为什么会这样。后来研究人员终于发现，缺乏某些物质对健康极度不利。这些物质最终被分离出来，它们对细胞的影响机制才被确认。

每一种新的维生素被发现，它就被分配一个字母，这些字母从 A 开始，跳过 F 到 J 字母，最终以 K 结束。现在，科学已经让世人得以了解这些不可或缺的物质，并揭开了它们各自在人体中所扮演的不同角色，

维生素分为水溶性和脂溶性，其不同之处在于吸收和储存的方式不同。对于水溶性维生素（C 和 B 族维生素），人很容易靠着水的帮助将它们吸收到体内。这些物质无法长期储存在体内，并且受到肾脏的严格调节。脂溶性维生素（A、D、E 和 K）则需要脂肪的帮助，才能被身体吸收。一旦进入体内，这四种维生素就会被使用或储存起来，以备日后使用。它们也被储存在肝脏里。知道一种维生素是水溶性或脂溶性是很重要的，你需要采取不同的饮食计划或服用补充剂，以最大限度地吸收维生素。表 8-10 显示了维生素对身体的作用以及如何获取它们。

表8-10　维生素的来源及对人体健康的影响

维生素	对身体的作用	需要的量及过量危害	为什么缺乏	如何获取
维生素 A 包括：视黄醇、视黄醇酯	保护眼睛健康、支持免疫系统、促进胚胎生长发育、确保荷尔蒙发育	推荐摄入量： 成年男性 900 微克 / 天， 成年女性 700 微克 / 天。 过量会引起出生缺陷	只能从食物获取、素食、甲状腺功能不足、维生素 D 过高	维生素 A：乳制品，肝脏和鱼类等动物产品 维生素 A 原：包括 β-胡萝卜素，存在于红薯、南瓜、胡萝卜、羽衣甘蓝和菠菜等植物性食物中 鱼肝油
维生素 B：一组在体内执行类似功能的营养素	帮助能量代谢、促进大脑健康、促进新陈代谢	推荐摄入量： B_1：1.1 ～ 1.2 毫克 / 天 B_2：1.1 ～ 1.3 毫克 / 天 B_3：14 ～ 16 毫克 / 天 B_5：5 毫克 / 天 B_6：1.3 毫克 / 天 生物素：30 微克 / 天 叶酸：400 微克 / 天	动物蛋白不足、体内缺乏锌和镁	动物蛋白，尤其是肝脏、海鲜、鸡蛋和乳制品 植物性食品包括豆制品，坚果和啤酒或营养酵母 B 族维生素补充剂
维生素 C	增强免疫功能、抗氧化、保持皮肤健康、促进伤口愈合、促进肾上腺健康、缓解慢性疲劳	推荐摄入量： 成人：200 ～ 500 毫克 / 天	只能从食物获取、酗酒、吸烟、肥胖	水果：柑橘类、樱桃浆果、甜椒、番石榴、草莓、橙子、柠檬和西红柿 天然维生素 C 补充剂

续表

维生素	对身体的作用	需要的量及过量危害	为什么缺乏	如何获取
维生素 D D_1 D_2 D_3	调节钙的吸收、促进新骨形成、促进免疫功能、调节情绪、降低抑郁	推荐摄入量： 成人：50 微克 / 天或 600 国际单位	缺少阳光照射	晒太阳 动物肝脏，肥鱼，鱼肝油，蛋黄，强化乳制品 补充合成维生素 D 时需注意避免低维生素 A、低钾、低镁
维生素 E：一组八种脂溶性化合物	抗氧化、保持细胞膜的完整性、保护中枢神经系统功能	推荐摄入量： 成人：15 毫克 / 天或 22 国际单位	只能从食物获取	植物油、种子和坚果 葵花籽、杏仁以及菜籽油、棕榈油 最好的是小麦胚芽油，每 100 克含有超过 150 毫克的维生素 E 天然维生素 E 补充剂
维生素 K： K_1 K_2	K_1 促进血液凝固、K_2 促进钙代谢、促进心脏健康	推荐摄入量： 成年男性：120 微克 / 天 成年女性：90 微克 / 天	只能从食物获取	维生素 K_1：绿叶蔬菜如羽衣甘蓝、菠菜、西兰花 维生素 K_2：发酵食品如纳豆、草饲高脂肪乳制品、鹅肝 维生素 K 补充剂

6）水：生命之泉

单纯就水来说，其作用是非常重要的，但因为水在日常生活中太常见了，反而最容易被忽视。实际上，你的身体由 75% ～ 85% 的水组成。见图 8-6。

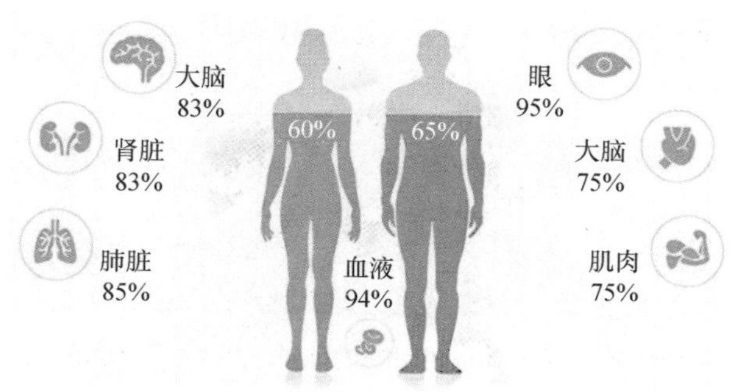

图 8-6　人体内的水分

水对于许多身体功能至关重要，包括：

调节体温　水通过出汗和血管舒张帮助身体降温。

润滑关节　水有助于缓冲和润滑关节和组织。

保护器官　水可以保护人体的组织和器官。

运输　水将营养物质和氧气输送到细胞，并溶解营养物质和矿物质，以便它们被吸收。

消除废物　水有助于通过排尿、出汗和排便排出废物。

消化　水有助于分解食物。

唾液　水有助于产生唾液，有助于消化并保持口腔、鼻子和眼睛湿润。

喝足够的水还可以改善睡眠质量、认知、情绪和身体表现。

脱水会导致健康问题，例如：头晕、疲劳、头痛、肌肉痉挛、中暑和肾结石。

水对健康如此重要，意味着水的质量就非常的重要。最起码，你喝下去的每口水应该是干净的、不含任何毒素的。除此以外，你喝的水不应该让你变老。

从溪流中流出的没有污染的天然泉水是大自然所能提供的最好的水。然而，我们现在很少能找到真正未被污染的天然泉水。水公司将泉水经过一系列处理装进瓶子里运送给你，这时的泉水已经失去了活力，它被储存在塑料中经历了漫长的过程并且被氧化。这意味着当你喝它时，它会在你的体内产生 自由基从而导致炎症。自来水通过使用氯和其他化学物质杀死细菌和其他病原体，好消息是氧化可以杀死细菌，但坏消息是你现在饮用的是氧化水。

水的氧化性可以用氧化还原电位（Oxidation-Reduction Potential，ORP）来表示。ORP 负值越大说明它越具有抗氧化性，正值越大说明它被氧化程度越高。图 8-7 显示了通常我们喝的水及饮料的 ORP 数值。

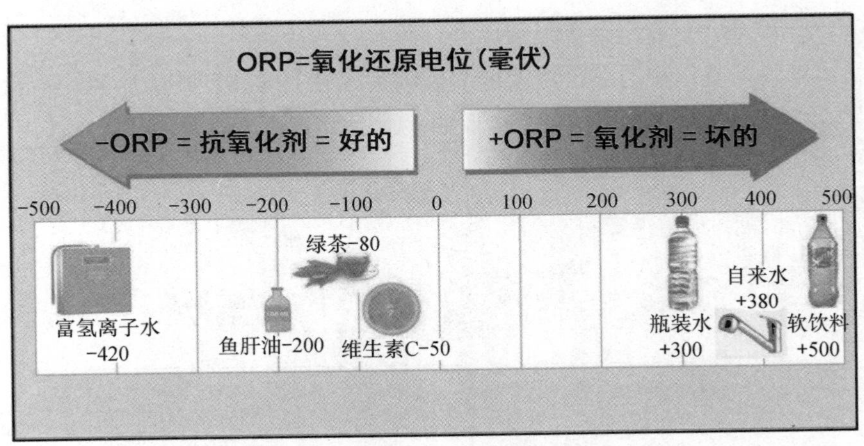

图 8-7 各种液体的氧化还原电位（ORP）数值

我们从图中看到，富氢离子水因其具有非常大的负 ORP 值所以被称为好的抗氧化剂，并且作为一种潜在的健康促进饮料在这些年受到了广泛关注。过去几十年来，使用富氢水对动物和人类进行的研究显示出它抗氧化、抗炎和抗细胞凋亡作用[201]。使用富氢水的益处已在心脏纤维化、神经元疾病、肝损伤、辐射诱发疾病、糖尿病和许多其他疾病的治疗过程中得到评估[202]。

人们对富氢离子水在各个领域可能带来的健康优势越来越感兴趣，包括身体耐力、运动能力、心血管疾病、肝功能、COVID-19、心理健康、抗衰老研究和氧化应激等。尽管关于富氢离子水的好处有多大存在一些争论，但所有研究都没有显示富氢离子水有任何副作用。我在实践中看到了很多人确实通过饮用富氢离子水改善了他们的健康状况，包括痛风症状的控制、血糖的稳定、慢性肠道炎症的好转、皮肤的年轻态等。如果你有难以控制的健康问题，建议你尝试把每天喝的水换成弱碱性的富氢离子水，一段时间后，你可能会体会到它的好处。

7）其他营养素：膳食纤维

膳食纤维是一种多糖，它既不能被胃肠道消化吸收，也不能产生能量。曾一度被认为是一种“无营养物质”。然而，随着营养学和相关科学的深入发展，人们逐渐发现了膳食纤维具有相当重要的生理作用。并被营养学界补充认定为第七类营养素。

膳食纤维的健康益处

维持消化系统健康 纤维有助于食物在消化系统中移动，包括规律排便和预防便秘。纤维还为有益的肠道细菌提供营养。

降低血压和胆固醇 纤维帮助降低血压和胆固醇水平。可溶性纤维溶于水，有助于降低血糖水平。

降低患慢性病风险 纤维因其影响胰岛素敏感性的关键途径而可能有助于降低患冠心病、中风、高血压、糖尿病、肥胖和某些胃肠道疾病的风险。

控制体重 纤维可以帮助控制体重。补充膳食纤维可能有助于减肥。

膳食纤维主要分为可溶性膳食纤维素以及不可溶性膳食纤维素。

可溶性膳食纤维　来源于果胶、藻胶、魔芋等。可溶性纤维在胃肠道内和淀粉等碳水化合物交织在一起，并延缓后者的吸收，故可以起到降低餐后血糖的作用。

不可溶性膳食纤维　最佳来源是全谷类粮食，其中包括麦麸、麦片、全麦粉及糙米、燕麦。还有豆类、蔬菜和水果等。不可溶性纤维对人体的作用首先在于促进胃肠道蠕动，加快食物通过胃肠道减少吸收，另外不可溶性纤维在大肠中吸收水分软化大便，可以起到防治便秘的作用。

与我们的祖先不同，习惯于吃精致主食、肉类以及加工食品的现代人普遍缺乏膳食纤维。人们很容易将责任归咎于食品加工公司。但这是错误的：你可以选择自己的饮食，只要你认识到膳食纤维的多种健康益处以及缺乏纤维的饮食会带来健康风险。如果确实无法从饮食中获得足够的膳食纤维，你可以选择富有纤维的膳食补充剂。

3．食物

我们已经介绍了常量营养素和微量营养素，那么选择哪些食物来满足我们在前面谈到的营养需求呢？是什么使得食物健康或者不健康？什么才是最好的蛋白质、碳水化合物和脂肪的来源？如何以简单的方式降低杀虫剂等食物毒素的影响？当然，不同地方的饮食有不同的文化背景，且每个人对食物有不同的喜好，我们倡导生物个体化饮食，所以最好的饮食应该集中在你喜欢的食物上，否则你没有办法遵循它。所以请把下面的内容视为食物建议，而不是你必须遵循的硬性规定。

1）是什么让食物健康

如今，选择合适的食物的过程似乎比以往任何时候都更加复杂。从古饮食到低碳水化合物再到素食主义者，有这么多的饮食。你很容易感到困惑并忘记什么是重要的。我不想把任何特定的饮食强加给你。事实上，我见过许多不同的饮食对不同的人有效，我想让你学会怎样选择适合自己的健康饮食。它通常取决于你的个人食物偏好以及你的身体对不同食物的反应。

食物之间肯定存在差异，我们可以根据某些标准对食物进行排名，在排毒那一章，我还介绍过超级食物，实际上超级食物是那些高营养密度食物的代表。营养密度通常确定营养素和食物与卡路里的比例。当然，你用更少的卡路里获得的营养越多越好。例如，一片白面包会给你大约 100 微克的维生素 E，这是很少的，同时为你的卡路里平衡增加 80 卡路里；而一片全麦面包将为你提供 250 ～ 500 微克的维生素 E，且卡路里与全麦面包大致相同。所以很明显，你应该选择全麦面包。

在谈论营养密度时需要考虑的另一个问题是，我们只看天然营养素，就是食物中以天然形式存在的维生素、矿物质和氨基酸。强化营养素不算在内，因为它们只是使加工食品看起来营养更密集。食品强化是一种尝试性的快速解决方案，可以人为地提高缺乏营养的食物的营养含量。但这些强化过的食品不是我们推荐的。我们应该认识到补充剂是什么——补充剂旨在补充我们自然饮食的不足。

影响食物健康的另一个方面是食品加工。通常而言，完整的、未加工的或最低限度加工的食物往往营养密度最高，而富含糖的高度加工食品往往营养密度最低。这是因为大多数食品加工在添加糖和不健康脂肪的同时会去除纤维和必需矿物质，从而减少食物的体积并增加卡路里。

食品加工对碳水化合物和脂肪尤为重要。一个经验法则是，碳水化合物加工得越多，对你的健康就越不利。例如，蔬菜可能是地球上最健康的碳水化合物来源，而高度加工的白面包是最差的，前者根本没有加工，后者则经历了许多食品加工步骤。脂肪也是如此。平均而言，脂肪越精制加工，对你的健康就越不利。一个例子是精制植物油，如玉米或蔬菜油，它们听起来很健康，因为它们来自植物种子和蔬菜，但由于这些蔬菜不是天然油性的，不能仅仅通过压榨来提取油。加工它们需要一个复杂的过程，涉及使用己烷等化合物来提取和纯化它们，通常也会煮沸以去除固体蜡，这会导致油被氧化。之后，油必须通过其他化学物质的帮助冷却、漂白和上胶，当你用植物油制作食物时，所有这些都会被你摄入体内。这些化学物质的含量虽然相当低，但是如果每天吃这样的植物油，你确实每天都会接触到这些高度加工过程中的化学物质。

影响食品健康的第三个重要方面是它们的毒素、杀虫剂和其他污染物含量应该很低。食物毒素前文讲了很多，这是世界上大多数营养专家都赞同的应该避免的事情。虽然食物中的毒素负荷取决于许多你无法影响的因素，但在大多数情况下，加工程度与其毒素含量之间存在相关性。因此，通常食品被加工得越多，其含有潜在毒素和污染物的可能性就越高。这是选择更天然、未加工食品而不是高度加工的垃圾食品的另一个原因。

以上是如何选择食物的简单的规则，即便在这些规则中并没有包含任何特定的食物，如果你遵循这些规则，它仍然可以大大改善你的健康。

下面将分别介绍每个重要的食品类别——蛋白质、碳水化合物和脂肪。

2）最健康的蛋白质来源

如前所述，蛋白质是最重要的常量营养素，因为我们的身体不能自行产生蛋白质或氨基酸，我们需要从饮食中摄取它。但是不同类型的蛋白质之间存在很大差异，它们在两个主要因素上有所不同。

第一个因素是消化。如果我们对所有常见的食物蛋白质来源进行排名，就完全消化的比例来说，可以说几乎所有动物蛋白质都具有非常高的消化率，有时接近100%。一些植物蛋白，如大豆，仅次于动物蛋白质，但其他植物来源的蛋白质消化能力要低得多。这就意味着要从植物来源获得相同数量的蛋白质，你将不得不吃更多的食物，因为在消化过程中会损失很多蛋白质。

第二个因素是氨基酸谱。长期以来人们一直认为植物性蛋白质并不含有所有必需氨基酸。虽然这种观点近年来已被驳斥，但植物性食物中确实某些氨基酸的含量低。因此，如果你想达到理想的氨基酸摄入量，仍然需要在你的饮食中加入一些动物蛋白质。如果你是素食者，建议你补充一些含有必需氨基酸的蛋白质产品。我们可以列出最高质量的蛋白质来源列表。表 8-11 是蛋白质质量和消化率评分。

表8-11　常见蛋白质质量评分

蛋白质质量和消化率评分			
牛奶	1	黑豆	0.75
乳清蛋白	1	豌豆	0.67
鸡蛋	1	花生	0.52
鱼肉	0.9 ～ 1	大米	0.5
牛肉	0.92	全麦	0.42
大豆	0.91	小麦面筋	0.25
鹰嘴豆	0.78		

从这个列表看，动物似乎是最好的蛋白质来源。但如之前所说，素食者也有办法满足他们对蛋白质的需求，只需要做一些明智的饮食计划。这里有一些关于如何做到这一点的提示：专注于某些互补的蛋白质来源；如大米和豆类，它们搭配得很好，可以弥补植物蛋白的消化不良和部分氨基酸，并考虑补充一些几乎所有植物性食物中含量低的氨基酸补充剂（如蛋氨酸、半胱氨酸或牛磺酸）。该列表并没有具体说明食物来自哪里，因此患病奶牛的低质量牛奶可能不如优质豌豆或谷物健康，即使牛奶的蛋白质质量和消化率得分更高。你应该知道这个常识。

3）最健康的脂肪来源

首先需要记住不同类型的脂肪酸，它们是不饱和脂肪、饱和脂肪和反式脂肪。不饱和脂肪可以进一步分解为单不饱和脂肪和多不饱和脂肪。

将健康脂肪作为整体营养饮食的一部分非常重要。在网上，你会发现关于哪种脂肪最健康的激烈争论，这使得以下排名有些争议。因此，让我们从每个营养专家都同意的事情开始。

首先，反式脂肪对你有害。它们最常用于延长普通烘焙食品的保质期。反式脂肪含量高的饮食已被证明对整体健康有害，尤其不利于心血管健康。所以请尽可能减少反式脂肪的摄入量。世界卫生组织建议每天摄入的反式脂肪酸的量不要超过食物热量的 1%，大致相当于不要超过 2 克，而吃一份炸薯条就远远超过了这个量（大约含 5 ～ 6 克反式脂肪酸）。表 8-12 是常见的含反式脂肪的食物清单。

表8-12　有害的反式脂肪食物清单

	有害的反式脂肪食物清单
油炸类	炸鸡、薯条、薯片、油豆腐、油条、麻花、油饼、炸猪排、炸鱼、炸串等
饼干类	奶油夹心饼干、曲奇饼干、酥性饼干
糕点类	面包、蛋糕、蛋挞、松饼、各种派、千层酥、牛角包、泡芙、各种酥皮糕点

续表

	有害的反式脂肪食物清单
糖果类	代可可脂巧克力、麦丽素、奶糖
快餐类	汉堡、比萨、热狗
油类	大豆油、调和油、菜籽油、花生油、沙拉酱
饮品	奶茶、三合一咖啡

下一个我们谈谈饱和脂肪。饱和脂肪最常见于全脂乳制品如奶酪、奶油、冰激凌、全脂牛奶，肉类和家禽中的肥肉，动物油脂如牛油、奶油、猪油、黄油，还有热带植物油如椰子油、棕榈油、可可油。在一些研究中，饱和脂肪与心脏病的一些危险因素的增加有关，这就是为什么它长期以来被认为是导致心脏病的直接原因。所以在你的饮食中也要尽可能地减少饱和脂肪酸的摄入。如果一定要吃，要选择高品质的肉、高质量的牛奶和乳制品以及全蛋。高质量意味着它来自一种健康的动物，它的生活基本上没有压力，在尽可能接近其自然栖息地的环境中生活。理想的情况可能是在你信任的农民那里购买这些产品。如果你住在大城市，而你无法获得农场产品，试着找一个好的替代品，比如草饲料和 / 或当地养殖的动物产品。

最后一类是单不饱和脂肪和多不饱和脂肪。单不饱和脂肪是主要存在于植物性食物中的各种脂肪。它们通常与积极的健康影响有关。但同样，请记住，食物质量在这里也很重要。比如，菜籽油通常是高度加工的。最好是把全食或冷榨油作为单不饱和脂肪的来源，如坚果、坚果黄油、橄榄和鳄梨冷榨初榨油。

多不饱和脂肪最常见于植物油（如玉米油）中，在某种程度上也存在于动物来源中。两种类型的多不饱和脂肪对生存至关重要，它们是 Omega-3 和 Omega-6。我们自己不能制造它们，需要从饮食中获取。Omega-3 存在于绿色叶菜类、奇亚籽、亚麻籽、坚果和菜籽油以及油性鱼类、磷虾油和藻类油中。Omega-6 以亚麻油酸为代表，主要存在于大豆油、花生油、玉米油中。因为它们来自非天然油性的食物，需要经历一个复杂的过程，包括使用己烷等化合物来提取和纯化它们。其中的多不饱和脂肪的热稳定性不是很高，所以用它们做饭不是一个好主意，因为这会产生潜在的致癌醛，这是脂肪酸降解的结果。因此，在满足多不饱和脂肪酸需求时，我建议你坚持以下来源：肥鱼（比如鲑鱼）、未加工和冷榨的坚果和种子油。

Omega-3 与 Omega-6 的摄取比例应为 1 ∶ 1 ～ 1 ∶ 4。但许多研究显示，现今社会普遍有摄取过多 Omega-6 但是缺乏 Omega-3 的情形，因为生活作息、饮食习惯的关系，下面这些族群比较容易摄取过多 Omega-6，缺乏 Omega-3：三餐在外饮食多者、心血管相关疾病患者、素食者、压力大族群，建议可以补充额外的 Omega-3。

总结一下：最健康的脂肪是来源于植物的单不饱和脂肪，比如初榨橄榄油、鳄梨油以及某些坚果中的油脂。对人体生存非常重要的多不饱和脂肪 Omega-3 和 Omega-6 可以从鱼类以及坚果和植物种子中获得。饱和脂肪通常来源于动物，与心脏病的危险因素增加有关，应少吃。而反式脂肪对你有害，是要尽量杜绝的。

4）最健康的碳水化合物来源

就像蛋白质一样，有一种方法可以将不同的碳水化合物来源相互比较并对其进行排名。为此，让我们看看给定碳水化合物的三个重要特征。

第一，微量营养素和纤维。该指标着眼于食物含有多少维生素、矿物质和纤维。

第二，升糖指数。该指标着眼于碳水化合物提高体内血糖和胰岛素水平的速度。

第三，促进饱腹感的程度。食物让你保持饱腹感的时间越长，你就越不可能吃得过饱。

综上所述，我们可以创建一个最佳和最差碳水化合物的列表，如表 8-13 所示。

表8-13　碳水化合物对比

碳水化合物			
满足 3 个特征	满足 2 个特征	满足 1 个特征	不满足特征
大多数蔬菜	豆类	普通意面	巧克力饼干
大多数水果	全麦面包和面食	白面包	糖果棒
全谷物	米饭	炸薯条	蛋糕

如果你看这个列表，实际上很容易记住最好的碳水化合物来源。它们几乎总是水果和蔬菜、全谷物。它们都富含维生素、矿物质和纤维。它们还促进饱腹感，并且通常升糖指数相当低。总体而言，如果你更喜欢列表左边的食物而不是右边的食物，你的健康状况会得到很大的改善。

5）如何应对污染的食品

我们在第二篇讲了很多毒素，如何应对这些有毒的食物？

首先是汞。生长在受汞污染的水中的植物被小鱼吃掉，然后小鱼被大鱼吃掉，随着时间的推移，汞会积聚在这些大鱼的体内，然后落在餐盘里。基本上毒素在海洋中沿着食物链向上移动，对于食用大量鱼类或海鲜的人来说，这绝对是一个问题。2014 年的一项研究发现，在一些国家，妇女和儿童头发和血液中的汞含量明显高于安全阈值，特别是在人们倾向于吃更多鱼的沿海地区。现在，人们有两种方法可以保护自己免受汞的侵害。首先是限制鱼的摄入量，大鱼比如国王鱼、鲭鱼和箭鱼，汞含量极高，应该完全避免。还应该避免吃寿命较短的鱼，因为它们的身体吸收和储存毒素的时间较短。图 8-8 列出了常见鱼的汞含量供你参考，数据来源于自然资源保护委员会（Natural Resources Defense Council，NRDC）。

保护自己免受汞侵害的另一种方法是观察你的硒摄入量。硒与重金属结合，有助于将它们从体内排毒。你可以服用基于酵母的硒补充剂，每天 50 ～ 200 微克。但如果你喜欢天然食物，你也可以每天吃 1 ～ 2 个巴西坚果，它们的硒含量相当高。

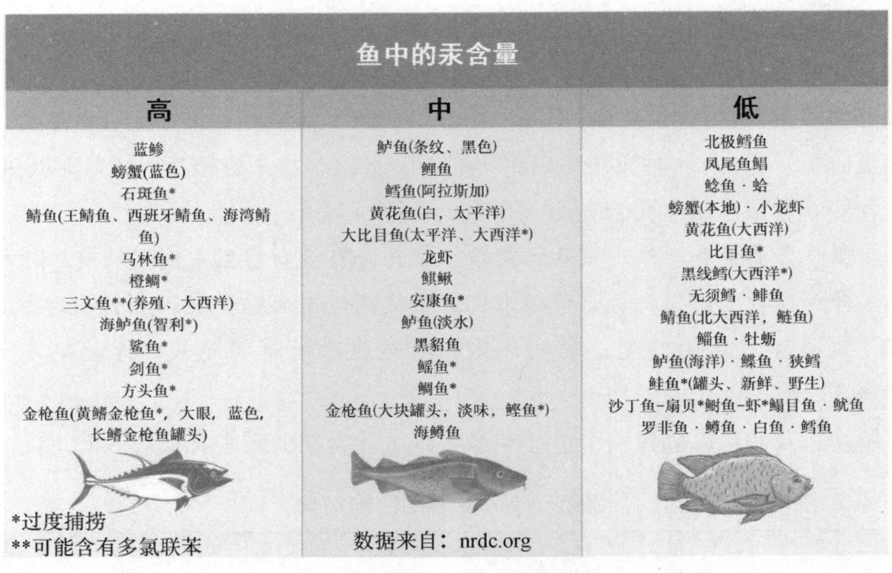

图 8-8　鱼中的汞含量

接下来是砷，它主要存在于大米中，尤其是糙米中。砷有不同的形式，而你应该担心的是岩石和土壤中发现的无机形式，或者是溶解在水中的砷，因为它在世界某些地区的地下水中大量存在。砷进入水井和其他可用于作物灌溉的供水系统。水稻由于长时间在被淹的田地里，特别容易受到砷污染。当你吃米饭时不会立即出现砷的负面影响，但它会随着时间的推移而积累，并增加你患某些类型癌症和心脏病的风险。幸运的是，你可以做一些事情来显著减少你的砷暴露。首先，**最重要的建议是不要每天吃米饭**。虽然这对大多数美国人和欧洲人来说是正常的，但在许多亚洲国家，大米是日常主食。因此，根据你居住的地方，避免每天食用大米可能是一个挑战。另外，**你可以选择正确的大米类型**。一般来说，糙米比白米受污染更多，因为砷积聚在麸皮和胚芽中，这些糠和胚芽在白米中被去除。此外，来自亚洲国家的大米的砷含量似乎高于欧洲国家。这意味着欧洲产的印度香米或茉莉香米中的砷含量最低。接下来**在烹饪前清洗米，这可能是大米准备中最重要的方面**。砷是水溶性的，所以其中一些会渗入烹饪水中，多洗几遍米很重要。最后，**多样化你的饮食**。你的饮食计划永远不应该被一种食物所支配，这样你可以获得所需的所有营养，同时还可以防止你获得过多的可能是毒素的东西。

现在说说精炼蔬菜油和种子油。大多数人相信植物油和种子油总是健康的，如玉米、葵花籽油、红花油和大豆油。问题是这些食物不是天然富含油性，加工它们的过程充满了化学物质。虽然己烷和其他化学物质的含量仍然相当低，但是你每天吃植物油时确实会吃进去实际上经过高度加工的东西。此外，大多数植物油富含不饱和脂肪酸，加热时会产生潜在的致癌醛。油炸时醛含量最高，而炒菜等温和的烹饪方法则排放量较低。考虑到所有这些，你应当限制植物油的摄入量，如果你食用这些油，请避免非常复杂的烹饪方法。

下一个毒素是双酚 A 或 BPA（Bisphenol A）。BPA 是一种化合物，用于使塑料透明和防碎。它存在于各种产品中，例如婴儿奶瓶和水瓶、运动器材或 DVD。一些食品罐的内涂层中也含有它。你通过食用受污染的食物和水而接触 BPA。它可以从罐头涂层中浸出到食物中，尤其是在加热到高温时。BPA 与心血管疾病、糖尿病和前列腺癌等多种疾病的风险较高有关[203]。它还被证明会扰乱睾丸激素水平并模仿体内雌激素的影响。好消息是，现在大多数塑料和罐头都不含 BPA。坏消息是，BPA 在许多产品中已被非常相似的化合物（如双酚 A）所取代，这可能具有类似的效果。所以你如何尽量减少接触双酚？在你购买任何含有塑料或用塑料包装的东西之前，**先寻找带有数字的回收标志**。1、2、4、5 或 6 不太可能含有双酚。但是，如果是 7 或 3，它可能会含有，你应该避免它。接下来，**使用玻璃容器存放你将要吃或喝的任何东西，这对孕妇和婴儿尤其重要**。如果你将食物存放在塑料容器中，请不要用微波炉加热食物和塑料容器。不要用塑料容器做饭。**最后，如果你不需要收据，请不要索要收据**。超市收据是大多数人接触 BPA 的最高来源之一。如果你必须处理大量收据，请事后好好洗手。此外，**避免廉价的瓶装水和塑料器皿**。最后，你需要**不吃或少吃罐头食品**，选择新鲜或冷冻水果和蔬菜。

4．进餐时间

我们一天中吃饭的时间是由多种因素决定的，比如我们的工作安排、饥饿程度，甚至是我们的家人、朋友和同事来分享一顿饭。日常生活的流动性意味着每天坚持准确的进餐时间具有挑战性，但是，这并不等于进餐时间可以忽略。越来越多的研究表明，饮食时间对于健康和疾病也起着关键作用[204]。

1）最佳进餐时间的生物学基础

昼夜节律是一种生物计时系统，几乎存在于身体的每个细胞中，它协调我们日常行为（例如睡眠 / 醒来、进食 / 禁食）和生理学（例如激素释放、心脏功能）的时间。这些时钟还结合了来自环境的信号，例如光和食物，以协调我们的内部生物与周围环境。参见图 8-9。

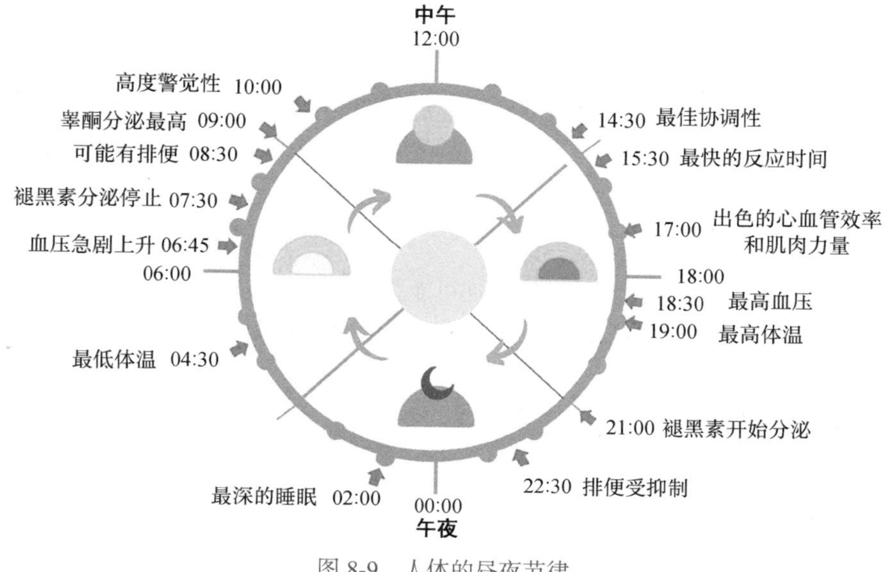

图 8-9　人体的昼夜节律

当你的生物钟与环境不同步时，健康可能会受到负面影响。比如，身体期望在一天中的特定时间使用某些类型的燃料（即脂肪、糖），当你处于活跃状态并且有光线时，你的身体最容易消化食物。因此，你的身体并不希望你在应该睡觉或休息的时间吃或者喝，这样会破坏这个生物钟系统并损害新陈代谢。相比之下，每天持续稳定的饮食和禁食周期可以培养健康的生物钟并优化新陈代谢。

2）每日进食时间

你的每日进食时间，是指在一天 24 小时内第一次消耗卡路里与最后一次消耗卡路里之间的小时数，即第一次吃东西与最后一次吃东西之间的小时数。个体遗传学在很大程度上影响我们的身体如何调节与进餐时间相互作用的昼夜节律。因此，没有适合每个人的最佳进餐时间安排，可能需要一些尝试和错误才能找到最适合你的进餐时间。但下面一些基本的准则是你应该遵守的。

（1）什么时候吃早餐

早餐就是打破一夜不吃东西的斋戒。它还为你一整天的营养奠定基础，以空罐开始新的一天可能会让你感到筋疲力尽。不吃早餐还会导致午餐时摄入更多卡路里。另外，早餐期间摄入更多卡路里而不是在晚上摄入这些卡路里更有利于你控制体重并减肥，有研究显示，不吃早餐与较高的体重指数有关[205]。所以确保在起床后的第一个小时内（早上 6 点到 9 点之间）吃东西。这是帮助你在早餐后几小时为下一顿饭做好准备的理想时间范围。

很多人说他们早晨起来不感到饿所以不吃。记住，如果你经常不吃早餐，那么你已经训练了你的身体在那个时候不会发出饥饿信号，因为这些信号长期以来一直被忽视。如果你重新开始每天吃早餐，你的饥饿信号自然就会恢复。

早餐要避免吃含糖高的食物和含糖咖啡饮料，以免导致血糖升高。这些血糖峰值可能会让你全天感觉情绪高涨或低落。尝试吃蛋白质、全谷物和健康脂肪。全麦面包加花生酱、鸡蛋或新鲜水果等食物可以是众多健康选择中的一小部分。

（2）当新陈代谢达到顶峰时吃午餐

每天上午 10 点到下午 2 点之间，新陈代谢达到高峰，消化功能更强，是吃午餐的最佳时间。不要晚于下午 2 点吃午饭，早点吃午餐同样有助于减肥，一些较新的研究甚至表明，早吃午餐可能有助于形成更健康的微生物组，即人体肠道和身体中细菌的聚集，对整体健康有重大影响[206]。

午餐可以比早餐和晚餐清淡。这段时间你可能在学习或工作，因此请务必在前一天晚上准备好午餐，或者从你最喜欢的当地餐厅订健康的食物，以帮助你避免快餐和其他不健康的选择。

（3）晚餐应该什么时候吃？

建议在午餐后约四到五个小时吃晚餐。在一天的最后一顿饭和就寝时间之间保持更长的时间很重要。这可以帮助你的身体在睡眠期间专注于休息和恢复，而不是消化。

已经有很多研究表明，深夜进食与血脂异常、血液中脂肪含量较高以及慢性疾病的危险因素有关[207]。这些研究结果通常与褪黑激素有关。褪黑激素在夜间释放，是昼夜节律和睡眠—觉醒周期的主要激素调节剂之一。当身体释放褪黑激素时，它会释放更少的胰岛素，从而抑制其消化葡萄糖等糖的能力。

限时进食（time-restricted eating，TRE）是一种新的进餐时间策略，是指在 8 至 12 小时或更短的间隔内吃掉和喝掉所有的每日卡路里。如果你的晚餐时间是 7 点，那么在第二天早晨 7 点之前不要有任何的卡路里进入你的身体。有证据表明[208]，TRE 可以通过优化生物钟功能来改善新陈代谢和心血管健康，TRE 可以降低血压、改善血糖，并有助于控制体重、能量水平、睡眠和食欲，这表明 12 ～ 16 小时的限时进食可能会利于减肥且改善健康。

3）进食间隔内的卡路里分布

有科学证据支持这句话："早餐吃得像国王，午餐吃得像王子，晚餐吃得像乞丐。"这鼓励人们在一天的早些时候摄入每日的大部分卡路里。事实证明，吃一顿丰盛的高蛋白早餐可以改善 2 型糖尿病患者的血糖控制和减肥。另一项关于减肥的研究发现[209]，早餐吃得更多、晚餐吃得更少可以改善女性的减肥效果并降低食欲。因此，在一天的前半部分时间消耗大部分卡路里可能是有益的。

4）规律的进食时间

由于昼夜节律系统在一定程度上是通过饮食摄入来发出信号的，因此在相对一致的时间进食对于保持稳健的昼夜节律非常重要。每天大幅改变进餐时间可能会损害生理机能，类似于时区突然改变（即时差反应）后睡眠模式受到干扰。现在很多人的饮食模式不稳定，比如工作日和周末（或非工作）的吃饭和睡觉时间不同。如果你想要长期的整体健康，记得即使在周末也要尽量保持于平时一致的饮食规律。

5）你的吃饭时间不够?

人们很容易养成匆忙吃饭或边走边吃的习惯，但你应该坐下来花时间吃饭。当你放慢速度并专注于你正在吃的东西时，你会更好地消化食物并更享受你的食物——味道、质地和气味。这个习惯对于你的整体健康是必要的。

细嚼慢咽最重要的好处之一是，它让你的身体有时间意识到你已经吃饱了。从进餐开始，大脑大约需要 20 分钟才能发出饱腹感的信号。想象一下，仅仅因为你没有让身体有时间表明它不再需要食物，你就摄入了额外的卡路里，再想象一下这些额外的卡路里对你的体重的影响。消化从口腔开始，因此，如果咀嚼不充分，吃下的大口食物将更难让胃转化为食糜，这会导致消化不良和其他潜在的胃肠道问题。

在罗德岛大学的一项研究中[210]，研究人员在两个不同的场合为 30 名体重正常的女性提供午餐，她们的午餐食物是相同的。但在一个场合告诉她们要尽快吃饭，而在另一个场合，参与者被要求慢慢吃东西，并在吃东西的间隙放下餐具。然后研究者发现：吃得很快时，女性在 9 分钟内消耗了 646 卡路里；缓慢进食时，女性在 29 分钟内消耗了 579 卡路里，多 20 分钟即可减少 67 卡路里热量！还有另一个有趣的变化：那些快速吃完午餐的女性在一小时后报告的饥饿感比慢慢吃完午餐后的人饥饿感更高。因此，吃得快不仅会导致食物消耗量增加，而且实际上满足感也会减少。相反，慢吃意味着食用更少的食物，但获得更持久的满足感。

总之，细嚼慢咽让我们可以更好地消化，更容易维持体重，并且对我们的膳食有更大的满足感。

下面这些有用的提示可以提醒你尝试让吃饭的动作慢一些：

在安静的环境中坐下来吃饭，尽量减少干扰。

开车时、看电视时、发短信时不要吃东西。

选择需要更多时间咀嚼的高纤维食物，例如新鲜水果和蔬菜。

在用餐过程中至少两次放下餐具，花点时间，呼吸。

如果你和其他人一起吃饭，享受几分钟的诙谐对话。

尝试设定每口咀嚼20次，一开始你会感觉很奇怪，但是尝试一下，看看你会发现什么。

使用较小的盘子或不同的器具。

如果你发现自己很匆忙，放下你的餐具，花一分钟时间重新集中注意力。这需要练习。

找一个吃得慢的人，跟上他们的节奏，小孩子和喋喋不休的晚餐伙伴往往很合适。

留出吃饭时间——每餐至少20～30分钟，晚餐时间甚至更长。

6）如何安排进餐时间以获得最佳锻炼效果

锻炼前后的最佳进食时间取决于你计划进行的锻炼类型。高强度锻炼或剧烈的有氧运动可能需要更精确的进餐时间。锻炼前一两个小时吃东西有助于为肌肉提供能量。但要记住，在开始任何高强度活动之前，给你的身体足够的时间来消化食物，吃饱了不要立即进行高强度锻炼。完成活动后2小时内进食有助于补充能量储存并修复锻炼过程中发生的任何肌肉蛋白质损伤。

总结一下，最好的进食时间模式是什么？

目前的最佳研究表明，下面的习惯对整体健康很重要：

每天持续进食时间少于12小时。

一天的早些时候摄入最多的卡路里。

避免在临睡前、睡觉时或清晨褪黑激素水平较高时摄入食物。

20分钟以上，细嚼慢咽更有助于整体健康。

记住基本原则，同时允许自己保持灵活性，你可以对自己的进餐时间表充满信心——无论当天遇到什么障碍。

5．补充剂

这是整体营养的最后一个优先要素，也是信息繁多、相对独立的内容，我们会在第十三章中详细解说。

8.5 饮食计划：功能性生物个体饮食

生物个性化饮食是一种维持身体健康的新方式。现实世界中，我们每个人都是一个独特的个体，具有不同的需求、偏好、生活习惯、体质能量、个人经历、信仰、价值观，当然还有我们自己的基因构成。生物个性是指理解每个人都有独特的营养和生活方式需求，它意味着对一个人有效的方法不一定对另一个人有效。它承认人类存在令人难以置信的多样性，包括影响我们健康的遗传、环境、文化和个人经历等因素。

这里有些例子能让你更好地理解此概念。

身体较大和较高的人通常需要更多的能量、常量营养素和微量营养素来维持体重和健康功能。

生活在寒冷气候中的人新陈代谢率较高，需要摄入更多的脂肪来为身体提供抵御寒冷的基础。

童年经历过食物短缺的人在生活中可能有更有效的能力储存营养，会使之转化为更多的身体脂肪成分。

祖先在撒哈拉以南非洲地区生活了几代的人可能与祖先在中国北方生活了几代的人有不同的营养需求。

所以我们以生物个性化为原则，强调没有一种饮食或饮食计划适合所有人。你的朋友或你所崇拜的某些名人有效的方法可能不会对你产生同样的结果。食物敏感性、过敏、不耐受、代谢率、遗传、体质能量、偏好和营养需求等因素因人而异。因此，每个人都需要自我发现，感受身体给你的信号，比如你的能量水平、你的消化能力或者你的情绪。只有你自己才了解你自己，你才是自己最好的健康管理者。

我将给你一些如何制定饮食计划的大的方向和原则，你需要根据这些原则来发现符合你个人需求的营养和生活方式选择的独特组合。

说到功能性生物个体，我们不得不谈谈体质分类。在制订你自己的膳食计划之前，首先需要了解的是你的基本体质。传统中国医学（TCM）和阿育吠陀医学（Ayurveda）这两个古老的医学体系基于不同的哲学和理论框架，都有对体质的分类，虽然直接将 TCM 的 9 种体质分类与阿育吠陀医学的 3 种 Dosha 体质分类对应起来并不完全准确，但我们可以尝试找到一些概念上的相似性和联系。

传统中国医学根据个体的气血平衡、阴阳状态、五脏功能等因素，将体质分为 9 种：平和质、气虚质、阳虚质、阴虚质、痰湿质、湿热质、血瘀质、气郁质和特禀质。阿育吠陀医学基于三种基本能量或生命力（Doshas）分为：Vata（风），Pitta（火）和 Kapha（水和地）。每个人都是这些体质的独特组合，其中一种或两种可能更为显著。

我们来做对应关系的尝试。

平和质：可能与阿育吠陀医学中平衡的 Vata、P itta 和 Kapha 相对应，代表了体质的平衡状态。

气虚质和阳虚质：可能与 Vata 或 Kapha 体质有关，它们都涉及体能的下降和身体的寒冷特性。

阴虚质：可能与 Pitta 体质相对应，阴虚通常与内热、干燥有关，与 P itta 的火元素特性相似。

痰湿质、湿热质和血瘀质：可能与 Kapha 体质相关，因为它们都与水元素、湿润和停滞特点有关。

气郁质：可能与 Vata 体质有关，因为它涉及情绪的波动和不稳定性，Vata 调控神经系统和运动。

特禀质：是指具有特殊体质的人，这在阿育吠陀医学中可能无直接对应，但可视为个体差异的体现。

阿育吠陀医学的 Vata、Pitta 和 Kapha 涉及的是能量运动、代谢活动和身体的稳定性（见图 8-10），而中医的阴阳理论更多地关注的是生命活动中的相对平衡状态和能量对流。因此在饮食上，我更倾向于用阿育吠陀医学的三种体质来做膳食框架。

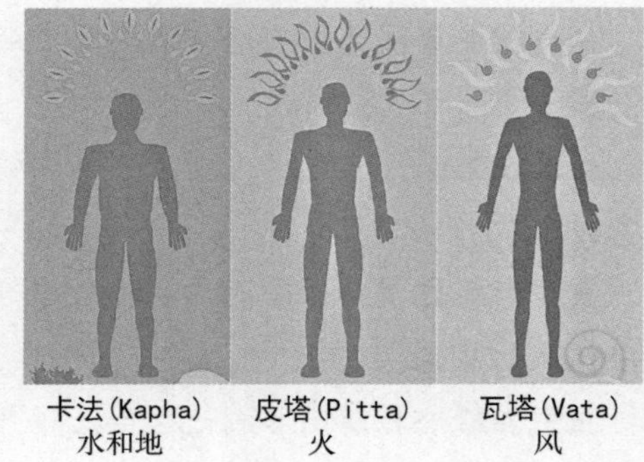

图 8-10　阿育吠陀三种体质

阿育吠陀体质显示了人体如何使用能量。瓦塔（Vata）消耗能量，皮塔（Pitta）管理能量，卡法（Kapha）储存能量。这就是为什么瓦塔往往体重不足且容易疲劳，皮塔往往体重适中且注意力集中，而卡法往往体重超重且不爱活动。见表 8-14。

表8-14　阿育吠陀三种体质的特征

瓦塔（Vata）的特征	皮塔（Pitta）的特征	卡法（Kapha）的特征
我身材苗条，不容易发胖 我比平均水平高或矮 “瘦”描述了我的许多身体特征（例如我的头发、脖子、手指和嘴唇） 我的精力波动很大，经常突然爆发 我的食欲是可变的（即，一天高，第二天低） 我有浮肿、胀气或便秘倾向 我的皮肤经常干燥和粗糙 我经常手脚冰凉 我睡眠浅，经常难以入睡 与寒冷或干燥的天气相比，我更喜欢温暖、潮湿的天	我中等身材，容易增重或减重 我的身高中等 我的身体特征很尖锐（例如我的鼻子、下巴和牙齿） 我的精力和活动水平很高 我的食欲很强；我可以吃大量的食物 我的排便规律；我偶尔会腹泻 我很容易出汗 我的皮肤是混合型，肤色偏红 我的眼睛很有洞察力，颜色浅 我喜欢凉爽的天气，天气炎热时会变得烦躁	我长胖容易，减肥却很难 我又矮又壮，或者又高又壮 “厚”描述了我的许多身体特征（例如我的头发、脖子、手指和嘴唇） 我有充沛的体力和耐力 我的消化能力较弱，饭后经常感到沉重 我的排便非常规律 我的皮肤光滑、油腻，而且肤色偏白 我睡得又沉又香 我经常感冒 与寒冷或潮湿的天气相比，我更喜欢炎热的天气

你可以根据这些特征自我判断一下到底属于哪种体质类型，也可能你是两种体质的混合。总的来说，瓦塔（Vata）需要增重增肌、卡法（Kapha）需要减重增肌、皮塔（Pitta）

维持体重就好，又因为体质特点不同，在食物的搭配上就会有不同。比如瓦塔（Vata）偏瘦，分解代谢很强，这意味着他们的关节很薄，他们体内的肌肉和脂肪偏少，如果让他们吃低碳水化合物的生酮饮食，绝对是有害的。而对于身体脂肪和质量积累较多的卡法（Kapha）来说，他们更适合低淀粉（低糖）饮食。

但人的体质不是一成不变的，我们需要用动态的思维来看待自己的身体。我们的一生中，有时需要增重，有时需要减重，有时需要增肌，有时需要排毒，有时需要抗炎，还有些时候需要平衡我们的免疫系统，有个俗语叫作随事而应，对饮食来说就是随身体的情况来做不同的饮食方案。

现在我们已经了解了整体营养的 5 个主要优先要素，如何按照这些优先要素从头开始设置你的饮食计划呢？很简单，这是一个遵循 5 个优先要素的 5 步流程，不论你的身体处于哪个阶段哪种情况，你都可以按照这 5 个步骤来调整自己的饮食计划。我可以给你鱼，但我更希望教给你钓鱼的方法。

5 步膳食制订行动计划

第 1 步：确定你需要多少卡路里

第 2 步：确定常量营养素摄入量

第 3 步：选择合适的食物

第 4 步：确定正确的用餐时间

第 5 步：确定是否需要补充剂以及补充剂的种类

假设你是一名卡法（Kapha），你一直在跟自己的体重做斗争，减肥似乎是你一生都在不断做的事情。现在我以如何设置减肥饮食来给你做个示范。记住，当你想减肥时，你的饮食比锻炼更重要。我会逐步向你展示 5 步膳食制订行动计划，然后我们会创建最终的减脂饮食，你会一步一步知道你到底应该吃多少、吃什么、何时吃能够减脂、变瘦和看起来更好。

第 1 步：你如何找到减肥饮食的理想卡路里摄入量

要减掉脂肪，你需要适度的卡路里赤字，比你的维持日常水平低 20% 左右。它会让你每周减掉 0.5 ～ 1 公斤脂肪，而不会因节食崩溃以及产生巨大的饥饿渴望。唯一应该考虑更大赤字的人是那些从非常高的体重开始减的人，他们想要减掉大量的脂肪，就可以把卡路里赤字扩大到 25%。

计算每日卡路里需要量的最简单方法是使用众多卡路里计算器 App。输入你的年龄、性别、身高、体重、运动习惯、饮食目标等，将计算出来的维持卡路里乘以 0.8。例如，如果你的卡路里维持水平为 2500，$2500 \times 0.8 = 2000$，这就是你减重所需要的每日卡路里值。

请记住，减肥不是一场比赛。最好花更长的时间达到目标体重，然后保持住，而不是快速达到目标体重，然后很快又恢复到原来的体重。事实上，根据美国疾病预防控制中心的说法，以每周 0.5 ～ 1 公斤的速度逐渐减肥的人比那些以更快的速度减肥的人更有可能保持较轻的体重。整体营养始终坚持长期目标，实现可持续的长期减肥才是我们的目的。

第 2 步：你应该吃多少常量营养素

蛋白质：蛋白质最佳摄入量约为每天每公斤体重 1.8 ～ 2.2 克（请使用你的目标体重而不是你当前的体重）。因此，一个 80 公斤的男性，每天应平均摄入 145 ～ 180 克蛋白质。

脂肪：你的脂肪摄入量应为每日卡路里的 15% ～ 35%。低于 15% 可能会损害你的荷尔蒙分泌，而高于 35% 会减少碳水化合物的空间，意味着你的锻炼表现会受到影响。例如，如果你每天摄入 2000 卡路里的热量，你的脂肪摄入量将在 300 ～ 700 卡路里之间。乍一看很多，但是 1 克脂肪含有 9 卡路里的热量，因此在这个示例中，这些值仅相当于每天 33 ～ 77 克脂肪。如果你不知道从哪个值开始，请选择 25%，也就是约 55 克脂肪。

碳水化合物：现在你有了每日蛋白质和脂肪摄入量，计算你的碳水化合物摄入量相对容易。只需从每日卡路里中减去蛋白质和脂肪摄入量即可。1 克蛋白质或碳水化合物含有 4 卡路里的热量，1 克脂肪含有 9 卡路里的热量。然后，你的计算如下所示：

每天 2000 卡路里

——来自 145 克蛋白质的 580 卡路里

——55 克脂肪中含有 500 卡路里的热量

碳水化合物 =（2000−1080）÷ 4 =230（克）

总结一下，如果你的卡路里维持量是 2500，你想每周减去 0.5 ～ 1 公斤体重，你每天的卡路里和常量营养素摄入量如下：每日 2000 卡路里，即 145 克蛋白质，55 克脂肪，230 克碳水化合物。

第 3 步：你应该吃什么食物利于减脂

最好的减脂食物是体积大、热量低的食物。这些食物会在你的胃里占据更多的空间，让你感到很饱，但由于热量低，它们不会让你发胖。好的选择如下。

蛋白质：鸡肉、瘦肉、鸡蛋，豆类

碳水化合物：（十字花科）蔬菜、全谷物、糙米或薯类

脂肪：鳄梨、坚果和肥鱼

你可以吃很多但仍然可以减重，因为它们富含纤维和水。水使它们体积更大，纤维消化得更慢，这也控制了你的饥饿感。

你可以将一种碳水化合物（通常是蔬菜）与一种蛋白质结合起来。例如，一顿超级简单的减脂餐是混合蔬菜并添加一些豆类和鸡肉，用调料调味，味道很好，非常适合减肥，也让你不感到饥饿。

还要说明，即使列表中包括坚果和鳄梨等健康脂肪，也要确保在饮食中限制这些脂肪不能过量，由于高脂肪食物的卡路里含量相当高，而且通常不会让你感到很饱，因此与其他健康食品（如大多数蔬菜甚至瘦肉）相比，你不能吃那么多。

第 4 步：你应该什么时候吃

如果你要减脂，你需要遵守限时进食（TRE）的策略，即在 8 ～ 12 小时或更短的时间间隔内吃喝掉所有的每日卡路里。如果你的晚餐时间是 7 点，那么在第二天早晨

7 点之前不要让任何卡路里进入你的身体。如果你想要减脂的行动更积极一些，你还可以执行 16 小时的限时进食策略，即你所有的饮食需要在 8 小时内完成，其余的 16 小时不吃任何东西，但要保证饮水量。比如，你的早餐时间是 8 点，那你最后一餐时间应该是下午 4 点，之后你就只喝水不吃东西。但我建议你只是在减重期间执行 16 小时限时策略，当你达到目标后可以回到 12 小时限时，这样更符合人体的生理规律。另外，尽量杜绝任何高热量但不健康的零食，同时吃饭的时候要细嚼慢咽，每餐时间超过 20 分钟。还记得那个女性午餐实验吧？吃饭慢的人比吃饭快的人摄入了更少的卡路里并且饥饿感更弱。

锻炼前和锻炼后的膳食很重要，两者都应该富含碳水化合物和蛋白质，如果你在锻炼前 1 小时没有时间准备一顿完整的饭菜，请搭配水果和蛋白质奶昔。

第 5 步：补充剂呢

首先强调，整体营养绝不提倡服用减肥药物来达到减脂的目的。许多维生素和矿物质在支持健康体重方面发挥着作用。如果你饮食均衡、食物种类及营养丰富，你可能会获得所需的所有维生素、矿物质和营养。但是，在忙碌的生活中，大多数人总是日复一日、一次又一次地吃类似的食物，结果没有得到均衡的营养膳食。如果你也属于这种类型，我才会建议你服用一些补充剂。以下是对于减肥者来说可以服用的补充剂。

多种维生素。对于普通人群，推荐服用优质的复合维生素，它可以提供重要的矿物质。多种维生素通常含有 B 族维生素，它在能量代谢中发挥着重要作用。具体来说，服用带有铁的多种维生素。因为铁对于将氧气输送到我们体内的细胞至关重要，其中许多细胞帮助我们感觉良好，有效支持许多代谢过程，包括建立瘦肌肉质量。

镁。另一种在维持健康体重方面的关键营养素是镁。镁缺乏会削弱身体利用葡萄糖获取能量的能力。另外，镁含量低可能会抑制维生素 D 正常发挥作用的能力。镁对于蛋白质合成和能量生产也至关重要。

B 族维生素。它们在能量产生中发挥作用，可以支持健康的体重平衡。维生素 B_3（烟酸）帮助身体分解碳水化合物并将其转化为能量。研究表明，维生素 B_{12} 水平低与超重和肥胖之间存在联系[211]。

蛋白粉。蛋白质可以通过多种方式帮助减肥。消化蛋白质会燃烧更多卡路里，帮助你更长时间地保持饱腹感，并且它支持代谢活跃的瘦肌肉。蛋白质很复杂，身体分解蛋白质所需的能量多于分解脂肪或碳水化合物所需的能量，增加饮食中的蛋白质比例会增加一天的卡路里燃烧量。瘦肌肉比脂肪更具代谢活性，因此除了力量训练，你还需要摄入足够的营养来促进瘦肌肉生长以帮助燃烧卡路里，即使在休息时也是如此。如果你很难通过食物摄入足够的蛋白质，那么补充蛋白粉就会派上用场。

纤维。纤维提供许多健康益处并支持健康的体重。每天吃 30 克纤维有助于减肥，并有助于改善身体对胰岛素的反应。纤维可以帮助你更长时间地保持饱腹感。虽然许多食物中都含有纤维，但你也可以选择天然的纤维补充剂。

饮食时间表：

在我向你展示理想的膳食计划之前，重要的是要了解任何好的膳食计划背后的逻辑。这样你就知道每顿饭需要哪些食物，从而制订自己的膳食计划，并且进行灵活的调整。请看表 8-15 的饮食时间表及内容安排，注意只是一个框架。

表8-15　饮食时间及内容框架

早餐（早上 7:00—8:00） 含蛋白质和脂肪的碳水化合物	**碳水化合物：**全麦面包、燕麦、水果 **蛋白质：**鸡蛋、蛋白粉、全脂牛奶、豆浆 **脂肪：**坚果和种子、黄油、橄榄油
午餐（中午 12 点） 含蛋白质的碳水化合物	**碳水化合物：**各种蔬菜及水果、全谷物、薯类 **蛋白质：**鱼、禽类肉、肉、豆类 **脂肪：**橄榄油、坚果、鳄梨
锻炼前加餐（锻炼前 30 分钟） 轻碳水化合物和蛋白质奶昔	**碳水化合物：**水果或蔬菜 **蛋白质：**蛋白质奶昔或蛋清
晚餐（锻炼后 1 ～ 2 小时，不超过晚上 7:00） 含蛋白质的碳水化合物	**碳水化合物：**各种蔬菜、全谷物、糙米、薯类 **蛋白质：**鱼、禽、肉、 **豆类可选：**大豆、黑豆等

你的膳食计划

1）卡法（Kapha）减脂膳食计划

现在让我们来看看实际的卡法（Kapha）减脂膳食计划（见表 8-16），包括 3 种女性膳食计划和 3 种男性膳食计划。选择最能代表你的每日减脂卡路里的膳食计划。

表8-16　女性减脂膳食计划

膳食计划 **女性 I——1350 卡路里** 总计： 1388 卡路里 150g 碳水化合物 38.1g 脂肪 117.1g 蛋白质	早餐（早上 7：30） 1 个鸡蛋：78 大卡（7 克蛋白质；5.5 克脂肪；0 克碳水化合物） 1 根香蕉：118 大卡（1.4 克蛋白质；0.4 克脂肪；27 克碳水化合物） 30 克燕麦片：120 大卡（3.7 克蛋白质；2.6 克脂肪；21.8 克碳水化合物） 上午加餐（上午 10 点）——蛋白质奶昔和坚果 20 克混合坚果：116 大卡（4.7 克蛋白质；9.8 克脂肪；2.3 克碳水化合物） 20 克乳清蛋白奶昔：74 大卡（17.2 克蛋白质；0 克脂肪；1.1 克碳水化合物）
	午餐（中午 12 点）——糙米饭配鸡肉和蔬菜 100 克糙米（煮熟）：139 大卡（2.6 克蛋白质；1.1 克脂肪；29.2 克碳水化合物） 100 克鸡胸肉（无皮）：160 大卡（31 克蛋白质；3 克脂肪；0 克碳水化合物） 150 克混合沙拉（无调料）：43 大卡（2.7 克蛋白质；0.7 克脂肪；6.6 克碳水化合物）

续表

膳食计划 **女性 I——1350 卡路里** 总计： 1388 卡路里 150g 碳水化合物 38.1g 脂肪 117.1g 蛋白质	锻炼前零食（锻炼前 30 分钟）——蛋白质奶昔和水果 20 克乳清蛋白奶昔：74 大卡（17.2 克蛋白质；0 克脂肪；1.1 克碳水化合物） 半根香蕉：59 大卡（0.7 克蛋白质、0.2 克脂肪、13.5 克碳水化合物）
	晚餐（锻炼后 1～2 小时）——鱼和糙米饭 100 克糙米（煮熟）：139 大卡（2.6 克蛋白质；1.1 克脂肪；29.2 克碳水化合物） 100 克鲑鱼：225 大卡（25.3 克蛋白质；13.8 克脂肪；0 克碳水化合物） 150 克混合沙拉（无调料）：43 大卡（2.7 克蛋白质；0.7 克脂肪；6.6 克碳水化合物）
膳食计划 **女性 II——1500 卡路里** 总计： 1528 卡路里 166 克碳水化合物 38.1 克脂肪 117.1 克蛋白质	早餐（早上 7：30） 1 个鸡蛋：78 大卡（7 克蛋白质；5.5 克脂肪；0 克碳水化合物） 1 根香蕉：118 大卡（1.4 克蛋白质；0.4 克脂肪；27 克碳水化合物） 50 克燕麦片：201 大卡（6.2 克蛋白质；4.3 脂肪克；36.4 克碳水化合物） 上午加餐（上午 10 点）——蛋白质奶昔和坚果 20 克混合坚果：116 大卡（4.7 克蛋白质；9.8 克脂肪；2.3 克碳水化合物） 20 克乳清蛋白奶昔：74 大卡（17.2 克蛋白质；0 克脂肪；1.1 克碳水化合物）
	午餐（中午 12 点）——糙米饭配鸡肉和蔬菜 100 克糙米（煮熟）：139 大卡（2.6 克蛋白质；1.1 克脂肪；29.2 克碳水化合物） 100 克鸡胸肉（无皮）：160 大卡（31 克蛋白质；3 克脂肪；0 克碳水化合物） 150 克混合沙拉（无调料）：43 大卡（2.7 克蛋白质；0.7 克脂肪；6.6 克碳水化合物）
	锻炼前零食（锻炼前 30 分钟）——蛋白质奶昔和水果 20 克乳清蛋白奶昔：74 大卡（17.2 克蛋白质；0 克脂肪；1.1 克碳水化合物） 1 根香蕉：118 大卡（1.4 克蛋白质；0.4 克脂肪；27 克碳水化合物）
	晚餐（锻炼后 1～2 小时）——鱼和糙米饭 100 克糙米（煮熟）：139 大卡（2.6 克蛋白质；1.1 克脂肪；29.2 克碳水化合物） 100 克鲑鱼：225 大卡（25.3 克蛋白质；13.8 克脂肪；0 克碳水化合物） 150 克混合沙拉（无调料）：43 大卡（2.7 克蛋白质；0.7 克脂肪；6.6 克碳水化合物）

续表

膳食计划 **女性Ⅲ——1600卡路里** 总计： 1568卡路里 166克碳水化合物 38.1克脂肪 127.1克蛋白质	早餐（早上7：30） 1个鸡蛋：78大卡（7克蛋白质；5.5克脂肪；0克碳水化合物） 1根香蕉：118大卡（1.4克蛋白质；0.4克脂肪；27克碳水化合物） 50克燕麦片：201大卡（6.2克蛋白质；4.3克脂肪；36.4克碳水化合物） 上午加餐（上午10点）——蛋白质奶昔和坚果 20克混合坚果：116大卡（4.7克蛋白质；9.8克脂肪；2.3克碳水化合物） 30克乳清蛋白奶昔：114大卡（27.2克蛋白；0克脂肪；1.1克碳水化合物）
	午餐（中午12点）——糙米饭配肉和蔬菜 100克糙米（煮熟）：139大卡（2.6克蛋白质；1.1克脂肪；29.2克碳水化合物） 100克鸡胸肉（无皮）：160大卡（31克蛋白质；3克脂肪；0克碳水化合物） 150克混合沙拉（无调料）：43大卡（2.7克蛋白质；0.7克脂肪；6.6克碳水化合物）
	锻炼前零食（锻炼前30分钟）——蛋白质奶昔和水果 20克乳清蛋白奶昔：74大卡（17.2克蛋白质；0克脂肪；1.1克碳水化合物） 1根香蕉：118大卡（1.4克蛋白质；0.4克脂肪；27克碳水化合物）
	晚餐（锻炼后1～2小时）——鱼和糙米饭 100克糙米（煮熟）：139大卡（2.6克蛋白质；1.1克脂肪；29.2克碳水化合物） 100克鲑鱼：225大卡（25.3克蛋白质；13.8克脂肪；0克碳水化合物） 150克混合沙拉（无调料）：43大卡（2.7克蛋白质；0.7克脂肪；6.6克碳水化合物）

表8-17 男性减脂膳食计划：

膳食计划 **男性Ⅰ——1900卡路里** 总计： 1889卡路里 104.8克碳水化合物 52.8克脂肪 155克蛋白质	早餐（上午7：30） 2个鸡蛋：156大卡（14.1克蛋白质；11克脂肪；0克碳水化合物） 1根香蕉：118大卡（1.4克蛋白质；0.4克脂肪；27克碳水化合物） 50克燕麦片：201大卡（6.2克蛋白质；4.3克脂肪；36.4克碳水化合物） 上午加餐（上午10点）——蛋白质奶昔和坚果 25克混合坚果：145大卡（5.9克白质；12.3克脂肪；2.9克碳水化合物） 30克蛋白质奶昔：111大卡（25.8克蛋白质；0克脂肪；1.6克碳水化合物）

续表

<table>
<tr><td>膳食计划
男性 I——1900 卡路里
总计：
1889 卡路里
104.8 克碳水化合物
52.8 克脂肪
155 克蛋白质</td><td>午餐（中午 12 点）——糙米饭配肉和蔬菜
100 克糙米（熟）：139 大卡（2.6 克蛋白质；1.1 克脂肪；29.2 克碳水化合物）
100 克鸡胸肉（去皮）：160 大卡（31 克蛋白质；3 克脂肪；0 克碳水化合物）
150 克混合沙拉（无调料）：43 大卡（2.7 克蛋白质；0.7 克脂肪；6.6 克碳水化合物）

锻炼前零食（锻炼前 30 分钟）——蛋白质奶昔和水果
30 克蛋白质奶昔：111 大卡（25.8 克蛋白质；0 克脂肪；1.6 克碳水化合物）
1 根香蕉：118 大卡（1.4 克蛋白质；0.4 克脂肪；27 克碳水化合物）
1 个苹果：75 大卡（0.6 克蛋白质；0.2 克脂肪；17.4 克碳水化合物）

晚餐（锻炼后 1～2 小时）——鱼和糙米饭
170 克糙米（煮熟）：209 大卡（5.2 克蛋白质；2.2 克脂肪；58.4 克碳水化合物）
150 克鲑鱼：270 大卡（31 克蛋白质；16.5 克脂肪；0 克碳水化合物）
150 克混合沙拉（无调料）：43 大卡（2.7 克蛋白质；0.7 克脂肪；6.6 克碳水化合物）</td></tr>
<tr><td rowspan="2">膳食计划
男性 II——2000 卡路里
总计：
1969 卡路里
222.6 克碳水化合物
52.8 克脂肪
155 克蛋白质</td><td>早餐（上午 7：30）
2 个鸡蛋：156 大卡（14.1 克蛋白质；11 克脂肪；0 克碳水化合物）
1 根香蕉：118 大卡（1.4 克蛋白质；0.4 克脂肪；27 克碳水化合物）
50 克燕麦片：201 大卡（6.2 克蛋白质；4.3 克脂肪；36.4 克碳水化合物）

上午加餐（上午 10 点）——蛋白质奶昔和坚果
25 克混合坚果：145 大卡（5.9 克蛋白质；12.3 克脂肪；2.9 克碳水化合物）
30 克蛋白质奶昔：111 大卡（25.8 克蛋白质；0 克脂肪；1.6 克碳水化合物）</td></tr>
<tr><td>午餐（中午 12 点）——糙米饭配肉和蔬菜
100 克糙米（熟）：139 大卡（2.6 克蛋白质；1.1 克脂肪；29.2 克碳水化合物）
100 克鸡胸肉（去皮）：160 大卡（31 克蛋白质；3 克脂肪；0 克碳水化合物）
150 克混合沙拉（无调料）：43 大卡（2.7 克蛋白质；0.7 克脂肪；6.6 克碳水化合物）

锻炼前零食（锻炼前 30 分钟）——蛋白质奶昔和水果
30 克蛋白质奶昔：111 大卡（25.8 克蛋白质；0 克脂肪；1.6 克碳水化合物）
1 根香蕉：118 大卡（1.4 克蛋白质；0.4 克脂肪；27 克碳水化合物）</td></tr>
</table>

续表

膳食计划 **男性 II——2000 卡路里** 总计： 1969 卡路里 222.6 克碳水化合物 52.8 克脂肪 155 克蛋白质	1 个苹果：75 大卡（0.6 克蛋白质；0.2 克脂肪；17.4 克碳水化合物 晚餐（锻炼后 1～2 小时）——鱼和糙米饭 200 克糙米（煮熟）：279 大卡（5.2 克蛋白质；2.2 克脂肪；58.4 克碳水化合物） 150 克鲑鱼：270 大卡（31 克蛋白质；16.5 克脂肪；0 克碳水化合物） 150 克混合沙拉（无调料）：43 大卡（2.7 克蛋白质；0.7 克脂肪；6.6 克碳水化合物）
膳食计划 **男性 III——2100 卡路里** 总计： 2092 卡路里 223.2 克碳水化合物 56.66 克脂肪 172 克蛋白质	早餐（上午 7：30） 2 个鸡蛋：156 大卡（14.1 克蛋白质；11 克脂肪；0 克碳水化合物） 1 根香蕉：118 大卡（1.4 克蛋白质；0.4 克脂肪；27 克碳水化合物） 60 克燕麦片：251 大卡（7.4 克蛋白质；5.2 克脂肪；43.7 克碳水化合物） 上午加餐（上午 10 点）——蛋白质奶昔和坚果 30 克混合坚果：175 大卡（7.08 克蛋白质；14.8 克脂肪；3.5 克碳水化合物） 40 克蛋白质奶昔：150 大卡（35.8 克蛋白；0 克脂肪；2.2 克碳水化合物） 午餐（中午 12 点）——糙米饭配肉和蔬菜 100 克糙米（熟）：139 大卡（2.6 克蛋白质；1.1 克脂肪；29.2 克碳水化合物） 120 克鸡胸肉（去皮）：181 大卡（37.2 克蛋白质；3.6 克脂肪；0 克碳水化合物） 150 克混合沙拉（无调料）：43 大卡（2.7 克蛋白质；0.7 克脂肪；6.6 克碳水化合物） 锻炼前零食（锻炼前 30 分钟）——蛋白质奶昔和水果 30 克蛋白质奶昔：111 大卡（25.8 克蛋白质；0 克脂肪；1.6 克碳水化合物） 1 根香蕉：118 大卡（1.4 克蛋白质；0.4 克脂肪；27 克碳水化合物） 1 个苹果：75 大卡（0.6 克蛋白质：0.2 克脂肪：17.4 克碳水化合物） 晚餐（锻炼后 1～2 小时）——鱼和糙米饭 200 克糙米（煮熟）：279 大卡（5.2 克蛋白质；2.2 克脂肪；58.4 克碳水化合物） 150 克鲑鱼：270 大卡（31 克蛋白质；16.5 克脂肪；0 克碳水化合物） 150 克混合沙拉（无调料）：43 大卡（2.7 克蛋白质；0.7 克脂肪；6.6 克碳水化合物）

我特别为素食者制订了一个减脂膳食计划（见表 8-18），对于素食者来说，获得优质植物蛋白质和好的脂肪非常重要。下面的膳食计划特别包含了植物蛋白质和所需要的脂肪。

表8-18　素食者减脂膳食计划

素食膳食计划女性——1500卡路里 总计： 1480 卡路里 161.5g 碳水化合物 29g 脂肪 106.5g 蛋白质	早餐（上午 7：30） 1 根香蕉：118 大卡（1.4 克蛋白质；0.4 克脂肪；27 克碳水化合物） 50 克燕麦片：201 大卡（6.2 克蛋白质；4.3 克脂肪；6 克碳水化合物） 午餐（中午 12 点） 100 克糙米（熟）：139 大卡（2.6 克蛋白质；1.1 克脂肪；29.2 克碳水化合物） 100 克豆腐：80 大卡（11 克蛋白质；8 克脂肪；1 克碳水化合物） 150 克混合沙拉（无调料）：43 大卡（2.7 克蛋白质；0.7 克脂肪；6.6 克碳水化合物） 锻炼前小吃（锻炼前 30 分钟） 40 克纯素蛋白奶昔：156 大卡（30 克蛋白质；0 克脂肪；1.1 克碳水化合物） 1 根香蕉：105 大卡（1.4 克蛋白质；0.4 克脂肪；27 克碳水化合物） 晚餐（锻炼后 1 ～ 2 小时） 100 克糙米（煮熟）：139 大卡（2.6 克蛋白质；1.1 克脂肪；29.2 克碳水化合物） 200 克芸豆：214 大卡（14.6 克蛋白质；1 克脂肪；30 克碳水化合物） 睡前小吃（晚上 10 点） 40 克纯素蛋白奶昔：156 大卡（30 克蛋白质；0 克脂肪；1.1 克碳水化合物） 20 克混合坚果：120 大卡（4 克蛋白质；12 克脂肪；2.9 克碳水化合物）
素食膳食计划男性——2000卡路里 总计： 2059 卡路里 222.2g 碳水化合物 44g 脂肪 131g 蛋白质	早餐（上午 7：30） 1 根香蕉：118 大卡（1.4 克蛋白质；0.4 克脂肪；27 克碳水化合物） 100 克燕麦片：380 大卡（12.4 克蛋白质；8.3 克脂肪；12 克碳水化合物） 午餐（中午 12 点） 150 克糙米（煮熟）：210 大卡（3.8 克蛋白质；1.8 克脂肪；45 克碳水化合物） 200 克豆腐：160 大卡（17.6 克蛋白质；8 克脂肪；1 克碳水化合物） 150 克混合沙拉（无调料）：43 大卡（2.7 克蛋白质；0.7 克脂肪；6.6 克碳水化合物） 锻炼前小吃（锻炼前 30 分钟） 40 克纯素蛋白奶昔：156 大卡（30 克蛋白质；0 克脂肪；1.1 克碳水化合物） 1 根香蕉：105 大卡（1.4 克蛋白质；0.4 克脂肪；27 克碳水化合物） 晚餐（锻炼后 1 ～ 2 小时） 150 克糙米（煮熟）：210 大卡（3.8 克蛋白质；1.8 克脂肪；45 克碳水化合物）

续表

素食膳食计划 男性——2000 卡路里 总计: 2059 卡路里 222.2g 碳水化合物 44g 脂肪 131g 蛋白质	300 克芸豆：321 大卡（22 克蛋白质；1.5 克脂肪；45 克碳水化合物） 睡前小吃（晚上 10 点） 40 克纯素蛋白奶昔：156 大卡（30 克蛋白质；0 克脂肪；1.1 克碳水化合物） 35 克混合坚果：200 大卡（5.3 克蛋白质；22 克脂肪；5 克碳水化合物）

2）瓦塔（Vata）增肌膳食计划

瓦塔（Vata）看起来很瘦弱，新陈代谢很快，总是在分解自己的身体，他们的肌肉和脂肪含量相对要少。对于瓦塔（Vata）来说，通过增加肌肉来增重并维持身体健康是一个很重要的课题。我们按照 5 步膳食制定行动计划给瓦塔（Vata）做增肌膳食计划。在不发胖的情况下增加体重非常简单，你需要做阻力训练，并且吃足够多正确的食物。瘦的好处是你天生就很瘦，体脂率低于平均水平。由于新陈代谢快，你的身体会燃烧卡路里，但这也意味着，如果你真的想锻炼肌肉，你必须吃得比平时多。

以下膳食计划旨在帮助瓦塔（Vata）通过正确的卡路里和常量营养素摄入来实现快速的肌肉生长。我们将专注于获得足够的卡路里和蛋白质，这是肌肉生长的两个最重要的因素。

对于肌肉生长，大多数人每天需要 2400 ～ 2800 卡路里（男性）或 1800 ～ 2150 卡路里（女性），每公斤体重 1.78 ～ 2.2 克蛋白质。你可能需要吃得比你习惯的多，特别是你目前很瘦。如果你吃很多食物有困难，请在饮食中添加更多的橄榄油、鳄梨或坚果。它们热量高，但很容易吃。一汤匙橄榄油含有 120 卡路里的热量，可以很容易地添加到任何膳食中（例如在沙拉上）。每天服用 1 ～ 3 汤匙，具体取决于你吃多少。

你应该什么时候吃饭？从整体上看，你的吃饭时间不是那么重要。最重要的一餐是锻炼前和锻炼后的膳食，两者都应该富含碳水化合物和蛋白质。如果你没有时间在锻炼前 1 小时准备一顿完整的饭菜，请务必在锻炼前添加水果和蛋白质奶昔，你需要他们。

补充剂呢？对于瓦塔（Vata）来说，蛋白质补充剂很重要，你需要它来锻炼肌肉。大多数人没有时间整天做高蛋白饭菜。如果你想减轻压力，尤其是在锻炼前后，请选择简单但优质的蛋白粉，每天吃 30 ～ 60 克蛋白粉。另外，最重要的增肌补充剂是肌酸。它是一种有机酸，有助于在高强度的短期运动中为肌肉细胞提供能量。至于剂量，每天 3 ～ 5 克对大多数人来说是最佳的，无论是在训练日还是在非训练日。可以将肌酸混合到蛋白质奶昔中一起食用。

为了确保营养的吸收和利用，你需要有足够的胃酸和消化酶。健康的胃酸水平对营养吸收、肠道健康和整体健康至关重要。这种高酸性物质很重要，原因有几个：第一，它中和酵母和细菌等有害病原体，这对于避免食物中毒或肠道细菌微妙平衡的破坏很重要。第二，酸度激活胃蛋白酶，胃蛋白酶与盐酸一起开始分解蛋白质分子，以获得身体可以吸收的氨基酸。第三，胃酸还有助于使食物中的营养物质更容易被吸收。例如，矿物质的吸收在呈离子形式时才会发生，而胃酸有助于电离食物中的矿物质。

胃酸过少的症状包括胀气、腹胀、胃酸倒流和痉挛。不幸的是，这些症状几乎与胃酸过多相同，这就是为什么区分两者可能很棘手。许多认为自己胃酸过多的人实际上是胃酸太少了。为什么？因为缺乏胃酸会导致括约肌不能完全闭合，这意味着一些剩余的酸会从胃中排出并引起胃酸倒流。另一个可能导致胃酸向上传递的因素是蛋白质消化不足，这样会产生增加腹压并将酸向上推的气体。造成胃酸过少的原因包括精神压力过高，吃加工和精制食品含量高的饮食，以及自然衰老。

如何增加你的胃酸？身体需要一定的营养物质才有原料来生产胃酸。最重要的是锌、B 族维生素，尤其是 B_1 和 B_6 以及氯化物。锌和 B 族维生素因精神压力高而耗尽，加工食品中的锌和 B 族维生素含量又很低。这造成了一个恶性循环，如果你缺乏产生盐酸所需的营养，你的身体将无法正确消化食物，这反过来又会导致更多的营养缺乏。所以突破这个恶性循环通常意味着你需要补充这些营养素。大多数人需要锌补充剂和 B 族维生素，然后可以考虑服用消化酶，最重要的是胃蛋白酶，最好是找到天然的胃蛋白酶产品。

现在让我们来看看实际的膳食计划。我给你列出 3 种女性膳食计划和 3 种男性膳食计划（见表 8-19、表 8-20、表 8-21）。要找到适合你的计划，请执行以下操作：

① 使用在线计算器计算你的卡路里维持水平。

② 将你的维持水平乘以 1.1 以获得你的每日增肌卡路里摄入量。

③ 选择最能代表你的测量值的膳食计划。每个计划里都有对应的卡路里、身高和体重。

注意：如果你的体重小于计划的测量值，则每减少 5 公斤，从计划中每日减去 50 卡路里。如果你的体重大于计划的测量值，则每增加 5 公斤，在计划中每日增加 50 卡路里。

表8-19　女性增肌膳食计划

膳食计划	早餐（早上 7：30）——三明治
女性 I ——2100 卡路里（体重 50 公斤，身高 160 厘米）	450 卡路里，52 克碳水化合物（7 克纤维），18 克脂肪，21 克蛋白质 ——2 个鸡蛋（煎或炒） ——2 片全麦面包 ——40 克鳄梨
总计：	
2085 卡路里	午餐（中午 12 点）——米饭配肉和蔬菜
274 克碳水化合物（34 克纤维） 46 克脂肪 143 克蛋白质	644 卡路里，91 克碳水化合物（8 克纤维），11 克脂肪，42 克蛋白质 ——100 克（糙米）米饭 ——100 克牛排（生） ——100 克混合蔬菜（未煮熟）

续表

<table>
<tr><td>膳食计划
女性 I ——2100 卡路里（体重 50 公斤，身高 160 厘米）
总计:
2085 卡路里
274 克碳水化合物（34 克纤维）
46 克脂肪
143 克蛋白质</td><td>锻炼前零食（锻炼前 30 分钟）——蛋白质奶昔和水果
175 卡路里，27 克碳水化合物（4 克纤维），1 克脂肪，16 克蛋白质
——1 个苹果
——20 克蛋白粉（1 勺）

晚餐（锻炼后 1～2 小时）——鸡肉和豆类米饭
618 卡路里，98 克碳水化合物（13 克纤维），6 克脂肪，43 克蛋白质
——70 克（糙米）米饭
——100 克鸡胸肉（生）
——70 克黑豆（未煮熟）

睡前小吃（晚上 10 点）——蛋白质奶昔和坚果
199 卡路里，7 克碳水化合物（2 克纤维），11 克脂肪，19 克蛋白质
——20 克坚果（一小把）
——20 克蛋白粉 + 5 克肌酸</td></tr>
<tr><td>膳食计划
女性 II——2150 卡路里（体重 55 公斤，身高 165 厘米）
总计:
2145 卡路里
277 克碳水化合物（35 克纤维）
52 克脂肪
144 克蛋白质</td><td>早餐（早上 7: 30）——三明治
450 卡路里，52 克碳水化合物（7 克纤维），18 克脂肪，21 克蛋白质
——2 个鸡蛋（煎或炒）
——2 片全麦面包
——40 克鳄梨

午餐（中午 12 点）——米饭配肉和蔬菜
644 卡路里，91 克碳水化合物（8 克纤维），11 克脂肪，42 克蛋白质
——100 克（糙米）米饭
——100 克牛排（生）
——100 克混合蔬菜（未煮熟）

锻炼前零食（锻炼前 30 分钟）——蛋白质奶昔和水果
175 卡路里，27 克碳水化合物（4 克纤维），1 克脂肪，16 克蛋白质
——1 个苹果
——20 克蛋白粉（1 勺）

晚餐（锻炼后 1～2 小时）——鸡肉和豆类米饭
618 卡路里，98 克碳水化合物（13 克纤维），6 克脂肪，43 克蛋白质
——70 克（糙米）米饭
——100 克鸡胸肉（生）</td></tr>
</table>

续表

膳食计划 **女性 II——2150 卡路里（体重 55 公斤，身高 165 厘米）** 总计： 2145 卡路里 277 克碳水化合物（35 克纤维） 52 克脂肪 144 克蛋白质	——70 克黑豆（未煮熟） 睡前小吃（晚上 10 点）——蛋白质奶昔和坚果 258 卡路里，10 克碳水化合物（3 克纤维），16 克脂肪，21 克蛋白质 ——30 克坚果（一小把） ——20 克蛋白粉 + 5 克肌酸
膳食计划 **女性 III——2200 卡路里（体重 60 公斤，身高 168 厘米）** 总计： 2204 卡路里 279 克碳水化合物（36 克纤维） 57 克脂肪 146 克蛋白质	早餐（早上 7：30）——三明治 450 卡路里，52 克碳水化合物（7 克纤维），18 克脂肪，21 克蛋白质 ——2 个鸡蛋（煎或炒） ——2 片全麦面包 ——40 克鳄梨 午餐（中午 12 点）——米饭配肉和蔬菜 644 卡路里，91 克碳水化合物（8 克纤维），11 克脂肪，42 克蛋白质 ——100 克（糙米）米饭 ——100 克牛排（生） ——100 克混合蔬菜（未煮熟） 锻炼前零食（锻炼前 30 分钟）——蛋白质奶昔和水果 175 卡路里，27 克碳水化合物（4 克纤维），1 克脂肪，16 克蛋白质 ——1 个苹果 ——20 克蛋白粉（1 勺） 晚餐（锻炼后 1～2 小时）——鸡肉和豆类米饭 618 卡路里，98 克碳水化合物（13 克纤维），6 克脂肪，43 克蛋白质 ——70 克（糙米）米饭 ——100 克鸡胸肉（生） ——70 克黑豆（未煮熟） 睡前小吃（晚上 10 点）——蛋白质奶昔和坚果 318 卡路里，12 克碳水化合物（4 克纤维），21 克脂肪，23 克蛋白质 ——40 克坚果（约一把） ——20 克蛋白粉 + 5 克肌酸

表8-20　男性增肌膳食计划

<table>
<tr><td>膳食计划
男　性Ⅰ——2350卡路里
（体重65公斤，身高175厘米）
总计:
2349 卡路里
284 克碳水化合物（36 克纤维）
73 克脂肪
142 克蛋白质</td><td>早餐（早上 7:30）——三明治
570 卡路里，52 克碳水化合物（7 克纤维），31 克脂肪，21 克蛋白质
——2 个鸡蛋（煎或炒）
——2 片全麦面包
——40 克鳄梨
——1 汤匙橄榄油
午餐（中午 12 点）——米饭配肉和蔬菜
644 卡路里，91 克碳水化合物（8 克纤维），11 克脂肪，42 克蛋白质
——100 克（糙米）米饭
——100 克牛排（生）
——100 克混合蔬菜（未煮熟）

锻炼前零食（锻炼前 30 分钟）——蛋白质奶昔和水果
175 卡路里，27 克碳水化合物（4 克纤维），1 克脂肪，16 克蛋白质
——1 苹果
——20 克蛋白粉（1 勺）

晚餐（锻炼后 1～2 小时）——鸡肉和豆类米饭
582 卡路里，98 克碳水化合物（13 克纤维），5 克脂肪，36 克蛋白质
——70 克（糙米）米饭
——70 克鸡胸肉（生）
——70 克黑豆（未煮熟）

睡前小吃（晚上 10 点）——蛋白质奶昔和坚果
379 卡路里，17 克碳水化合物（4 克纤维），24 克脂肪，26 克蛋白质
——40 克坚果（约一把）
——20 克蛋白粉 + 5 克肌酸
——100 克全脂牛奶</td></tr>
<tr><td>膳食计划
男性Ⅱ——2550卡路里（体重70公斤，身高180厘米）
总计:
2739 卡路里
350g 碳水化合物（43g 纤维）
78g 脂肪
161g 蛋白质</td><td>早餐（早上 7:30）——三明治
570 卡路里，52 克碳水化合物（7 克纤维），31 克脂肪，21 克蛋白质
——2 个鸡蛋（煎或炒）
——2 片全麦面包
——40 克鳄梨
——1 汤匙橄榄油

午餐（中午 12 点）——米饭配肉和蔬菜
718 卡路里，106 克碳水化合物（8 克纤维），12 克脂肪，44 克蛋白质</td></tr>
</table>

续表

膳食计划 男性Ⅱ——2550 卡路里（体重 70 公斤，身高 180 厘米） 总计： 2739 卡路里 350g 碳水化合物（43g 纤维） 78g 脂肪 161g 蛋白质	——120 克（糙米）米饭 ——100 克牛排（生） ——100 克混合蔬菜（未煮熟） 锻炼前零食（锻炼前 30 分钟）——蛋白质奶昔和水果 175 卡路，27 克碳水化合物（4 克纤维），1 克脂肪，16 克蛋白质 ——1 个苹果 ——20 克蛋白粉（1 勺） 晚餐（锻炼后 1～2 小时）——鸡肉和豆类米饭 686 卡路里，110 克碳水化合物（16 克纤维），6 克脂肪，47 克蛋白质 ——70 克（糙米）米饭 ——100 克鸡胸肉（生） ——90 克黑豆（未煮熟） 睡前小吃（晚上 10 点）——蛋白质奶昔和坚果 379 卡路里，17 克碳水化合物（4 克纤维），24 克脂肪，26 克蛋白质 ——40 克坚果（约一把） ——20 克蛋白粉 + 5 克肌酸 ——100 克全脂牛奶
膳食计划 男性Ⅲ——2750 卡路里（体重 75 公斤，身高 185 厘米） 总计： 2739 卡路里 350g 碳水化合物（43g 纤维） 78g 脂肪 161g 蛋白质	早餐（早上 7：30）——三明治 570 卡路里，52 克碳水化合物（7 克纤维），31 克脂肪，21 克蛋白质 ——2 个鸡蛋（煎或炒） ——2 片全麦面包 ——40 克鳄梨 ——1 汤匙橄榄油 午餐（中午 12 点）——米饭配肉和蔬菜 718 卡路里，106 克碳水化合物（8 克纤维），12 克脂肪，44 克蛋白质 ——120 克（糙米）米饭 ——100 克牛排（生） ——100 克混合蔬菜（未煮熟） 锻炼前零食（锻炼前 30 分钟）——蛋白质奶昔和水果 175 卡路里，27 克碳水化合物（4 克纤维），1 克脂肪，16 克蛋白质 ——1 个苹果 ——20 克蛋白粉（1 勺）

续表

膳食计划 **男性Ⅲ——2750 卡路里** **（体重75公斤，身高185厘米）** 总计： 2739卡路里 350g碳水化合物（43g纤维） 78g脂肪 161g蛋白质	晚餐（锻炼后1～2小时）——鸡肉和豆类米饭 868卡路里，147克碳水化合物（19克纤维），7克脂肪，53克蛋白质 ——110克（糙米）米饭 ——100克鸡胸肉（生） ——100克黑豆（未煮熟） 睡前小吃（晚上10点）——蛋白质奶昔和坚果 408卡路里，18克碳水化合物（4克纤维），27克脂肪，27克蛋白质 ——45克坚果（约一把） ——20克蛋白粉＋5克肌酸 ——100克全脂牛奶

表8-21　素食者增肌膳食计划

素食膳食计划女性——1800 卡路里 总计： 1880卡路里 210g碳水化合物 41g脂肪 125g蛋白质	早餐（上午7：30） 1根香蕉：118大卡（1.4克蛋白质；0.4克脂肪；27克碳水化合物） 50克燕麦片：201大卡（6.2克蛋白质；4.3克脂肪；6克碳水化合物） 午餐（中午12点） 150克糙米（煮熟）：210大卡（3.8克蛋白质；1.8克脂肪；45克碳水化合物） 200克豆腐：160大卡（17.6克蛋白质；8克脂肪；1克碳水化合物） 150克混合沙拉（无调料）：43大卡（2.7克蛋白质；0.7克脂肪；6.6克碳水化合物） 锻炼前小吃（锻炼前30分钟） 40克纯素蛋白奶昔：156大卡（30克蛋白质；0克脂肪；1.1克碳水化合物） 1根香蕉：105大卡（1.4克蛋白质；0.4克脂肪；27克碳水化合物） 晚餐（锻炼后1～2小时） 150克糙米（煮熟）：210大卡（3.8克蛋白质；1.8克脂肪；45克碳水化合物） 300克芸豆：321大卡（22克蛋白质；1.5克脂肪；45克碳水化合物） 睡前小吃（晚上10点） 40克纯素蛋白奶昔：156大卡（30克蛋白质、0克脂肪、1.1克碳水化合物） 35克混合坚果：200大卡（5.3克蛋白质；22克脂肪；5克碳水化合物）

续表

素食膳食计划男性——2900卡路里 总计： 2924 卡路里 295g 碳水化合物 80.7g 脂肪 170g 蛋白质	早餐（上午 7：30） 1 根香蕉：118 大卡（1.4 克蛋白质；0.4 克脂肪；27 克碳水化合物） 50 克燕麦片：201 大卡（6.2 克蛋白质；4.3 克脂肪；6.4 克碳水化合物） 午餐（中午 12 点） 150 克糙米（煮熟）：340 大卡（6.3 克蛋白质；3 克脂肪；73 克碳水化合物） 200 克豆腐：160 大卡（17.6 克蛋白质；8 克脂肪；1 克碳水化合物） 150 克混合沙拉（无调料）：43 大卡（2.7 克蛋白质；0.7 克脂肪；6.6 克碳水化合物） 锻炼前小吃（锻炼前 30 分钟） 40 克纯素蛋白奶昔：156 大卡（30 克蛋白质；0 克脂肪；1.1 克碳水化合物） 1 根香蕉：105 大卡（1.4 克蛋白质；0.4 克脂肪；27 克碳水化合物） 1 个苹果：95 大卡（0.4 蛋白质；0.4 克脂肪；25 克碳水化合物） 晚餐（锻炼后 1 ～ 2 小时） 150 克糙米（煮熟）：210 大卡（3.8 克蛋白质；1.8 克脂肪；45 克碳水化合物） 300 克芸豆：321 大卡（22 克蛋白质；1.5 克脂肪；45 克碳水化合物） 150 克豆豉：290 大卡（27 种蛋白质；16 克脂肪；14.7 克碳水化合物） 睡前小吃（晚上 10 点） 40 克纯素蛋白奶昔：156 大卡（30 克蛋白质；0 克脂肪；1.1 克碳水化合物） 35 克混合坚果：200 大卡（5.3 克蛋白质；18 克脂肪；5 克碳水化合物）

3）抗炎膳食计划

炎症是身体保护自身免受感染、疾病或伤害的方式。但是，慢性炎症是有害的，因为它会逐渐损害健康的细胞、组织和器官，成为导致心血管疾病、癌症、2 型糖尿病、代谢综合征、炎症性肠病、阿尔茨海默病以及其他疾病的无声杀手。幸运的是，你可以采取很多措施减少炎症并改善整体健康状况。饮食是导致炎症的一个重要因素[212]，那么，遵循“抗炎饮食”就有意义了。如果你有慢性炎症以及上述疾病，或者你的家族中有人得以上疾病，建议你在整个饮食框架中遵循抗炎饮食的原则。

虽然“抗炎饮食”的定义尚未明确，但地中海饮食和 DASH（The Dietary Approaches to StopHypertension）抗高血压饮食通常被认为具有抗炎作用。地中海饮食包括大量摄

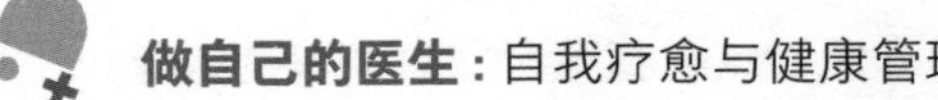

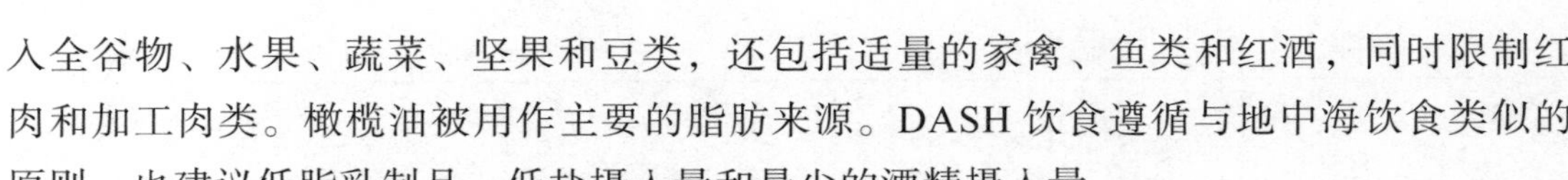

入全谷物、水果、蔬菜、坚果和豆类，还包括适量的家禽、鱼类和红酒，同时限制红肉和加工肉类。橄榄油被用作主要的脂肪来源。DASH 饮食遵循与地中海饮食类似的原则，也建议低脂乳制品、低盐摄入量和最少的酒精摄入量。

总体而言，抗炎食品清单应主要由未加工的天然食品、各种颜色丰富的水果和蔬菜以及优质蛋白质来源组成。未加工的天然食品含有多种可能与降低体内炎症水平有关的成分。水果、蔬菜和其他植物性天然食品中含有的抗氧化剂可以中和有害自由基来帮助延迟或防止细胞损伤。炎症会引发氧化应激，增加富含抗氧化剂的食物的摄入量有助于预防氧化应激和炎症所引起的疾病。天然食品中常见的一些抗氧化剂包括维生素 C、维生素 E 和类胡萝卜素（如 β- 胡萝卜素和番茄红素）。此外，研究表明高纤维饮食可以降低患炎症性疾病的风险，特别是可溶性纤维很容易被肠道细菌发酵，有助于减少因产生短链脂肪酸而引起的炎症。Omega-3 脂肪酸存在于鲑鱼或金枪鱼等多脂鱼类以及亚麻籽等某些种子中，它们通过防止炎症分子的形成来帮助减少体内炎症。表 8-22 是各类抗炎食物列表，在你的食物中尽量均衡的添加它们。

表8-22　各种有助于抗炎的食物

蛋白质类	碳水化合物	健康脂肪	蔬菜	水果	香料
黑豆 芸豆 鹰嘴豆 扁豆 豆腐干 希腊酸奶 富含脂肪的鱼（如鲑鱼或金枪鱼） 鸡 火鸡	全燕麦 全麦面包 荞麦 小麦 大麦 藜麦 黍米 小米 苋菜	无盐坚果 （如杏仁和核桃） 无盐种子 （如葵花籽和南瓜子） 亚麻种子 特级初榨橄榄油 鳄梨油 核桃油 麻油 亚麻籽油	番茄 绿叶蔬菜（如羽衣甘蓝和菠菜） 红薯 西兰花 豆芽 菜花 甜菜 芦笋 茄子 萝卜 柿子椒 南瓜 发酵蔬菜	草莓 黑莓 蔓越莓 蓝莓 苹果 梨 樱桃 桃子 杏子 李子 葡萄 橙子 柚子 石榴 牛油果	草药 姜黄 姜 肉桂 辣椒粉 蒜粉 黑胡椒 牛至 香菜 迷迭香

还有一些饮品有很好的抗炎作用：小苏打水、欧芹姜青汁、柠檬姜黄汁、功能性食品冰沙、蔬菜和浆果冰沙、骨头汤、绿茶。

应该避免以下的食物：高果糖玉米糖浆、反式脂肪以及酒精。

要尽可能少吃的食物：含糖饮料；精制碳水化合物如白面包和白面食；甜点，

如饼干、糖果、蛋糕和冰激凌；加工肉类，如热狗、香肠、肉罐头、腌肉；加工休闲食品，包括饼干、薯条和椒盐卷饼；加工种子油和植物油，如大豆油和玉米油。

另外，烹饪方法对炎症和代谢健康有很大的关联，煎炸、高温烘烤、生食等与炎症标志物有关，不添加脂肪的烹饪方法比在高温或长时间加热的情况下添加脂肪的烹饪方法更健康[213]。下面是一些烹饪的技巧。

抗炎饮食烹饪技巧：

添加香料和调味料。香草和香料富含抗氧化剂和风味，因此请用它们来给你的食物调味，包括姜黄、生姜、迷迭香、肉桂、牛至、小茴香、辣椒等。

用大蒜和洋葱煮。这些蔬菜富含抗氧化剂和抗炎化合物，很容易融入许多午餐或晚餐食谱中，可以把它们添加到腌料、沙拉酱、肉酱、炖菜、炒菜等当中。

自己制作调料和腌料。使用油、醋、香草和香料的组合，你可以制作自己的美味调味料和富含抗炎化合物的腌料。

把事情简单化。如果每晚用新食材烹饪复杂的食谱听起来令人畏惧，可以简单一些。选择鱼或鹰嘴豆等蛋白质来源，并将其与蔬菜和谷物结合起来，就可以做成一份营养丰富的抗炎晚餐。

当我们制订抗炎饮食的实际计划时，仍然按照 5 步膳食制订行动计划，首先考虑你的卡路里，然后确定你的常量营养素量，最后按照抗炎饮食的食物原则添加你的食物。下面我们给出一个 1500 卡路里的抗炎膳食计划样板（见表 8-23）。

表8-23　抗炎饮食膳食计划模版

<table>
<tr><td>抗炎饮食膳食计划
1500 卡路里——西式
总计：
1565 卡路里
54 克蛋白质
146 克碳水化合物
31 克纤维
85 克脂肪

如果要把热量减到 1200 卡路里：将上午零食改为 1/2 杯黄瓜片，下午零食改为 1 个小柑橘，晚餐时减去土豆。
如果要把热量增加到 2000 卡路里热量：在早餐中添加 5 颗核桃，一片全麦面包，在上午零食中添加一杯蓝莓和一杯南瓜子，在下午零食中添加 1 个梨。</td><td>早餐——333 卡路里
抗炎蔬果昔：
把下面所有原料放在搅拌机中打碎混合：1 个熟香蕉、1 杯羽衣甘蓝、1 杯不加糖杏仁奶、1/4 成熟的鳄梨、1 汤匙奇亚籽、2 茶匙蜂蜜

上午零食——95 卡路里
1 个中等大小的苹果

午餐——380 卡路里
一份鸡肉蔬菜沙拉、一个橘子、柠檬水 500 毫升

下午零食——235 卡路里
20 颗无盐烤杏仁、半根香蕉
晚餐（520 卡路里）、
1 份大蒜烤三文鱼配土豆和芦笋、柠檬姜黄汁 500 毫升</td></tr>
</table>

续表

抗炎饮食膳食计划 **1500 卡路里——中式** 总计： 1565 卡路里 54 克蛋白质 146 克碳水化合物 31 克纤维 85 克脂肪 加减卡路里的方法同上	早餐——333 卡路里 豆浆燕麦粥一碗、煮鸡蛋一个、泡菜一份、苹果一个 上午零食——95 卡路里 1 个中等大小的苹果 午餐——380 卡路里 鸡丝凉面一份、葡萄一杯、绿茶 500 毫升 下午零食——235 卡路里 蓝莓酸奶杯一份、半根香蕉 晚餐——520 卡路里 紫米馒头、杂蔬丁炒虾仁、橙子一个、绿茶 500 毫升

8.6　饮食警示：避免常见营养误区

营养是一个充满神话和误解的话题，加上社交媒体的影响，不同的人告诉你“做这个”或“做那个”，这常常会导致你无法获得真正的整体健康生活方式。因此，让我们弄清楚一些事情，并揭开一些最普遍的营养误区，为你提供基于科学证据的见解。

误区一：极度减少卡路里摄入

如果减少卡路里会导致体重减轻，那么极端卡路里减少应该会导致极端体重减轻，但这实际上是错误的。极度减少卡路里通常会导致体重增加而不是减轻[214]。原因如下：你的身体需要基线水平的卡路里来维持基本的生理功能，当它低于该基线时，你的新陈代谢将会直线下降。事实上，如果你采用极低热量饮食（每天低于 800 卡路里），你的新陈代谢率将在前 48 小时内下降 10% 以上。相反，小量、可持续地减少卡路里摄入对你来说会更好。为了安全及长期减肥，普通女性每天应保持至少 1200 卡路里的热量。

误区二：所有脂肪都对你有害

长期存在的误解之一是所有脂肪都有害健康。这个误区始于 20 世纪 70 和 80 年代，当时的许多专家声称所有脂肪都是有害的，应该不惜一切代价避免它们。尽管这个误区已经被打破，我们仍然看到人们提倡“无脂”和“低脂”饮食。事实上，我们的身体需要健康脂肪来实现各种基本功能，如维生素吸收、细胞生长、大脑健康等。问题是需要弄清楚你正在吃的脂肪类型，因为不同类型的脂肪以不同的方式影响我们的健康。鳄梨、坚果、种子和橄榄油中的单不饱和脂肪和多不饱和脂肪，与许多健康益处相关。另外，不健康的脂肪，包括油炸食品、加工零食和一些人造黄油中的饱和脂肪和反式脂肪会提高 LDL（低密度脂蛋白）胆固醇水平，从而增加患心脏病的风险。你要做的是选择健康脂肪的来源，同时最大限度地减少不健康脂肪的摄入。值得注意的是，即使是健康的脂肪，适量也是关键。

误区三：碳水化合物是敌人

有一种常见的误解，认为碳水化合物是敌人，但碳水化合物并非都是一样的。虽然含糖零食和精制谷物中的简单碳水化合物确实会导致血糖升高，但复杂碳水化合物是重要的能量来源，并具有多种益处。各种美味且色彩鲜艳的食物，如非淀粉类蔬菜、水果、全谷物和豆类，都属于碳水化合物，它们提供丰富的纤维、维生素和矿物质，有助于持续的能量水平，帮助消化并支持整体健康。因此，对所消耗的碳水化合物的类型和质量做出明智的选择才是关键。因此要选择完整的、未加工的碳水化合物来源，而不是将碳水化合物视为敌人。与其从饮食中剔除所有碳水化合物，不如集中精力减少添加糖和精制谷物的摄入量。

误区四：全脂牛奶对身体不好

尽管全脂牛奶相对脱脂牛奶来说含有较高的饱和脂肪，但它不会引起血脂增高，相反，会降低人体甘油三酯及能导致动脉粥样硬化的低密度脂蛋白（LDL）水平。发表在《英国医学杂志》上的一项流行病学研究指出，全脂乳制品（而非减脂乳制品）与较低的代谢综合征患病率以及较低的高血压和糖尿病发病率相关[215]。此外，通过酸奶或奶酪发酵产生的生物活性肽或氨基酸可以提高胰岛素敏感性，而乳清中的支链氨基酸已被证明可以改善餐后胰岛素反应。总的来说，食用全脂牛奶及奶制品可以预防骨质疏松，降低血压、血脂，最终减少罹患心血管疾病的风险。

误区五：鸡蛋有害健康

多年来，鸡蛋——尤其是蛋黄——因胆固醇含量高而受到诟病。但研究表明，鸡蛋中的胆固醇对血液胆固醇没有显著影响[216]。如果你喜欢鸡蛋，建议适量食用，但要密切注意饮食中胆固醇的含量，特别是如果你已经有患心脏病的风险。美国心脏协会建议每天吃一个鸡蛋（或两个蛋白）作为健康饮食的一部分。

误区六：不吃饭可以帮助你更快减肥

事实上可能恰恰相反。体重增加本质上是一个数学问题：如果摄入的卡路里多于消耗的卡路里，你就会变胖。你是通过一顿饭还是七顿饭吃下这些卡路里并不重要，重要的是最终的数字。当我们不吃饭时，经常发生的情况是因为太饿了，结果可能吃得更多。如果不吃东西，你的身体就会进入“禁食模式”；你的新陈代谢率可能会减慢以节省能量。新陈代谢缓慢意味着你无法像本应该的那样容易地燃烧能量，相反，更有可能是将能量储存为脂肪。因此，如果你想减肥，每天必须吃三到四顿（取决于你的运动程度）少量、规律的膳食，每顿饭都含有蛋白质和纤维碳水化合物。

误区七：不吃早餐

早餐确实是一天中最重要的一餐。你的身体在睡眠期间整晚都在禁食，早餐可以帮助你打破这种禁食，并以适当的能量和营养开始新的一天。不吃早餐通常意味着你整个早上都会感到无精打采，并且你会在午餐前吃掉许多不需要的和不必要的零食（卡路里）。

误区八：食物不耐受与过敏相同

许多人同时使用“食物过敏”和“食物不耐受”这两个词，就好像它们可以互换一样，但事实并非如此。尽管许多人认为自己有食物过敏，但他们更有可能患有食物不耐受。食物过敏的影响严重得多，因为它们涉及免疫系统，这意味着症状甚至可能危及生命。相比之下，食物不耐受主要涉及消化系统——你可能只是消化食物有困难——症状虽然不舒服甚至痛苦，但绝不会危及生命。

误区九：杂粮和全谷物是一样的

杂粮和全谷物不一样。全谷物由未精制的谷物组成，其成分——麸皮、胚芽和胚乳——以及自然界产生的所有纤维、维生素和矿物质仍然完好无损。全谷物更有营养，食用全谷物可以降低多种疾病的风险。杂粮食品由不止一种谷物制成，但可能不是全谷物。由于黑面包通常比白面包更健康，因此标记为杂粮的面包可能会被染成更深的颜色，但实际在精炼过程后缺乏营养价值。仔细阅读食品标签，以确保它们列出了全麦、全燕麦和全谷物。

误区十：忽略纤维

由于人们的注意力都集中在碳水化合物和蛋白质上，所以很容易忘记纤维。实际上纤维是碳水化合物的一种形式，我们无法消化纤维，因此它不能被小肠吸收，但它会进入结肠并为生活在结肠中的微生物群落提供食物。肠道细菌群（称为微生物组）影响从消化、体重到心理健康的各个方面。在缺乏足够纤维的情况下，微生物群会吞噬结肠的保护性黏液内层，从而使其变薄，这会对我们的免疫功能造成严重破坏，并促进炎症状态，因为身体 80% 的免疫系统位于肠道，你体内的大部分血清素也在肠道中。肠道功能障碍会导致多种慢性疾病，包括心血管疾病、糖尿病和癌症。获得足够纤维的解决方案很简单：多吃天然食品，尤其是营养丰富的蔬菜和其他富含纤维的植物性食品。

误区十一：脱水

我们经常将脱水误认为是饥饿。水对于身体的许多反应过程至关重要。虽然对于身体每天需要多少水存在一些争议，但毫无疑问水很重要。大多数人都长期脱水。即使是轻微的脱水也会使你的新陈代谢减慢百分之三。如果你正在节食，请不要低估水的重要性。弗吉尼亚理工大学的一项研究结果表明[217]，每餐前喝两杯水的肥胖节食者比不增加水摄入量的节食者多减了 5 磅。一年后，喝水的人体重也减轻了很多。

误区十二：做任何极端的事情

极端的做法很诱人，因为它们常常会做出极端的承诺。但任何极端的做法都是不可持续的，比如从饮食中排除所有碳水化合物或极低碳水化合物，或只吃低脂肪食物，或只吃高脂肪高蛋白质，或不吃糖，或全部都是糖。正确的做法是适度。不要说你再也不吃碳水化合物了，应该避免吃白面包等精制碳水化合物，但是选择全谷物。节食需要致力于维持可持续且持久的微小改变。

最后我想说：不要相信行业利益驱动的炒作。健康饮食并不是避免某个营养类别，相反，是摄入大量富含碳水化合物（通常意味着富含纤维）的植物性食物，并用少量的谷物、奶制品、肉类、偶尔的零食和必要的膳食补充剂来平衡这些食物。爱你的食物，让它也爱你。

第 9 章　身体乐章：创造你的运动旋律

在快节奏、高压力的现代社会中，运动已不仅仅是为了健身或娱乐，还是维系身心健康、提升生活质量的必需。运动是一种身体活动，更是一种自我疗愈的方式。它像是一种魔法，既能强健我们的身体，又能涤荡我们的心灵，带给我们前所未有的活力和平静。让我们一起开启这段旅程，找到那个最适合自己的运动旋律，创造属于自己的身体乐章。

9.1　运动的重要性：活跃生活的无限好处

运动是维护和提升身体健康的一把钥匙，它在促进心血管健康、增强肌肉和骨骼强度、管理体重以及预防慢性病方面发挥着不可替代的作用。

心血管健康

当我们进行有氧运动，比如快步走、游泳或骑自行车时，我们的心跳速率加快。这不仅是一种短期变化；随着时间的推移，定期的有氧运动可以加强心脏肌肉，使心脏泵血能力增强，血液循环更为高效[218]。一个强健的心脏可以更有效地向全身输送血液，这意味着身体的每一个细胞都可以获得更多的氧气和营养物质，这对于提高身体的整体功能和增强能量水平至关重要。此外，运动对于血压管理有显著影响。定期的有氧运动有助于降低静息时的血压水平，这对减少患高血压的风险和改善高血压患者的状况非常重要。运动还能帮助调节血脂水平，包括降低有害的低密度脂蛋白（LDL）胆固醇和提高有益的高密度脂蛋白（HDL）胆固醇。这有助于防止动脉粥样硬化。

在我既往的心脏科医生的职业生涯中，运动康复的理念已经被引入医院，我们对慢性心力衰竭的患者进行心脏康复训练，使得他们能够通过合理的运动回到正常的生活状态。

肌肉和骨骼强度

特定的运动不仅能够增强肌肉的力量和耐力，还能显著提高骨骼的密度和强度，这对于防止随着年龄增长而发生的骨质疏松症尤为重要[219]。

重量训练，如举重或使用阻力带直接锻炼肌肉，促进肌肉纤维的生长和加强。这种训练不仅可以增加肌肉质量，还能提高新陈代谢率，让身体即使在休息时也能燃烧更多的卡路里。此外，肌肉的增强能够提高个体的整体力量和体能，使日常任务如提重物、攀爬或甚至保持良好的姿势变得更加容易和有效。

在骨骼方面，跑步、跳绳等运动等通过产生重复的冲击力，刺激骨骼加强其结构和密度。这些冲击力促使骨骼细胞活跃，增加骨骼的适应性，使其变得更坚固、更有抵抗力。

这种自然的适应过程有助于减缓骨质流失，是预防骨质疏松的有效手段。

运动还对维护关节的健康至关重要。通过增强支撑关节的肌肉，运动可以提高关节的稳定性和灵活性，减少肌肉弱点或不平衡导致的受伤风险。比如，加强大腿和臀部肌肉可以帮助保护膝关节，而增强核心肌肉则有助于支撑脊柱和减少背部问题。

体重管理

定期的身体活动能够有效地燃烧卡路里，这是控制体重、避免肥胖以及预防与体重增加相关的多种慢性疾病的基础。运动促进体重管理的机制相当直接——它通过增加能量消耗来帮助你燃烧存储在体内的脂肪。无论是有氧运动还是力量训练，都能有效提高代谢率，即使在运动结束后一段时间内，身体的代谢水平仍然保持较高。这种效应被称为运动后氧气消耗（Excess Post - exercise Oxygen Consumption，EPOC），这意味着即使在休息状态下，身体也能继续燃烧卡路里[220]。

另外，运动能够帮助我们调整食欲和饮食习惯。规律性的身体活动能够提高身体对食物的调节能力，使我们更容易遵循健康饮食的计划，减少对高热量食物的渴求。运动还能提升心情，降低因压力或情绪问题导致的暴饮暴食的可能性。

结合适当的饮食习惯，定期运动成为实现能量平衡的关键。希望减重的人通过运动增加能量消耗，同时控制卡路里的摄入，从而创造能量赤字，驱动体重下降。希望维持体重的人通过运动帮助确保消耗的卡路里与摄入的卡路里保持平衡，以维持稳定的体重。

慢性病预防

运动通过多种机制对抗 2 型糖尿病、高血压、心血管疾病等慢性病的发展。

首先，运动可以提高胰岛素敏感性以预防 2 型糖尿病。当肌肉在运动中活跃时，它们需要更多的葡萄糖作为能量，这促使身体更有效地使用血液中的葡萄糖，从而降低血糖水平。长期而言，这种改善胰岛素敏感性的作用有助于预防血糖水平长期升高所导致的 2 型糖尿病。其次，定期运动能够帮助维持血管的弹性，改善血液循环，有效降低血压。运动还可以帮助改善血脂水平，进一步降低心血管疾病的风险。再次，定期的身体活动有助于提高免疫细胞的活性，使身体更加有效地抵御感染和疾病。最后，运动能改善睡眠质量，减少压力和焦虑，这些都是提高免疫力和整体健康状态的关键因素。

总之，运动是一个“多面手”，它是我们通往更健康生活方式的桥梁，在我们的整体健康系统中占据着非常重要的地位。

9.2 运动科学：理解运动的基本原则

现在，我们将探索运动科学的基本原则，并讨论如何将这些原理应用于日常生活中，以创造出既满足个人健康目标又符合身体条件的运动计划。

运动科学可以让你知道如何在避免伤害的同时提高运动效率，理解何种类型的运动最适合你的身体需求，以及如何调整运动强度、频率和时长，以达到最佳效果。

1．人体生理和运动

运动对生理系统有着全面的影响，尤其是对肌肉、心血管和呼吸系统。

肌肉系统。肌肉是运动的基础，负责身体的所有运动和力量输出。运动时，肌肉通过收缩和舒张来产生动作。长期的运动训练可以增加肌肉纤维的大小和数量，提高肌肉的力量和耐力。此外，运动还可以提高肌肉的效率，降低在进行相同活动时的能量消耗。

心血管系统。心血管系统负责将氧气和营养输送到身体各部分，同时将废物和二氧化碳从身体中清除。运动时，心脏的泵血能力增强，心脏每次搏动输出的血量增加，血液循环更加高效。定期的有氧运动可以增强心脏肌肉，提高心脏的效率和耐力，同时也能降低静息心率和血压，降低心血管疾病的风险。

呼吸系统。呼吸系统负责在血液和环境之间交换氧气和二氧化碳。运动时，身体对氧气的需求增加，呼吸系统的工作变得更加积极，呼吸频率和深度增加，肺部的气体交换能力得到改善。长期运动可以增强肺功能，提高肺容量和氧气利用率，有助于提升整体的运动表现。

此外，运动还能促进血液循环，加快废物的排出和营养的供给，进一步增强身体的自我修复和维护能力。

2．运动通常的类型以及它们的特点

有氧运动。有氧运动是指在氧气充足的情况下，通过持续、节奏性的身体活动来提高心率和呼吸速率的运动形式。它的特点在于能够较长时间持续地进行，如慢跑、游泳、骑自行车等，主要利用体内的脂肪和碳水化合物作为能源，有助于提高心肺功能、增加耐力和减脂。有氧运动的好处包括改善心血管健康、提升心肺功能、促进心理健康和减少慢性疾病的风险。

无氧运动。无氧运动是指在缺氧的条件下进行的短时、高强度的运动，如举重、短跑、跳远、高强度间歇训练（High Intensity Interval Training，HIIT）等。这类运动的特点是爆发力强，持续时间短，主要依赖肌肉内的糖原作为能源。无氧运动的好处包括增加肌肉力量和体积、提高速度和爆发力、增强骨密度和促进新陈代谢。

灵活性训练。灵活性训练旨在通过伸展运动提高身体的柔软度和活动范围，对于保持肌肉和关节的健康至关重要。它有助于减少肌肉紧张和僵硬，预防运动伤害，提高运动表现。定期进行静态伸展、动态伸展和瑜伽等灵活性训练可以显著提升身体的整体灵活性，为其他类型的运动打下良好的基础。

平衡与协调训练。平衡与协调训练关注改善身体的控制能力和稳定性，对于提高运动效率和防止跌倒等意外伤害具有重要作用。练习独木桥行走、站立单脚平衡、波士球训练[①]等活动，可以增强身体对不同运动模式的适应能力和协调性。此类训练不仅对运动员有显著好处，也对老年人保持良好的身体机能和预防摔倒非常有帮助。

以上四种运动类型各有千秋，根据你自己的健康状况和需求把它们结合起来进行个性

① 波士球，也称为平衡半球，它的特点是不稳定。在不稳定的平面上训练，可以更好地强化人体平衡、稳定和控制能力。

化的运动计划，才会给你带来全面的身体和心理健康益处。

3．运动强度的理解与应用

运动强度是指在运动时所付出的努力程度，是衡量运动负荷和效果的重要指标。根据个体的身体状况、健康目标和运动经验，合理选择运动强度对于保证运动安全、提高运动效果至关重要。

1）运动强度的不同级别

轻度强度。此级别的运动通常不会使呼吸和心跳速率增加太多。日常活动如缓慢步行、做家务等都属于轻度强度运动。这对于初级运动者或在恢复期的人群是一个好的开始。

中度强度。进行此级别的运动时，你会心跳加快，呼吸变得更加深重，但仍能进行对话。快走、轻松骑行、水中有氧等都属于中度强度。

高强度。高强度运动会显著加快心率，使呼吸急促到难以进行长对话。如跑步、游泳、有氧操和高强度间歇训练（HIIT）等。

2）如何测量运动强度

最常用的测量方式是通过最大心率（MHR）的百分比来判断。最大心率可以通过简单的计算公式估算：220 减去年龄。例如，一位 30 岁的人，其最大心率大约为 190 次 / 分钟（220−30=190）。

轻度强度：55% ～ 65% 的最大心率

中度强度：65% ～ 75% 的最大率

高强度：75% ～ 85% 的最大心率

极高强度：85% ～ 95% 的最大心率

3）选择合适的运动强度

选择运动强度时，首先考虑个人的健康状况、运动目标和体能水平。新手或有特定健康问题的人应从轻度或中度强度开始，逐渐增加强度。对于想要提高心肺耐力、增肌或减脂的人来说，可以根据自己的适应能力调整运动强度，适时加入高强度的训练。

我在这里为你提供一种简单的步骤图来找出适合你的强度锻炼。在进行下一次有氧运动之前，花几分钟时间计算你的目标心率范围，以帮助你在整个锻炼过程中保持适当的强度。图 9-1 是帮助你入门的 4 个简单步骤。

理解并应用运动强度的概念，可以帮助个人更安全、更有效地达成健身目标。同时，定期评估和调整运动计划，以适应身体的变化和进步，是持续健康发展的关键。

4．运动后的恢复与再生

恢复与再生是运动训练中不可或缺的一环，对于促进身体恢复、增进训练效果和预防运动伤害都至关重要。有效的恢复策略可以帮助身体从运动中产生的压力中恢复，优化身体的自然修复过程，同时为下一次训练做好准备。

为何运动后的恢复至关重要呢？首先，运动后恢复可以促进肌肉修复和增长，力量训练会在肌肉中产生微小的撕裂，恢复期是修复这些微损伤、建立更强壮肌肉的关键时期。其次，适当的恢复可以减轻累积性疲劳，防止过度训练导致性能下降和受伤风险增加。再次，确保身体充分恢复可以在随后的训练中达到更高的训练质量和强度，进而提升运动表现。最后，运动后恢复还可以促进心理健康。恢复期间的休息和放松对于维持运动者的心理健康同样重要，有助于避免训练过程中的心理压力和倦怠感。

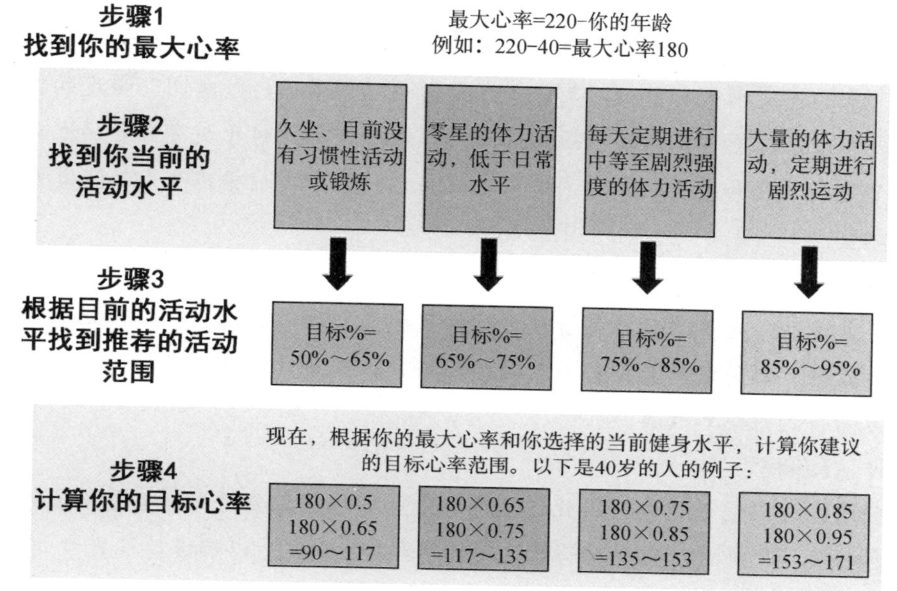

图 9-1　计算运动强度的步骤

运动恢复的策略

适当的休息。 充分的睡眠是恢复的基础，确保有足够的高质量睡眠，以支持身体的自然恢复过程。

营养补给。 运动后及时补充蛋白质可以促进肌肉修复，补充碳水化合物可以恢复肌肉和肝脏的糖原储备，同时保证充足的水分补充，以替代运动中失去的水分。

主动恢复的方法。 轻度活动如散步、缓和的拉伸和瑜伽可以促进血液循环，帮助排出肌肉废物，并减轻肌肉紧张。

使用恢复工具。 泡沫轴、按摩枪等工具可以用于自我按摩，帮助缓解肌肉紧绷和疼痛。

心理恢复。 通过冥想、深呼吸或任何有助于放松的活动，来减少心理压力。

5．运动计划的制定原则

运动计划的个性化至关重要。每个人的身体条件、健康状况和个人目标都独一无二，因此在制订运动计划时，必须进行细致的个性化考量。以下是在制订运动计划时应该遵循的原则。

全面评估个人健康状况和体能水平

在开始任何运动计划之前，进行全面的健康评估是至关重要的，包括了解个人的医疗历史、存在的健康问题以及当前的体能水平。这有助于确定哪些类型的运动最适合，以及需要避免哪些可能导致伤害的活动。

明确个人目标

无论是减重、增肌、提高心血管健康，还是增加灵活性和平衡性，明确的目标将指导整个运动计划的制订，选择合适的运动类型，确保所选活动能有效地帮助实现这些目标。

平衡运动频率、持续时间和强度

基于个人的体能水平和目标，制订一个平衡运动频率、持续时间和强度的计划至关重要。对于初学者，需要从低强度和短时间开始，逐渐增加。对于更有经验的运动员来说，则可能需要更高强度和更长时间的训练来挑战自己。频率也应根据个人的恢复能力和日常安排进行调整。

选择适当的运动类型

结合有氧运动、无氧运动、灵活性训练以及平衡和协调训练，可以帮助达到更全面的健康和健身效果。每种运动类型都有其独特的好处，因此计划包含多种运动形式可以确保身体从多方面得到锻炼和改善。

定期评估和调整

身体会逐渐适应运动计划，因此定期评估进展并根据需要进行调整是必要的。这可能意味着增加强度、改变运动类型或调整运动频率和持续时间，以确保持续进步并保持动力。

制订个性化的运动计划不仅要考虑到上述原则，还需要保持灵活性和开放性，以适应健康状况的变化和个人目标的发展。

9.3 运动自检：评估个人活动水平

基本体能测试是在开始制订运动计划之前检查你的体能水平的好方法，它还可以帮助你跟踪锻炼进度，确定你需要在锻炼计划中进行哪些更改才能继续进步。

我们可以在家进行一些简单的体能测试以识别和追踪你的运动水平。下面是一些可用的方法：

身体尺寸计算、目标心率测试、柔韧性测试（坐位体前屈）、核心力量和稳定性（平板支撑测试）、上身力量测试（俯卧撑测试）、腹部肌肉测试（仰卧起坐）、心肺耐力（跑步或慢跑测试）

需要的工具包括：

一块秒表或者一块可以计时的表、一把测量用的卷尺、一把码尺、强力胶、一把刻度尺，一块运动垫、一个帮你记录分数和计算重复次数的人

完成每个部分的评估后，你可以在笔记本上记录你的分数，或者用电子表格保存它们。

1．体重指数

通常按照世界卫生组织的标准：体重指数（kg/m^2）= 体重（公斤）÷ 身高（米）的平方

< 18.5　　体重过轻

18.5 ～ 24.9　　正常体重

25.0 ～ 29.9　　轻度肥胖

30 ～ 34.9　　中度肥胖

> 35　　重度肥胖

2．有氧适能：目标心率测试

静息心率　静息心率是心脏健康和身体健康的衡量标准。对大多数成人来说，健康的心率是每分钟 60 ～ 100 次。

方法　检查手腕处的脉搏，将两个手指放在骨骼和腱之间的桡动脉上方。桡动脉位于拇指下方手腕的手掌侧。当你感觉到脉搏跳动时，看表数 15 秒的跳动数，此数字乘以 4 便是每分钟的心率。

目标心率区　指心率增至你所处年龄段最大心率的 50% ～ 85%，在该心率区，心肺会得到很好的锻炼。中等强度运动的目标心率是最大心率的 60% ～ 75%，剧烈运动是 75% ～ 85%。你可以使用目标心率区作为指导，以确保锻炼强度适当。如果心率没有达到目标心率区，意味着需要增加强度。如果心率处于目标心率区的低值，那么你可以设定目标，逐步提高目标心率。

方法　如果你经常锻炼，你可以在有氧运动中时不时停下来检查心率。如果你不经常锻炼，可以做一个简单的测试，在快走 10 分钟后检查你的心率。

不同年龄的建议目标心率区见表 9-1。

表9-1　不同年龄的建议目标心率区

年龄	目标心率（每分钟心跳次数）	最大心率（每分钟心跳次数）
25	98 ～ 166	195
35	93 ～ 157	185
45	88 ～ 149	175
55	83 ～ 140	165
65	78 ～ 132	155

3．柔韧性测试：坐位体前屈

坐位体前屈测试是可用于测量后腿、髋关节和下背柔韧性的简单方法。

方法　找一个箱子，把码尺 38 厘米处放在箱子边缘，用胶带固定它。双脚分开约与肩同宽，双脚贴着箱子，缓慢地尽可能向前伸展，伸展时呼气，保持这个姿势至少 1 秒钟。记录你的手可以到达的距离。再重复两次动作。记录三次坐位体前屈中距离最远的一次（见图 9-2）。

根据年龄和性别，以下测量值通常被认为是良好柔韧性的指标（见表 9-2）。如果你的成绩低于目标值，则可以将此目标当作一个为之努力的目标。高于目标的测量值意味着更好的柔韧性。

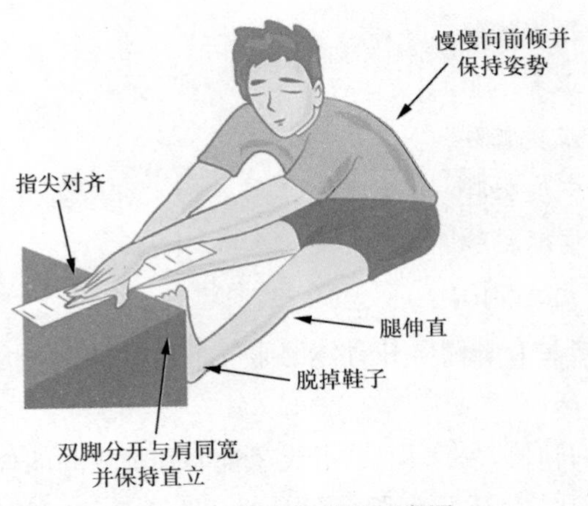

图 9-2　坐位体前屈示意图

表9-2　不同年龄及性别的柔韧性指标

年龄	女性：最远前屈距离	男性：最远前屈距离
25	55 厘米	50 厘米
35	52 厘米	47 厘米
45	51 厘米	44 厘米
55	48 厘米	42 厘米
65	44 厘米	39 厘米

4．核心力量和稳定性：平板支撑测试

这个测试不仅评估核心力量和稳定性，还测量上半身力量。它简单易操作，但你需要调动多块肌肉来帮助支撑核心。如果你无法完成测试，不要担心，这只是意味着你需要提高你的核心力量。

方法　面朝下，前臂和脚趾放在地板上，肘部位于肩膀正下方，前臂朝前。头放松，看着地板。收紧腹部肌肉，保持躯干笔直，身体从耳朵到脚趾成一条直线，不要下垂或弯曲。保持这个姿势 60 秒，然后将右臂抬离地面 15 秒后放回，再将左臂抬离地面 15 秒。下面抬起右腿 15 秒后放回地面，再抬起左腿 15 秒后放回地面。接下来，同时抬起右臂和左腿，保持 15 秒，将它们放回地面，再抬起左臂和右腿 15 秒，将其放回地面并保持初始平板支撑位置 30 秒。参见图 9-3。

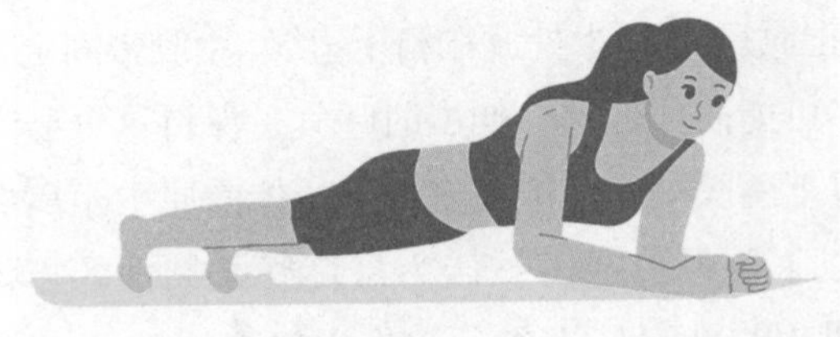

图 9-3　平板支撑体能测试示意图

5．肌肉力量和耐力：俯卧撑测试

俯卧撑可以帮你测量肌肉力量和耐力。如果你刚刚开始参加健身，那么可以做膝盖着地的跪姿俯卧撑。如果总体来说你身体健康且可以完成动作，那就做经典俯卧撑。

方法　俯卧在地面上，肘部弯曲，用手掌撑住地面，与肩同宽。保持背部挺直，双臂向上推，将双臂伸直。然后把身体放低，直到肘部弯曲成 90 度。尽可能多地做俯卧撑，同时保持良好的姿势（你的脚趾、臀部和肩膀都应该在一条直线上），记录你完成的次数。

根据年龄和性别，一般认为能做到以下数量（见表 9-3）则表明健康水平良好。如果你的俯卧撑计数低于目标值，则可以朝着目标努力。计数高于目标值表示更健康。

表9-3　不同年龄及性别俯卧撑目标值

年龄	女性：俯卧撑次数	男性：俯卧撑次数
25	20	28
35	19	21
45	14	16
55	10	12
65	10	10

6．肌肉力量和耐力：仰卧起坐测试

仰卧起坐测试衡量你腹部肌肉的力量和耐力。

方法　躺在地板上，膝盖弯曲成 90 度，双脚平放在地面上。同伴将双脚紧紧压在地面上。也可以选择将双脚靠在墙上，这样你的膝盖和髋关节将弯曲成 90 度。手臂在胸前交叉，使头部和双肩离开地面，但保持臀部仍然贴在地面上，然后回到躺下位置，完成一次仰卧起坐。在一分钟内尽可能多做几个仰卧起坐。

根据年龄和性别，一般认为完成以下数量（见表 9-4）标志着健康水平良好。如果你的仰卧起坐计数低于目标值，则可以向这个目标努力。计数高于目标值通常意味着更健康。

表9-4　不同年龄和性别的仰卧起坐目标

年龄	女性：仰卧起坐次数	男性：仰卧起坐次数
25	39	44
35	30	40
45	25	35
55	21	30
65	12	24

7．心肺耐力：跑步或慢跑测试

评估心肺耐力的一种方式是 2.4 公里计时跑或慢跑。根据年龄和性别，以下（见表 9-5）

完成 2.4 公里慢跑的时间一般标志着良好的心肺耐力水平。如果时间长于表中的数字，提示你的有氧运动心肺耐力水平需要提高。

表9-5　不同年龄和性别的心肺耐力目标

年龄	女性完成时间（分钟）	男性完成时间（分钟）
25	13	11
35	13.5	11.5
45	15	12
55	16	13
65	17.5	14

以上这些体能测试都可以在舒适的家中或在附近的道路或跑道上完成。结合起来，这些测试可以让你很好地了解你的整体健康状况，在此基础上，我们可以根据你的实际情况和需求来制定个性化的运动方案。

9.4　有效运动：构建个性化运动计划

整体健康始终强调运动计划的个性化。一个量身定制的计划，能够考虑到个体的特殊需求和目标，不仅能提高效率，还能大大降低受伤的风险，确保我们能够长期坚持。

有效的运动计划对于达成个人的健康和健身目标有着无可替代的作用。它能帮助我们科学地安排运动类型、频率、持续时间和强度，确保我们的身体能够在安全的前提下，最大限度地从每次运动中受益。无论是减重、增肌、提高心肺功能，还是仅仅为了保持日常活力，一个合适的运动计划都能引导我们更接近目标。此外，随着我们体能的提升和目标的变化，这个计划也能够相应地调整，保持挑战性和有效性。下面我们就在减重、增肌、提高心血管健康以及增加身体灵活性和平衡性方面给出不同的运动计划案例。

案例 1：蕾雅，女，30 岁，怀孕生子后体重一直没有恢复正常。目前体重 70 公斤，身高 1.65 米，期望将体重减到 55 公斤。

为了帮助她达成 55 公斤的目标，我们为她设计一个结合有氧运动、无氧运动以及灵活性训练的综合运动方案。减重的速度为每周 0.5 ～ 1 公斤，以确保减重过程中的健康与安全。以下是具体的运动方案。

1）运动计划

（1）有氧运动（心肺耐力提升、燃烧卡路里）

类型：快步走或慢跑

频率：每周 5 次

持续时间：开始时每次 30 分钟，逐渐增加至 45 ～ 60 分钟

强度：中等强度，大约在最大心率的 60% ～ 70%

（2）无氧运动（增加肌肉量，提高新陈代谢率）

类型：自重训练（如深蹲、俯卧撑、仰卧起坐）

频率：每周 2 ～ 3 次，确保有足够的恢复时间

持续时间：每次 30 ～ 45 分钟

强度：高强度，每组动作 8 ～ 12 次，共 3 ～ 4 组，休息时间在组间为 60 ～ 90 秒

（3）灵活性训练（增加关节灵活性和预防伤害，方法见表 9-6）

类型：静态伸展

频率：每周 2 次

持续时间：每次 20 ～ 30 分钟

强度：根据个人灵活性适当调整

表9-6 灵活性训练动作要领

肩膀和手臂拉伸	将一只手臂横过头顶，用另一只手轻轻拉住肘部，向相反方向轻拉，保持 15 ～ 30 秒，然后换另一边。
腿部拉伸	坐在地上，一腿伸直，另一腿弯曲，脚底贴近伸直腿的大腿内侧。向前倾身，尽量用手触碰伸直的脚趾，保持 15 ～ 30 秒，然后换腿。
背部拉伸	躺在地上，双膝弯曲，脚平放地面。将双膝慢慢拉向胸部，用双手抱住双膝，轻轻拉近，保持 15 ～ 30 秒。
猫牛式	四肢着地，手腕正下方是肩膀，膝盖正下方是髋关节。吸气时背部下沉，头部和臀部向上抬起（牛式）；呼气时背部拱起，下巴向胸部靠拢（猫式）。重复 5 ～ 10 次。

（4）平衡与协调训练

类型：见表 9-7

频率：并入灵活性训练中

持续时间：并入灵活性训练时间

强度：适中，注重技巧和平衡能力的提升

表9-7 平衡与协调训练动作要领

单腿站立	站立，身体重心放在一只脚上，另一只脚抬起离地，保持膝盖弯曲或伸直。保持 15 ～ 30 秒，然后换另一只脚。可以在墙边练习，以便保持平衡。
脚跟对脚尖行走	尝试直线行走，一步接一步，脚跟碰到另一只脚的脚尖。保持双臂伸展或放在身体两侧，以帮助保持平衡。前进 10 ～ 15 步，然后后退返回。
侧向步行	双脚并拢站立，然后向左迈出一大步，右脚跟随向左靠拢。重复 10 ～ 15 步，然后换方向。保持身体直立，增加身体侧面的稳定性和协调性。

2）运动强度测量方法

利用心率监测器或智能手表监测心率，确保在推荐的心率范围内。

注意事项：开始之前做好热身，运动结束后进行适当的拉伸来帮助恢复。每两周评估一次进度，并根据需要调整运动计划。锻炼的同时确保充足的睡眠。同时遵循上一章中的减脂饮食方案。如果感到过度疲劳或身体不适，应适当调整运动频率、持续时间和强度。

案例 2：季瑞，男，25 岁，身高 1.8 米，体重 75 公斤。体重指数虽然正常，但他的肌肉含量很少，体脂率较高，目标是在少量增加体重的情况下增加肌肉含量，降低体脂率。

考虑到季瑞的目标是增加肌肉量和降低体脂率，同时保持或略微增加体重，我们计划侧重于力量训练，并结合一些有氧运动来提高新陈代谢和促进脂肪燃烧。以下是具体的运动方案。

1）运动计划

频率：每周 4 ～ 5 次

持续时间：每次训练 60 ～ 90 分钟

强度：中到高强度，侧重于逐渐增加重量

运动类型：结合复合力量训练和局部肌肉群练习，每周 2 ～ 3 次低强度有氧运动

2）每周训练分配

周一：胸部 + 三头肌

周二：背部 + 二头肌

周三：休息或低强度有氧运动（如慢跑、骑行）

周四：腿部 + 肩部

周五：核心训练 + 全身力量循环训练

周六：休息或低强度有氧运动

周日：休息

3）具体训练内容

胸部 + 三头肌

平板卧推：4 组 ×（8 ～ 12）次

哑铃飞鸟：4 组 ×（8 ～ 12）次

斜板卧推：3 组 ×（8 ～ 12）次

三头肌下压：4 组 ×（10 ～ 15）次

窄握卧推：3 组 ×（8 ～ 12）次

背部 + 二头肌

引体向上：4 组 × 尽可能多次

硬拉：4 组 ×（6 ～ 10）次

单臂哑铃划船：4 组 ×（8 ～ 12）次

每边站立杠铃弯举：3 组 ×（8 ～ 12）次

锤式弯举：3 组 ×（8 ～ 12）次

腿部＋肩部

深蹲：4 组 ×（8 ～ 12）次

硬拉：3 组 ×（8 ～ 12）次（如果之前已做过硬拉，可以用罗马尼亚硬拉替换）

军事推举：4 组 ×（8 ～ 12）次

侧平举：3 组 ×（10 ～ 15）次

腿举：3 组 ×（12 ～ 15）次

核心训练＋全身力量循环训练

俯卧撑：3 组 × 尽可能多次

悬挂腿举：3 组 ×（10 ～ 15）次

农夫走路：3 组 × 每组 30 秒

全身力量循环：选择 4 ～ 5 个动作（如深蹲、卧推、硬拉、军推、杠铃划船），每个动作后不休息直接进行下一个动作，每个动作 10 ～ 12 次，完成一轮后休息 2 分钟，共 3 轮。

有氧运动

选择慢跑、快走、骑行等，持续时间 30 ～ 45 分钟，保持心率在最大心率的 60% ～ 70%。

4）注意事项

热身和拉伸。每次训练前后进行充分的热身和拉伸，以防受伤。

营养配合。增肌训练的同时，遵循增肌饮食计划，注意蛋白质摄入，每日保证 2.2 克蛋白质 / 每公斤体重，确保肌肉恢复和增长。同时，保持适当的碳水化合物和健康脂肪摄入，以支持训练能量需求和整体健康。

逐步增重。逐步增加重量以不断挑战肌肉并促进肌肉增长。重量应选择能在规定次数内完成，但最后两次应感到相当困难。

充足睡眠。确保每晚获得足够的高质量睡眠，至少 7 ～ 9 小时。

避免过度训练。听从身体的信号，如果感觉过度疲劳或出现疼痛，应适调整训练计划或休息。

持续监测进展。定期记录训练重量、组数和次数，以及身体的变化（如体重、体脂率和肌肉量），以监测进展和必要时调整训练计划。

保持耐心与毅力。肌肉增长和体脂率降低是一个逐渐的过程，需要时间、努力和持续的投入。保持积极的心态，相信过程，耐心等待结果。

案例 3：宁韦，男，51 岁，身高 1.76 米，体重 82 公斤，有高血压病 4 年，吸烟史 30 年，已戒 2 年，因工作关系经常饮酒，生活不规律，几乎没有运动。近 2 年经常感觉活动后气短，有时头晕，精力明显不足。运动目标是提高身体素质，改善心肺功能，提高生活质量。

在给宁韦制订改善身体素质、提高心肺功能的运动计划时，谨慎考虑了他的健康状况和生活习惯。以下是针对他情况的个性化运动方案。

1）运动开始阶段

健康评估。对宁韦进行了一次专业的身体健康评估，包括心电图、心功能、血压等指标，确保运动计划的安全性。

温和开始。鉴于宁韦长期无运动习惯且有高血压病史，运动计划从温和的有氧运动开始，每天快走每次 20 ～ 30 分钟，每周 3 ～ 4 次。

逐步增强

逐渐增加运动时间。两周后，增加快走时间，先从 15 分钟开始，逐渐增加到 30 分钟，直至能够舒适完成。

引入间歇训练。随着体能的改善，他开始做轻度的间歇训练，例如，慢跑 1 分钟，快走 2 分钟，交替进行，总时长 30 分钟，以提高心肺功能。

2）多样化运动方式

游泳和骑自行车。这两种运动对提高心肺功能非常有效，同时对关节的压力较小，适合宁韦的情况。每周至少安排一次，每次 30 ～ 60 分钟。

太极和经络操。这二项运动有助于放松身心，提高身体的灵活性和平衡性，对于管理高血压和减少压力都有积极作用。每周至少做二次。

3）注意事项

监测心率。运动时注意监测心率，保持在最大心率的 50% ～ 70% 之间，以确保安全有效。

饮食与生活习惯改变。鼓励宁韦改善饮食习惯，减少酒精摄入，吃好的脂肪，增加蔬菜和水果的摄入量，保证充足的休息，逐步建立规律的生活作息。

4）长期目标和调整

逐步提高运动强度。随着心肺功能的改善，宁韦逐步提高了运动强度和持续时间，增加了跑步或游泳的时间，引入中等强度的有氧运动。

定期评估。每隔一段时间，重新评估身体状况，根据健康状况和体能进展调整运动计划。

案例 4：安静，女，45 岁，身高 1.6 米，体重 53 公斤，体重正常范围，除了不爱运动，没有其他不良嗜好。近一年生理期紊乱。因久坐不活动，颈椎及腰椎感到不适，身体僵硬。另外经常感到没精打采，缺少活力。运动目标是改善日常活力，提高身体灵活性或平衡性。

为安静制订的运动计划旨在提高日常活力、增强身体灵活性和改善平衡性，同时减轻颈椎和腰椎的不适。以下是她的个性化运动方案。

1）运动计划

晨间唤醒练习

时间：每天早晨，起床后 10 分钟内。

内容：进行简单的拉伸和深呼吸练习，如猫、牛式，或向天空伸展手臂、侧身拉伸等，每个动作持续 15 ～ 30 秒，重复 2 ～ 3 轮。

目的：唤醒身体，增加血液循环，为一天的活动做准备。

办公室间歇活动

时间：每小时进行一次，持续时间约 5 分钟。

内容：颈椎练习（头部左右转动、上下点头）、肩部轮转、手腕和脚踝旋转。

目的：缓解久坐带来的颈椎和腰椎负担，防止身体僵硬。

日常有氧运动

时间：每周至少 3 次，每次 30 分钟。

内容：快步走、慢跑或骑静态自行车。

目的：提高心肺功能，增强全身活力。

瑜伽或普拉提

时间：每周至少 2 次，每次 45 ～ 60 分钟。

内容：专注于改善灵活性和平衡性的瑜伽或普拉提动作，如树式、战士式、桥式以及普拉提的滚动如球动作等。

目的：提高身体灵活性，增强肌肉力量，改善体态。

2）具体动作指导，参见图 9-4。

猫、牛式（瑜伽动作）。开始于四足支撑位，手腕下方正对肩膀，膝盖下方正对髋关节。吸气时，腰背下沉，头部和臀部抬高，胸部向前推，眼睛看向天花板，形成牛式。呼气时，脊柱向天花板拱起，下巴朝向胸口，眼睛看向腹部，形成猫式。重复动作 5 ～ 10 次，平缓过渡，呼吸流畅。

骆驼式（瑜伽动作）。用膝盖跪在地上，膝盖与髋关节宽度相同，手放在臀部。慢慢向后弯曲，手可以支撑在脚踝或脚跟上，可能的话。头部自然下垂，胸部向上推，保持几次深呼吸后缓慢返回起始位置。

桥式（普拉提动作）。平躺，膝盖弯曲，双脚平放在地上，手臂放在身体两侧。慢慢抬高臀部，直到肩膀、臀部和膝盖形成一条直线。保持这个姿势几秒钟，然后慢慢降低臀部回到起始位置。重复 8 ～ 10 次。

腿部拉伸（普拉提动作）。平躺，一条腿弯曲脚贴地，另一条腿直向天花板伸直。双手握住伸直的脚背，轻轻拉向身体，直至感到舒适的拉伸感。保持 20 ～ 30 秒，换另一条腿重复。

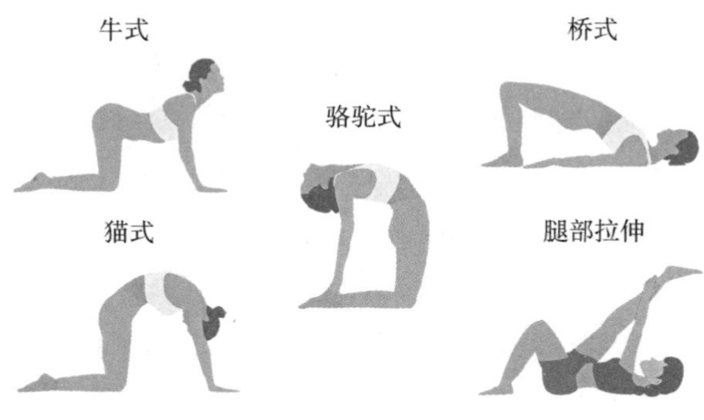

图 9-4　瑜伽及普拉提动作示意图

身体放松和冥想

时间： 每天晚上，睡前 15 ～ 20 分钟。

内容： 进行深呼吸练习，身体放松练习（如平躺，自头部至足尖依次放松每个部位的肌肉），或简单的冥想。

目的： 减轻一天的压力，改善睡眠质量，增加身体活力。

3）注意事项

渐进式增加。 刚开始运动时，重点应放在正确的动作执行和身体适应上，避免过度训练和受伤。随着身体适应，可以逐渐增加运动的强度和持续时间。

多样化运动。 结合不同类型的运动不仅可以防止乏味，还能确保全面训练身体的各个方面，包括心肺耐力、力量、灵活性和平衡性。

保持动力。 设定小目标和奖励自己达成这些目标可以保持动力和兴趣。例如，一周的运动计划后，安静可以奖励自己一个放松的泡澡或看一部喜欢的电影。

记录进度。 使用日记或应用记录运动和身体的反应，帮助安静观察进步、调整计划，并保持动力。

希望以上的案例能够给你一些启发，深刻理解运动计划个性化这个概念。当然，在考虑你的个人运动计划时，建议你和专业的健康管理者或运动教练一起来做，在过程中观察和学习，听从身体发出的声音，直到你能够独立地完成运动计划的制订。

9.5　运动智慧：避免运动伤害的策略

运动无疑会促进我们的整体健康，但与运动带来的无限好处相伴随的是运动伤害的潜在风险。如果不加以注意和预防，这些风险可能会把你从健身的道路上拉回几步，甚至导致长期的健康问题。因此我们提出智慧运动的概念，它意味着在追求体能提升的同时，还要通过合理的方法和策略来保护自己免受伤害。

要达成智慧运动首先需要全面了解和尊重你的身体，包括认识到每个人的身体限制、选择适合自己的运动方式、正确执行运动技巧、充分热身和冷却以及在活动中持续自我监测。这些原则可以让你在享受运动带来的益处的同时，最大限度地降低受伤的风险。我们将深入探讨这些智慧运动的策略和方法，帮助你在运动中更加自信、安全地前行。

运动伤害主要分为三类：骨骼肌肉伤害、关节损伤以及软组织损伤。

骨骼肌肉伤害。 骨骼肌肉伤害通常由过度使用某一肌肉群或在运动中使用不当导致。这种类型的伤害包括肌肉拉伤、肌腱炎，甚至骨折。例如，长跑者可能会经历跑者膝，这是重复的冲击力作用于膝关节，导致肌腱炎症。预防这类伤害的关键在于，逐步增加运动强度，避免突然增加距离或速度，同时确保使用正确的运动技术。

关节损伤。 关节损伤是另一类常见的运动相关伤害，包括扭伤和脱臼。这类伤害通常发生在关节被迫超出其正常运动范围时，比如在打篮球或足球时突然改变方向。

一个典型的例子是踝关节扭伤，当脚步不稳时，容易导致踝关节向一个不自然的方向扭转。增强关节周围的肌肉，提高灵活性和平衡感是预防关节损伤的关键。

软组织损伤。软组织损伤主要涉及肌肉、肌腱和韧带的拉伤或撕裂，是运动中最常见的伤害类型之一。这种伤害往往发生在没有充分热身的情况下进行剧烈或突然的运动时。例如，未经热身就进行高强度冲刺，可能导致肌肉拉伤。预防软组织损伤的最佳策略是始终进行彻底的热身活动，以及在运动后进行适当的冷却和拉伸练习。

1. 预防运动伤害的基本措施

预防运动伤害不仅是一项科学，也是一门艺术，要求我们对自己的身体有深入的了解，并采取明智的措施来保护它。以下是预防运动伤害的三大基本措施。

正确热身。热身活动是任何运动计划中不可或缺的一部分。它通过逐渐增加心率和血液循环，让身体温度升高，从而为即将到来的运动做好准备。正确的热身可以显著提高肌肉的柔韧性，减少运动中的拉伤风险。例如，跑步前可以通过快走、慢跑以及逐渐增强的拉伸练习，为更高强度的运动做好铺垫。

选择合适的运动装备。运动装备的选择同样至关重要。不合脚的鞋子或不适当的运动器材都可能成为运动伤害的诱因。例如，跑步鞋应该根据你的脚型以及跑步习惯精心挑选，以提供足够的支撑和缓冲。此外，使用专业的运动装备，如护膝、护腕等，可以在特定的运动中提供额外的保护。

适度运动，避免过度。虽然运动对健康至关重要，但过度运动可能带来反效果。适度运动的关键在于听从身体的信号，合理规划训练强度和休息时间。过度训练不仅可能导致疲劳累积，增加受伤风险，还可能导致长期的健康问题。设置合理的训练目标，根据自身的体能逐渐增加运动量，并确保足够的恢复时间，是保持运动计划可持续性的关键。

这些预防措施不仅可以让你避免不必要的伤害，还能够更有效地达到你的运动目标。记住，智慧运动不仅是为了今天，更是为了确保你能够在未来的日子里继续享受运动带来的欢乐和好处。

2. 运动中的自我监测

运动中的自我监测是确保运动安全、有效，同时预防运动伤害的关键。通过关注身体的反馈，你可以适时调整运动强度，避免过度训练，并及时发现潜在的健康问题。以下是两个重要的自我监测方法。

监测心率和呼吸　心率和呼吸频率是运动强度的直接反映。理解并监测这两个指标可以帮助我们判断自己是否处于安全和适宜的运动区间。使用心率监测器跟踪最大心率的百分比可以帮助你维持在目标心率区间，确保你既能有效燃烧脂肪，又不至于过度增加心脏负荷。此外，留意呼吸模式的变化，保持呼吸均匀，不仅可以提高运动效率，还能帮助你避免因缺氧而导致疲劳累积。

注意身体的疲劳和疼痛信号　身体的疲劳感和疼痛信号是身体向我们发出的警告，提示我们需要休息或调整运动方案。忽视这些信号，继续强度过大的训练，可能会导致过度使用伤害或其他更严重的运动损伤。因此，当感到身体某部位出现不寻常的疼痛或者持续性的疲劳时，最明智的做法是减轻训练强度，必要时寻求专业意见。记住，恢复同样重要，不要为了短期的进步而牺牲了长期的健康和运动能力。

3．运动后的恢复措施

运动后恢复是运动计划中不可或缺的一部分。它不仅有助于减少肌肉疼痛，加速恢复过程，还可以提高未来训练的表现。以下是一些有效的运动后恢复措施。

适当冷却 运动后进行适当的冷却是避免肌肉僵硬和减少肌肉疼痛的有效方式。冷却可以包括轻松的有氧运动（如慢跑或步行）5～10分钟，以帮助身体逐渐从运动状态过渡到静息状态。冷却过程有助于身体更好地排除代谢废物，如乳酸，从而减少肌肉酸痛。

伸展和放松 完成冷却后，进行一系列伸展动作可以提高肌肉的灵活性，减少后续的肌肉紧绷和不适。集中伸展你在运动中主要使用的肌肉群，每个伸展动作保持15～30秒，确保呼吸均匀，避免弹跳动作，以免造成肌肉撕裂。此外，使用泡沫轴或按摩球对特别紧绷的区域进行自我按摩，也是放松肌肉、促进血液循环的好方法。

恢复期间的营养和水分补充 运动后及时补充营养和水分对恢复至关重要。在运动后的30分钟内摄入含有蛋白质和碳水化合物的食物或饮料，可以促进肌肉修复和能量恢复。例如，一杯低脂牛奶或一份蛋白质奶昔是很好的选择。同时，补充水分对于恢复正常的水分平衡、减少肌肉疼痛和提高整体恢复非常重要。确保在运动后及时补充足够的水或电解质饮料，直到你的尿液颜色恢复到淡黄色为止。

4．处理运动伤害

处理运动伤害是任何运动计划中不可避免的一部分。及时、正确地处理运动伤害对于快速恢复和防止伤害恶化至关重要。以下是一些初步自我处理方法和建议，以及何时应寻求专业医疗帮助的指导。

初步自我处理方法

冷敷法（RICE原则） 对于大多数运动伤害（如扭伤、拉伤）来说，在最初24至48小时内遵循RICE原则（休息、冰敷、压迫、抬高）是一个有效的自我治疗方法。立即停止活动，给受伤部位冷敷（每次15至20分钟，每2至3小时一次），使用弹性绷带进行轻度压迫，同时保持受伤部位抬高，有助于减少肿胀和疼痛。

适度活动 完全的休息可能不总是最佳选择，尤其是在伤害初期之后。进行适度的活动可以促进血液循环，有助于更快恢复。确保活动不会加重疼痛或伤害。

疼痛管理 在必要时，可以采用非处方的止痛药（如布洛芬）来缓解疼痛和减少炎症。但应注意遵照药物说明，避免过量使用。

何时寻求专业医疗帮助

疼痛持续不减 如果经过简单的自我治疗后，疼痛没有明显减轻，或者疼痛持续存在，建议寻求专业医疗帮助。

活动受限或功能丧失 如果受伤导致关节活动受限，或者你无法承担体重，或进行日常活动受到严重影响，应立即就医。

明显的肿胀、瘀青或畸形　如果受伤部位出现严重肿胀、瘀青或形状明显不正常，这可能是骨折或严重软组织损伤的迹象，应尽快寻求专业医疗帮助。

听到“啪”的声音　在运动中如果听到关节或肌肉发出明显的“啪”声，可能意味着严重的撕裂或断裂，这需要专业医生的评估和治疗。

总之，及时识别运动伤害的严重性并采取适当的初步自我处理措施是至关重要的。但是如果伤害的症状持续存在或加剧，务必及时寻求专业医疗帮助，以确保正确的诊断和治疗，避免长期的伤害和复发。

写到这里，这一章就要结束了。希望你了解的不仅仅是各种运动的技巧和策略，更是一种生活的智慧——一种保护和尊重我们身体的智慧。运动的最大智慧不在于追求极限，而在于找到适合自己的节奏，让身体在活动中获得健康，在运动中寻找快乐。同时，运动是一个与自己和解的过程，是一种自我爱护的表达。所以，无论你身处何种运动的阶段，都请记住，最重要的是持续前行，并以一种智慧的方式保护自己，避免伤害。愿你的每一步都充满力量，每一次呼吸都带来新生。

第 10 章　甜梦工程：打造高效睡眠的黄金规则

现在我们来到了自我健康疗愈体系中非常重要的部分，那就是——睡眠。从进化的角度来看，睡眠存在于几乎所有动物物种中，这一事实有力地表明，睡眠是幸福的基础。对于人类来说，睡眠对身心发展都至关重要，睡眠不足与一系列负面健康后果有关。

你的身体就像一个精密的仪器，需要定期的维护和休息以保持最佳性能。夜间的休息不仅仅是一段时间的静止，它是身体和心灵进行自我修复、恢复和再生的黄金时段。在本章中，我们将深入探讨为何睡眠至关重要，睡眠的科学原理，以及如何通过实用的方法改善你的夜间休息质量，让睡眠成为重塑健康之旅的一个不可或缺的支柱。

10.1　为何重视睡眠：夜间休息的奇妙效应

睡眠具有奇妙的效应，它能够触及你的生理、心理及情感层面，为你提供重置和恢复的机会。以下几点揭示了为何你应当重视睡眠。

1．身体修复与恢复

人体有两种睡眠：浅睡眠和深睡眠。深度睡眠也被称为慢波睡眠，是身体进行自我修复和再生的关键时期。它启动了一系列生理过程，帮助你的身体从日间的活动中恢复。见图 10-1。

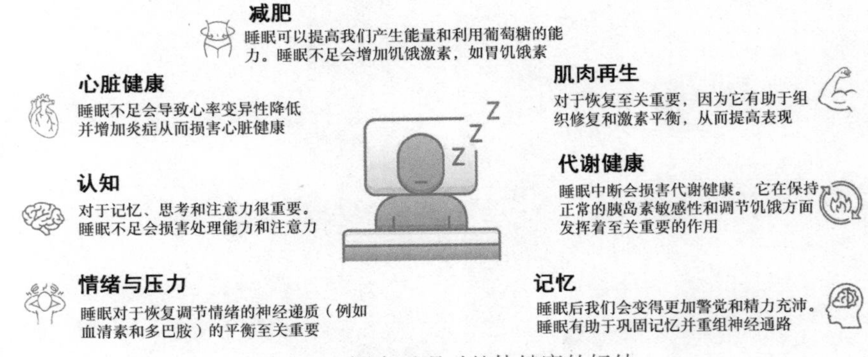

图 10-1　深度睡眠对整体健康的好处

首先，当你进入深度睡眠状态时，你的大脑波活动减缓，心跳和呼吸速率降低，身体的代谢速率也随之下降。这一改变为身体的修复工作创造了理想的环境。在这个阶段，生长激素的分泌达到高峰，促进了细胞的增殖和再生。身体的微小损伤，比如运动造成的微小肌肉撕裂，都会在这个时候得到修复。

此外，深度睡眠对免疫系统的加强也非常关键。在这一阶段，身体能够更有效地识别和对抗入侵的病原体，如病毒和细菌。这不仅能帮助你防御即将到来的疾病，也加速了正在恢复中的伤口愈合过程。

值得注意的是，深度睡眠并不是一成不变的。它受到多种因素的影响，包括你的日间活动、饮食习惯和整体健康状况。比如，适量的日常运动可以促进深度睡眠的质量，而过度的压力和焦虑却可能阻碍你进入这一重要的睡眠阶段。

总之，深度睡眠是身体的自我修复工作室，它为你提供了一种天然的恢复机制，帮助你的身体和心灵从日间的磨砺中恢复并准备迎接新的一天。

2．大脑清理与记忆巩固

在夜间的休息时刻，你的大脑启动了一项至关重要的清洁作业，这不仅对你的认知功能至关重要，也是维持长期健康的关键。这一过程，特别是在深度睡眠阶段，脑脊液在大脑中的流动增加，它像一个高效的清洁团队，负责冲洗掉累积在大脑细胞周围的代谢废物。其中最引人注目的废物是 β-淀粉样蛋白，这种蛋白质的堆积与阿尔茨海默病的发展有着密切关系。因此，高质量的睡眠不仅能清理大脑中的这些有害物质，还能有效降低患上这种神经退行性疾病的风险。

除了大脑的清洁工作，睡眠对于记忆的巩固和学习效率的提高也起着至关重要的作用。在你醒着的时候，大脑不断接收和处理海量的信息。然而，这些信息只有在你睡眠的时候才可以在大脑中得到整理和巩固。这一过程主要在 REM 睡眠阶段发生，此时大脑会重放日间的经历，将这些经历从短期记忆转移到长期记忆库中。这不仅帮助你加深对知识的理解，也使你能够更有效地学习新事物。比如学习一门新语言时，你可能会发现在经过一夜的睡眠后，前一天学习的词汇和语法规则似乎掌握得更加牢固了。这是因为睡眠期间大脑在无意识中加工和重组了这些信息，使学习成果更加稳固。

3．情绪调节与心理健康

良好的睡眠对于情绪调节和心理健康至关重要。在你沉睡的时刻，大脑会进行一系列复杂的过程，以平衡那些影响你情绪和心情的化学物质。睡眠不足或睡眠质量差常常伴有情绪波动、焦虑感增强，甚至与抑郁症状的加剧有着直接的联系。相反，充足和高质量的睡眠能够有效平衡大脑中的血清素、多巴胺等神经递质水平，这些化学物质与你的幸福感、满足感以及情绪稳定性密切相关。比如，如果经历了高质量的睡眠，你会在第二天感到精力充沛、心情愉悦，对日常挑战的应对能力也会有所提高。因为在深度睡眠期间，大脑得以休息和重置，这有助于减轻心理压力和情绪负担。另外，REM 睡眠阶段被认为对情绪处理特别重要，它帮助你处理和消化日间经历的情绪冲突，从而促进情绪稳定和心理健康。

研究表明，持续的睡眠问题不仅会导致短期的情绪问题，还可能增加患上严重心理疾病的风险。简而言之，睡眠与我们的情绪和心理健康之间的联系不容忽视，保证良好的夜间休息是维持情绪平衡、促进心理健康的关键步骤。

4．能量恢复与效率提升

在夜间深度睡眠的过程中，我们的身体通过调节神经递质和激素水平，如褪黑素和生长激素，来促进身体能量的储存和恢复。这些生理调节机制不仅帮助我们在第二天醒来时感到精力充沛，也为身体提供了必要的恢复环境，以支撑日间的身体活动和脑力劳动。

具体而言，睡眠过程中的能量恢复对于葡萄糖代谢尤为关键。葡萄糖是大脑和肌肉的主要能源，而深度睡眠有助于优化葡萄糖的利用效率，确保能量供应的稳定性。事实上，良好的睡眠质量能够改善胰岛素敏感性，这不仅对于能量的有效利用至关重要，也有助于预防与代谢相关的健康问题，如 2 型糖尿病。

从效率提升的角度看，睡眠对大脑的影响不仅限于记忆和学习。充足的睡眠还能够优化大脑中的信息处理路径，提高神经网络的效率。这意味着，经过一夜良好的睡眠后，你在面对复杂问题时，能更快地识别模式、分析信息，并制定解决方案。这一过程在日常工作中尤为重要，无论是需要创造性思考的任务，还是需要快速准确反应的情境。

此外，高质量的睡眠还与下一日的情绪状态和动力水平密切相关。良好的睡眠有助于调节大脑中负责情绪和动机的神经递质，如多巴胺和血清素，使人在醒来时感觉更加积极和有动力。这种积极的心理状态对于维持高效率的工作和学习环境至关重要，也是推动日常生活中积极行动的动力源泉。

理解睡眠的奇妙效应后，你不难发现，优质的夜间休息是健康生活不可或缺的一部分。它是一个全面的充电过程，是为了消除疲劳，更是为了提高全面身心健康水平。因此，重视并优化睡眠质量，对于达成更高生活质量和健康目标具有重大意义。

10.2　睡眠原理：良好睡眠背后的科学

即使经过数十年的研究，睡眠的确切原因仍然是健康科学中最持久、最有趣的谜团之一。睡眠极其复杂，几乎对身体的所有系统都有影响。大脑的多个部分参与产生调节睡眠和觉醒的激素和化学物质的过程。虽然关于睡眠如何运作的复杂性还有很多问题有待了解，但目前的研究揭示了睡眠期间大脑和身体发生的机制，揭示了睡眠如何与身体、情绪和心理健康的众多要素相关联。这帮助我们获得了如何更好睡眠的支持证据。

1．睡眠的生理机制

睡眠的生理机制是一场精彩纷呈的内部生物节律表演，由我们体内的生物钟精准调度。这个生物钟，正式名称为昼夜节律，是我们身体内部的一个复杂系统，负责协调我们的睡眠和觉醒周期，以适应 24 小时的地球自转周期。昼夜节律由位于大脑中的一个小区域控制，这个区域称为视交叉上核（Suprachiasmatic Nucleus，SCN），它接收来自眼睛的光线信息，利用这些信息来调整我们的生物钟，使我们在白天保持警醒，在夜间促进睡眠。当环境变暗时，SCN 指示另一个脑区——松果体，开始生产和分泌褪黑激素，这是一种强力的睡眠诱导激素。见图 10-2。

褪黑激素的作用在于向身体发送“是时候睡觉了”的信号。随着夜幕降临，褪黑激素水平上升，帮助我们感到昏昏欲睡；而在清晨，随着光线的增加，褪黑激素的产生减少，我们便逐渐醒来。这种激素的调节作用确保了我们的睡眠周期与外界环境的光暗变化同步，有利于我们的身体和大脑进行恢复和再生。

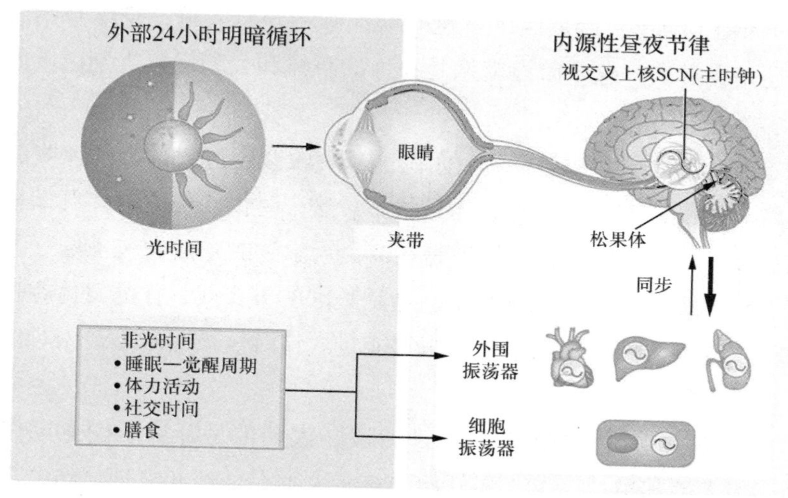

图 10-2　昼夜节律的控制系统

了解生物钟和褪黑激素如何共同作用，不仅帮助我们认识到良好睡眠习惯的重要性，还启示我们在日常生活中采取适当措施，比如减少夜间光线暴露，以促进褪黑激素的自然产生，从而享受深沉而恢复性的睡眠。

2．睡眠周期和阶段

想象一下，我们的睡眠就像一场夜间的冒险旅行，它不仅仅是关灯睡觉那么简单。其实，从我们闭上眼睛的那一刻起，大脑和身体就开启了一系列复杂又神奇的过程，这些都是为了让我们第二天能够醒来并感觉焕然一新。

从 20 世纪 50 年代开始，科学家们就发现，人的睡眠不是一成不变的。它分为两种主要类型：非快速眼动睡眠（Non-rapid Eye Movement Sleep，NREM），简称为“慢波睡眠”，和快速眼动睡眠（RapidEye Movement Sleep，REM），简称为“梦境睡眠”。这整个过程，像是一场接一场的电影，每 90 ～ 110 分钟上映一次，一整夜我们会看 4 ～ 6 场这样的电影。见图 10-3。

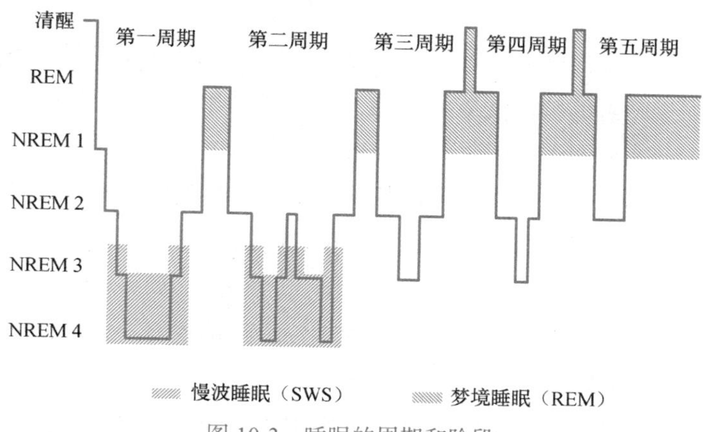

图 10-3　睡眠的周期和阶段

慢波睡眠分成如下三个小“章节”。

第一章节（NREM 1）：轻度睡眠。这时候你刚刚开始入睡，身体开始放松，但如果有点小声响你还是会醒来。这个阶段就像是让你的身体和大脑慢慢告别白天的忙碌，准备进入深度休息。

第二章节（NREM 2）：中度睡眠。你在这个阶段会度过大部分的夜晚时间。身体温度会降低，心跳会放慢，进入了更深的休息状态。这个时候，你的身体开始修复自己，免疫系统也得到加强，记忆开始固化，好像是在给白天学到的东西做“备份”。

第三章节（NREM 3—4）：深度睡眠。这是睡眠的重头戏，你的身体在这个阶段进行大修理，释放生长激素，修复细胞，充电恢复能量。这时候被叫醒是最困难的，因为你睡得太沉了。

接着，你进入梦境睡眠（REM）：这个阶段，大脑像是开启了创意工作室，虽然身体几乎不能动，但大脑却忙个不停。你开始做梦，大脑在处理和整理情绪，巩固记忆。这个时候的大脑活动有助于你的创造力和问题解决能力，让你在醒来后感觉精神饱满，情绪稳定。

了解这些睡眠的“章节”，你就能更好地理解为什么睡个好觉如此重要。每个“章节”都有其独特的作用，确保你的身体和大脑能够在第二天以最佳状态启动。

3．睡眠的影响因素

睡眠质量受到多种因素的影响，这些因素可能来自你的日常生活、你所处的环境，甚至你的习惯和行为。了解这些因素并采取措施对它们进行管理，对于改善睡眠至关重要。

压力。压力的根本影响在于它如何激活你的“战或逃”反应，它会增加身体产生的皮质醇（一种应激激素）的量。皮质醇水平的提升会干扰你的睡眠模式，尤其是干扰深度睡眠阶段，使得即使睡了足够的时间，醒来后你也感觉未能充分休息。

环境因素。你的生物钟，或昼夜节律，受到光照影响。不适宜的光照条件，如过亮的室内照明或电子屏幕的蓝光，可以干扰你内部时钟的正常运行，延迟褪黑激素的产生，这是控制睡眠—觉醒周期的关键荷尔蒙。此外，噪声可以增加应激反应，干扰入睡过程或引发夜间醒来。

饮食习惯。食物和饮料中的咖啡因和糖分可以影响你的睡眠周期。咖啡因作为一种兴奋剂，可以阻断促进睡眠的脑部受体的功能，延迟睡眠开始。而糖分的摄入会导致血糖水平波动，这些波动会在夜间干扰睡眠使你醒来。

电子设备的使用。电子设备屏幕发出的蓝光对你的睡眠周期有直接影响。蓝光抑制褪黑激素的产生，导致入睡困难，影响睡眠的质量和持续时间。

4．睡眠障碍

了解睡眠障碍对我们生活的影响对于促进良好睡眠很重要。以下是一些常见的睡眠障碍类型。

失眠。这是最普遍的睡眠障碍，表现为入睡困难、睡眠中断或过早醒来以及睡眠质量差。失眠的发病机制可能涉及压力、焦虑、环境因素以及身体状况。长期失眠会导致认知功能下降、情绪问题以及身体健康问题。

睡眠呼吸暂停。在睡眠中反复出现呼吸暂停或呼吸浅表的情况。它通常是由上呼吸道阻塞（阻塞性睡眠呼吸暂停）或大脑未能向呼吸肌发送正确信号（中枢性睡眠呼吸暂停）造成的。这种障碍可能导致日间疲劳、心血管问题以及认知功能受损。

发作性睡病。一种罕见的长期脑部疾病，导致难以控制睡眠，表现为白天过度嗜睡和突然的睡眠发作。这可能与大脑中调节睡眠—觉醒周期的神经递质缺失有关。发作性睡病会严重影响日常生活和工作能力。

不宁腿综合症。可能在休息时感到腿部不适，有一种难以抗拒的冲动要移动它们，通常在晚上更为严重。这可能与大脑中铁含量低和多巴胺功能异常有关。它会干扰入睡，导致睡眠质量下降。

异态睡眠行为。异态睡眠行为包括梦游、夜惊和睡眠性恐怖等，通常在深度睡眠阶段发生。这些行为可能与大脑在睡眠过程中从一个睡眠阶段过渡到另一个阶段的调节机制出现问题有关。这些障碍可能会导致睡眠中断，影响睡眠质量。

过度嗜睡症。这表现为白天极度疲倦和突然睡着，即使在充分睡眠后也是如此。这可能与大脑调节睡眠—觉醒周期的机制出现问题有关。过度嗜睡症会严重影响日常功能和生活质量。

10.3　睡眠评估：检测你的夜间休息质量

对于睡眠的自我评估，我们可以利用匹兹堡睡眠质量指数（PSQI）[221]这个工具来进行。PSQI 由匹兹堡大学的研究人员于 1989 年开发。这是一份自填问卷，这些问题都是根据你过去一个月的睡眠状况来回答的。

该测试的目的是评估你的睡眠习惯、是否有睡眠障碍以及清醒时的动力和注意力。需要注意的是 PSQI 的结果并不是给你睡眠问题的诊断。涉及疾病的睡眠问题需要由专业的医生做更详细的检查来诊断。

下面是改良后的 PSQI，旨在更加简化计算步骤，提高自我检测的使用效率。问卷分成 7 个模块，每个模块有不同数量的问题，模块里所有问题的得分相加后再换算成模块的分数，然后将每个模块的分数相加生成总分数（范围从 0 到 21），分数越高表示睡眠质量越差。

模块 1：主观睡眠质量

1.1 在过去的一个月里，你如何评价自己的整体睡眠质量	非常好 0	相当不错 1	相当糟糕 2	很差 3
模块分数：	0 分	1 分	2 分	3 分

模块 2：睡眠潜伏期

2.1 在过去的一个月里，你每晚通常需要多长时间才能入睡	<15 分钟 0	16 ～ 30 分钟 1	31 ～ 60 分钟 2	>60 分钟 3
2.2 在过去的一个月里，你有多少次在 30 分钟内无法入睡	没有 0	每周少于一次 1	每周一次或二次 2	每周三次或更多 3
模块分数（以上 2 项得分相加）：	0 0 分	1 ～ 2 分 1 分	3 ～ 4 分 2 分	5 ～ 6 分 3 分

模块 3：睡眠持续时间

3.1 在过去的一个月里，你晚上实际睡了多少个小时	>7 小时 0	6 ～ 7 小时 1	5 ～ 6 小时 2	<5 小时 3
模块分数：	0 分	1 分	2 分	3 分

模块 4：睡眠效率

4.1 在过去的一个月里，你晚上实际睡眠的时间占你在床上的时间百分比（比如，你通常睡 6 个小时，但在床上躺了 8 个小时，则 6/8 × 100%=75%）	> 85% 0	75% ～ 84% 1	65% ～ 74% 2	<65% 3
模块分数：	0 分	1 分	2 分	3 分

模块 5：睡眠障碍

	没有 0	每周少于一次 1	每周一次或二次 2	每周三次或更多 3
5.1 在过去的一个月里，你有多少次在半夜或清晨醒来	0	1	2	3
5.2 在过去的一个月里，你有多少次必须起床上厕所	0	1	2	3
5.3 在过去的一个月里，你有多少次无法舒适的呼吸	0	1	2	3
5.4 在过去的一个月里，你有多少次大声咳嗽或打鼾	0	1	2	3
5.5 在过去的一个月里，你有多少次感觉太冷了	0	1	2	3
5.6 在过去的一个月里，你有多少次感觉热太热了	0	1	2	3

续表

	没有 0	每周少于一次 1	每周一次或二次 2	每周三次或更多 3
5.7 在过去的一个月里，你有多少次做噩梦	0	1	2	3
5.8 在过去的一个月里，你有多少次疼痛	0	1	2	3
5.9 在过去的一个月里，你有多少次其他问题（请说明）				
模块分数（以上 9 项得分相加）：	0 0 分	1 ～ 9 分 1 分	10 ～ 18 分 2 分	19 ～ 27 分 3 分

模块 6：睡眠药物的使用

6.1 在过去的一个月里，你多少次要服用药物来帮助你入睡（处方药或非处方药）	没有 0	每周少于一次 1	每周一次或二次 2	每周三次或更多 3
模块分数（以上 2 项得分相加）：	0 0 分	1 ～ 2 分 1 分	3 ～ 4 分 2 分	5 ～ 6 分 3 分

模块 7：日间功能障碍

7.1 在过去的一个月里，你在开车、吃饭或参加社交活动时难以保持清醒的频率是多少	没有 0	每周少于一次 1	每周一次或二次 2	每周三次或更多 3
7.2 在过去的一个月里，你保持足够的热情完成工作有多大的问题	完全没有问题 0	只是非常小的问题 1	有点问题 2	一个非常大的问题 3
模块分数（以上 2 项得分相加）：	0 0 分	1 ～ 2 分 1 分	3 ～ 4 分 2 分	5 ～ 6 分 3 分

匹兹堡睡眠质量指数（PSQI）总分：0 ～ 4 分表示睡眠质量“好”，5 ～ 21 分表示睡眠质量“差”。

10.4　改善睡眠：提升夜间休息的实用方法

睡眠背后有着复杂的机制，这注定了解决睡眠问题远非单一手段能够达成，需要我们综合考虑生理、心理、环境等多个方面。我们探索一系列互补的策略，通过调整睡眠环境、优化生活习惯、应用心理放松技巧以及采纳补充疗法等多种方法，使你能够应对睡眠障碍，改善睡眠质量。我相信，通过持续的实践和调整，每个人都能够获得更为优质和恢复性的睡眠，现在来看我们的综合策略。

1．环境优化

1）睡眠环境调整

这是改善睡眠质量的关键一步。一个理想的睡眠环境能够促进更快地入睡，以及更深且连续的睡眠周期。以下是一些具体且实用的环境调整方案。见图 10-4。

理想的睡眠温度在16～18°C（60～65°F）之间
使用房间遮光窗帘来阻挡外部光线
卧室只用来睡觉，训练你的大脑将这个房间与休息联系起来
睡觉前读一本老式的纸质书放松一下
你的睡眠问题可能需要解决睡眠伴侣的打鼾、晚睡或早起
白噪声掩盖环境中其他可能造成干扰的声音，促进放松并为睡眠铺平道路
盐灯产生的柔和的光线和负离子的释放有助于改善心情和减轻压力
让卧室远离电子设备，并在睡前30分钟结束电子设备的使用
将闹钟显示设置为变暗或将时钟远离你的脸
选择适合的床垫和枕头保持床单和被罩的清洁与舒适
将宠物放在另一个房间，或者至少让它们睡在地板上：它们会扰乱睡眠，皮屑会引发过敏

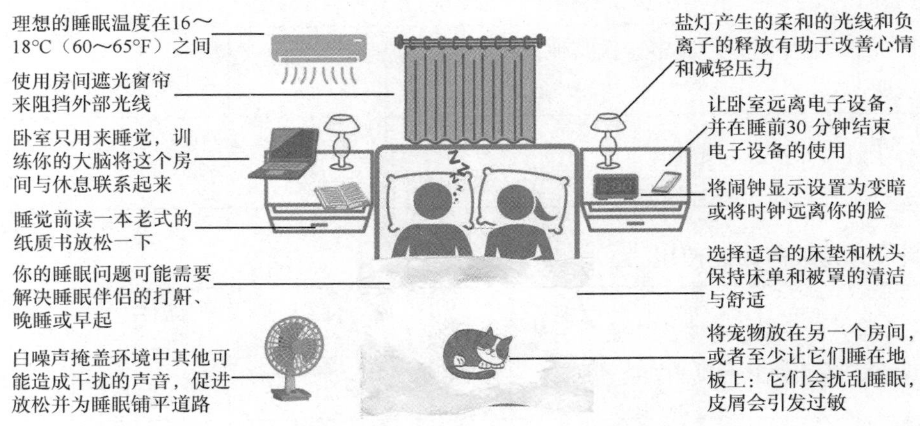

图 10-4　睡眠环境的优化

光照管理

暗化睡眠环境：在睡前 60 分钟开始降低室内光线，使用柔和的灯光，避免强烈光源，以模拟自然日落过程，帮助身体准备进入睡眠状态。

使用遮光窗帘：有效阻挡外部光线，特别是在城市中，它能够帮助减少来自街道灯光的干扰。

使用盐灯作为卧室的光源：盐灯，由粉红色的喜马拉雅盐制成。盐灯产生的柔和光线和负离子的释放有助于改善心情和减轻压力，对于促进良好的睡眠非常重要。

噪声控制

使用耳塞：对于无法控制的外部噪声，耳塞是一个简单有效的解决方案。

使用白噪声机：白噪声能够掩盖干扰性噪声，提供一个更加宁静的睡眠环境。

温度调整

保持凉爽的睡眠环境：理想的睡眠温度在 16 ～ 18°C（60 ～ 65°F）之间。过热或过冷的环境都会影响睡眠质量。

使用适宜的被褥：根据季节变化调整被褥的厚度，确保舒适而不过热。

床铺舒适度

选择适合的床具：床垫和枕头的硬度、材质都会影响睡眠质量，建议选择符合你身体需求的产品。

保持床单和被罩的清洁与舒适：定期更换和清洗床上用品，使用舒适的材料，如棉质等天然纤维。

2）减少睡前电子设备使用

数字时代，电子设备几乎成为我们生活中不可或缺的一部分。但是电子设备发出的蓝光对我们的睡眠周期有着显著的影响。从智能手机、平板电脑和电脑屏幕发出的光线，能够抑制身体产生褪黑素的能力。当褪黑素的分泌被抑制时，入睡变得更加困难，影响睡眠的质量和深度。另外睡前长时间暴露于蓝光下，会使人难以进入深度睡眠阶段，影响睡眠的恢复效果，第二天容易感觉疲惫不堪。

为了避免蓝光的负面影响，建议在睡前至少一个小时停止使用电子设备。这不仅有助于减少蓝光暴露，还可以让大脑从白天的信息接收状态中放松下来，更容易进入睡眠状态。如果在晚间确实需要使用电子设备，可以使用蓝光过滤应用程序或开启设备的夜间模式，这些设置可以减少屏幕发出的蓝光量。可能的话，将电子设备移出卧室，创建一个无电子干扰的环境。

2．生活方式调整

生活方式的调整对改善睡眠质量起着至关重要的作用，包括建立规律的作息时间、适度的运动以及睡前饮食的调整。

1）规律作息：建立固定的睡眠和起床时间

人体内部的生物钟控制了许多生理过程，包括睡眠和觉醒周期。每天在相同的时间睡觉和起床，可以帮助同步我们的生物钟，从而提高夜间休息的质量。同时，规律作息有助于减少入睡所需的时间，因为身体会习惯于固定的睡眠时间，可以更快地进入睡眠状态。

实施规律作息的方法

定时睡眠和起床：即使在周末和假期，也尽量保持每天同一时间上床睡觉和起床。这有助于训练你的身体认识到固定的睡眠模式。

避免长时间的午睡：如果白天感到疲倦，短暂的小睡（20～30分钟）可以帮助恢复精力，但要避免长时间午睡，因为它可能会影响夜间的睡眠质量。

晚上减少刺激性活动：睡前几小时避免从事高强度运动、工作或其他刺激性活动，这些活动可能会让大脑过度兴奋，难以入睡。

创建放松的睡前仪式：在睡前进行一些放松活动，如阅读、深呼吸或冥想，可以帮助身体和大脑准备进入睡眠状态。

2）运动时间调整

避免睡前剧烈运动：睡前几小时内进行高强度运动可能会导致身体过于兴奋，反而难以入睡。建议至少在睡前 3 小时完成任何剧烈的运动。推荐傍晚进行轻度运动：在傍晚时分进行轻度至中等强度的运动，如散步或轻松的瑜伽，可以帮助身体在晚上放松，准备好进入睡眠状态。

3）饮食习惯调整

饮食习惯在改善睡眠质量方面扮演着重要的角色。适当的睡前饮食可以帮助身体更容易进入休息状态，而某些食物和饮料则可能导致睡眠质量下降。下面是一些有助于改善睡眠的饮食建议。

睡前饮食建议

选择富含色氨酸的食物　色氨酸是一种氨基酸，能够帮助身体产生睡眠激素褪黑激素。含色氨酸的食物包括牛奶、奶酪、鸡肉、火鸡、鱼类、豆类、坚果和种子。

整体食物和复合碳水化合物　如全谷类食品、蔬菜和水果，这些食物能够帮助血糖水平保持稳定，避免睡眠中断。

含镁食物　镁是一种天然的肌肉放松剂，可以帮助身体和心理进入放松状态。富含镁的食物包括深绿色蔬菜、坚果、种子、鱼和全谷类。

避免刺激性食物

限制咖啡因和酒精摄入　咖啡因和酒精是两种已知会影响睡眠质量的物质。尽量避免在晚上摄入咖啡、茶、可乐及含有酒精的饮料。

避免辛辣和油腻食物　辛辣和油腻的食物可能会导致消化不良或胃部不适，影响睡眠。

减少晚餐的糖分摄入　高糖食物可能导致血糖水平波动，影响睡眠质量。

3．心理调节方法

心理调节方法在改善睡眠过程中发挥着重要作用。有以下这些方法可以尝试。

1）放松技巧

放松技巧有助于减少心理压力和身体紧张，从而使得入睡变得更容易。常见的放松技巧见表 10-1。

表10-1　常见的睡前放松技巧

深呼吸练习	找一个安静舒适的地方坐下或躺下。慢慢地吸气，数到 4，感受空气填满你的下腹部。保持呼吸，数到 7。缓慢吐气，数到 8，尽可能将空气从肺部释放。重复这个过程 4 次。 注意事项：确保通过鼻子吸气，通过嘴巴吐气。练习时保持肌肉放松。
冥想	找一个安静的地方坐下，闭上眼睛。将注意力集中在呼吸上，或者默念一个对你有意义的词或短语。当你的思绪开始游离时，温柔地将它们引导回到呼吸或默念的词上。持续 5 ～ 10 分钟。 注意事项：初学者可能会发现难以集中注意力，这很正常。练习是逐渐习得的过程。
瑜伽	选择一些基础的瑜伽体式，如山式、向下看的狗式和树式。在每个体式中停留几次深呼吸的时间。专注于你的呼吸，让每个动作都伴随着呼吸的节奏。练习结束后，进行 几分钟的冥想或深呼吸放松。 注意事项：选择适合你当前体能水平的体式。如果有任何不适，应立即停止。
渐进式肌肉放松（PMR）	躺在舒适的地方，闭上眼睛。从脚开始，紧张每一组肌肉 5 秒钟，然后放松。逐渐向上移动，包括腿、腹部、胸、手、臂和面部的肌肉。在整个过程中深呼吸，专注于放松的感觉。 注意事项：如果在任何肌肉群中感到疼痛，请跳过那部分的练习。

2）认知行为疗法（Cognitive Behavioral Therapy，CBT）

认知重构

方法：识别关于睡眠的消极思维，用更积极、现实的想法替代它们。例如，将“我今晚肯定睡不着”替换为“我可以通过放松技巧来帮助自己入睡”。

行为干预

方法：制定一套睡前例行程序，避免床上活动（如看电视、使用手机），确保睡眠环境舒适、安静和黑暗。

放松训练

方法：结合上述的深呼吸、冥想、瑜伽和 PMR 等放松技巧，减轻睡前的紧张感和焦虑，为身心创造一个更有利于睡眠的状态。

注意事项

持之以恒。心理调节方法并非一蹴而就，需要时间和持续的练习才能见效。不要因为几天内没有立即感觉到改善就放弃。

个性化。不同的人对不同放松技巧的反应各不相同。尝试多种方法，找到最适合你的。

睡前例行程序。将这些放松技巧整合到你的睡前例行程序中，可以帮助你的身体和大脑学会在这些活动后自然过渡到睡眠状态。

专业帮助。如果你发现自己的睡眠问题持续存在，而且使用这些方法没有显著改善，可能需要寻求专业的认知行为疗法或其他专业治疗。

4．自然疗法和补充疗法

1）补充剂和草药

褪黑素（Melatonin） 作为调节人体昼夜节律的关键激素，褪黑素的补充有助于重新同步你的生物钟，特别对于经历时差或者工作班次变动较大的人群特别有效。褪黑素通过模拟大脑中天黑时自然分泌的激素水平来诱导睡眠，帮助你更快入睡，并在一定程度上提高睡眠质量。

缬草（Valerian Root） 长期以来，缬草因其镇静和催眠作用而被用于治疗失眠。缬草可以增加大脑中 γ- 氨基丁酸（GABA）的水平，GABA 是一种抑制性神经递质，有助于放松神经系统，从而促进睡眠。

柠檬膏（LemonBalm） 柠檬膏被认为可以通过提高 GABA 在大脑中的活性来减轻焦虑和促进睡眠。此外，柠檬膏的轻微镇静作用有助于缓解紧张情绪，提供一种安心的睡前放松体验。

洋甘菊（Chamomi le） 洋甘菊含有一种叫黄酮的化合物，具有轻度镇静效果，有助于缓解焦虑和促进睡眠。常被称为天然的镇静剂，洋甘菊茶是一种理想的睡前饮品，帮助人们自然过渡到休息状态。

西番莲（Pass ionflower） 西番莲以其镇静作用而著名，能够帮助缓解焦虑和失眠。研究表明，西番莲能增加大脑中 GABA 水平，有助于减少大脑活动，让人更容易进入深度睡眠状态。

薰衣草（Lavender） 薰衣草的香气对于减少焦虑和改善睡眠质量有显著效果。吸入薰衣草精油可以减少睡眠障碍，提高睡眠质量，尤其是对于那些经常感到焦虑和紧张的人来说更是如此。

酸樱桃汁（Tart Cherry Juice） 酸樱桃汁因其自然含有的褪黑激素而被推荐作为改善睡眠的饮品。酸樱桃汁能够增加睡眠时间和睡眠效率，特别适合那些难以保持深度睡眠状态的人。

厚朴（MagnoliaBark） 厚朴被用于中医中治疗焦虑和睡眠障碍已有数千年历史。它含有的药理成分，如荷包牡丹素和木兰素，对促进睡眠和缓解压力有着明显的效果。厚朴能调节身体的应激反应，有助于达到更平静的心态和更优质的睡眠。

使用这些补充品和草药时，非常重要的一点是要注意它们的剂量和使用方式。虽然它们是天然来源，但过量使用或不当使用仍可能导致副作用。建议在开始任何草药补充治疗前，咨询医疗专业人士，尤其是对于正在服用其他药物的个体，应避免潜在的相互作用。此外，草药补充不应被视为失眠或其他睡眠障碍的唯一解决方案。它们最好被看作整体睡眠改善策略中的一部分。

2）芳香疗法

芳香疗法是一种使用精油来促进身心健康的自然疗法。其中，薰衣草精油因其安神助眠的特性而广受欢迎。研究表明，薰衣草精油可以减少焦虑，改善睡眠质量，尤其是对于那些经历轻度失眠的人来说尤为有效。

使用薰衣草精油的几种方法：

扩香。在睡前使用扩香器将薰衣草精油的香气扩散到卧室中。这可以帮助营造一个放松的环境，使得入睡更加容易。建议扩香时间不要超过30分钟，以避免过度暴露于精油中。

枕头喷雾。可以将薰衣草精油与水混合在喷雾瓶中，晚上睡前轻轻喷洒在枕头上。这样，睡眠时呼吸到的薰衣草香气能够帮助放松神经，促进睡眠。

热水浴。睡前进行一个添加了几滴薰衣草精油的热水浴，不仅可以放松肌肉，还能通过蒸汽中的薰衣草香气达到放松心情的效果，从而有助于改善睡眠质量。

按摩油。将薰衣草精油与基础油（如杏仁油或椰子油）按照适当比例混合，用于身体按摩，特别是在脚底、颈部和肩部的按摩，可以有效放松紧张的肌肉，缓解压力，促进睡眠。

使用薰衣草精油时，需要注意的是要确保精油的纯度和质量，避免使用劣质或掺杂化学成分的产品。对于皮肤敏感的人，建议先在小范围内测试精油是否会引起不适。始终遵循稀释指南，避免直接将未稀释的精油涂抹在皮肤上。

5．中医理论与实践：包括针灸、按摩和中草药

中医理论与实践在改善睡眠方面拥有悠久的历史和丰富的经验，通过调和身体的阴阳平衡、疏通经络，达到促进睡眠的目的。

1）针灸

针灸是通过刺激特定的穴位来调节身体机能的一种方法。常用的改善睡眠的穴位包括：

安神穴　位于脚内侧，跟骨与内踝尖之间，有助于安神助眠。

心七穴（神门）　位于手腕掌侧，小指边的褶皱处，可以缓解焦虑和紧张，促进睡眠。

百会穴　位于头顶中线，两耳尖连线的交点处，有助于清醒头脑，安神助眠。

进行针灸治疗时，建议由有资质的中医师操作，以确保安全和效果。

2）按摩

中医按摩（推拿）也可以改善睡眠，特别是通过按摩放松身体的同时，刺激特定穴位来达到安神的效果。常用的按摩方法包括：

在太冲穴（位于足大拇指与第二趾之间，足背侧）轻柔按摩，有助于缓解紧张情绪。

足三里（位于膝盖下四横指处）的按摩，可以帮助调节胃气，改善因胃不和而影响的睡眠。

在睡前进行轻柔的头部按摩，特别是百会穴周围，有助于促进脑部放松，改善睡眠质量。

3）中草药

中草药通过调理身体的内部平衡来改善睡眠。常见的安神草药配方包括：

酸枣仁汤　主要成分包括酸枣仁、茯苓、远志等，适用于心脾不和、思虑过度导致的失眠。

安神定志丸　含有酸枣仁、龙骨、牡蛎等成分，适用于心神不安、易惊易怒的失眠患者。

柠檬膏茶　柠檬膏有轻微的镇静作用，适合用作晚间饮品，帮助放松和改善睡眠。

在使用中草药时建议在中医师的指导下进行，针对个人的体质和症状选择最适合的草药和用量。

6．睡前例行程序

建立一套固定的睡前例行程序以促进身心准备进入休息状态。下面是一个实用的睡前例行程序：

减少光照。晚上 9 点后，尽量减少家中的强光照明，使用柔和的灯光。这有助于促进褪黑激素的产生，自然地引导身体进入睡眠状态。

限制电子设备使用。至少在睡前一小时内停止使用手机、电脑和电视等电子设备。蓝光会抑制褪黑激素的分泌，影响睡眠质量。

放松身心的活动

热水浴：睡前 20 ～ 30 分钟泡个热水澡，不仅可以放松肌肉，还可以通过身体温度的自然下降来促进睡眠。

冥想或深呼吸：进行简单的冥想或深呼吸练习，帮助清理杂念，减轻紧张和焦虑感。

轻度伸展：进行一些轻度的伸展或瑜伽动作，可以帮助放松身体，减少睡前的肌肉紧张。

准备睡眠环境

保持卧室的温度、湿度和通风适宜：一般推荐的睡眠环境温度为 16 ～ 18℃。确保床铺整洁舒适，使用适合的枕头和被褥。

阅读：选择一本轻松的书籍进行阅读，避免过于激动或需要深度思考的内容，以免过度刺激大脑。

设定固定的睡眠时间和起床时间

即使在周末，也尽量保持与工作日相同的睡眠时间和起床时间，以帮助调整身体的生物钟。

通过以上步骤，你可以建立一套适合自己的睡前例行程序，提高睡眠质量，促进更好的身心健康。

7．长期维持策略

长期维持良好的睡眠习惯不仅对夜间的休息至关重要，还是提升日间活力和生活质量的关键。

睡眠日记。每天记录你的睡眠时间、入睡难易程度、夜间醒来的次数、早晨起床的感觉等。这有助于了解自己的睡眠模式，发现可能影响睡眠质量的因素。

设定清晰的睡眠目标。基于睡眠日记的记录，设定实际可行的睡眠目标，如调整睡眠时间、改善睡眠环境等。目标应具体、量化，并设置可达成的时间框架。

逐步改善。针对睡眠日记中发现的问题，制订改善计划。例如，如果发现晚上使用电子设备影响了睡眠质量，可以设定在睡前一小时不使用电子设备的目标。一次关注一个小目标，并逐步实施更多的改善措施。

问题解决技巧。遇到影响睡眠的问题时，采用积极的问题解决方法。例如，如果你发现噪声影响睡眠，可以考虑使用耳塞或增加隔音措施。遇到困难时，寻找多种可能的解决方案，并尝试实施，观察效果如何。

保持日间活力。保持良好的日间活力有助于夜间的睡眠。保证有规律的体育活动，保持健康的饮食习惯，避免日间过度小睡。

寻求支持。如果你遇到持续的睡眠问题，不要犹豫，尽快寻求专业帮助。睡眠专家或医生可以提供更专业的建议和治疗方法。

这些持续的努力和适当的策略可以让你建立和维持良好的睡眠习惯，享受健康和活力的生活。

10.5　睡眠须知：晚安，安全入睡的提示

在制订任何睡眠改善计划时，安全性和健康状况是首要考虑的因素。以下是一些关键的安全入睡提示，旨在帮助你安心地迎接每一个夜晚。

个性化睡眠方案

认识到每个人的睡眠需求是不同的。制定睡眠方案时，需要考虑你自己的健康状况、生活方式和睡眠偏好。比如对于我来说，睡前冥想治愈了我的失眠，刚开始时思绪乱飞，

完全静不下心来，但我每天坚持，从最开始的 5 分钟到后来可以做 30 分钟，然后躺下安然入睡直到第二天早晨。如果你有慢性疾病或睡眠障碍，需要咨询专业医生制定安全有效的睡眠方案。

安全使用辅助产品

使用任何草药补充剂、褪黑素或其他非处方睡眠辅助品前，务必咨询医疗专业人士，确保它们不会与你正在服用的药物产生不良反应。精油和芳香疗法虽然有助于放松，但需要正确使用，避免过敏反应或其他不适。

适度运动，避免过度疲劳

适度运动有助于改善睡眠质量，但应避免睡前进行高强度运动，以免过度刺激身体，反而影响睡眠。运动计划应与个人体能和健康状况相匹配，避免过度疲劳。

心理健康的维护

管理日常压力和焦虑对改善睡眠至关重要。掌握放松技巧，如深呼吸、冥想或适度的休闲活动，有助于缓解心理压力。若有长期的心理压力或情绪问题应寻求心理咨询或治疗。

避免依赖安眠药

长期使用安眠药可能导致依赖性，且可能掩盖潜在的健康问题。应该在医生的指导下使用，并探索其他非药物治疗方法。定期评估睡眠状况和安眠药的使用，避免长期依赖。

优化睡前例行程序

睡前例行程序应简单、一致，有助于告知身体和大脑准备进入休息状态。避免睡前接触刺激性内容或活动，如紧张的工作、争论或观看激动人心的电影。

遵循这些简单而有效的睡眠提示可以帮助你每晚都能安全入睡，准备迎接充满活力的明天。睡眠是身心健康的基石，为自己的睡眠质量投资是对健康生活最直接的投资。

晚安，愿你拥有一个甜美的梦境。

第 11 章　情绪平衡术：找回内心的宁静

情绪健康在整体健康中的重要角色经常被忽视。在传统的医疗体系中，我们经常聚焦于冷冰冰的数据，如荷尔蒙水平、甲状腺功能、高血压等，却往往忘记了健康的主体——人。如果你无法在更深层次上关注整个人，你就无法恢复身体的平衡。每个人都是活生生的个体，拥有自己的故事和情感。你不仅仅是需要调整的机器，除了饮食、运动、减压，情绪平衡是整体健康不可或缺的一部分。如果你忽视了情绪的调整，那么任何外部的治疗都是治标不治本。

我们身边的每个人都在经历着自己的挣扎，要面对自身免疫疾病的挑战、与体重的斗争、处理生活中各种复杂的关系，还要应对工作上的焦虑。你需要认识到，身体和情绪之间是相互联系的。情绪不仅影响着你的思维和行为，也直接关联着你的幸福感和生活质量。理解情感的力量，学会有效管理和调整自己的情绪，是每个人都应该掌握的技能。

本章我们将从探索情绪健康的价值开始，深入情绪管理的原则，帮助你理解情感的力量，以及如何通过掌握这股力量来提升你的生活质量。通过情绪自测，你将有机会探索自己的个人情绪图谱，了解哪些因素最可能影响你的情绪稳定。我们还将介绍一系列平衡技巧，这些策略旨在帮助你无论是面对日常挑战还是人生的重大变故都能实现情绪稳定。最后，我们会提供实用的情绪提示，帮助你避免情绪波动，保持内心的平静。

11.1　情绪健康的价值：心理平衡的重要性

情绪健康经常被轻视或忽略。它是一种更深层次的内在平和与满足感，使我们能够充分地享受生活的每一个瞬间，应对生活中的挑战，并建立有意义的人际关系。情绪平衡在维护整体健康中扮演着不可或缺的角色。它就像内心的舵手，引导你在风平浪静时航行，同时也能在风浪中保持方向。情绪平衡使你具备了应对生活压力的韧性，让你在面对失落、挑战或是变化时，都能保持情绪的稳定和积极。这种平衡不仅关乎你个人的幸福，也影响到你和他人的关系，及你在社会中的功能和贡献。因此，怎样强调情绪平衡的重要性都不为过。下面我们会详细讨论。

1．情绪健康对生活质量的影响

情绪健康是我们内心世界的“晴雨表”，直接影响着我们的生活质量。稳定的情绪不仅能让你的日常生活充满满意和幸福感，还能显著提高你的工作效率和创造力，维系和谐的人际关系和社会互动。

首先，情绪稳定与日常生活满意度之间存在着密不可分的关系。当你能够有效管理自己的情绪时，面对生活中的起起伏伏你也能保持一份平和与乐观，从而感受到更高的生活满意度。就像阳光穿透云层，照亮每一个角落，稳定的情绪让你在平凡的日常中发现不平凡的幸福，哪怕是简单的一杯咖啡、一本好书，或是一次与朋友的深夜长谈。

其次，情绪健康对工作效率和创造力有着不容忽视的正面影响。情绪稳定的人，能够更加专注于手头的工作，以积极的态度面对工作中的挑战和困难，能够大幅提高工作效率。同时，良好的情绪状态也是激发创造力的催化剂，它让你的思维更加开放和灵活，能够从不同角度看待问题，产生创新的解决方案。正如艺术家在创作时需要灵感的启迪，愉悦的心情能够激发出无限的创造潜能。

而情绪不稳定则会对人际关系和社会互动产生负面影响。情绪波动过大的人，往往难以控制自 己的言行，在与人交往时容易产生误解和冲突，损害人际关系。长期的情绪不稳还可能导致社会孤立，因为人们往往会避免与情绪波动无常的人交往，结果使其感到孤独和被排斥。良好的情绪健康如同一座桥梁，连接着你与他人之间的心灵，促进理解和共鸣，而情绪不稳定则可能成为一堵墙，阻隔了人与人之间的沟通和理解。因此，情绪健康对生活质量有着深远的影响。重视并维护好自己的情绪健康，是每个人追求更高生活质量不可或缺的一步。

2．情绪平衡与身心健康

情绪平衡不仅是情绪健康的基石，也是身心健康的重要支撑。当你的情绪处于平衡状态时，如宁静的湖水反映出清晰的天空，你的身体也能更好地表达其内在的健康状态。情绪平衡能够显著减少慢性疾病的风险，提高免疫系统的功能，同时减轻情绪波动对心理健康的负面影响。

研究表明，持续的心理压力和情绪波动会导致慢性炎症，这是许多慢性疾病发展的催化剂，包括心脏病、糖尿病甚至癌症[222]。相反，当你的情绪处于平衡中时，身体的应激反应得到有效管理，患慢性炎症的风险自然降低。此外，情绪平衡还能促进免疫系统的正常运作，增强身体对疾病的抵抗力，使你在面对外部病原体时更加强大。

情绪波动与心理疾病之间的联系同样值得关注。频繁和剧烈的情绪波动往往是焦虑症和抑郁症等心理疾病的前兆。情绪不稳定使个体难以处理日常生活中的压力和挑战，导致过度的担忧、悲观情绪，甚至绝望感。长期的情绪波动不仅消耗心理资源，还可能触发或加重心理疾病，形成一个恶性循环。因此，通过各种方法维持情绪平衡，不仅能预防心理疾病的发生，还能让已经存在的心理问题得到一定程度的缓解。

3．情绪健康的社会价值

情绪健康在家庭、工作场所以及更广泛的社会层面上发挥着至关重要的作用，它不仅影响个体的幸福感和生活质量，也对社会整体福祉和经济发展产生深远影响。

在家庭环境中，一个情绪稳定、能够有效管理和表达情绪的家庭成员可以为其他家庭成员提供支持和安全感，促进家庭内部的和谐与理解。相反，情绪问题如果得不到妥善处理，可能导致家庭冲突、亲子关系紧张甚至疏远。因此，培养家庭中的情绪智力和情绪支持系统对于维持家庭的稳定性和幸福感至关重要。

在工作场所，情绪状态直接影响工作效率、创造力以及与同事间的合作关系。积极的情绪健康不仅可以提高工作满意度，还能增强团队精神，促进更有效的沟通和协作，提升整个组织的生产力和创新能力。

从社会整体来看，情绪健康的社会价值体现在其对公共卫生、教育成就以及经济发展的广泛影响上。情绪健康问题如果被忽视，不仅会增加医疗保健成本，还可能导致生产力下降、犯罪率上升等社会问题。相反，投资于情绪健康促进和干预措施可以带来巨大的社会和经济回报，提高人口的整体幸福感和生活质量，促进社会稳定和经济增长。

11.2 情绪管理原则：理解情绪的力量

情绪，这个看似无形却深刻影响着我们每一个人的力量，是驱动我们决策、塑造行为并且织造人际关系网的核心。从喜悦的笑声到愤怒的眼泪，情绪贯穿于人生经历的每一个瞬间，它们不仅塑造了人类对世界的感知，还决定了人类如何与之互动。掌握情绪管理技巧意味着能够在波动的情绪海洋中航行而不迷失方向，有效的情绪管理能让人们在面对困难和挑战时保持冷静，以更加理性和有创造性的方式做出决策。

本节将深入探讨情绪的力量，揭示情绪智力的概念，并提供一系列实用的情绪管理策略，旨在帮助你学会如何掌握这股力量，让情绪成为推动你向前的风帆，而不是拖你后腿的锚。

1．情绪的定义和种类

情绪，通常被定义为人类经验中的一种强烈的心理状态，伴随着情绪、行为反应及生理变化。它是我们日常生活的不可或缺部分，无论是在决策过程、人际交往还是个人的内心世界中，情绪都扮演着关键的角色。简而言之，情绪是我们对个人经历的自然反应，它可以由外界事件触发，也可以由内在思想或回忆激发。

基本情绪，又被称作原始情绪，是人类共有的、普遍存在的反应，它们跨文化、跨年龄段，是人类情绪反应的基石。

这里我想引入“情绪连续体”的概念。情绪不是孤立的或离散的状态，而是沿着连续性谱线的流动和变化。这个概念认为，情绪从温和到强烈，从积极到消极，都是一系列过渡和渐变的过程，而不是截然分开的类别。在情绪连续体模型中，任何特定的情绪状态都可以被视作一条范围宽广的连续线上的一个点，其中包含了从平静到极度激动，或从深度悲伤到极端喜悦等极端情感。例如，忧郁可以逐渐过渡到悲伤，然后是严重的抑郁；同样地，满意可以发展成快乐，最终达到欣喜若狂的状态。理解情绪连续体能帮助你意识到情绪是可以变化的，你可以通过各种策略在这条连续线上移动你的情绪状态，你可以采取更灵活、更有策略的方法来处理你的感受，而不是将自己局限在某一固定的情绪标签内。此外，情绪连续体还有助于你更好地理解他人的情绪体验，促使你在人际关系中展现同理心和更深层次的理解。通过认识到每个人都有自己独特的情绪连续体，你能够更加开放和包容地接纳他人的情绪表达。图 11-1 是情绪连续体的示意图。

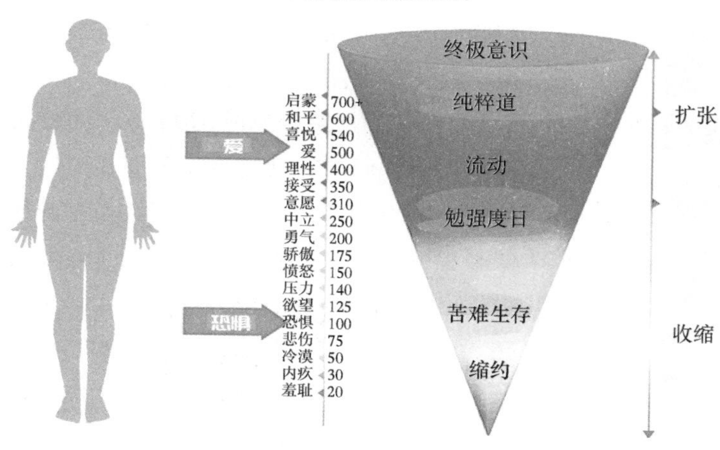

图 11-1　人类情绪连续体

图中的情绪状态从低到高排列，显示了从最消极的情绪（如羞耻，代表数值为 20）到最积极的情绪（如启蒙，代表数值为 700 ～ 1000）的变化。它可以帮助人们理解情绪状态之间的过渡以及各个状态可能的影响力。从下至上，情绪连续体被分为以下几个层级。

缩约　是连续体的底部，表示较低的情绪状态，如羞耻、内疚、悲伤、恐惧、欲望、愤怒和傲慢。这些情绪状态通常与能量收缩、感觉关闭和自我意识降低有关。

苦难生存　代表一种生活状态，人们可能经历痛苦、恐惧和其他低能量的情绪，但已经有意识地开始识别和处理这些情绪。

勉强度日　代表在情绪连续体中间的状态，如中性、意愿和接受。在这一层，人们可能在情绪上较为平稳，但没有显著的积极情绪体验。

流动　与更高级别的情绪状态相关，如勇气和理由，人们开始有更多积极的情绪体验和个人成长。

纯粹道　指向更高意识状态，代表人们在其生活和情绪上达到更高的和谐与平衡。

终极意识　是连续体的顶端，表示最高的情绪状态，如和平、喜悦和爱以及最终的启迪。在这个阶段，人们体验到内在的充实和深刻的连通感。

图中也描绘了情绪状态的能量特性，从“缩约”的低能量状态到“终极意识”的高能量状态。理解情绪连续体可以帮助人们认识到情绪状态是动态变化的，并且每个状态都有其存在和转换的可能性，人们可以更有意识地向更高的情绪和意识水平努力。如果你想让自己看起来更大，你就会张开双臂，就像孔雀张开羽毛一样，昂首阔步。同样的道理，通过扩胸，通过向后拉肩膀，它实际上改变了你的心理，因为你的生理可以改变你的心理。为了让你更好地理解，我再从另外的角度来解释情绪能量的高低，请看图 11-2。

这张图阐释了不同情感状态的振动频率。这些振动频率被视为情感体验的指标，从低

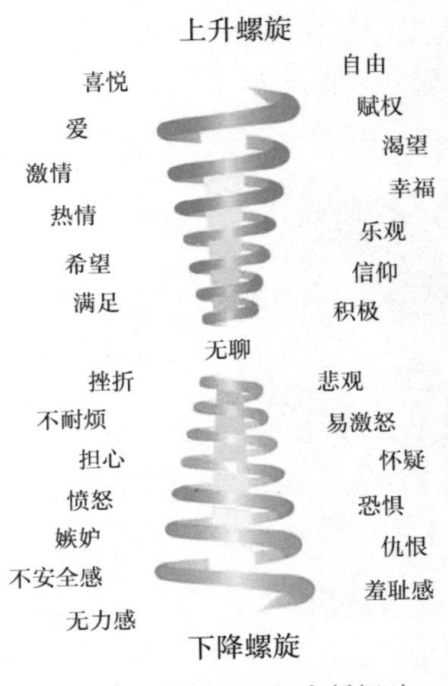

图 11-2　情绪能量的高低振动

振动的负面情绪如羞耻和愤怒，到高振动的积极情绪如爱和喜悦。情绪的高低振动概念源于能量心理学和一些新的信念体系，其中每种情绪都与一种特定的能量频率相联系。这个理论认为，人类的情感可以表现为一种能量形式，这种能量在宇宙中以一定的频率振动。在这种框架中，负面情绪如恐惧、愤怒、悲伤被认为是“低振动”的，因为它们与较低的意识状态相对应，可能导致能量阻塞和内在的不和谐。这些情绪通常与压抑、压力和身体紧张有关，而这些状态被认为是低能量或低频率的体现。相反，积极情绪如爱、喜悦、自由被视为“高振动”的，因为它们与较高的意识状态相对应，能够促进能量流动和内在的平衡。这些情绪被认为是更高能量或更高频率的体现，与放松、开放和身体的活力相联系。在许多精神和身心实践中，提升个人的振动频率与实现更高层次的意识、个人成长和整体健康有关。

很显然，那些负面的情绪给我们带来了心理和生理的危害。你的有毒情绪是什么？让我们来看看破坏所有人类的九种有毒情绪。

痛苦：痛苦会告诉你哪些地方需要治愈，哪些地方你仍然对他人和自己持有评判。痛苦就像你喝了毒药，然后等着别人死去，你觉得是谁会死去呢？

怨恨：怨恨表明你生活在过去，不允许现在的样子。怨恨阻碍了你向前走。

不适：不适表明你现在需要关注正在发生的事情，你有机会改变，去做一些与平常不同的事情。

愤怒：愤怒揭示了你的激情和界限。会告诉你，你对什么充满热情，你的界限在哪里，以及你认为世界需要改变什么。

失望：失望表明你曾尝试过某件事，你没有屈服于冷漠，你仍然如此。

内疚：内疚表明你仍然生活在别人对你应该做什么（或成为什么）的期望中。

羞愧：羞愧表明你正在内化别人关于你应该成为谁（或你感觉自己是谁）的信念，并且你需要与自己重新建立联系。

焦虑：焦虑告诉你，你需要立即醒来，你需要活在当下，你被困在过去，生活在对未来的恐惧中。

悲伤：悲伤表明你的感受有多深，你对他人和这个世界的关心有多深。

你必须处理未解决的有毒情绪让自己得到真正的自由，否则你的生活就只是在恶性情绪里循环播放。如果你感到悲伤，随着时间的推移，它会走向抑郁。如果你抑郁，你就会越来越冷漠。冷漠让你无法产生积极的神经递质。你早上起不了床。你可能会失去你的工作，然后你会失眠，你会怨恨……这是一个循环，是一个滚雪球效应。

你现在知道，努力让自己从低频率的负面情绪走出来，回到向上循环的积极正面情绪有多么的重要。实现任何事情的第一步都始于你的头脑。思考影响感觉，感觉又驱动行动，而行动最终影响了生活和将来的思考模式。这是一个持续的反馈循环。这意味着通过改变思考方式，可以改变情感反应，进而改变行为，最终形塑生活。见图 11-3。

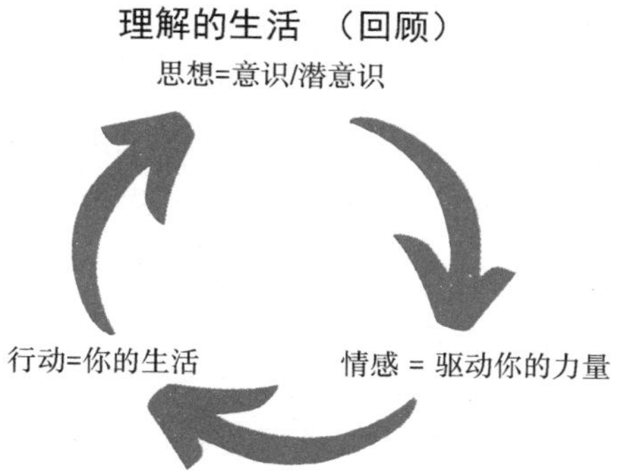

理解的生活　（回顾）

思想=意识/潜意识

行动=你的生活

情感 = 驱动你的力量

图 11-3　思想、情感和行动的反馈循环

一旦明白了这个道理，你就可以开始有意识地来创造你的新生活。这一切都是关于意识的，你可以有意识地培养自己的情绪智力来让自己进入正向的情绪循环。

2．情绪智力

情绪智力也称情商，或称为 EQ（Emotional Quotient），是指一个人识别、理解、管理自己的情绪以及识别、理解并影响他人情绪的能力。它由 5 个核心组成要素构成：自我认知、自我调节、社会技能、同理心和动机。见图 11-4。

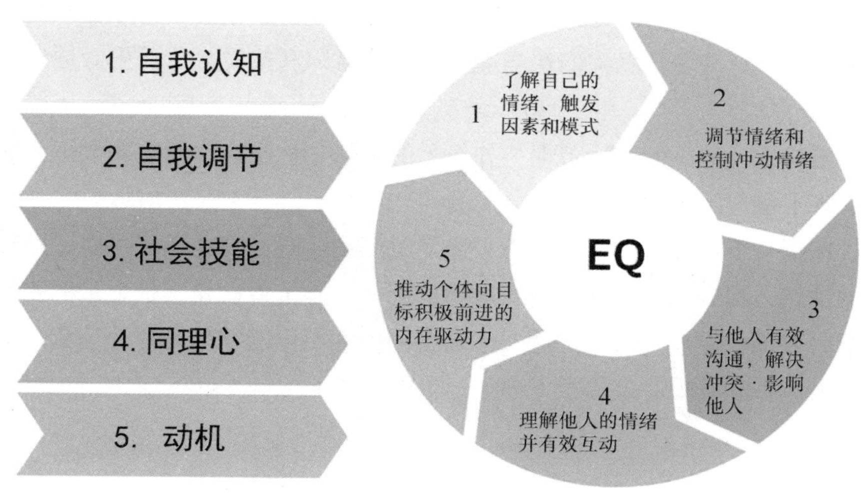

图 11-4　情绪智力的 5 个要素

自我认知是情绪智力的基石。它涉及对自己情绪的深刻理解，能够准确地识别并给自己的情绪贴上标签。拥有高度自我认知的人能够理解自己的情绪如何影响他们的思想、行为和决策。

自我调节紧随其后，是指管理自己情绪的能力，以便情绪对自己和他人产生积极影响。

这包括调节和控制冲动情绪和心情，以及适时表达情绪。

社会技能是情绪智力的另一个重要方面，指与他人互动和建立关系的能力。具备良好社会技能的人能够有效地沟通、建立强有力的人际关系、领导和影响他人以及协作和解决冲突。

同理心是情绪智力中至关重要的一部分，它是指理解和感受他人情绪的能力。同理心使你能够从他人的视角看问题，理解他人的情绪状态，从而更有效地与他们沟通和互动。

动机是推动个体向目标前进的内在驱动力。在情绪智力的背景下，它涉及个人的积极性、承诺、积极寻求成就以及优化情绪状态以实现目标的能力。

提高情绪智力对于有效的情绪管理至关重要。增强自我认知可以让你更好地理解自己的情绪；提升自我调节能力可以使你更好地控制和表达情绪；增强社会技能、同理心和动机可以帮助你在社会互动中更有效地运用情绪信息，建立和维护更健康的人际关系，以及更积极地追求个人目标和成就。

3．情绪管理的原则

有效的情绪管理是心理健康与生活质量的基石。它不仅帮助你应对生活的挑战，还能促进人际关系的和谐，提高工作效率和创造力。以下是几种核心的情绪管理策略。

认知重构 认知重构是一种通过改变个体对情境的认知评价来调整情绪反应的方法。它基于这样一个理念：情绪反应很大程度上由我们对事件的解释和评价决定。

情绪表达 健康地表达情绪是情绪管理的关键。它涉及以适当的方式表达和分享我们的感受，而不是抑制或隐藏它们。

寻求支持 在情绪困扰时寻求他人的支持和帮助，可以提供新的视角，减轻情绪负担。

情绪释放 通过身体活动或创造性表达释放情绪，能够有效减轻情绪压力。

正念练习 正念练习帮助我们在当前时刻保持意识和接受，从而更好地理解和处理我们的情绪。

建立健康习惯 健康的生活习惯，如充足的睡眠、均衡饮食和定期锻炼，对于情绪管理和维持心理平衡至关重要。

情绪管理是一个持续的过程，掌握它需要时间和实践。上述策略可以帮助你更有效地管理自己的情绪，提升自我认知和应对能力。记住，寻求帮助是一种力量的表现，不要犹豫，在需要时要寻找专业支持。随着时间的推移，你不仅能够更好地处理自己的情绪，还能在促进个人成长和实现心理福祉方面迈出重要一步。

11.3 情绪自测：探索个人情绪图谱

你每天都会遇到各种各样的情绪波动。从喜悦到沮丧，从平静到愤怒，它们如同天气一般多变，却对你的生活有着深远的影响，理解和管理这些情绪非常重要。情绪自测便是一把钥匙，能够解开你内心世界的复杂密码，帮助你更好地认识自己，优化情绪反应，从而在生活的舞台上发挥最佳状态。

情绪自测的意义不仅在于识别你正在经历的情绪，更重要的是，它能帮助你挖掘情绪背后的深层原因和模式，进而发现那些潜在的触发点。这些触发点可能是某个人、某个地点、某个事件，甚至是某一段记忆。通过自测，你能够建立起一份个人的情绪图谱，它记录了哪些情境会引起你的特定情绪反应，以及这些反应背后的深层连接。这份图谱是自我探索的宝贵资源，引导你进行深入的自我反思，让你不仅能够应对当前的情绪挑战，还能够预见并准备未来可能遇到的情绪风暴。下面我们将探索如何进行有效的情绪自测，以及如何利用自测结果来提升情绪智力和生活质量。

自测工具和方法

进行情绪自测时，多种工具和方法能帮助你更深入地理解自己的情绪模式。以下是几种有效的自测工具及其使用方法。

日记法

操作指南　每天定时记录自己的情绪状态和当天发生的事件，注意描述触发这些情绪的具体情境、你的反应以及这些情绪带给你的影响。

使用建议　选择固定的时间进行记录，比如每天晚上睡前，以确保连贯性和准确性。保持诚实和开放，记住这是一种自我探索的过程，没有对错之分。

心情色彩法

操作指南　为不同的情绪分配特定的颜色，每天用选定的颜色在日历上标记你的心情。

使用建议　选择对你有意义的颜色体系，例如，使用蓝色代表平静，红色代表愤怒。这种方法可以帮助你直观地看到情绪随时间的变化。

情绪量表

操作指南　使用标准化的情绪量表，如情绪状态问卷（PANAS）或情绪智力自评量表等，根据量表指示评估自己的情绪状态。

使用建议　定期使用相同的量表进行自测，比如每周或每月一次，以追踪情绪变化。在安静、不受打扰的环境下完成量表，以确保结果的准确性。

下面提供了 2 个自测量表。

一个是积极和消极影响时间表（PANAS-SF）[223]（见表 11-1），另一个是情商自我评估工具[224]（见表 11-2）。

表11-1　积极和消极影响时间表

指出过去一周你有这种感觉的程度	非常少 10 分	一点 20 分	适度 30 分	比较多 40 分	非常多 50 分
1. 感兴趣的					
2. 苦恼的					
3. 兴奋的					
4. 沮丧的					

续表

指出过去一周你有这种感觉的程度	非常少 10分	一点 20分	适度 30分	比较多 40分	非常多 50分
5. 坚定的					
6. 内疚的					
7. 惊恐的					
8. 敌对的					
9. 热情的					
10. 自豪的					
11. 易怒的					
12. 警觉的					
13. 羞愧感					
14. 激励					
15. 紧张的					
16. 决心					
17. 专注					
18. 紧张不安					
19. 积极的					
20. 害怕的					

评分

积极影响分数：将第1、3、5、9、10、12、14、16、17和19项的分数相加。分数范围从10～50分，分数越高代表积极影响水平越高。

平均得分：33.3分（SD ± 7.2）

消极影响分数：将第2、4、6、7、8、11、13、15、18和20项的分数相加。分数范围从10～50分，分数越低代表负面影响水平越低。

平均得分：17.4分（SD ± 6.2）

你的分数

积极影响：

消极影响：

表11-2 情商自我评估工具

以1～5的等级对下面的每个问题进行评分	从不 1分	很少 2分	有时 3分	通常 4分	总是 5分
1. 我知道身体反应（刺痛、疼痛、突然变化）是“肠道反应”的信号					
2. 我很乐意承认错误并道歉					

续表

以 1～5 的等级对下面的每个问题进行评分	从不 1 分	很少 2 分	有时 3 分	通常 4 分	总是 5 分
3. 当我感到愤怒时，我仍然可以保持镇定					
4. 我通常对另一个人在特定互动中如何看待我有一个准确的想法					
5. 在评估情况时，我会查看我的偏见并相应地调整我的评估					
6. 尽管有障碍，我仍可以继续进行一个项目					
7. 我可以与另一个人进行互动，并根据非语言信号很好地衡量那个人的情绪					
8. 其他人在与我交谈后感到鼓舞					
9. 在我做出重要决定之前，我会考虑我的“情绪温度”					
10. 当我有强烈的冲动去做某事时，我通常会停下来反思并决定我是否真的想采取行动					
11. 我可以冷静、敏感、主动地处理他人的情绪表现					
12. 我可以识别我在任何特定时刻所感受到的情绪					
13. 我能够诚实地说出我的感受，而不会让别人难过					
14. 我可以表现出同理心，并在互动中将我的感受与另一个人的感受相匹配					
15. 我思考我行为背后的情感					
16. 我受到别人的尊重和喜欢，即使他们不同意我的看法					
17. 我观察别人对我的反应，以了解我自己的哪些行为是有效的，哪些是无效的					
18. 我善于管理自己的情绪，我不会将负面情绪带入工作					
19. 我很容易理解为什么其他人会有这样的感觉					
20. 我可以有效地说服别人接受我的观点，而不强迫他们					

评分：将每个类别的评分相加，以获得情商特定方面的总数。

自我意识：将 1、5、9、12 和 19 项的分数相加，得分：

自我管理：将 3、6、10、13 和 18 项的分数相加，得分：

社会意识：将 4、7、14、17 和 19 项的分数相加，得分：

关系管理：将 2、8、11、16 和 20 项的分数相加，得分：

解读你的分数：你在情商的这四个组成部分上的分数可以从低 5 分到高 25 分不等。任何低于 18 的分数类别都是你可以改进的领域。

11.4 平衡技巧：实现情绪稳定的策略

让我们继续情绪管理的旅程，情绪平衡不是一个渴望，而是一项可以通过明确的行动和改变来实现的目标。

1．情绪的生物学基础

当我们感受到心跳加速、手心出汗或腹中“蝴蝶”翻飞的时候，那是我们的身体在说话。情绪，无论是喜悦的兴奋还是紧张的恐惧，都深深植根于我们的生物学机制之中。那么，是什么生物学奇迹在我们身体内部默默操纵着这些感受呢？

自主神经系统。身体的无线网络。控制着我们不需要刻意思考的生命活动——从心跳、呼吸到消化。而在情绪方面，这个系统在两个主要分支之间切换：交感神经系统和副交感神经系统。交感神经系统就像身体的“战斗或逃跑”按钮，它在我们面临压力或威胁时被激活，让我们准备应对挑战。相反，副交感神经系统则像是“休息和消化”的开关，当我们放松或感到安全时它会介入，帮助我们恢复平静和能量。

大脑的情绪处理中心。在我们的大脑中，处理情绪的大脑区域网络被称为情绪处理网络。它们是杏仁核、前额叶皮质、扣带皮层、海马体和基底神经节。所有这些区域都有各自的工作，它们共同识别和控制情绪。杏仁核是大脑的一小部分，负责处理正面和负面信息。当我们体验到恐惧这种情绪时，杏仁核尤为重要。前额叶皮质位于大脑前部，它就像一个控制中心，帮助引导我们的行为。这些不同的大脑区域保持联系并经常相互交流。比如，杏仁核（情绪中心）可以检测到重要的恐惧事件并将该信息传输到前额叶皮层（控制中心）。前额叶皮层会收到有可怕的事情正在发生的信息。如有必要，这个位于头部前部的控制中心会向其他大脑区域发送命令，告诉它们移动你的身体并逃跑。许多区域共同努力来处理情绪！见图 11-5。

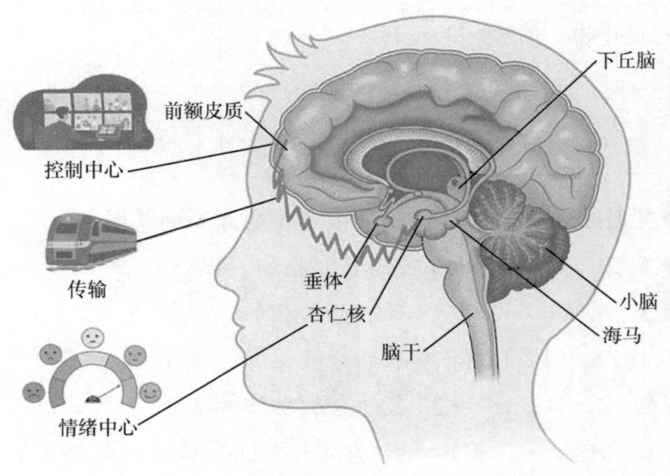

图 11-5 大脑中的情绪处理网络

这种大脑与身体之间的互动，构成了我们情绪反应的基础。它不仅影响我们如何感受世界，也影响我们对周围事件的反应。

2．情绪调节的实用策略和技巧

我特别强调实践的重要性。理论知识虽然重要，但真正的变化发生在将这些知识应用到日常生活中时。因此，我会提供一个行动计划，通过综合应用认知重构、情绪表达、支持寻求、情绪释放、正念练习以及健康习惯的构建，帮助你开启更为和谐、高效的生活方式。以下是具体实施这些策略的方法，它们结合了日常的行动与深思熟虑的策略。

认知重构：转变思维，转变生活

理解认知评价的力量：学会检视和调整我们对生活事件的看法，认识到我们的情绪反应大多数是由个人的认知决定的。挑战并重塑负面思维：当负面情绪涌现时，通过问自己“有无更积极的解释方式”来逐步重构思维。

情绪表达：健康地释放情绪

建立沟通渠道：与信任的人分享你的感受，可以是朋友、家人或专业人士。

艺术和创造性表达：通过艺术作品如绘画、写作或音乐来表达内心的情绪。

情绪释放：通过身体活动提升情绪

定期锻炼：身体活动如散步、跑步或瑜伽能够释放内啡肽，提升情绪。

自我照顾习惯：早晨自我关怀和晚间放松练习能帮助你减压。

正念练习：培养当下意识

冥想：通过每日的冥想练习，学会观察情绪而不被它们左右。

呼吸练习：简单的深呼吸技巧可以帮助你回归当下，稳定情绪。

建立健康习惯：营造支撑环境

饮食清理：摄入多彩蔬果，减少加工食品和高脂肪食品，以此支持情绪平衡。

肠道健康：通过饮食调整和益生菌补充，维持肠道微生物的平衡，促进心理健康。

实施日常的情绪管理

建立日常例行程序：从早晨开始，设定一系列仪式来提升你的心情，例如，早晨用自我关怀来开始新的一天，晚间用放松练习结束美好的一天。

情绪日记：每天记录你的情绪变化和触发因素，帮助你识别模式并制定应对策略。

发展应对机制

发展应对技能：当面对挑战和压力时，实践冷静思考和问题解决的技能。

认识和接受情绪：学会接受情绪的存在而不是抗拒它们，这是调整情绪反应的第一步。

探索内在自我

拓展视野：不断尝试新事物，不仅能丰富你的生活体验，也可能帮助你找到新的应对情绪的方法。

创建愿景板：激发动力和灵感，视觉化你的目标和梦想。

维持社交联系

保持社交活动：与家人、朋友保持定期联系，社交支持对情绪健康至关重要。

主动寻求帮助：当感到情绪困扰时，不要犹豫，寻求心理咨询师或者其他专业人士的帮助。

其他实践建议

使用唤醒灯：调节睡眠周期，改善情绪和精力。

补充营养：通过Omega-3、维生素B复合体和锌等补充剂，支持大脑健康。

通过这些简单却强大的实践，你不仅能够改善情绪状态，还能在生活的各个方面实现更加充实和满意。记住，持之以恒的小步骤可以带来巨大的变化。开始你的行动计划，一步一步地走向更加平衡和充满活力的生活。

3．情绪智力——情商的有效提高策略和方法，见表11-3。

表11-3　情商的有效提高策略和方法

自我认知的提升	**情绪日记：** 每天记录自己的情绪，包括情绪的种类、强度以及触发因素。 反思情绪背后的原因，了解自己在特定情绪下的行为模式。 **情绪识别练习：** 在日常互动中，刻意识别并命名你所经历的每种情绪，以提升自我意识。 使用情绪卡片或应用程序来帮助识别和区分不同的情绪。
自我调节的加强	**深呼吸和冥想：** 练习深呼吸技巧，特别是在情绪高涨时，深呼吸帮助身体放松，缓解压力。 每天安排冥想时间，通过正念冥想练习来管理不必要的情绪反应。 **情绪转换策略：** 学习应用诸如认知重构、积极心理学的干预手段，将消极情绪转为积极的情绪体验。
社会技能的培养	**有效沟通：** 参加沟通技巧培训，学习如何有效表达自己的情绪和需求，同时也理解他人的观点。通过角色扮演和模拟对话，练习在不同情境下的沟通和应对技巧。 **冲突解决：** 加入专门的冲突解决工作坊，学习如何在冲突中保持冷静，如何寻找双赢的解决方案。
同理心的培育	**情绪阅读：** 练习通过面部表情、语言和非语言线索来识别他人的情绪状态。 通过观察和反思，提升对他人情绪状态的敏感性和理解。 **共情练习：** 在听说他人经历时，尝试站在对方的立场想象他们的感受。 参与志愿服务等活动，实际体验和了解不同背景人群的生活和情感体验。

续表

内在动机的明确	**个人使命声明：** 编写个人使命声明，明确你的核心价值观和人生目标。 定期回顾并调整你的使命声明，确保它与你的个人成长保持一致。 **目标设定：** 制定符合 SMART 原则的个人和职业发展目标。 使用目标跟踪器来监控进度，并定期反思学习经验。

这些练习需要持续和有意识的努力。通过反复练习，你会逐渐提高自己的情绪智力，更好地管理情绪，提升人际关系质量，并发掘个人的潜力。

4．案例分析

案例 1：男性高管的情绪转变。谭维，一个科技公司的中层经理，在日益增长的工作压力下常常情绪失控，影响到了团队士气和家庭和谐。

深化情绪管理策略实施：

认知重构：在专业咨询师的指导下，他开始使用情境重演和角色扮演技巧重新审视压力情境，学会从不同角度解读问题。通过日常练习，如在每次工作前进行 5 分钟的自我对话，调整自己对工作挑战的看法，从消极的"我必须完成"转变为积极的"我选择这样做"。

情绪释放：

参与了一系列集体太极课程，其中包括专门的情绪释放动作和深呼吸技巧，每天坚持 30 分钟设定太极动作与工作中的情绪触发点相联系，比如在感到压力时，他会去做一些特定的太极动作来平息情绪。

社会支持：在公司内部建立了一个"心理健康日"，鼓励员工分享自己的压力管理策略，自己也积极参与，以身作则。

成果：几个月后，谭伟应对工作压力更加从容，团队也因此受到鼓舞。他的家庭也注意到了他情绪的积极变化，整体氛围得到了改善。

案例 2：女性创业者的情绪智力提升。苏珊，一名社交媒体初创公司的创始人，她发现自己在处理公司发展与团队管理中的压力时经常感到焦虑和不安。

深化情绪管理策略实施：

自我认知：利用情绪追踪应用记录情绪波动，结合周围人的反馈，客观评估自己的情绪反应，并定期与心理咨询师讨论这些模式。实施了一项"情绪意识"计划，在每天的固定时间里，反思一天中的情绪高低潮，并寻找触发因素。

正念练习：每天早上进行 30 分钟的正念冥想，专注于呼吸和身体感受，培养在紧张时回归正常的能力。开始进行指导性冥想，使用 App 进行引导冥想，特别关注应对焦虑的主题。

内在动机：设立了个人发展计划，明确区分短期目标和长期愿景，使用视觉化工具如愿景板来持续提醒自己是否进步和达到目标。

提高同理心：苏珊开始主动与团队成员进行一对一交流，不仅仅关注工作进度，更多地倾听他们的感受和压力点。她利用这些信息来调整团队管理策略，创造一个更加支持和理解的工作环境。实施同理心训练工作坊，邀请外部专家来教授如何在日常工作中展现同理心，以及它对团队协作的积极影响。

社会技能的提升：苏珊参加了沟通技巧和冲突解决的培训课程，学习如何更有效地与他人交流，尤其是在潜在的紧张或冲突情况下。她还定期组织团队建设活动，以增强成员间的沟通和协作，同时也作为放松和释放工作压力的机会。

成果：通过这些具体的策略和方法，苏珊不仅在个人层面实现了情绪智力的显著提升，还将这种正向变化扩展到整个团队和公司文化中。她的公司开始被认为是一个值得加入的工作场所，员工离职率大大降低，同时，公司的产品创新和市场反应速度也有了明显提升。苏珊和她的团队共同证明了通过深化情绪管理策略来提升情绪智力，不仅可以改善个人的情绪健康和工作表现，还可以促进整个组织的健康和成功。

案例3：家庭主妇的自我成长。晓芳，一位38岁的家庭主妇，近年来发现自己经常感到焦虑和沮丧。作为两个孩子的母亲，她的大部分时间都围绕着家庭事务和孩子的教育。虽然她对家庭的付出让她感到自豪，但她也开始意识到，缺乏个人成长和社会交往使她的情绪变得越来越负面。她决定采取行动，寻找改善情绪和促进个人发展的方法。

深化情绪管理策略与实施

建立个人时间：晓芳开始在每天的日程中安排“个人时间”。每天早上，孩子们上学后，她会花一小时的时间进行瑜伽和冥想，这帮助她减少了焦虑，增强了内心的平和感。

学习新技能：她报名参加了在线的心理学课程，旨在了解如何更好地管理情绪，并开始阅读有关情绪智力提升的书籍。这不仅为她提供了心理支持，也激发了她对心理学领域的兴趣。

社交活动：晓芳加入了一个本地的读书会和一个瑜伽小组，这让她有机会结识志同道合的朋友，并在社交活动中找到了乐趣。这些新的友谊给了她更多的情感支持和正能量。

家庭参与：她鼓励全家人参与她的“积极生活”计划，比如一起进行户外活动和举办家庭游戏夜。这不仅增强了家庭成员之间的联系，也让她感到自己的努力得到了家庭的支持和认可。

自我反馈与调整：每个月，晓芳会花时间反思自己的情绪变化和个人成长进程，根据反馈调整她的策略。这个习惯帮助她保持了动力，同时也确保了她能够持续朝着自己的目标前进。

成果：经过一年的努力，晓芳发现自己的情绪明显改善，她不再那么频繁地感到焦虑和沮丧。经过不断学习和实践，她提高了自己的情绪智力，也发现了个人成长的新路径。家庭氛围也因为她的积极变化而变得更加和谐。最重要的是，她重新发现了自己的价值和激情，她开始计划未来进一步地学习和可能的职业转变。这个案例展示了即使在面对家庭责任和日常压力的情况下，通过具体的策略和持续的努力，任何人都有能力改善自己的情绪状态，实现个人成长。

综上，情绪管理并非一蹴而就的过程，而是需要持续的努力和练习。随着时间的推移，这些技巧会变得更加自然和高效，从而使你能够在面对情绪挑战时保持坚韧和适应性。

总之，掌握情绪管理技巧不仅能够提升你的情绪智力，还能为你打开通往更加充实和满意生活的大门，让你逐步成为更加自信、更具同理心且情绪更加稳定的人，使你在个人和职业生活中实现更大的成功，并获得更大的满足。

11.5　情绪提示：避免情绪波动的建议

在这一节中，我将提供一些实用性的建议，帮助你在日常生活中避免情绪波动，保持情绪稳定性，促进情绪健康，增强个人的情绪智力。建议分为“需要做的事情”和“避免做的事情”，见表 11-4。

表11-4　避免情绪波动的建议

需要做的事情	避免做的事情
实践感恩练习：每天找时间写下至少三件令你感恩的事情，无论大小。这有助于转移焦点至生活中的积极方面，促进情绪稳定。 **建立情绪支持网络：**主动与理解和支持你的人建立联系，无论是线上社群还是面对面聚会，都能提供情感支持 **学习新技能：**将精力投入学习新技能或爱好上，如学习一门新语言、绘画或乐器演奏，这不仅能提供乐趣，还能提升自我效能感。 **实施数字排毒：**定期安排远离电子设备的时间，减少社交媒体的使用，以减少信息过载和比较带来的压力。	**避免过度摄入咖啡因和酒精：**这些物质可能在短期内改善情绪，但长期使用会对情绪和身体健康产生负面影响。 **避免拖延：**尽量避免将任务推迟到最后一刻，这会增加压力和焦虑。设定小目标帮助分解大任务，逐步完成。 **避免消极自语：**注意自己的内在对话，避免自我批评和消极思考。通过正面肯定来转变消极自语。 **避免完美主义：**接受自己和他人的不完美，设定实际可达到的目标，减少因追求完美而产生的不必要压力。 **避免过度关注新闻和社交媒体：**尽量减少接触悲观和负面新闻的时间，避免过度沉浸在可能引发情绪波动的信息中。

通过实践“需要做的事情”并避免可能引发情绪波动的行为，你可以更有效地管理自己的情绪，享受更加平衡和充实的生活。

到此，我们深入探讨了情绪管理的原理、实践方法和案例分析，旨在帮助你理解和掌控自己的情绪以达到内心的平衡与宁静。情绪平衡不是一夜之间就能实现的，它需要时间、耐心和持续的努力。希望本章的内容能成为你寻找内心宁静的指南针，引导你走向更加平和、充实的生活。

第12章　解压密钥：重获生活的节奏

压力已成为许多人生活中不可避免的一部分。人们常常感到压力山大，无法摆脱焦虑和紧张的困扰。本章我们将全面解析压力是如何影响你的情绪、心态、动力和整体健康的。事实上，许多身体上的问题都可以通过解析压力找到源头。人体90%的疾病与压力有关，我们将探讨解压的关键，为你提供实用的工具和策略，帮助你在快节奏的生活中找到平衡与和谐，你将能够重新定义自己的生活，追求内心的平静和幸福。

12.1　压力的科学：理解压力的机制

1. 什么是压力？

压力是你的身体对任何类型的需求或威胁做出反应的方式。当你感觉到危险时——无论是真实的还是想象的——身体的防御系统就会启动一个快速、自动的过程，称为“战斗或逃跑”反应或“压力反应”。它是作为一种生存机制而进化来的，使人类和其他哺乳动物能够对危及生命的情况做出快速反应。精心策划但近乎瞬时的荷尔蒙变化和生理反应序列可以帮助人们抵御威胁或逃往安全地带。

压力反应是身体保护你的方式。压力事件会使人心跳加快、呼吸加快，肌肉紧张以及出汗。如果得当，它可以帮助你保持专注、精力充沛和警觉。在紧急情况下，压力甚至可以挽救你的生命——比如，给你额外的力量来保护自己，或者促使你猛踩刹车以避免车祸。

压力可以有积极的方面，有时被称为“良性压力”，它可以帮助你应对挑战，比如在工作中保持警惕，在比赛时提高注意力，或者在考试时促使你学习。但是，并非所有压力都是有益的。超过一定程度后，身体会对不危及生命的压力源做出过度反应，这时压力就不再对你有帮助，反而会造成重大损害。压倒性的压力会对你的健康、情绪、生产力、人际关系和生活质量产生负面影响。

2. 压力背后的生理机制

压力反应始于大脑。当人遇到迎面而来的汽车或其他危险时，眼睛或耳朵（或两者）会将信息发送到杏仁核，杏仁核是大脑中负责情绪处理的区域。杏仁核解释图像和声音。当它感知危险时，会立即向下丘脑发出求救信号。

下丘脑有点像指挥中心，通过自主神经系统与身体的其他部分进行交流，自主神经系统控制着呼吸、血压、心跳等不自主的身体功能，以及肺部关键血管和细支气管的扩张或收缩。自主神经系统有两个组成部分，交感神经系统和副交感神经系统。交感神经系统的功能就像汽车中的油门踏板。它触发“战斗或逃跑”反应，为身体提供能量爆发，以便身体对感知到的危险做出反应。副交感神经系统的作用就像刹车一样。它促进“休息和消化”反应，使身体在危险过去后平静下来。见图 12-1。

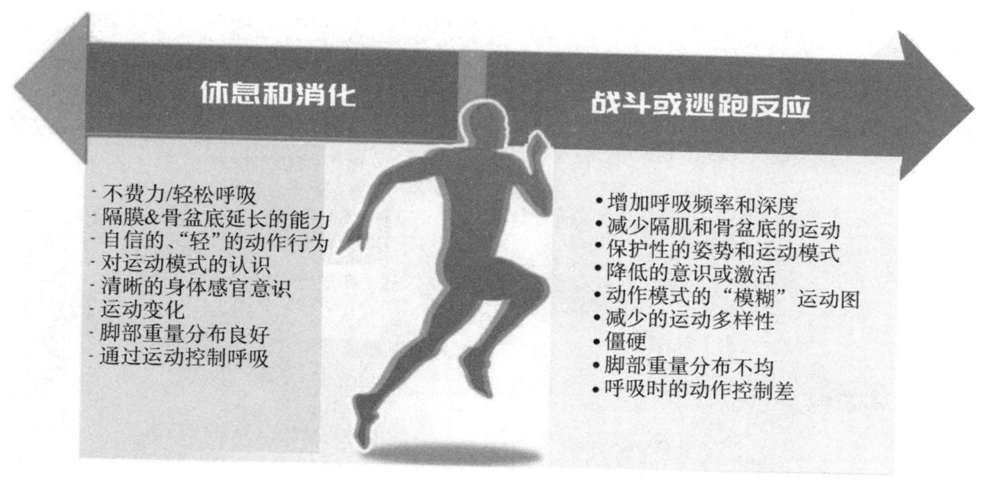

图 12-1　“休息和消化”对应“战斗或逃跑”

杏仁核发出求救信号后，下丘脑通过自主神经向肾上腺发送信号，从而激活交感神经系统。这些腺体将肾上腺素泵入血液来做出反应。当肾上腺素在体内循环时，它会带来许多生理变化。心脏跳动得比正常快，将血液推向肌肉、心脏和其他重要器官，血压上升。你会开始呼吸加快，肺部的小气道张开。这样，肺部每次呼吸就可以吸入尽可能多的氧气。额外的氧气被输送到大脑，提高警觉性。视觉、听觉和其他感官变得更加敏锐。同时，肾上腺素会触发体内临时储存部位释放血糖、葡萄糖和脂肪。这些营养物质涌入血液，为身体各个部位提供能量。

所有这些变化发生得如此之快，以至于你可能还没有意识到。事实上，这种连接非常有效，以至于杏仁核和下丘脑甚至在大脑视觉中心完全处理正在发生的事情之前就开始了这种级联反应。这就是为什么人们在考虑自己在做什么之前就能够躲避迎面驶来的汽车。

随着最初激增的肾上腺素消退，下丘脑激活应激反应系统的第二个组成部分——HPA 轴。该网络由下丘脑、垂体和肾上腺组成。

HPA 轴依靠一系列激素信号来保持交感神经系统（“油门踏板”）按下。如果大脑继续认为某些事情是危险的，下丘脑就会释放促肾上腺皮质激素释放激素（CRH），该激素会到达垂体，触发促肾上腺皮质激素（ACTH）的释放。这种激素会到达肾上腺，促使它们释放皮质醇。因此，身体保持活跃并处于高度戒备状态。当威胁过去时，皮质醇水平就会下降。然后，副交感神经系统（“刹车”）会抑制压力反应。图 12-2 显示了压力的 HPA 轴系统以及压力造成的应激反应。

3．压力如何让你生病

你的神经系统不太擅长区分情感威胁和身体威胁。如果你因与朋友争吵、项目到了截止日期或堆积如山的账单而承受巨大压力，你的身体可能会做出强烈的反应，就像你面临真正的生死攸关的情况一样。你的紧急压力系统被激活得越多，它就越容易被触发，也就越难关闭。

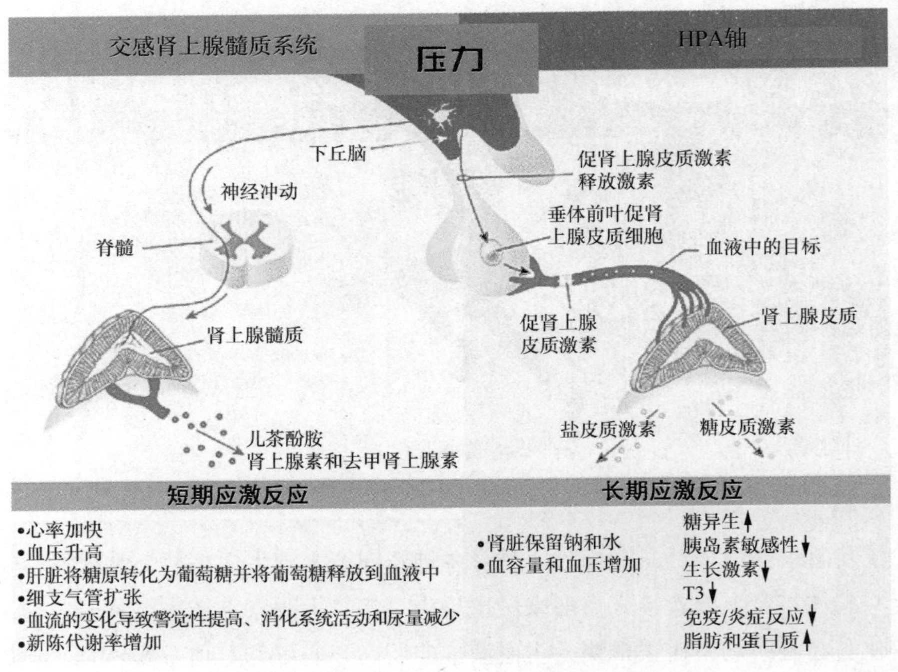

图 12-2　压力的 HPA 轴及压力造成的应激反应

如果你经常感到压力很大，那么你的身体可能大部分时间都处于高度压力状态，你就陷入了慢性压力中。慢性压力几乎会破坏你体内的每个系统。它会抑制你的免疫系统，扰乱你的消化和生殖系统，增加心脏病和中风的风险，并加速衰老过程。它甚至可以重塑大脑，让你更容易出现焦虑、抑郁和其他心理健康问题。

肌肉骨骼系统

当身体受到压力时，肌肉就会紧张，这几乎是对压力的反射反应，是身体防御伤害和疼痛的方式。慢性压力导致身体肌肉或多或少处于持续的戒备状态。当肌肉长时间处于紧张状态时，可能会引发身体的其他反应，甚至引发与压力相关的疾病。例如，紧张型头痛和偏头痛都与肩部、颈部和头部区域的慢性肌肉紧张有关。腰背和上肢的肌肉骨骼疼痛也与压力有关，尤其是工作压力。

呼吸系统

压力和强烈的情绪可能会让你出现呼吸短促和呼吸急促，因为鼻子和肺部之间的气道会收缩。对于没有呼吸道疾病的人来说，这通常不是问题，因为身体可以处理额外的工作以舒适地呼吸，但对于患有哮喘和慢性阻塞性肺病（COPD）的人来说，急性压力会引发哮喘发作[225]。此外，压力引起的呼吸急促或换气过度可能会导致容易惊恐的人惊恐发作。

心血管系统

心脏和血管构成心血管系统的两个要素。急性压力——瞬时或短期的压力会导致心率加快、心肌收缩更强烈。将血液引导至大肌肉和心脏的血管会扩张，增加泵送到身体这些部位的血液量并导致血压升高。一旦急性应激事件过去，身体就会恢复到正常状态。

慢性压力或长期承受持续压力可能会导致心脏和血管出现长期问题。心率持续增加、应激激素和血压水平升高，会对身体造成损害。这种长期持续的压力会增加高血压、心脏病或中风的风险。反复的急性压力和持续的慢性压力也可能导致循环系统炎症，特别是冠状动脉炎症[226]。一个人对压力的反应也会影响胆固醇水平。

对于女性来说，与压力相关的心脏病风险有所不同，取决于女性是绝经前还是绝经后。绝经前女性的雌激素水平似乎有助于血管在压力下做出更好的反应，帮助她们的身体更好地应对压力并预防心脏病。绝经后女性由于雌激素的流失而失去了这种程度的保护，使她们面临更大的压力导致心脏病的风险。

内分泌系统

当某人感知到某种情况具有挑战性、威胁性或无法控制时，大脑会启动一系列涉及下丘脑—垂体—肾上腺（Hypothalamic-pituitary-adrenal axis，HPA）轴的事件，这是内分泌应激反应的主要驱动因素，导致糖皮质激素的产生和增加，其中包括皮质醇（通常被称为“压力激素”）。

在压力期间，下丘脑会向垂体发出信号，以产生一种激素，而垂体又会向位于肾脏上方的肾上腺发出信号，以增加皮质醇的产生。皮质醇通过动员肝脏中的葡萄糖和脂肪酸来增加可用的能量燃料水平。皮质醇在一天中的水平不同，通常在醒来时浓度增加，并在一天中缓慢下降，提供每日能量循环。在压力期间，皮质醇的增加可以提供应对长期或极端挑战所需的能量。

此外，慢性压力会导致免疫系统和 HPA 轴之间的沟通受损[227]。这种沟通障碍与许多身心健康状况的未来发展有关，包括慢性疲劳、代谢紊乱（例如糖尿病、肥胖）、抑郁症和免疫紊乱。

胃肠系统

肠道有数亿个神经元，它们可以相当独立地发挥作用，并与大脑不断沟通——这就是为什么我们能够感觉到胃里的“蝴蝶”。压力会影响这种大脑与肠道的沟通，并引发疼痛、腹胀和其他容易感觉到的肠道不适。肠道还栖息着数以百万计的细菌，这些细菌通过肠—脑循环影响大脑的健康，并影响思考和情绪的能力。压力与肠道细菌的变化有关，而肠道细菌的变化反过来又会影响情绪。肠道神经和细菌强烈影响大脑，反之亦然。

食道　当有压力时，你可能会比平常吃得更多或更少，或者增加饮酒或吸烟，这会导致胃灼热或胃酸反流。压力或疲惫也会增加经常发生的胃灼热疼痛的严重程度。有时食道痉挛可能是由巨大的压力引起的，很容易被误认为是心脏病发作。压力还可能使吞咽食物变得困难或增加吞咽的空气量，从而增加打嗝、胀气和腹胀。

胃部　压力可能会让你更容易感到疼痛、腹胀、恶心和其他胃部不适。如果压力足够大，可能会引发呕吐。此外，压力可能会导致不必要的食欲增加或减少。不健康的饮食反

过来会恶化一个人的情绪。几乎没有证据表明压力会直接导致胃溃疡，但它会使溃疡症状恶化。慢性压力会削弱你的免疫系统，使你更容易患上溃疡。一些重症患者，例如重症监护室的患者，可能会出现应激性溃疡，即在极度身体压力后迅速出现的胃肠道内壁溃疡。

肠道　压力还会使肠道更容易感到疼痛、胀气或不适。它会影响食物在体内移动的速度，导致腹泻或便秘。此外，压力会引起肠道肌肉痉挛，引起疼痛。压力会影响消化和肠道吸收营养。与养分吸收相关的气体产生可能会增加。另外，肠道有一个严密的屏障，可以保护身体免受大多数食物相关细菌的侵害，但压力会使这个肠道屏障变弱，让肠道细菌进入体内。压力尤其会影响患有慢性肠道疾病的人，例如炎症性肠病或肠易激综合征。这可能是由于肠道神经更加敏感、肠道微生物群的变化、食物通过肠道的速度的变化和/或肠道免疫反应的变化。

神经系统

神经系统有几个部分：涉及大脑和脊髓的中枢部分和由自主神经系统和躯体神经系统组成的外周部分。自主神经系统对身体对压力的反应有直接作用，分为交感神经系统（SNS）和副交感神经系统（PNS）。当身体受到压力时，SNS向肾上腺发出信号，释放肾上腺素和皮质醇激素。这些激素与自主神经的直接作用一起导致心脏跳动加快、呼吸频率增加、手臂和腿部血管扩张、消化过程改变以及血液中的葡萄糖水平增加。SNS反应相当突然，目的是让身体做好应对紧急情况或急性压力（短期压力源）的准备。一旦危机结束，身体通常会恢复到紧急情况前的无压力状态。PNS通常与SNS具有相反的作用，PNS帮助身体修复。

慢性压力，即长时间承受压力源会导致身体长期疲惫。与其说慢性压力对神经系统造成了影响，不如说神经系统的持续激活对其他出现问题的身体系统造成了影响。

男性生殖系统

男性生殖系统受神经系统的影响。神经系统的副交感神经部分引起放松，而交感神经部分引起兴奋。压力导致的过量的皮质醇会影响男性生殖系统的正常生化功能。慢性压力，即长时间持续的压力，会影响睾酮的产生，导致性欲下降，甚至可能导致勃起功能障碍或阳痿。慢性压力还会对精子的产生和成熟产生负面影响，给试图怀孕的夫妇带来困难。当压力影响免疫系统时，身体就会变得容易受到感染。解剖学证实，睾丸、前列腺和尿道的感染会影响正常的男性生殖功能。

女性生殖系统

压力可能会以多种方式影响青春期女孩和妇女的月经。高压力与月经周期缺失或不规律、经期疼痛以及月经周期长度的变化有关。压力会降低女性的性欲——尤其是当女性同时照顾幼儿或其他生病的家庭成员、应对慢性健康问题、感到沮丧、经历人际关系困难、处理工作问题等时。压力会对女性的受孕能力、怀孕期间的健康以及产后调整产生负面影响。抑郁症是妊娠和产后调整的主要并发症。过度的压力会增加在此期间出现抑郁和焦虑的可能性。母亲的压力也会对胎儿和持续的儿童发育产生负面影响。

压力可能会使经前症状更严重或更难以应对，而经前症状也会给许多女性带来压力。这些症状包括痉挛、液体潴留和腹胀、消极情绪（感觉烦躁和“忧郁”）和情绪波动。更年期时激素水平迅速波动。这些变化与焦虑、情绪波动和痛苦感有关。更年期本身就是一种压力源，与更年期相关的一些身体变化，尤其是潮热，可能难以应对。另外，当压力较大时，生殖系统疾病症状恶化的可能性就会增加，例如单纯疱疹病毒或多囊卵巢综合征。

4．慢性压力的体征和症状

身体在压力情况下产生的激素会引发各种身体和情绪反应：你可能会感到恶心或头晕、焦虑、担心或紧张，或者变得紧张、愤怒、脾气暴躁，甚至绝望。身体可能会出现出汗过多、肌肉酸痛、胸痛、视力模糊或皮肤发痒等反应。

但许多压力症状可能不太明显，这是压力最危险的一点，事实上，我们中的许多人只是习惯了它。一段时间后，持续的压力感就会开始变得熟悉，你没有注意到它对你的影响有多大，即使它已经对你的整体健康造成了严重损害。这就是为什么了解压力过大的常见症状很重要。见表 12-1。

表12-1　压力引起的常见症状

认知症状	情绪症状	身体症状	行为症状
内存问题	抑郁或普遍的不快乐	疼痛和痛苦	吃得多或吃得少
无法集中注意力	焦虑和烦躁	腹泻或便秘	睡眠过多或过少
判断力差	喜怒无常	恶心、头晕	退出社交
只看到消极的一面	烦躁或愤怒	胸痛，心率加快	拖延或忽视责任
焦虑或急躁的想法	感觉不知所措	性欲减退	使用酒精、香烟或药物
不断担忧	孤独和孤立	经常感冒或流感	紧张的习惯（例如咬指甲、踱步）
	其他精神或情绪问题		

5．压力和焦虑有什么区别？

压力和焦虑之间只有一线之隔。两者都是情绪反应，但压力通常是由外部触发因素引起的。触发因素可以是短期的，也可以是长期的。处于压力下的人会出现精神和身体症状，如烦躁、愤怒、疲劳、肌肉疼痛、消化问题和睡眠困难。

焦虑的定义是持续的、过度的担忧，即使没有压力源，这种担忧也不会消失。焦虑会导致与压力几乎相同的症状：失眠、注意力不集中、疲劳、肌肉紧张和烦躁。

根据美国国家心理健康研究所的最新数据，31%的美国人一生中都会经历焦虑症[228]。最常见的焦虑症之一是广泛性焦虑症，广泛性焦虑症还伴有焦虑的躯体症状。另一种类型的焦虑症是恐慌症，其特点是焦虑突然发作，可能会让人出汗、头晕和喘气。焦虑也可能以特定恐惧症（例如害怕飞行）或社交焦虑的形式表现出来，其特点是对社交场合普遍恐惧。

焦虑症可以通过心理治疗、药物治疗或两者结合来治疗。最常使用的治疗方法之一是认知行为疗法，其重点是改变与焦虑相关的适应不良思维模式。另一种潜在的治疗方法是暴露疗法，它以安全、可控的方式面对焦虑触发因素，以打破围绕触发因素的恐惧循环。

12.2 解压原则：压力管理的基础

以下是压力管理的12条基本原则。

1. 自我认知

自知之明是首要原则，其他原则都建立在它的基础上。它包括了解你的能力和极限、你的个人气质和典型的应对方式以及你的价值观和目标。

你是赛马，还是海龟？赛马在压力下茁壮成长，只对充满活力、快节奏的生活方式感到满意。海龟需要和平、安静和总体安静的环境。当然这是极端的——大多数人通常处于两者之间。

你的价值观是什么，什么对你来说很重要？你认识到自己的能力并充分利用它们了吗？你是否也承认自己的局限性并知道何时停止？你可能对自己的某些特征感到满意，而对其他特征则不太满意。无论怎样，为了有效管理压力，你需要了解自己的最佳压力水平和应对方式，以及指导你反应的目标和价值观。你需要制定与你的个人风格相关并与你的个人价值观兼容的策略，否则你不太可能使用这些策略。

2. 自我接纳和自信

自我接纳和自信是密切相关的概念。一个建立在另一个之上。自我接纳是能够接受真实的自己，不要求自己与众不同，为对自己的能力充满信心提供了基础。反过来，信心将使你能够承担风险、尝试新事物并指导自己的生活。自我接纳意味着拒绝任何要你与众不同的要求。不要相信你必须改变，而是将改变视为一种选择。自我接纳是基于这样的想法：你不必表现得优秀或有价值。你不评估自己，而是评估你的行为以及你存在的质量。评估你的行为可以检查它是否可以帮助你享受生活并实现目标。评估你的存在质量会让你知道享受生活比担心你是不是一个有价值的人更重要。

自知之明和自我接纳是自信的先决条件。对自己的能力有信心与对自己有信心不同。自信意味着完美。这是不切实际的。对自己的能力有信心更为现实。换句话说，要培养对特定能力的信心，而不是对整个自我的信心。

3. 开明的利己主义——自我

接纳和自信带来了按照自己的利益行事的能力。但考虑他人的利益也非常重要。开明的利己主义原则考虑到了这两部分：你把自己的利益放在第一位。但请记住，如果你考虑他人的利益，那么你自己的利益将得到最好的保障。

维持自我和保持快乐的愿望是激励生物体最古老也是最重要的冲动之一。但人类也受到社会利益的驱动，这是确保整个社会体系生存和发展的愿望。这两种明显矛盾的倾向如何共存？答案是我们帮助别人是为了帮助自己。换句话说，我们的自身利益得通过帮助别人而获得更多。社会利益也是人类固有的，两者都有生物学根源。身体细胞之间的协作促进每个细胞的生存，并使整个有机体发挥作用。因此，相互合作才能最好地满足个人利益，忽视社会利益去追求个人利益是错误的。

为什么开明的利己主义对于压力管理很重要？如果人类没有保护自己和促进自身利益的内在意愿，他们就无法生存。如果你不关心自己的利益，谁会关心呢？但你最好同时考虑到别人的利益。让人们对你产生积极的感觉使得他们更有可能善待你。为你所生活的社会的发展和生存做出贡献将意味着你有一个更好的环境来追求你的利益。如果你承认自利是你本性中固有的，你就不会因为照顾自己而感到内疚。如果你承认利他行为符合你的利益，你将更有可能与他人合作。如果你两者都做到，每个人都会受益。

4．对挫折和不适的容忍

容忍挫折和不适的能力是压力管理的核心。高宽容度让你不会对你不喜欢的事情反应过度。它将帮助你解决问题，而不是避免它们。它将使你能够承担风险并尝试新的体验。

高度宽容意味着接受挫折和不适的现实并正确看待他们。虽然你可能不喜欢它们，但它们是现实。它们存在，并且没有宇宙法则说它们不应该存在（尽管你可能不希望它们存在）。正确看待挫折和不适就是将它们视为不愉快而不是可怕。你不喜欢拒绝、痛苦、健康状况不佳、财务不稳定和其他不想要的情况——但你相信当它们发生在你身上时，你可以应对这些不适。

为什么高容忍度对于压力管理很重要？低耐受性会导致你对不适反应过度而产生痛苦。低耐受性也会妨碍使用压力管理策略，而高度宽容会在很多方面为你提供帮助。你会愿意经历当前的不适，不太可能推迟困难的任务，包括改变个人，以实现长期目标。

5．长期享受

像大多数人一样，你可能想要享受生活。除了避免痛苦，你还想体验快乐。你可能想现在就得到快乐，而不是明天。但有时，放弃眼前的快乐是符合我们利益的——为了获得更长远的享受。什么是更长远的享受？它可以概括为：活在当下，着眼未来。换句话说，寻求当下尽可能多的快乐和享受，同时考虑到长期享受生活的愿望。

你可以学习培养长期享受，学习计算收益和损失。权衡某项行动的短期愉悦效果与其可能的长期负面影响。确保眼前的收获不会给你带来未来的痛苦——就像酗酒一样。开始锻炼会比看电视更不舒服——但后来你不仅会感受到健康的好处，你甚至会开始享受锻炼本身。

如果你总是把享受推迟到明天，你就永远不会享受。但是，如果你总是只活在当下，你未来的幸福和压力管理最终会受到损害。应当以在现在和将来获得尽可能多的享受为目标来生活。

6．冒险

人类本质上会寻求安全、可预测性和免于恐惧。但人类也追求风险。安全的生活将会是一种无聊的生活。一个人的成长和生活质量的提高意味着要准备好抓住一些机会。我们所说的原则是愿意承担合理的风险，以便从生活中获得更多，避免无聊、无精打采和不满的痛苦。

冒险与压力管理有何关系？冒险对于自我认识是必要的。为了发现自己的极限，你需要承担一些风险并挑战一下自己。解决问题意味着要冒可能适得其反的风险。采取果断行动意味着冒着遭到反对或拒绝的风险。尝试不同的活动来发现你喜欢什么和不喜欢什么，这将增加你的自我认识，并帮助你明确你的目标和价值观。

7．适度

合理的冒险行为是人类对安全和保障的内在渴望。适度原则将帮助你避免思维和行为的极端。

为什么适度对压力管理很重要？过高或过低的期望会让你要么不断失败，要么过着无聊的生活。上瘾或强迫性的行为会控制你，造成新的痛苦。无节制的饮食或运动会给你的身体带来压力，并导致长期的健康并发症。工作等各个方面的强迫性习惯可能会损害人际关系并给你的身体带来压力。

适度的原则是指对生活采取适度的态度并贯穿于你的日常活动。你需要制定长期目标、短期目标以及能够挑战并推动你前进的任务。重要的是，它们是有可能实现的，并且不会让你陷入失败和幻灭。例如，如果你的目标是将体重保持在一定水平，请确保你设置的水平适合你的年龄和其他个人因素。避免任何极端的任务和活动——比如短期内大幅减肥的饮食，在不给身体造成压力的情况下保持适当体重的最佳方法不是进行激进的节食，而是长期节制饮食。这适用于生活的大多数领域。全身心投入工作、娱乐、锻炼和生活中，但要避免过度投入带来的压力。你的工作也要适度——致力于个人改变，但不要强迫症。请注意，适度并不排除冒险。你可以冒险，但不必鲁莽。

8．情绪和行为责任

那些认为自己的情绪和行为在自己控制之下的人更不容易感到痛苦。责任原则可以帮助你掌控你的情绪、你的行为，进而掌控你的生活。对感受负责就是相信你会根据生活中发生的事情而产生自己的感受，避免因为你的感受而责怪其他人——你的父母、伴侣、老板或任何其他人。行为责任意味着接受你自己造成的行为，并且不被迫以任何特定方式行事。虽然你对自己行为的后果负有主要责任，但有些结果将超出你的控制范围。你无法控制人们是否选择以理性的方式看待你的行为。重要的一点，不要陷入责备自己的陷阱，因为你要为自己的感受和行为负责。

为什么责任对于压力管理很重要？如果你对自己的感受和行为负责，你就会避免让自己成为受害者或对其他人的言行做出过度反应。即使世界不适合你，你也能够改变自己的感受。

9．自我指导和承诺

自我指导是指对你的生活方向负责，包括：选择你的目标，确保它们是你自己的；积极追求你的目标，而不是等待和梦想；尽管你可能会寻求他人的意见，但自己做出决定；选择管理压力、开发潜力、改变你不喜欢的事情，而不是随波逐流或期待奇迹发生；当你生活中出现问题时，不要谴责任何人（包括你自己），而是找出原因并寻找解决方案。

承诺源于自我指导，它有两个要素：

坚持　这是将自己在情感上和智力上与行动结合起来的能力，在个人改变和目标实现上愿意做必要的努力并容忍所涉及的不适。

深度参与　指能够享受并专注于活动和兴趣，无论最终结果如何，你都能从所做的事情中获得乐趣。这可能包括工作、运动、爱好、创意活动和思想世界等领域。

为什么自我指导和承诺对于压力管理很重要？避免做出决定或采取行动会造成紧张并导致问题得不到解决。需要行动和坚持来打破不良行为模式并实现个人改变。信心的培养需要承诺。

10．灵活性

灵活的人可以在风暴中屈服，而不是被风暴击垮。他们知道如何适应需要新思维和行为方式的新环境。他们有韧性——从逆境中恢复过来的能力。灵活就是对自己和世界的变化持开放态度。随着情况的变化，你可以修改你的计划和行为。你能够采用新的思维方式来帮助你应对不断变化的世界。你能够让他人坚持自己的信念并以适合他们的方式做事，而你则做适合你的事。

思维的灵活性意味着你的价值观不是僵化的、一成不变的规则。你愿意根据新信息和证据改变思维方式。你将变化视为挑战而不是威胁。行为的灵活性意味着当符合你的利益时，你可以改变方向。你愿意尝试新的方法以处理问题和挫折。你可以让别人按照他们的方式做事。当别人以你不喜欢的方式思考或行事时，你会避免让自己感到痛苦。

为什么灵活性对于压力管理很重要？灵活性有助于你在不断变化的世界中生存。世界一如既往地在持续变化，而且变化的步伐正在加快。如果你没有相应的改变就会感到痛苦。我们在所谓的代沟中看到了这一点。当孩子的行为方式在父母这一代人中难以想象时，不灵活的父母会更难以应对。灵活性可以更好地解决问题。有时我们需要跳出我们所知道或通常所做的事情，从新的角度看待问题，以找到新的解决方案。

11．客观思维

客观思维本质上是科学的。它有四个方面——经验性、逻辑性、务实性、灵活性。

客观思维是经验性的，它基于从观察和经验中获得的证据，而不是基于主观感受或不加批判的信念。它力求避免扭曲现实。

客观思维是合乎逻辑的，它能根据证据得出有效的结论。下面的例子显示有可能有正确的证据但得出错误的结论。

证据：我的主管批评了我，我不喜欢被批评。结论：我无法忍受这种情况，对我来说这不应该发生，这表明我的主管是一个烂人。即使这两个证据都是正确的，但这并不能证明结论是正确的。更合乎逻辑的结论可能是：我的主管做了我不喜欢的事情；这是令人不愉快的；我希望这种事不要发生在我身上。

客观思维是务实的。科学不仅根据其证据或逻辑有效性来评估一个想法，还根据其对人类的有用性来评估。换句话说，你可以问：相信这一点对我的感受和行为有什么影响？

这种信念有助于还是阻碍我实现目标？

客观思维是开放的、灵活的。没有什么是绝对的或一成不变的。客观性鼓励我们不断寻找比现有解释更准确、更有用的解释。

为什么客观思维对于压力管理很重要？客观思考是其他态度的必要组成部分。例如，提高对挫折和不适的容忍度意味着正确看待它们的缺点，而不是将它们过度概括为可怕或无法忍受。不客观的思维本身就会造成痛苦，相信自己受到命运或运气等外部力量的控制，可能会导致焦虑、无力和绝望的感觉；并导致你对生活及其问题采取被动的态度。

12．接受现实

只要有可能，改变你不喜欢的事情是有意义的。但有些事情你将无法改变。那么你有两个选择——你可以抱怨命运并保持痛苦；或者你可以接受现实并继续前进。

接受某件事是承认它存在，相信它没有理由不存在并认为它是可以忍受的。接受现实包括很多事情，比如在现实世界中没有确定性，我们行动的结果永远无法得到保证。我们可能总会经历一些痛苦、焦虑或抑郁，个人改变是有限制的，有些事情无论我们如何努力都不会改变。我们永远无法改变其他人，只有他们自己才能改变自己。接受这些现实可能会减轻很多痛苦。

为什么接受对于压力管理很重要？接受将帮助你容忍你无法改变的事情，并避免给情况本身的不愉快增加不必要的情感痛苦。此外，接受将帮助你避免浪费时间和精力，避免因追求无法实现的目标而冒着情绪或身体健康的风险。

讲完这十二个原则，提醒最后一件重要的事：不要把这些原则变成要求。它们是理想。可能没有人能够始终如一地实践它们。与其将它们视为管理压力的绝对必要条件，不如将它们用作改善生活的指南。

12.3　压力自评：识别个人压力指数

感知压力问卷（Perceived Stress Questionnaire，PSQ）（见表 12-2）是美国医生苏珊·莱文斯坦（Susan Levenstein）于 1993 年开发的经过临床验证的自我评估[229]。PSQ 被认为是一种可靠、广泛使用的黄金标准衡量感知压力的方法，即一个人对在给定时间内所经历的压力大小的感受。

表12-2　感知压力问卷（PSQ）

对于每个问题，请从以下备选方案中进行选择：	从不 0 分	几乎从不 1 分	有时 2 分	相当频繁 3 分	经常 4 分
1. 在过去的一个月里，你有多少次因为意外发生的事情而心烦意乱？					
2. 在过去的一个月里，你有多少次觉得自己无法控制生活中的重要事情？					

续表

对于每个问题，请从以下备选方案中进行选择：	从不 0 分	几乎从不 1 分	有时 2 分	相当频繁 3 分	经常 4 分
3. 在过去的一个月里，你多久感到紧张和压力？					
4. 在过去的一个月里，你有多少次因发生超出你控制范围的事情而生气？					
5. 在过去的一个月里，你有多少次感到困难的事堆积得如此之多，以至于你不能克服它们？					
6. 在过去的一个月里，你有多少次发现自己无法应付所有必须做的事情？					
对于每个问题，请从以下备选方案中进行选择：	**从不 4 分**	**几乎从不 3 分**	**有时 2 分**	**相当频繁 1 分**	**经常 0 分**
7. 在过去的一个月里，你多久能够控制一次生活中的烦恼？					
8. 在过去的一个月里，你有多少次觉得自己处于领先地位？					
9. 在过去的一个月里，你有多少次对自己的处理能力有信心？					
10. 在过去的一个月里，你有多少次觉得事情正在朝着你希望的方向发展？					

1．开始前的一些建议

尽管此测试中的某些问题可能看起来相似，但每个问题都是不同且独立的。尝试尽可能诚实、快速地回答——不要过度思考。这将帮助你准确地了解自己的感受和可能的原因。注意：该测试不是诊断性的。它纯粹是为了实现你的自我评估目的而提供的，但结果可以帮助你确定你是否需要心理健康专家的进一步评估和支持。

2．计算你的 PSS 分数

你可以按照以下说明确定 PSS 分数。

将每个项目的分数相加以获得总分。PSS 上的分数范围从 0 到 40，分数越高表示感知压力越大。

- 0 ～ 13 分的分数将被视为低压力。
- 14 ～ 26 分的分数将被视为中等压力。
- 27 ～ 40 分的分数将被视为高感知压力

3．多大的压力才算太大？

由于压力会造成广泛的损害，因此了解自己的极限非常重要。但究竟多大的压力才算是“太多”，因人而异。有些人似乎能够从容应对生活的重击，而另一些人则往往会在小障碍或挫折面前崩溃。有些人甚至因高压力生活方式带来的兴奋而茁壮成长。影响你的压力承受水平的因素包括：

你的支持网络。强大的支持性朋友和家人网络是应对压力的巨大缓冲。当你有可以依靠的人时，生活的压力就不会显得那么巨大。另外，你越孤独、越孤立，屈服于压力的风险就越大。

你的控制感。如果你对自己以及自己影响事件和坚持应对挑战的能力充满信心，那么就更容易从容应对压力。另外，如果你相信自己对自己的生活几乎没有控制权——你受到环境和环境的摆布——压力更有可能让你偏离正轨。

你的态度和看法。你看待生活及其不可避免的挑战的方式会对你处理压力的能力产生巨大影响。如果你总体上充满希望和乐观，你就不会那么脆弱。承受压力的人往往会接受挑战，有更强的幽默感，相信更高的目标，并接受改变是生活中不可避免的一部分。

你处理情绪的能力。如果你在感到悲伤、愤怒或困扰时不知道如何平静和安抚自己，你就更有可能感到压力和焦躁。能够识别并适当处理自己的情绪可以提高你对压力的耐受力，并帮助你从逆境中恢复过来。

你的知识和准备。你对压力情况了解得越多，包括它会持续多久以及会发生什么，就越容易应对。例如，如果你对手术后的情况有一个现实的了解，那么痛苦的恢复过程将比你期望立即康复所承受的压力要小。

12.4 释压策略：有效减压的方法

如果你生活在巨大的压力下，那么你的整个健康都会面临风险。压力会严重破坏你的情绪平衡以及你的整体身心健康。它会削弱你清晰思考、有效运作和享受生活的能力。

有效的压力管理可以帮助你打破压力对你生活的束缚，让你变得更快乐、更健康、更有效率。最终目标是平衡的生活，有时间工作，良好的人际关系，放松和娱乐，以及承受压力和迎接挑战的弹性。但压力管理并不是一刀切的。这就是为什么尝试并找出最适合你的方法很重要。以下压力管理技巧可以帮助你做到这一点。

秘诀 1：找出生活中压力的来源

压力管理首先要确定生活中压力的来源。这并不像听起来那么简单。虽然识别主要压力源（例如换工作、搬家或离婚）很容易，但查明慢性压力的来源可能会更加复杂。人们很容易忽视自己的想法、感受和行为对日常压力水平的影响。

要确定真正给你带来压力的因素，请仔细观察你的习惯、态度和借口：

即使你不记得上次休息是什么时候，你是否会将压力解释为暂时的。

你是否将压力定义为工作或家庭生活中不可或缺的一部分，或你性格的一部分。

你是否将压力归咎于其他人或外部事件，或者认为它完全正常且不例外。

压力日记可以帮助你识别生活中常见的压力源以及应对它们的方式。每次你感到压力时，请在日记中记下或使用手机上的压力追踪器。保留每日日记将使你能够看到模式和共同主题。写下：

是什么导致了你的压力（如果你不确定，请猜测一下）。

你的感受如何，无论是身体上还是情感上。你的反应如何。

你做了什么让自己感觉更好。

秘诀 2：戒掉不健康的应对压力的方式

许多人因感到压力很大而会采取不健康且低效的方式来应对。无益的策略可以暂时减轻压力，但从长远来看，它们实际上会造成更大的损害，包括：吸烟、酗酒或使用药物来放松；暴饮暴食垃圾食品；在电视或电话前走神几个小时；离开朋友、家人，退出社交活动；睡太多了；充实一天中的每一分钟，以避免遇到问题；拖延；将压力转移到他人身上（猛烈抨击、愤怒爆发、身体暴力）。

如果你应对压力的方法无助于你的情绪和身体健康，那么是时候寻找更健康的方法，让你感到平静和恢复掌控力。

秘诀 3：练习压力管理的 4A 原则

虽然压力是神经系统的自动反应，但一些压力源会在可预测的时间出现，例如上班途中、与老板会面或家庭聚会。在处理此类可预测的压力源时，你可以改变情况或改变你的反应。决定在任何给定场景中选择哪个选项时，考虑四个 A 会很有帮助：避免（Avoid）、改变（Alter）、适应（Adapt）或接受（Accept）。

避免（Avoid）

避免不必要的压力。避免需要解决的压力情况并不健康，但你可能会对生活中可以消除的压力源数量感到惊讶。

学习如何说“不”。了解自己的极限并坚持下去。无论是在个人生活还是职业生活中，承担超出你能力范围的事情肯定会带来压力。

避开那些给你带来压力的人。如果某人持续给你的生活带来压力，请限制你与此人相处的时间，或结束这段关系。

掌控你的环境。如果晚间新闻让你感到焦虑，请关掉电视。如果交通让你感到紧张，请选择更长但人迹罕至的路线。如果去市场是一件令人不愉快的苦差事，可以在网上购买。

避免热点话题。如果你对宗教或政治感到不安，请将它们从你的谈话列表中删掉。如果你反复与同一个人争论同一主题，请停止提及或在讨论的主题时原谅自己。

减少你的待办事项清单。分析你的日程安排、职责和日常任务。如果你要做的事情太多，区分“应该”和“必须”。将并非真正必要的任务放到列表底部或完全消除它们。

改变现状（Alter）

如果你无法避免有压力的情况，请尝试改变它。这涉及改变你日常生活中的沟通和运作方式。

表达你的感受而不是压抑它们。如果某事或某人困扰你，请以开放且尊重的方式表达你的担忧。如果你不表达自己的感受，怨恨就会积聚，压力也会增加。

愿意妥协。当你要求某人改变他的行为时，你也要愿意这样做。如果你们都愿意至少做出一点让步，那么你们就有很好的机会找到一个快乐的中间立场。

更加自信。不要在自己的生活中处于次要地位。正面处理问题，尽最大努力预测和预防问题。如果你要准备考试，而你爱说话的室友刚刚回家，请提前说你们只有五分钟的时间说话。

找到平衡。只工作不玩耍会导致倦怠。尝试在工作和家庭生活、社交活动和个人追求、日常责任和休息时间之间找到平衡。

适应压力源（Adapt）

如果你无法改变压力源，那就改变自己。你可以通过改变期望和态度来适应有压力的情况并重新获得控制感。

重构问题。尝试从更积极的角度看待有压力的情况。与其因为交通堵塞而生气，不如将其视为暂停和重新组合、收听你最喜欢的广播电台或享受独处时间的机会。

看看大局。正确看待压力情况，问问自己从长远来看这有多重要。一个月后会有影响吗？一年？真的值得为此烦恼吗？如果答案是否定的，请将你的时间和精力集中在其他地方。

调整你的标准。完美主义是可避免的压力的主要来源。不要因为要求完美而让自己陷入失败。为自己和他人设定合理的标准，并学会接受"足够好"。

练习感恩。当压力让你情绪低落时，花点时间反思一下生活中你欣赏的所有事物，包括你自己的积极品质和天赋。这个简单的策略可以帮助你正确看待事情。

接受你无法改变的事情（Accept）

有些压力来源是不可避免的。你无法预防或改变压力源，例如亲人去世、重病或国家经济衰退。在这种情况下，应对压力的最佳方法就是接受事物本来的样子。接受可能很困难，但从长远来看，这比抱怨无法改变的情况更容易。

不要试图控制无法控制的事情。生活中的许多事情都是我们无法控制的，尤其是其他人的行为。不要因为这些问题而感到压力，而应该关注你可以控制的事情，例如你选择对问题做出反应的方式。

寻找好的一面。当面临重大挑战时，尝试将其视为个人成长的机会。如果你自己的错误选择造成了压力，请反思并从错误中吸取教训。

学会宽恕。接受这样一个事实：我们生活在一个不完美的世界，人们都会犯错误。放下愤怒和怨恨，通过宽恕和继续前进，将自己从负能量中解放出来。

分享你的感受。表达你正在经历的事情可以起到很好的宣泄作用，即使你无法采取任何措施来改变压力很大的情况。与值得信赖的朋友交谈或预约治疗师。

秘诀 4：行动起来

当你感到压力时，你可能最不想做的事情就是起床锻炼。但体育活动可以极大地缓解压力，锻炼会促使身体释放内啡肽，让你感觉良好，而且还可以分散你的日常烦恼。

虽然定期锻炼 30 分钟或更长时间会给你带来最大的好处，但逐渐提高你的健身水平也是可以的。即使是很小的活动也可以在一天中累积起来。第一步是让自己站起来并移动。以下是一些将锻炼纳入日常安排的简单方法：放一些音乐并跳舞；带你的狗去散步；步行或骑自行车去超市；在家里或工作时使用楼梯而不是电梯；将车停在停车场最远的位置，然后步行走完剩下的路；与锻炼伙伴结对，在锻炼时互相鼓励；与你的孩子一起打球或基于活动的游戏。

通过有意识的有节奏的锻炼来应对压力

几乎任何形式的身体活动都可以帮助消除紧张和压力，有节奏的活动尤其有效。不错的选择包括步行、跑步、游泳、跳舞、骑自行车、太极拳和有氧运动。但无论选择什么，请确保它是你喜欢的，这样你才更有可能坚持下去。当你锻炼时，有意识地注意你的身体和你在运动时的身体（有时是情绪）感觉。例如，专注于协调呼吸与动作，或者注意空气或阳光在皮肤上的感觉。添加这种正念元素将帮助你摆脱伴随着巨大压力的消极想法的循环。

秘诀 5：与他人联系

没有什么比与另一个让你感到安全和被理解的人共度美好时光更令人平静的了。事实上，面对面的互动会引发一系列激素，抵消身体的防御性“战斗或逃跑”反应。它是大自然的天然压力缓解剂。因此，请务必定期与家人和朋友进行面对面的联系。请记住，与你交谈的人不一定能够缓解你的压力，他们只需要成为好的倾听者。尽量不要让担心自己显得软弱或成为负担而阻碍你敞开心扉。关心你的人会因你的信任而感到受宠若惊。这么做只会加强你们的联系。

当然，当你感到压力重重时，有一个可以依靠的朋友在身边并不总是现实的，但通过建立和维持一个亲密的朋友网络，你可以提高你对生活压力源的适应能力。

建立关系的技巧：联系工作中的同事；通过志愿服务帮助别人；与朋友共进午餐或喝咖啡；请一位亲人定期与您联系；给老朋友打电话或发电子邮件；和健身伙伴一起去散步；安排每周一次的晚餐约会；通过参加课程或加入俱乐部结识新朋友；亲自或通过在线治疗平台加入支持小组。

秘诀 6：腾出时间享受乐趣和放松

除了采取主动积极态度，你还可以通过腾出“自我”时间来减轻生活压力。不要陷入生活的喧嚣而忘记照顾自己的需求。如果你经常腾出时间来娱乐和放松，你将能够更好地应对生活中的压力。

留出闲暇时间。将休息和放松纳入你的日常安排中。不允许其他义务侵犯。现在是你摆脱所有责任并给自己充电的时候了。

每天做一些你喜欢的事情。腾出时间参加能给你带来快乐的休闲活动，无论是观星、弹钢琴还是骑自行车。

保持幽默感。这包括嘲笑自己的能力。大笑的行为可以通过多种方式帮助你的身体对抗压力。

进行放松练习。瑜伽、冥想和深呼吸等放松技巧可以激活身体的放松反应，当你学习和练习这些技巧时，你的压力水平将会降低，你的身心将变得平静和集中。

秘诀 7：更好地管理你的时间

时间管理不善会导致很大的压力。当你太过疲惫并落后时，就很难保持冷静和专注。另外，你会想要避免或减少所有你应该做的健康的事情来控制压力，比如社交和充足的睡眠。好消息是你可以采取一些措施来实现更健康的工作与生活平衡。

不要过度承诺自己。避免连续安排事情或在一天内安排太多事，我们常常低估事情需要的时间。

确定任务的优先级。列出你必须完成的任务，并按重要性顺序处理它们。首先做高优先级的事情。如果你有特别不愉快或有压力的事情要做，请尽早结束。因此，你这一天剩下的时间将会更加愉快。

将项目分解为小步骤。如果一个大项目看起来令人难以承受，请制定一个分步计划。一次专注于一个可管理的步骤，而不是一次处理所有事情。

委派责任。无论是在家里、在学校还是在工作中，你都不必自己做所有事情。如果其他人可以完成这项任务，为什么不让他们来做呢？放弃控制或监督每一个小步骤的欲望。在此过程中你将释放不必要的压力。

秘诀 8：通过健康的生活方式保持平衡

除了定期锻炼，还有其他健康的生活方式选择可以增强你的抗压能力。

健康饮食。营养良好的身体可以更好地应对压力，因此请注意饮食。从早餐开始新的一天，全天通过均衡、营养的膳食保持精力充沛、头脑清醒。

减少咖啡因和糖。咖啡因和糖带来的暂时“兴奋”通常会导致情绪和精力的崩溃。通过减少饮食中的咖啡、软饮料、巧克力和含糖零食的量，你会感觉更放松，睡得更好。

避免饮酒、吸烟和吸毒。通过酒精或药物进行自我治疗可以轻松摆脱压力，但这种缓解只是暂时的。不要回避或掩盖眼前的问题，头脑清醒，正视问题。

足够的睡眠。充足的睡眠可以为你的大脑和身体提供能量。疲倦会增加你的压力，因为它可能会导致你不合理地思考。

秘诀 9：学会立即缓解压力

当你因早上的通勤而疲惫不堪、在工作中陷入紧张的会议或因与配偶的另一次争吵而感到煎熬时，你现在需要一种方法来管理你的压力水平，那就是快速缓解压力。

减轻压力的最快方法是深呼吸并利用你的感官（你所看到的、听到的、尝到的和触摸到的）或通过舒缓的动作。例如，通过查看最喜欢的照片、闻特定的气味、听最喜欢的音乐、品尝一块口香糖或拥抱宠物，你可以快速放松并集中注意力。当然，并非每个人对每种感官体验的反应都相同。快速缓解压力的关键是尝试并发现最适合你的独特感官体验。

下面我会给你一些快速缓解压力的提示。

提示 1：识别自己何时感到有压力

许多人太长时间处于疲惫状态，以至于忘记了当神经系统处于平衡时的感觉。如果是这样，你可以通过倾听身体的声音来识别自己何时感到有压力。当你疲倦时，你的眼睛会感到沉重，你可能会将头靠在手上。当你高兴的时候，你很容易笑。当你感到有压力时，你的身体也会让你知道这一点。养成关注身体线索的习惯。

观察你的肌肉和内部。你的肌肉紧张或酸痛吗？你的胃是否紧绷、痉挛或疼痛？你的手或下巴是否紧握？

观察你的呼吸。你的呼吸很浅吗？将一只手放在腹部，另一只手放在胸部。观察你的双手随着每次呼吸的起伏，注意何时充分呼吸或何时“忘记”呼吸。

提示 2：确定你的压力反应

就身体内部而言，人们对“战斗或逃跑”压力的反应都是相同的：血压升高、心跳加快、肌肉收缩。你的身体会努力工作并耗尽你的免疫系统。然而，就身体外部而言，人们以不同的方式应对压力。

快速缓解压力的最佳方法通常与你的具体压力反应有关。

过度兴奋的压力反应。如果你在压力下容易变得愤怒、烦躁、过于情绪化或情绪激动，那么让你平静下来的减压活动对你的反应最好。

兴奋不足的压力反应。如果你在压力下容易变得抑郁、孤僻或精神恍惚，那么刺激和充满活力的减压活动对你的反应最好。

固定或“冻结”压力反应。你在压力下会僵住吗？固定应激反应通常与过去的创伤史有关。当面临压力时，你可能会发现自己完全陷入困境而无法采取行动。你面临的挑战是通过重新启动神经系统并重新激活身体自然的“战斗或逃跑”压力反应来摆脱“冻结”状态。手臂和腿部的身体运动，比如步行、游泳、跑步、跳舞、爬山或打太极拳，可能特别有帮助。当你活动时，专注于你的身体和四肢的感觉，而不是你的想法。这种正念元素可以帮助你的神经系统“摆脱困境”并继续前进。

提示 3：用你的感官来救援

要利用你的感官快速缓解压力，你首先需要确定最适合你的感官体验。这可能需要一些实验。当你使用不同的感官时，请注意你的压力水平下降的速度并尽可能精确。对你影响最大的具体声音或运动类型是什么？例如，如果你是音乐爱好者，请聆听许多不同艺术家、不同类型的音乐，直到找到能让你立即振奋和放松的歌曲。

探索各种感官体验，这样无论你身在何处，总能找到缓解压力的工具。下面列出的示例是一些可作为起点的例子。充分发挥你的想象力，想出更多可以尝试的事情。当你找到正确的感官体验时，你就会知道！见图 12-3。

看　看一张珍贵的照片或最喜欢的纪念品。使用植物或花卉让你的工作空间充满活力。享受自然之美：花园、海滩、公园或你自己的后院。让你的周围充满振奋精神的色彩。闭上眼睛，想象一个让人感到平静和恢复活力的地方。

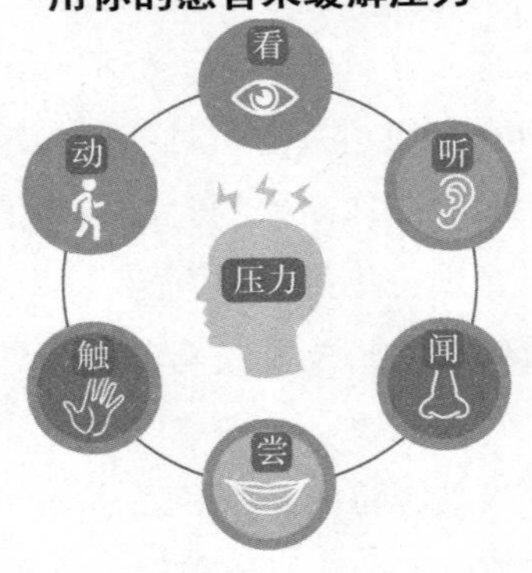

图 12-3　用你的感官来缓解压力

闻。点燃一支香薰蜡烛或烧一些香。尝试不同的精油。闻玫瑰花或其他花香。在户外享受干净、新鲜的空气。喷上你最喜欢的香水或古龙水。

触碰。把自己裹在温暖的毯子里。养一只狗或猫。握住一个安慰性的物体（毛绒动物，最喜欢的纪念品）。给自己做一次手部或颈部按摩。穿皮肤感觉柔软的衣服。

品尝。慢慢地品尝最喜欢的美食可以让人非常放松，但无意识的饮食只会增加你的压力和腰围。关键是用心、适度地放纵你的味觉。咀嚼一块无糖口香糖。尽情享受一小块黑巧克力。啜饮一杯热气腾腾的咖啡或茶或清爽的冷饮。吃一块完全成熟的水果。享用健康、松脆的零食。

移动。如果你在承受压力或经历过创伤时倾向于封闭自己，那么让你活动起来可能会特别有帮助，比如原地奔跑、上下跳跃、跳舞、伸展或转圈、散步一小段路、挤压橡胶压力球。

听。唱歌或演奏最喜欢的曲子。听平静或振奋的音乐。聆听大自然的声音——汹涌的海浪、风吹过的树木、鸟儿的歌声。购买一个小型喷泉，这样你就可以在家中或办公室享受舒缓的流水声。将风铃挂在开着的窗户附近。

发音。听起来可能很奇怪，发音调节是一种减少压力荷尔蒙肾上腺素和皮质醇的特殊技术。在与老板会面之前，试着偷偷溜到一个安静的地方，花几分钟调整一下自己的情绪，看看自己是否感觉更加放松和专注。它的工作原理是锻炼内耳的微小肌肉，帮助你检测人类言语的较高频率，从而传递情感并告诉你某人真正想说的话。你不仅会在那次会议中感到更加放松，而且还能够更好地理解他想要传达的内容。方法：坐直，嘴唇并拢，牙齿稍微分开，发出"嗯"的声音。通过改变音高和音量进实验，直到你的脸部感受到愉快的振动，最终感受到你的心脏和胃部的振动。

提示 4：寻找感官灵感

无法识别对你有用的感官技术吗？寻找周围的灵感，从一天中看到的景象到过去的回忆。

回忆。回想一下小时候你是如何让自己平静下来的。如果你有毯子或毛绒玩具，你可能会受益于触觉刺激。尝试在约会前在脖子上系一条有纹理的围巾，或者在口袋里放一块柔软的绒面革。

观察其他人。观察其他人如何应对压力可以为你提供宝贵的启迪。棒球运动员在击球前常常会弹出口香糖；歌手在表演前经常与人群闲聊。询问你认识的人如何在压力下保持专注。

想想父母。回想一下你的父母是如何发泄情绪的。走了很长一段路后，你妈妈是否感觉轻松多了？你父亲辛苦了一天后在院子里干活了吗？

想象力的力量。一旦利用你的感官工具箱成为习惯，尝试简单地想象压力袭来时生动的感觉。对宝宝脸部的记忆会对你的大脑产生与看到照片相同的镇静或激励作用。当你能回忆起一种强烈的感觉时，你将永远不会缺少快速缓解压力的工具。

从技术中休息一下。暂时远离电视、电脑和手机，会让你了解自己的感官对什么反应最好。尝试在上下班途中收听轻松的音乐，而不是谈话广播。或者尝试安静骑行10分钟。在杂货店排长队？与其打电话，不如花点时间观察人们。注意你所听到和看到的内容。不要在等待会议时查看电子邮件，而是深呼吸几次，看看窗外，或者喝点茶。在等待预约时，请克制住发短信的冲动，给自己做一次手部按摩。

提示 5：养成快速缓解压力的习惯

在小型（或不那么小型）危机中记住运用你的感官并不容易。一开始，屈服于压力和紧张会感觉更容易。但随着时间的推移，唤起你的感官将成为你的第二天性。把这个过程想象成学习开车或打高尔夫球。你不可能在一堂课中掌握这项技能；你必须练习，直到它成为你的第二天性。如果你在困难时期不调整自己的身体，最终你会觉得自己忘记了一些事情。以下是养成习惯的一些方法。

从小处开始。与其在主要压力源上测试快速缓解压力工具，不如从可预测的低水平压力源开始，例如在漫长的一天结束后做饭或坐下来支付账单。

识别并瞄准。只考虑一种你知道每周会发生几次的低水平压力源，例如通勤，发誓每次都以快速缓解压力为目标。几周后，再针对第二个压力源，依此类推。

试驾感官输入。如果你想在上班途中快速缓解压力，请有一天带一块有香味的手帕，另一天尝试音乐，第三天尝试一种运动。不断尝试，直到找到明显有效的方法。

享受这个过程的乐趣。如果某个方法不起作用，请不要再使用它。继续前进，直到找到最适合你的方法。它应该是令人愉快的并且让你感到平静。

说说它。告诉朋友或家人你正在尝试的减压策略将帮助你将他们融入你的生活。作为额外的好处，这必然会引发一场有趣的对话：每个人都与压力这个话题有关。

提示 6：随时随地练习

基于感官的策略最好的部分是意识到你可以控制。无论你身在何处或正在做什么，快速缓解压力都触手可及。

在家快速缓解压力

有趣。通过播放活泼的音乐来防止聚会前产生紧张情绪。蜡烛闪烁和气味会刺激你的感官。穿让你感到放松和自信的衣服。

厨房。呼吸每种食材的香味，缓解下厨时的压力。享受蛋壳细腻的质感。评估洋葱的重量。

孩子和人际关系。将拇指和食指的指尖挤压在一起，防止在夫妻口角时失去冷静。当你的孩子发脾气时，将乳液擦到你的手上并呼吸气味。

睡觉。压力太大而无法入睡？尝试使用白噪声机作为背景声音，或使用带有扩散器的加湿器来释放空气中的淡淡气味。

创建一个庇护所。如果杂乱令人心烦意乱，请每天花 10 分钟进行整理。显示让你感到快乐的照片和图像。打开窗帘，让自然光照射进来。

快速缓解工作压力

会议。在紧张的氛围中，请保持呼吸，按摩指尖，扭动你的脚趾，喝咖啡。

通电话。吸入一些有活力的气味，比如柠檬、生姜、薄荷。说话时，站起来或来回踱步以消耗多余的能量。

在电脑上面。站着工作。每隔 10 分钟做一次膝盖弯曲，吮吸薄荷，喝茶。

午休。午餐前后在街区或停车场散步。吃饭时听舒缓的音乐。与同事聊天。

你的工作空间。将家庭照片或纪念品放在办公桌上，让你想起办公室外的生活。

随时随地快速缓解压力

在交通中。播放音乐或听有声读物。走一条不同的路，去看看新的东西。在红绿灯处转动脖子。在车里唱歌以保持清醒和快乐。

公共交通工具。从阅读、手机通话和音乐中休息一下，关注周围的景象和声音。即使你乘坐的一直是同一辆旧巴士，也请尝试注意一些新事物。

移动。使用特殊的香水或乳液，这样你就可以在匆忙从一个地方到另一个地方时享受它。在口袋里放一个压力球。在每个目的地拍一张精神“快照”或“明信片”。

排队等候。与其担心时间流逝，不如专注于呼吸。观察周围的人们，与你前面的人聊天，嚼一块薄荷口香糖。

12.5 小心压力陷阱：识别并避免常见压力源

引起压力的情况被称为压力源。我们通常认为压力源是负面的，例如令人筋疲力尽的工作日程或不稳定的关系。然而，任何对你提出高要求的事情都可能会给你带来压力，其中也包括积极的事件，例如结婚、买房、上大学或升职。

当然，并非所有的压力都是由外部因素造成的。当你过度担心可能发生或可能不会发生的事情，或者对生活产生非理性、悲观的想法时，压力也可能是由内部的或自身产生的。

此外，造成压力的原因至少部分取决于你对压力的看法。对你来说有压力的事情可能不会让别人感到困扰；他们甚至可能会喜欢它。比如，我们中的一些人害怕站在人们面前表演或演讲，但有的人却为聚光灯而活。虽然你可能喜欢帮助照顾年迈的父母，但你的兄弟姐妹可能会觉得照顾的要求令人难以承受和压力很大。压力常见的原因见表 12-3。

表12-3　压力常见的原因

压力常见的外部原因	压力常见的内部原因
生活发生重大变化	悲观主义，消极的人生观
工作或学习问题	无法接受不确定性
关系困难	思维僵化，缺乏灵活性
财务困难	消极的自言自语
太忙了	不切实际的期望 / 完美主义
孩子和家人的问题	全有或全无的态度

生活中十大压力事件

根据经过广泛验证的福尔摩斯和拉赫压力量表[230]，图 12-4 展示了可能导致成年人患病的压力事件。

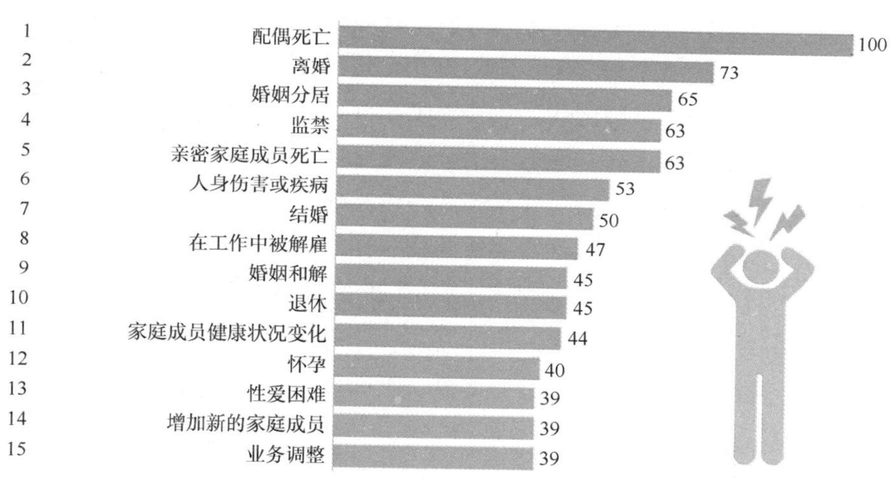

图 12-4　生活中最有压力的事件

什么对你来说有压力?

生活中有各种各样的压力源，学会识别它们可以在它们来到你面前时不至于惊慌失措，保持冷静是应对压力的有力武器。识别这些压力源及它们可能发生的背景可能会让你预知到你将要面对的压力，给你更多从容的时间去应对。重要的是记住：无论发生什么事件或情况给你带来压力，都有一些方法可以解决问题并恢复平衡。

到此我们了解了压力背后的机制，掌握了解压的 12 个原则，学会了如何评估自己的压力指数，并详细阐述了有效减压的方法。压力无时无刻不在，与其被压力折磨到垮掉，不如和压力做朋友，你会发现路要比你想象的宽广得多!

第 13 章　能量加油站：补充剂的智慧选择

忙碌的生活很难确保你每天都摄入足够的营养物质来支撑你身体和大脑的正常功能。因此，补充剂成了补充营养的选择之一。但是，在选择和使用补充剂时，你应该谨慎，以确保你得到的是安全有效的营养支持。本章将探讨补充剂的智慧选择，包括如何理性决策、评估个人营养需求以及安全有效地使用补充剂。来了解如何在这个能量加油站中智慧地选择适合自己的补充剂，让你的身体和大脑保持健康活力！

13.1　补充剂的作用：填补营养空白的策略

在我们开始介绍为什么你需要补充剂之前，我想强调，没有什么比食物更适合你了。在过去的几十年里，营养科学已经取得了长足的进步，但是，食物中仍然有一些营养物质，如植物营养素等，你只能在食物中找到，而不是在补充剂中找到。因此，顾名思义，膳食补充剂是"补充"你的饮食，它们绝不能代替你的食物。

膳食补充剂包括维生素、矿物质、草药和许多其他产品。它们可以是药丸、胶囊、粉末、饮料、滴剂和能量棒。补充剂不需要像药物一样经过严格测试。很多补充剂可以在健康方面发挥重要作用。例如，钙和维生素 D 对于保持骨骼强健非常重要。孕妇可以服用维生素叶酸来预防婴儿的某些出生缺陷。

补充剂是我们整体营养中很重要的一部分，下面是一些为什么你需要服用补充剂的一些理由。

我们的周围充斥着各种不健康的"垃圾食品"

工业化为我们提供了大量便宜的加工食品。这些加工食品的营养大打折扣——它们不是有机的，甚至不是新鲜的，而且往往含有过多的盐、不好的脂肪、加工糖或其他不健康的添加剂！当然，我们也吃未经加工的食物，比如红肉，但即便如此，它们可能也富含生长激素、抗生素等。

我们遇到的毒素比以前更多

正如本书第一篇所讲，现在的世界与我们祖先生活的世界大不相同。我们每天都在吸入或服用人类自己制造的毒素，我们的身体需要更多的营养来处理和对抗这些毒素。当今食物中的营养成分无法应对挑战，所以你需要服用维生素和补充剂来帮助消除你在日常环境中遇到的不健康因素。

生产者创造了很多营养价值低的基因杂交品种

有些生产者（水果和蔬菜的制造商）正在用基因技术创造食物的混合形式，增加食物的产量。可能改变它们的颜色、重量，甚至改变它们在货架上的存放时间。这种基因操纵只会降低营养价值。越是试图操纵自然及其生长方式，就越无法保持食物的营养价值。

我们的水也缺乏矿物质

现代工业制造水的方法，再加上过滤器的过度使用，导致我们的水中也缺乏矿物质。而几个世纪以来，人类一直依靠营养丰富的水源来获取身体必需的矿物质。世界卫生组织 2005 年透露，北美各地的水中许多重要的矿物质（例如镁）正在被去除。你每天喝的水从源头就被进行了过度的过滤。

土壤的营养缺乏使得我们食物的营养被剥夺

根据《美国营养学院杂志》2004 年的一份报告，如今水果和蔬菜的营养价值低于 20 世纪 70 年代的水平。农业商业化和使用的所有强力肥料，导致土壤中重要的养分被严重剥夺。在全世界范围内，土壤的营养越来越少，缺乏身体必需的维生素和矿物质。

食物更多被长途运输

很多当地食品店里的农产品都是从全国各地甚至世界各地运来的。在长途的运输以及储存过程中，某些农产品中的维生素已经耗尽。大多时候农产品在你购买前几周或几个月就收获了，然后经过各种方法让它们再成熟。

现代人吸收营养的能力较差

随着年龄的增长，你会更难消化食物并保留所需的营养。尤其你可能还会服用很多的药物，这可能会干扰营养吸收。越来越多的人消化能力不足，以至于吃下的食物没有被正确吸收。

你需要营养来锻炼

当你运动时，你的身体需要更多的营养来产生适当的能量并促进身体恢复。补充剂可以弥补你需要的营养素与缺乏的营养素之间的差距。你锻炼得越多，你的身体就越需要保持最佳健康状态。

所以，为什么要服用膳食补充剂呢？因为你很难获得“良好、均衡”的饮食来保持健康。当你考虑到糟糕的食物选择、过度加工的食物和不良的农业实践时，你吃的食物几乎都不合营养标准。许多人（包括老年人、孕妇、素食主义者、酗酒者和有吸收问题的人）没有摄入足够的营养素。尽管补充剂不能替代均衡的饮食，但可以作为饮食缺陷的一种暂时性解决方案，以确保你获得所需的营养物质。

补充剂在填补营养空白方面发挥着重要作用，但在选择和使用补充剂时，你需要理性决策，并遵循安全有效地使用补充剂的原则，以确保达到预期的营养目标。

13.2　选择补充剂：理性决策的关键原则

无论你是想填补饮食中的营养缺叉、支持特定的健康目标，还是只想提高整体健康水平，选择正确的营养补充剂都至关重要。市场上有大量膳食补充剂，每种补充剂都承诺促进健康和活力，但要辨别哪些补充剂真正有益可能具有挑战性。此外，了解膳食补充剂在你的健康状况中的作用以及如何选择高质量的补充剂可以使一切变得不同。

在这一节中，我们将深入探讨如何根据你身体的具体需求来选择高质量膳食补充剂的关键原则。

1．了解你身体的具体需求

了解你身体的特定营养需求是选择正确膳食补充剂的第一步也是最关键的一步。随着年龄、健康状况、生活方式和遗传的变化，我们的营养需求也随之变化，这不是一种一刀切的场景。

首先，你应该对自己的身体状况进行评估，包括了解自己的整体健康状况，如有无慢性疾病、家族遗传史等。通过定期体检和与医疗专业人员交流，你可以更清晰地了解自己的健康状态，并且及时发现潜在的健康问题。

其次，你需要审视自己的饮食习惯和偏好。了解自己每天的饮食结构，包括摄入的营养素种类和量，以及是否存在某种特殊饮食偏好，比如是不是素食者、是否需要无麸质饮食等。这有助于你发现可能存在的营养缺乏或不足，为选择合适的补充剂提供重要依据。

最后，你还需要考虑特殊的健康状况或需求。某些人群，如孕妇、老年人、运动员等，可能有特殊的营养需求；而患有慢性疾病的人，如高血压、糖尿病等，可能需要根据医生的建议调整饮食和补充剂计划。此外，在特殊的生理状态（如怀孕、哺乳期间）或环境条件（如高海拔、极端气候）下，也可能需要额外的营养支持。

2．考虑个体差异

因年龄不同，你的身体需要不同的营养素才能发挥最佳功能。比如，老年人可能会受益于维生素 B_{12} 补充剂，缺乏维生素 B_{12} 是这个年龄段的常见问题。同样，当前的健康状况在确定你可能需要哪些补充剂方面也起着重要作用，如贫血患者可能需要补充铁，而骨质疏松症患者可能需要钙和维生素 D。

你的生活方式是另一个需要考虑的关键因素。如果你的生活方式是久坐，你可能需要补充某些营养素，以促进能量和健康的新陈代谢。而如果你运动很多，则可能需要更多的其他营养素（例如蛋白质和电解质）来支持肌肉恢复。

遗传学也在你的营养需求中发挥作用。有些人可能存在基因变异，影响他们吸收、利用或排泄某些营养素的方式，从而影响他们的补充剂需求。例如，有些人可能存在基因变异，这使得他们更有可能缺乏维生素 B_{12}。

3．确定你的健康目标

一旦你考虑了自己的年龄、健康状况、生活方式和遗传因素，下一步就是确定你的具体健康目标。你想增强免疫力？改善消化？增强情绪或头脑清晰度？或者是支持心脏健康或维持健康的血糖水平？

你的健康目标将极大地影响你应该考虑的补充剂类型。比如，如果你想增强免疫系统，维生素 C、锌或接骨木补充剂可能会对你有益。如果你的目标是大脑健康，则可以考虑使用 Omega-3 脂肪酸，众所周知，它可以支持记忆和认知功能。

确定你的健康目标不仅对于帮助你选择正确的补充剂至关重要，而且对于衡量你的进展并根据需要调整你的补充剂方案也至关重要。

4．选择质量优良的补充剂

当谈到营养补充剂时，可以把它们视为精心制作的食谱。你不想吃用劣质原料或用不正确的烹饪技术制成的食物，对吗？同样的原则也适用于补充剂。它们需要由遵守高质量标准的制造商以正确的成分、正确的形式来制备。

选择补充剂的关键在于注重质量，确保补充剂有效、纯净、具有生物利用度并经过安全性测试。

1）了解成分及其作用

选择优质补充剂的第一步是检查成分列表。查看补充剂标签上的营养信息。你可能会发现它分为两类：活性成分和其他成分。活性成分旨在促进你的健康，而其他成分是补充剂中的非活性元素。虽然并非所有其他成分都对你有害，但最好选择其他成分较少的膳食补充剂。你需要确保产品不包含不必要的填料、黏合剂或人工色素。如果你有特殊的敏感性或饮食限制，则需要格外小心。因此，请检查成分来源是否可靠、有机、纯素食、不含转基因生物和不含大豆。一般来说，好的补充剂不含：转基因生物、麸质、奶制品、蛋、贝类、大豆、花生、木本坚果以及人工色素和防腐剂。国际通用补充剂标签的内容见图 13-1。

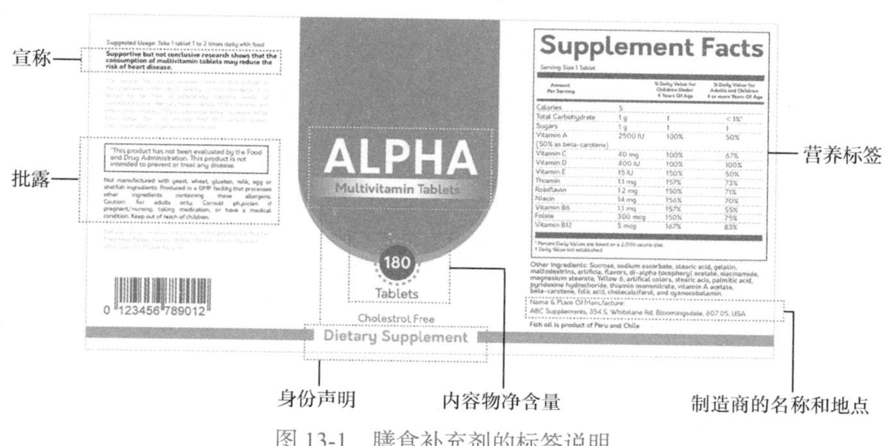

图 13-1　膳食补充剂的标签说明

2）检查补充剂的效力

对于补充剂来说，效力很重要。补充剂可能含有所有正确的成分，但如果它们的含量不正确，补充剂可能不会有效。每个剂量的补充剂应含有符合规定的成分，以有效补充你的营养缺口。

3）选择维生素或矿物质的活性形式

选择含有活性营养素的补充剂至关重要。这可以确保你的身体能够有效地吸收和利用营养物质，最大限度地提高你获得的健康益处。许多维生素和矿物质都有活性和非活性形式。活性形式更容易被你的身体吸收和利用。维生素 D 具有三种不同的形式：D_1、D_2 和 D_3，但只有 D_3 具有活性并且易于被人体利用。叶酸也是这种情况——大多数补充剂中的叶酸形式并不是你的身体实际使用的活化形式，活化形式是 L-5- 甲基 - 四氢叶酸，或 L-5- 甲基 -THF。

4）考虑营养素的生物利用度

生物利用度是指你的身体可以吸收的营养物质的量。某些形式的营养物质比其他形式更容易被身体吸收。比如，镁有多种形式，如碳酸镁、氯化镁、甘氨酸镁或柠檬酸镁，其中甘氨酸镁更容易被吸收，并且最不可能引起消化不良。因此，找到适合你的营养素形式和生物利用度至关重要。

5）寻找受信任机构的批准印章

选择补充剂时，保证质量也很重要。寻找产品标签上来自值得信赖的机构的批准印章。这种印章可以增强你的信心并确保产品的纯度和效力。

6）选择经过独立测试的质量和安全认证的补充剂

最后，确保你选择的补充剂经过独立的质量和安全测试和认证。生产过程应经过第三方检验员的评估和批准。这又增加了你对产品质量、纯度和安全性的信心。

5．避免过量和不必要补充

以下是一些重要的原则，有助于确保补充剂的安全和有效使用。

1）遵循建议剂量

每种补充剂都有建议的每日摄入量，应该严格遵循这些建议。过量摄入某些营养素可能会对健康造成负面影响，甚至有时会导致中毒。因此，务必仔细阅读产品标签，按照指示使用，避免摄入超过建议的剂量。

2）避免多种补充剂重复补充

在选择补充剂时，应该注意避免多种产品中含有相同的营养素，以免造成过量摄入。例如，如果你已经服用了一种含有维生素 D 的多种维生素片，那么在另外选择维生素 D 单独补充剂时就需要慎重考虑，以避免过量。

3）注意避免可能的相互作用

补充剂就像任何其他可摄入物质一样，可以与药物相互作用。补充剂中的成分，包括维生素、矿物质、草药和其他植物成分，与某些药物结合使用可能会产生意想不到的后果。例如，维生素 E 补充剂可能会增加服用血液稀释药物的患者出血的风险，而钙补充剂可能会限制抗生素的有效性并减少食物和补充剂中铁的吸收。因此，在选择补充剂时，你应该考虑与现有药物或其他补充剂的相互作用，并在医生或专业医疗保健提供者的建议下进行决策。

6．注意补充剂的潜在问题

监控副作用和不良反应是使用补充剂的重要一环。以下是一些关键步骤，帮助你及时发现并应对可能的副作用和不良反应。

1）注意身体反应和变化

在开始使用补充剂后，你应该密切关注身体的反应和变化，包括身体感觉、情绪状态、睡眠质量以及任何其他与补充剂相关的变化。如果出现不寻常的反应或变化，应该及时记录并注意。

2）紧密关注任何不良反应，及时调整或停止使用

即使按照推荐剂量服用，膳食补充剂也可能产生负面影响。报告的副作用通常很轻微，例如恶心、腹泻或头痛。然而，补充剂中的某些成分，尤其是草药，可能会导致更严重的副作用，例如过敏反应、血压升高、心跳加快或不规则。如果发现补充剂引起了不良反应，你应该立即停止使用，并向医生报告。医生可能建议暂停或调整剂量，或者选择其他替代品。

7．财务考量

在考虑补充剂时，财务考量也是必要的。以下是一些财务方面的考虑。

1）考虑成本效益

这意味着不仅要考虑价格，还要考虑其提供的营养价值以及对你健康的潜在益处。有时，高价并不意味着更好的质量，因此需要仔细权衡价格与产品质量之间的关系。

2）避免不必要的花费

应该避免购买不必要的补充剂，尤其是那些超出你实际需求范围的产品。根据个人的营养需求和健康状况，选择最适合自己的补充剂，避免不必要的花费。

财务考量在选择补充剂时可以确保你在有限的预算内获得最大的营养价值和健康益处。

13.3　补充剂自检：评估个人营养需求

在补充剂方面，实验室测试在做出明智的决策中发挥着至关重要的作用。补充需求的实验室测试通常是识别营养缺乏或过量的第一步，以根据个性化测试结果提供更详细的补充剂建议。这些测试为任何补充方案提供了定量基础，确保你得到所需的东西，而不是不需要的东西。

除了初步测试，持续监测营养水平是跟踪补充剂功效的重要组成部分。定期重新测试可以衡量补充方案是否有效解决营养失衡问题，并可以为任何必要的调整提供信息。此外，解释营养测试结果不仅仅涉及识别缺陷。它是为了确定每个人各种营养素的最佳水平，既不缺乏也不过量。通过这种方式，实验室测试既可以作为诊断工具，也可以作为微调补充方法的手段。

你可以选择去医院或第三方实验室做测试，也可以选择一些在家测试的服务，通常这些服务可以让你方便地在家里自己获取标本（头发、尿、便或指血），然后邮寄到指定的检测实验室，他们会提供检测结果给你，并且会为你解读结果。图 13-2 是家庭实验室套件的样板。

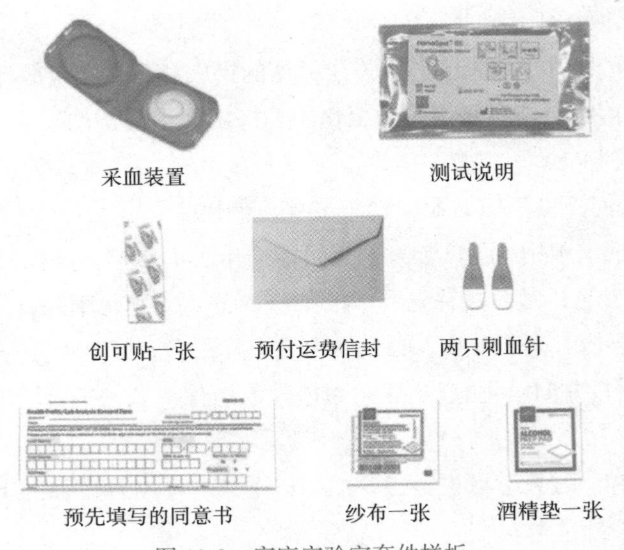

图 13-2 家庭实验室套件样板

实验室测试通常分以下几大类：

重金属和毒素测试 如果你认为自己可能接触过潜在危险的毒素或重金属，或者你按照本书第七章的内容进行了毒素的自我评估，发现你的分数很高，你可以做这个测试，包括砷、镉、铅、汞、铜等。

过敏原测试 如果你有过敏症状，可以做皮肤和食物的过敏原检测。常见的过敏原有花粉、宠物毛屑、模具、灰尘、药物、日用化学品、食物等。了解你的过敏原可以让你在生活中尽量避免接触它们。还可以服用减少过敏症状的补充剂。

食物敏感性测试 包括乳制品、肉类、海鲜、豆类、谷物、坚果和种子等。你不仅要在选择食物时避开它们，在选择补充剂时也应该注意查看成分标签。

维生素和营养测试 包括维生素 D、钙、铜、铁、钾、钠、镁、电解质和阴离子间隙、粪便脂肪、蛋白、叶酸、同型半胱氨酸、乳糖耐受性测试、磷测试、前白蛋白、维生素 A、维生素 B 测试、维生素 B_{12}、维生素 K、木糖吸收测试等。这些基础营养素的测定是你服用膳食补充剂的基础，可以让你有针对性地选择营养补充剂。

激素测试 激素水平波动是正常的。在人生的某些阶段，例如青春期、怀孕或更年期，你的正常激素水平也会出现更剧烈的变化。荷尔蒙测试可以帮助你发现你的荷尔蒙水平是否失衡，以便你采取行动纠正问题。常见的激素测试包括：女性荷尔蒙、男性荷尔蒙、皮质醇、促甲状腺激素、生长激素等。

压力与睡眠测试 通过检测可能与睡眠和身体压力反应有关的激素，包括皮质醇和皮质酮以及褪黑激素，来评估你的压力和睡眠问题。

肝脏和肾脏功能的检测 肝脏和肾脏是身体排毒的重要器官，它们的功能对你的整体健康非常重要，检测肝肾功能可以帮助你选择支持肝脏和肾脏的补充剂。

抗氧化应激测试 如果你想评估氧化应激对你整体健康造成的健康风险，可以测试

F2 异前列腺素以及尿肌酐比率，这能帮助你选择是否服用抗氧化的膳食补充剂。

13.4　补充剂使用法：安全有效地补充营养

我们已经探讨了选择补充剂的理性决策原则，强调了根据个人需求和身体状况进行选择的重要性。了解了如何明智地选择补充剂后，本节将讨论一些常用的膳食补充剂，它们的作用以及如何使用它们。

1．维生素 / 矿物质 / 复合维生素

1）我真的需要多种维生素和矿物质补充剂吗？

让我先问你两个简单的问题：

（1）你是否每天至少食用 5 ～ 8 份新鲜水果和蔬菜。不是偶尔，而是每天？

（2）你超过 80% 的总卡路里来自全食物或未加工食品吗？

如果你的回答是肯定的，那么太棒了，你不需要补充多种维生素，但我建议你读完剩下的内容，因为我们将讨论一些关于维生素和矿物质的要点。

如果你像很多人一样，大部分卡路里来自加工食品，包括垃圾食品、快餐和即食食品，你每天吃的新鲜水果和蔬菜少得可怜，那么，一种好的复合维生素将对你超级有益。

我们在前面说过，在过去 50 年左右的时间里，我们的种植食物的土壤已经严重消耗了营养。在运输过程中营养物质又进一步流失。这还不够，我们储存、准备和烹饪食物的方法也不是最好的。高温烹饪是一种常态，很多家庭也不会将食物储存在密封容器中。很多时候，人们更多考虑便利和口味，而没有考虑食物中的营养成分。如果是这样，我们在饮食中补充多种维生素和矿物质就会是对整体健康有益的事情。这时，你可能想到的问题是——

2）我应该服用单个成分的维生素和矿物质，还是应该简单地选择多种维生素？

通常来说，单一的维生素或矿物质补充剂更适合特定的营养缺乏症或预防某些疾病。比如，当一个女性怀孕时，对铁和叶酸的需求是最高的，所以孕妇通常需要补充这些营养素。同样，钙或维生素 D 适用于 50 岁以上的成年人，他们患骨质疏松症或关节炎的风险较高。素食者通常需要补充维生素 B_{12} 等。

那么，没有疾病或任何特殊要求的健康成年人呢？营养届的普遍共识是推荐服用好的复合维生素。我们的身体内部在不断地发生化学反应，一个好的复合维生素配方会考虑到多种成分的相互作用，并在剂量上做到最佳配比，这样维生素和矿物质就不会相互竞争。此外，在预算上，服用多种维生素显然比单独服用每种维生素有更高的性价比。

对于那些有特殊考虑的人群，在服用任何营养补充剂之前都需要征求医生的意见。

3）如何选择好的复合维生素

当我们的身体从食物中获取维生素和矿物质时，由于存在有助于吸收它们的辅助因子、酶和其他化合物，因此可以更好地吸收维生素和矿物质。然而，当你服用在实验室中制造的多种维生素和矿物质补充剂时，因为缺少辅助因子，它们通常不会被很好地吸收。因此最好选择以有效和生物可利用的形式存在的维生素和矿物质，使你的身体能够更有效地吸收它们。

比如，维生素 B6 的生物活性形式是吡哆醛 5'- 磷酸，维生素 B_{12} 的生物活性形式是甲钴胺素，叶酸的最佳形式是 L-5- 甲基四氢叶酸。通常矿物质会吸收不良，但是，当它们与被称为“螯合物”的氨基酸结合时，身体对它们的吸收要好得多。所以我们首先要注意看标签，并检查在相应的维生素条目前面是否提到了它们的活性形式，如果合成物质不能被有效地吸收，它们会随尿液排出体外。

除了活性成分，我们还需要检查标签上是否有任何不必要的填充剂，如麸质、酵母、人造色素、防腐剂、乳糖等。如果你看到了成分有纤维素、二氧化硅，那么不用担心，因为它们是完全天然的，不会抑制吸收。

2．Omega-3

Omega-3 在人体中至关重要。我们会谈到什么是 Omega-3，它们对人体有什么好处，以及为什么大多数人不能从食物中获取 Omega-3。

1）什么是 Omega-3

Omega-3 是一种多不饱和脂肪酸，有三种类型：α- 亚麻酸（ALA）、二十碳五烯酸（EPA）和二十二碳六烯酸（DHA）。这些都是多不饱和家族（PUFA）的成员，它们被认为是必不可少的，因为你的身体无法自行制造它们。Omega-3 的好处是巨大的。它们在大脑功能以及正常生长发育中起着至关重要的作用[231]。

Omega-3 脂肪酸可减少炎症，并可能有助于降低患心脏病、癌症和关节炎等慢性疾病的风险。Omega-3 脂肪酸高度集中在大脑中，对认知和行为功能很重要。事实上，在怀孕期间没有从母亲那里获得足够 Omega-3 脂肪酸的婴儿有患视力和神经疾病的风险。研究表明，Omega-3 脂肪酸可降低导致猝死的心律失常的风险，Omega-3 脂肪酸还可以降低甘油三酯水平，减缓动脉粥样硬化斑块的生长速度，并在一定程度上降低血压。

饮食中含有适当比例的 Omega-3 和 Omega-6 脂肪酸很重要。Omega-3 可减少慢性炎症，而 Omega-6 可促进慢性炎症。慢性炎症是许多健康问题的主要原因，包括心脏病、代谢综合征、糖尿病、关节炎、阿尔茨海默病、多种癌症等。

Omega-6 和 Omega-3 的理想比例是 1 ∶ 1 至 2 ∶ 1。但不幸的是，通常我们饮食中的 Omega-6 含量非常高，而 Omega-3 含量非常低，导致比例高度偏斜（见表 13-1）。

表13-1　食用油中Omega-6和Omega-3的比例

食用油	Omega-6 和 Omega-3 的比例
亚麻籽油	1 ∶ 3
菜籽油	2 ∶ 1
大豆色拉油	7 ∶ 1

续表

食用油	Omega-6 和 Omega-3 的比例
玉米油	46 ： 1
花生油	成分内不含 Omega-3
葵花油	成分内不含 Omega-3

在你开始思考如何从你的饮食中获得足够的 Omega-3 之前，想想减少饮食中的 Omega-6 不是更有意义吗？你可以减少用成分内不含 Omega-3 的植物油烹饪，用亚麻籽油、橄榄油、鳄梨油等来代替那些油。

然后让我们再看看如何增加饮食中的 Omega-3 含量：如果你是一个喜欢吃鱼的人，那么就专注于吃鲑鱼和金枪鱼等富含脂肪的鱼。但要注意大多数市售鱼类的汞含量很高，因此尽量吃野生鱼类，并尽量避免污染物含量最高的大型鱼类，如鲨鱼、箭鱼和鲭鱼。虽然核桃含有 ALA，但人体需要 DHA 和 EPA 形式的 Omega-3，而人类在将 ALA 转化为 EPA 和 DHA 方面非常差。对大多数人来说，补充 Omega-3 是一个非常安全的选择，可以显著改善你的健康。如果你是素食主义者或纯素食主义者，那么补充 Omega-3 就更是必要的。

2）如何选择好的 Omega-3 补充剂

并非所有的鱼油都是一样的，在寻找好的 Omega-3 补充剂时，你应该关注以下参数。

新鲜度。鱼油很容易变质。如果你服用已经变质的鱼油补充剂，就会增加体内的炎症，这与你想要的健康结果相反。新鲜度容易检查。如果鱼油闻起来有腐烂的鱼腥味或气味难闻，那就是已经变质了，不要再服用它们。

纯度等级。政府没有针对鱼油的标准，也很少有组织在这方面处于领先地位。因此，请尝试选择拥有第三方测试印章的公司，例如 GOED、全球 EPA 和 DHA Omega-3 组织。还要注意从磷虾油中获取 Omega-3，因为与鱼相比，磷虾的寿命很短，与较大的鱼类相比，它们积累的污染物非常少，多氯联苯、汞等污染物的含量几乎为零。磷虾油提供磷脂以及 EPA 和 DHA，最重要的是虾青素。虾青素是自然界中最强大的抗氧化剂之一。事实上，它对抗自由基的能力已被证明比维生素 C 高 6000 倍，比维生素 E 高 550 倍，比 β- 胡萝卜素高 40 倍。这种重要的抗氧化剂还有助于防止磷虾油变质，这非常重要。此外，从磷虾中摄取 Omega-3 的好处是 EPA 和 DHA 已经掺入磷脂中，这有利于脂肪酸通过肠壁，增加了 EPA 和 DHA 的生物利用度，并改善了吸收和同化。

效力。鱼油以多种形式存在。比如，在整条鱼中，Omega-3 脂肪酸可以以游离脂肪酸、磷脂和甘油三酯的形式存在。

3）Omega-3 的一些问题

我们需要记住，Omega-3 并不比 Omega-6 好，两者都是身体需要的，比例为 1 ： 1 或 1 ： 2。服用更多的 Omega-3 是没有好处的。不是越多越好。如果你的 Omega-6 摄入量很高，那么你需要增加 Omega-3 的摄入量或减少 Omega-6 的摄入量，我认为后一种方法是最好的。

那么 Omega-3 脂肪的推荐剂量是多少？虽然没有设定限制，但一些健康组织的建议是 250 ～ 500 毫克的 EPA 和 DHA 组合。

如果我每周吃两次像鲑鱼这样的肥鱼，就可以获得足够的 Omega-3 的吗？每周吃几次鱼很好，100 克鲑鱼可以提供约 1 克 EPA 和 DHA，但是要注意的是鱼的污染，除非你购买野生鱼，否则你不仅摄入汞，还摄入其他污染物。

Omega-3 油的最高摄入量是多少？欧洲食品安全局得出结论，每天摄入多达 5000 毫克的 Omega-3 是安全的。然而，对于一个健康的成年人，摄入不超过 250 ～ 500 毫克的 EPA+DHA 组合就可以。

如果我以核桃、奇亚籽和亚麻籽的形式食用植物性 Omega-3 ALA，我还需要补充鱼油 / 磷虾油吗？ ALA 需要转化为 EPA 和 DHA，然后身体才能使用它。但是，转化为 EPA 和 DHA 的 ALA 不超过 5%，效率非常低。所以，为了整体健康，你需要以补充剂的形式摄入 Omega-3。

3．车前子壳粉

车前子壳是车前属的几种植物的种皮，它含有的水溶性膳食纤维高达 80%。如果你的蔬菜摄入量不够多，全谷物摄入量也很低，补充纤维的一个很好的方法是服用有机全壳车前子。

大多数人缺乏纤维，每天摄入的纤维不超过 12 克，这显然是不够的。我们都知道每天应该吃 5—8 份新鲜水果和蔬菜。然而，很少有人这样做。我们都知道我们应该多吃全谷物，但仍然有很多人主要吃精致谷物。这些都是我们没有得到足够纤维的原因。

女性每天需要 25 克纤维，男性每天需要接近 40 克。膳食纤维包括身体无法消化或吸收的部分植物性食物。纤维相对完整地通过胃、小肠和结肠，然后排出体外。

通过食物或补充剂形式摄入最佳纤维会带来许多健康益处，如血糖管理、体重管理，因为纤维有助于抑制食欲、心脏健康、降低中风风险、缓解肠易激综合征。

需要注意的是，尽量不要突然增加纤维的摄入量。应当先尝试增加水果和蔬菜、坚果和种子等食物，从中获取纤维。一种好的纤维补充剂与均衡的饮食相配合效果最好。另外，在补充纤维时不要忘记喝大量的水。

4．益生菌

我们的肠道被称为第二大脑。70% ～ 80% 的免疫系统在肠道中，数以百计的细菌菌落生活在你的肠道中，发挥着非常重要的作用。你的肠道菌群或微生物组由各种各样的细菌组成，有好的也有坏的。与保持 Omega-3 与 Omega-6 的最佳平衡类似，肠道中也需要保持好细菌与坏细菌的平衡，建议的好细菌与坏细菌的比例是 85 ： 15。如果一个人的肠道细菌没有最佳平衡，那么他们绝对不可能健康。

你的结肠包含数十亿种细菌，来自 500 多种不同物种。益生菌通常以菌落形成单位

（CFU）为单位进行测量。

过多的植物油、高糖食物、饮料、压力、睡眠不足、酒精、缺乏运动等会剥夺我们肠道中的有益细菌，导致体重增加和健康状况不佳。另外一个主要原因是过度使用抗生素，抗生素会显著降低肠道中的有益细菌。

如果你患有肠易激综合征，经常腹胀、发炎、便秘，并且似乎无法吸收和消化食物，那么你的肠道中可能缺乏有益细菌。

首先，在考虑益生菌补充剂之前，一定要努力改善你的饮食。吃发酵食品，如酸奶、酪乳（lassi），它们是由牛奶发酵制成的。任何酸味食物都可以提供帮助。苹果醋和酸菜等发酵蔬菜非常有益。味噌、纳豆是日本料理中的主要食品，它们的益生菌含量非常高。

除了益生菌，还有一种叫作益生元的东西，最好的一种益生元就是我们讨论过的纤维。当你肠道中的细菌需要以某些东西为食时，纤维对它们来说是一种很好的食物。但需要注意的是，如果你患有严重的肠易激综合征和其他问题，最好在优化肠道细菌之前首先限制纤维，因为有害细菌也会以纤维为食，并且会因此而繁殖。如果你不确定，请咨询你的医生。

以上是关于增加食物中的益生菌，现在让我们看看如何确保你买到一个好的益生菌补充剂。

首先，你应该查看高 CFU（Colony Forming Unit）计数，它应该达到 200 亿～ 1000 亿。然后你需要菌株多样性。应该有 10 ～ 15 种菌株为你提供多样化的健康益处。最后它们的制造过程应该是高质量的，因为益生菌在高温下很容易死亡，因此提供益生菌补充剂的公司不仅应该有冷藏设施，还应该采取冷运送的方式把它们送达你的手中。在家里，益生菌应该在冰箱冷藏。

如果你想大幅改善你的大脑和心脏健康，并且需要解决腹胀、胀气和便秘问题，同时需要显著提高免疫力，那么请认真对待你的肠道健康，遵循富含益生菌的食物的建议，如果你患有严重的腹胀和胀气，那么请考虑服用益生菌补充剂。

5．水飞蓟

水飞蓟通常被称为肝脏解毒剂，肝脏是人体最大、最勤劳的器官之一。它过滤了我们身体不需要的一切，以及潜在的有毒物质，如酒精、杀虫剂、重金属、空气污染等。

水飞蓟已经在世界各地使用了数千年，它一般以补充剂形式提供，即药丸或粉末形式。除了支持肝脏排毒，它还具有其他健康益处，如预防或控制糖尿病、对抗癌症、降低胆固醇[232]。推荐的水飞蓟剂量为 30 ～ 150mg/ 日。

同样，你要选择一个好的品牌，除了粉末或药丸形式的纯奶蓟草，补充剂中应该不含人工化合物。服用适量的奶蓟草没有已知的副作用，但是在极少数情况下，有人会有轻度的腹泻。

6．姜黄素

姜黄是一种深金橙色香料，以给食物添加颜色、风味和营养而闻名。姜黄是生姜的近亲，来自亚洲本土植物的根茎（根），用于烹饪已有数百年历史。姜黄具有悠久的药用历史，它在很多传统医学中都被使用。姜黄中的活性成分是一种称为姜黄素的天然化合物（多酚），具有抗氧化和抗炎特性，可以通过中和自由基（污染、阳光）并保护细胞免受损害来保护身体。

近年来的研究显示，姜黄素对人体健康有诸多的益处：它会增加大脑中 BDNF 的水平，有效地延缓甚至逆转许多脑部疾病和与年龄相关的脑功能下降。许多不同的癌症似乎受到姜黄素补充剂的影响。研究显示姜黄素可以影响癌症的生长和发展[233]。炎症和氧化损伤在阿尔茨海默病中发挥着重要作用，而姜黄素可以帮助清除由阿尔茨海默病引起的称为淀粉样斑块的蛋白质缠结的积聚。对于骨关节炎患者，姜黄素似乎比安慰剂更能有效缓解疼痛，并且研究还发现其作用与非甾体抗炎药（NSAID）相似。姜黄还有益于：退化性眼部疾病、代谢综合征、关节炎、高脂血症、焦虑、运动后肌肉酸痛以及肾脏健康[234]。

姜黄中的姜黄素含量仅约为 1% ～ 6% 重量。姜黄提取物主要含有姜黄素，剂量通常超过每天 1 克，这意味着仅使用姜黄很难满足人体需要，这就是我们选择使用补充剂的原因。此外，姜黄素很难被血液吸收，与含有胡椒碱的黑胡椒一起食用会有帮助。胡椒碱是一种天然物质，可增强姜黄素的吸收 2000%。事实上，最好的姜黄素补充剂含有胡椒碱。姜黄素也是脂溶性的，它会分解并溶解在脂肪或油中，在食用高脂肪膳食的同时服用姜黄素补充剂会是个好主意。

研究表明，每天摄入 500 ～ 2000 毫克（mg）姜黄可能有益。但是，建议的剂量可能会根据你要治疗的具体病症而有所不同。

一如既往，要确保你从信誉良好的品牌商那里购买。考虑经过第三方测试的姜黄补充剂，仔细看标签上的内容，让你的产品不含污染物。

7．辅酶 Q10（CoQ10）

CoQ10 是一种天然存在于人体每个细胞中的抗氧化剂。它的主要作用是帮助身体将我们吃进去的食物转化为能量。随着年龄增长，人体内的 CoQ10 水平会下降。线粒体是每个细胞的动力源。它们有助于产生能量，在这个过程中需要 CoQ10，这使它成为一种非常重要的营养素。它的活性形式被称为泛醇或泛醌。它不仅有助于能量产生，还可以抵御自由基。

CoQ10 的好处还可能包括[235]：

心脏健康　CoQ10 可以改善症状并降低心脏相关并发症的风险，它还可以降低患心脏病和高血压的风险。

大脑健康　CoQ10 可以减少患神经退行性疾病（如阿尔茨海默病和帕金森病）风险的有害化合物，从而减缓疾病的进展。

CoQ10 和生育能力　卵子和精子容易受到氧化损伤。随着年龄的增长，CoQ10 有助于阻止甚至逆转卵子数量和质量的下降，还可以提高精子的活性和浓度，提高生育能力。

CoQ10 存在于牛肉、鸡蛋、鱼、西兰花、菠菜、鸡肉和橙子中。如果你每天都吃这些食物，那很好。但如果你年纪大了，有心脏病以及上面提到的问题，那么 CoQ10 补充剂几乎可以成为必需品。不管怎样，在服用之前咨询你的医生。

由于每个人的需求不同，因此没有已知的理想剂量。CoQ10 补充剂的标准剂量范围为每天 60 ～ 500 毫克，最高推荐每日剂量约为 1200 毫克。请遵循瓶子上的说明或听取医生或营养师的建议。请记住，不同的补充剂品牌可能具有不同的成分和功效。

CoQ10 是脂溶性的，最好与含有脂肪的食物一起服用，这样你的身体才能更好地吸收它。如果在晚上服用，效果可能会更好。

8．维生素 B_{12}

我们把维生素 B_{12} 单独拿出来说是因为素食者和纯素食者尤其缺乏维生素 B_{12}。维生素 B_{12} 仅存在于动物性食物中，储存在肝脏和肌肉细胞中。

维生素 B_{12} 有助于保持血液和神经细胞健康，并有助于制造 DNA（所有细胞中的遗传物质）。维生素 B_{12} 还帮助预防巨幼细胞性贫血——这是一种使人疲倦和虚弱的血液疾病。

如果你不是素食者，你可以食用多种食物来获取推荐量的维生素 B_{12}，包括：鱼、肉、家禽、蛋、奶和其他乳制品，蛤、牡蛎和牛肝是维生素 B_{12} 的最佳来源。

我们的身体通过两个过程从食物中吸收维生素 B_{12}。首先，胃中的盐酸将维生素 B_{12} 与其附着的蛋白质分离。其次，释放的维生素 B_{12} 与胃产生的蛋白质（称为内因子）结合，然后身体将它们一起吸收。膳食补充剂中的维生素 B_{12} 不与蛋白质结合，因此不需要第一步，它只需要与内因子结合就能被吸收。

某些人群可能无法获取足够的维生素 B_{12} 或难以吸收。

1）许多老年人的胃中没有足够的盐酸来帮助吸收食物中天然存在的维生素 B_{12}。50 岁以上的人应该从强化食品或膳食补充剂中获取大部分维生素 B_{12}。

2）患有萎缩性胃炎的自身免疫性疾病的人可能无法吸收足够的维生素 B_{12}，因为他们的胃中产生的盐酸和内因子太少。

3）患有恶性贫血的人无法制造吸收维生素 B_{12} 所需的内因子。因此，他们难以从食物和膳食补充剂中吸收维生素 B_{12}。

4）接受过某些类型的胃或肠道手术（例如减肥或切除部分或全部胃）的人可能无法产生足够的盐酸和内因子来吸收维生素 B_{12}。

5）患有胃和小肠疾病（例如乳糜泻或克罗恩病）的人可能无法吸收足够的维生素 B_{12}。

6）素食主义者和严格素食者无法从饮食中获取足够的维生素 B_{12}。

所以以上人群需要通过补充剂来获得他们身体所需要的维生素 B_{12}。必要时可以通过血液检查以确定你的维生素 B_{12} 水平。如果服用维生素 B_{12} 补充剂，推荐的剂量为 2.4 微克 / 日。

13.5　补充目标：不同健康目标的补充剂选择

这一节我们进一步探讨在不同的健康目标下如何安全有效地使用补充剂来满足你的需

求。这些通常的健康目标是：减脂、增肌、素食者补充剂、关节和骨骼健康、改善睡眠、提高注意力以及促进排毒。

1．减脂补充剂

我们来讨论一下有助于减肥的关键脂肪燃烧补充剂。

假设你遵循均衡的热量不足饮食并定期锻炼，而且你已经减掉了 0.5 公斤 / 周，这其实已经很好。但是如果你想加快你的进步，你想要更好的结果，这就是脂肪燃烧补充剂的用武之地了。当你添加这些补充剂的混合物，则有可能每周再多减掉 0.1 ～ 0.2 公斤脂肪，但这只有在你坚持热量不足的营养饮食，并且正在努力创造足够大的赤字时才有可能。让我们从咖啡因开始吧。

1）咖啡因

咖啡因是咖啡和绿茶中的天然物质。它也是大多数减脂补充剂的主要成分之一。它有助于促进新陈代谢并燃烧更多的脂肪。但它是有局限性的，一旦你的身体对咖啡因的耐受性越来越强，这种影响就会逐渐减弱。

现在的问题是，你需要摄入多少咖啡因才能获得良好的效果？一杯咖啡（取决于它的大小和强度），含有 70 ～ 120 毫克咖啡因。如果你喝 3 ～ 4 杯，接近 200 ～ 500 毫克的咖啡因足以提高你的新陈代谢并导致一些脂肪减少。但请注意，随着你的身体习惯了咖啡因，效果会降低，所以最好循环摄入咖啡因。比如，你可以每周休息 1 ～ 2 天停止摄入咖啡因，然后再开始每天喝 3 ～ 4 杯。但如果想更好地发挥咖啡的健康作用，你最好喝有机黑咖啡，不含任何糖，如果你添加牛奶、糖等，你就会失去咖啡对健康的好处。

2）绿茶儿茶素

儿茶素是抗氧化剂，也可能帮助你减肥。最重要的儿茶素是 EGCG。请注意，喝很多杯绿茶或服用 EGCG 提取物作为补充剂不太可能导致体重发生重大变化。儿茶素不是神奇的化合物，但我确实建议喝几杯绿茶，或者更确切地说，抹茶（抹茶的抗氧化剂含量是任何市售绿茶的 127 倍）是最好的，可以帮助减肥，但不要指望奇迹。

另外，儿茶素以其令人敬畏的健康特性而闻名，例如降低患心脏病和癌症的风险。最重要的是，儿茶素可以帮助增加你的新陈代谢和脂肪氧化，但我建议不要以补充剂的形式服用，而是喝一杯优质绿茶或更好的抹茶，因为这种做法还可以帮助你替代不需要的饮料，例如苏打水或拿铁咖啡、冰茶。

3）苹果醋

苹果醋已有 2000 多年的历史。现代医学之父希波克拉底把它送给他的病人，帮助他们治愈自己的身体。

市面上有很多品牌的苹果醋，但你应该寻找的是原生态的、有机的、未经过滤和未经巴氏消毒的苹果醋，把它纳入你的生活方式。这种苹果醋的最大好处是它可以帮助你稳定血糖。

假设你吃了 2 片白面包，白面包的升糖指数很高，它会很快提高你的血糖。但是，如果你又喝了苹果醋，你可以将血糖降低 34%！这对患有 2 型糖尿病的人或任何糖尿病前期患者来说都是个好消息。管理胰岛素水平是降低体重的非常重要的一步，既然苹果醋可以帮助你做到这一点，可以说它能够帮助你减肥。当然，它并不像某些人认为的那样是一种神奇的液体。如果你想减肥，你需要在营养和锻炼方面做很多事情。话虽如此，当你在饮食中加入这种古老的液体时，你肯定会朝着减肥目标迈进。除了减肥，苹果醋还有助于降低胆固醇水平并降低患心脏病的风险。

现在的问题是，你每天应该消耗多少，以及你可以用什么方法达到这一点？你可以在大约 250 毫升饮用水中混合一汤匙或 15 毫升苹果醋开始新的一天。如果你想吃更多，你可以在沙拉中再加一汤匙，尤其是当你吃高碳水化合物的饭菜时。不要每天两次超过 2 汤匙 30 毫升，这是你一天应该消耗的上限。要记住，永远不要直接喝苹果醋，因为它可能会让你的食道有烧灼感，所以一定要用水稀释或倒在沙拉中。

我们总结一下：很多人以饮料的形式消耗大量卡路里，例如：冰茶、苏打水、奶茶、奶昔、冷咖啡、能量饮料，它们的主要成分是糖。但是，当你用以下产品替换这些饮料时：2 ～ 3 杯黑咖啡，2 ～ 3 杯 A 级绿茶或更好的抹茶，或者苹果醋（零卡路里），那么你就是在摄入关键的脂肪燃烧化合物，如咖啡因、儿茶素和苹果醋中的化合物，这些化合物在燃烧脂肪方面有良好的作用并且非常安全。它们还有很多其他健康益处，比如有益于心血管的健康或者稳定血糖。

还有一些补充剂对减肥有影响，比如蛋白粉，它的便利性将帮助任何人更好地坚持服用。而且增加饮食中的蛋白质具有饱腹感，有助于抑制渴望和饥饿。纤维补充剂也非常有益，因为它有助于抑制对食物的渴望。另外，一种好的复合维生素可以确保你以最佳数量摄入所有维生素和矿物质，以保持你的新陈代谢。

2．增肌补充剂

1）蛋白粉

最常见的膳食补充剂之一是蛋白粉。因为蛋白质是肌肉组织的组成部分，除了其他健康益处，它还有助于锻炼肌肉，这是其第一大好处。蛋白粉有不同的种类，让我们一一来说。

（1）大豆蛋白

大豆蛋白是一种来源于大豆植物的蛋白质。它是一种素食来源，含有人体无法制造的所有 9 种必需氨基酸。大豆也是纤维、铁、钙、锌和 B 族维生素的良好来源。研究表明，大豆蛋白可以帮助减少心脏危险因素和某些类型的癌症[236]。

大豆在 20 世纪 90 年代末和 21 世纪初是一种神奇的食物，但近年来，由于发现的大多数大豆作物都是转基因的，因此它受到了严格的审查。有人可能会争辩说，在很多亚洲国家，豆制品非常普遍，而且从统计学上讲，它们是世界上最健康的。这是怎么回事？区别在于发酵大豆与未发酵大豆。发酵大豆超级健康，与转基因大豆相比，能提供许多健康益处。如果可能，你可以更多地吃发酵大豆，如果你无法找到发酵大豆产品，请尽量远离大豆蛋白。

（2）乳清蛋白

什么是乳清？牛奶含有80%酪蛋白和20%乳清。乳清是在奶酪生产过程中分离的液体。长期以来，乳清一直被称为具有多种健康益处的功能性食品。并非所有的乳清都是一样的。一些乳清蛋白中可能砷、镉、铅和汞等有毒化学物质的含量很高，所以，我们先看看在选择你可以信赖的乳清蛋白产品时要考虑的三个关键点：

第一，乳清蛋白应来自草饲奶牛。这些奶牛常年在天然牧场上放牧。除了草饲，奶牛还需要不含激素且整体健康。奶牛本来吃草，不吃谷物。草饲奶牛产奶量更优良，营养丰富，因此采购成本高昂。

第二，乳清加工需要在低温下进行，以避免蛋白质的天然结构变性。你要寻找的是最低限度加工的乳清蛋白，或者更确切地说是冷榨乳清蛋白。

第三，乳清蛋白补充剂应天然增甜，而不是通过添加有害的人造甜味剂来增甜。

市场上有三种类型的乳清：浓缩乳清、分离乳清和水解乳，选择哪一种？

乳清分离物是90%～96%的纯蛋白质，脂肪、乳糖和矿物质含量非常低。浓缩乳清的纯蛋白质含量为29%～89%，最常见的是80%的蛋白质。它们的脂肪、乳糖和矿物质含量较高。水解乳清蛋白是通过水解过程将蛋白质分解成更小的氨基酸或肽组的分离物，这些氨基酸或肽被预消化。它们的脂肪、乳糖和矿物质含量极少，是市场上最昂贵的。

分离乳清是劣质的乳清，因为当去除脂肪时，实际上会去除其免疫特性的重要成分，如磷脂、磷脂酰丝氨酸和皮质醇。此外，所有IgG免疫球蛋白（谷氨酰胺和半胱氨酸的极好来源）也与脂肪球结合。脂肪不仅提供卡路里，大多数富含健康脂肪的食物，包括坚果、种子、奇亚籽和杏仁，都是抗氧化剂的载体。乳制品还含有硫辛酸，硫辛酸是酶和免疫球蛋白的载体。因此，如果把脂肪取出来，你就会得到一种明显劣质的乳清蛋白。

全食物始终是最好的，任何食物甚至补充剂都需要尽可能未经加工且不变性，因此，乳清浓缩物赢了！它比分离物（和水解物）便宜，味道好得多，而且它比其他两种来源具有更多的健康益处。

大多数人会争辩说，乳清分离物吸收迅速，这有助于恢复，而且它含有更多的蛋白质。是的，乳清分离物含有90%～96%的蛋白质，而优质的浓缩乳清含有约80%的蛋白质。这大约相差10%～16%。如果我们摄入50克乳清粉，那只有5～7.5克的差异。如果你多添加一点浓缩乳清，你就可以利用它提供的所有来自于脂肪的健康益处。

使用分离物的唯一原因是你患有乳糖不耐症。不过，请确保你选择的分离株制造商符合前面概述的标准。我希望你用经过最低限度加工的分离物，这些分离物来自草饲奶牛，并且仅使用甜叶菊作为天然甜味剂。

（3）酪蛋白

就像乳清一样，酪蛋白来源于牛奶。好处几乎与乳清相同，但是，酪蛋白的消化速度比乳清慢得多，一般来说，大多数专家建议吃酪蛋白的最佳时间是睡前。

酪蛋白粉来自谷物喂养的巴氏杀菌乳制品，因为它不像乳清那样可口，所以添加了许多添加剂和人造香料使其味道好。所以，与其摄入酪蛋白粉，还不如喝草饲生牛奶。

这种蛋白质的另一个主要缺点是它会给患有乳糖不耐症的人带来问题。

（4）豌豆蛋白

豌豆蛋白是从豌豆中提取的，只需一份（30 克）即可为你提供 23 ～ 24 克蛋白质。尽管它是一种素食主义者的蛋白质，但它含有除蛋氨酸外的所有 9 种必需氨基酸。好的豌豆蛋白粉易于消化，价格更便宜，非常适合乳糖和麸质不耐症的人和素食者。

我们讲了以上常用的蛋白粉，那么，应该何时食用多少蛋白粉呢？蛋白质需求量在 1.2 ～ 2.2 克 / 公斤体重之间。如果你从事瑜伽、舞蹈和有氧运动等中低强度活动，请选择下限，即 1.2 ～ 1.5 克 / 公斤体重。如果你从事健美运动并且你的主要目标是锻炼肌肉，请摄入超过 1.5 克 / 公斤体重。如果你遵循超级热量不足的饮食并试图实现六块腹肌，那么更高的范围是好的。摄入量超过 2.2 克 / 公斤体重是徒劳的，不会获得额外的好处。

至于吃蛋白粉的时间，你可以在锻炼后立即将乳清蛋白与水混合食用。吃蛋白粉的时间没有那么重要，重要的是一天中的蛋白质总量。如果有一天你没有得到足够的蛋白质，没关系，第二天补上，你的肌肉不会因为你锻炼后没有很快吃蛋白质而消失。

2）肌酸

肌酸是仅次于蛋白粉的研究最多的补充剂之一。肌酸是一种天然存在于肌肉细胞中的物质，还有一些可以在你的肝脏中找到。肌酸存在于肉类等食物中，尤其是牛肉。你可以食用肌酸补充剂来提高肌肉性能、力量和肌肉大小。补充肌酸在提高无氧能力、力量和瘦体重方面与训练相结合是有效的。

肌酸可提高运动表现是因为肌酸分子以磷酸肌酸的形式储存高能磷酸基团。在高强度活动期间。当你的肌肉中有更多的肌酸时，它可以使 ADP 快速转化为 ATP。肌酸还会将更多的水分吸入肌肉细胞，增加蛋白质合成，导致更多的肌肉生长和瘦体重（不含脂肪的身体其他成分重量）的增加[237]。素食者对肌酸补充剂的反应比肉食者更好，因为肌酸的初始水平较低。

肌酸有很多种类，最常见的是肌酸水合物。服用肌酸补充剂很安全，唯一应该注意的是多喝水以避免脱水，因为摄入更多的肌酸会让细胞吸收更多的水分。但如果你的肾脏功能有一些问题，请在服用肌酸之前咨询你的医生。

每日 2 ～ 5 克的剂量也可以使肌酸水平提高多达 40%，这可能会影响一个人的力量和表现。素食者由于在补充肌酸之前肌酸水平较低，因此力量和表现的增加对素食者来说更好。

肌酸可以随时服用，在锻炼前或锻炼后（有时甚至在锻炼期间）使用它可能会更好。

3）谷氨酰胺

谷氨酰胺是人体中发现的最丰富的氨基酸，但这并不意味着你的身体可以制造它。它是一种条件氨基酸，在特殊情况下，例如肌肉有伤口时，谷氨酰胺可能会有所帮助。

你是否需要将谷氨酰胺添加到饮食中，尤其是当你试图锻炼肌肉时？我的答案是否定的。如果你的蛋白质摄入量是最佳的，那么你将获得足够的谷氨酰胺。乳清蛋白含有谷氨

酰胺，你吃的肉类含有谷氨酰胺。但是，如果你有消化问题或肠漏综合征之类的疾病，谷氨酰胺补充剂可能是有益的，因为你的肠道喜欢谷氨酰胺，并像海绵一样吸收它。

4）支链氨基酸

我们知道有20种氨基酸，其中9种是必需的。必需氨基酸是你的身体不能自己制造的氨基酸，需要通过饮食来摄取。亮氨酸、异亮氨酸和缬氨酸这3种氨基酸，称为支链氨基酸。就像谷氨酰胺一样，它们大量存在于乳清蛋白、肉类、鸡蛋和乳制品中。需要注意的问题是，当你已经满足了每日蛋白质配额并且拥有乳清蛋白时，你不需要额外补充支链氨基酸，没有证据表明摄入支链氨基酸补充剂比靠食物摄入更有效。

但是，当你在禁食时进行训练，可能发生肌肉分解，这样的情况下，在训练前补充支链氨基酸可以帮助防止肌肉分解。通常，如果早上第一件事就是训练，可以算作禁食训练。禁食训练有好处。只有在这种情况下，你才能选择支链氨基酸补充剂。

5）ZMA（天冬氨酸锌镁）

ZMA是锌和镁的组合，锌和镁是肌肉锻炼中最重要的两种微量营养素，此外还有维生素B_6。锌确实会增加雄激素的水平，镁在体内300多种生化反应中发挥作用，其中许多与肌肉功能和蛋白质合成直接相关。

锌和镁缺乏症在世界范围内非常普遍。所以这里的问题是：应该补充ZMA来锻炼肌肉吗？实际上，获取锌和镁的最好方法是通过食物。羊肉、南瓜子、牛肉、鹰嘴豆、腰果等食物富含锌。鱼、坚果、种子、全谷物、绿叶蔬菜都富含镁。如果你缺乏以上的食物导致锌和镁不足，你可以从良好的复合维生素中受益，除了吃良好的饮食，还可以通过复合维生素以最佳数量获得这两种营养素。

现在，让我们总结一下增肌所需的所有补充剂：蛋白粉、肌酸、谷氨酰胺、支链氨基酸以及ZMA。

如果你是素食者，你可以选择豌豆，否则，显然优质的乳清蛋白粉是最佳的选择。肌酸可以增加你的力量，有助于蛋白质合成和增加瘦体重。维生素和矿物质在充当酶、辅助因子方面确实起着重要作用，因此，一种好的复合维生素（包含锌和镁）可以帮助你锻炼肌肉。如果你有消化问题或肠漏综合征之类的疾病，谷氨酰胺可能是有益的。如果你在禁食时训练，可以选择支链氨基酸作为补充剂以防止肌肉分解。

3．纯素食者的最佳补充剂

关于纯素饮食的一个常见问题是它们是否能为你的身体提供所需的所有维生素和矿物质。许多人声称，全食物、植物性饮食可以轻松满足所有日常营养需求。有些人甚至鼓励素食者避免使用所有补充剂。尽管本意是好的，但这种建议弊大于利。以下是你在纯素饮食期间可能需要补充的7种营养素。

1）维生素B_{12}

通常富含维生素B_{12}的食物包括未清洗的有机农产品、富含维生素B_{12}的土壤中生长的蘑菇、紫菜、螺旋藻、小球藻和营养酵母。有些人认为，吃足够的正确的植物性食物的素食主义者不需要担心维生素 B_{12} 缺乏症。然而，这种说法没有科学依据。多项研究表明，虽然很多人的维生素 B_{12} 水平都可能偏低，但素食者和严格素食者缺乏维生素 B_{12} 的风险更高，对于不服用任何补充剂的素食主义者来说尤其如此[238]。

维生素 B_{12} 对于许多身体生化反应过程都很重要，包括蛋白质代谢和输氧红细胞的形成。它还对神经系统的健康起着至关重要的作用。维生素 B_{12} 太少会导致贫血和神经系统损伤、不孕症以及骨骼和心脏病。成人每日推荐摄入量为 2.4 微克，怀孕期间每天 2.6 微克，母乳喂养期间每天 2.8 微克。

纯素食者要达到这个水平的方法是食用维生素 B_{12} 强化食品或服用维生素 B_{12} 补充剂。维生素 B_{12} 强化食品通常包括植物奶、豆制品、早餐麦片和营养酵母。一些植物性食品似乎天然含有某种形式的维生素 B_{12}，但这种形式是否对人体有效仍存在争议。此外，没有科学证据支持未清洗的有机农产品可作为维生素 B_{12} 的可靠来源。营养酵母仅含有强化维生素 B_{12}。但是，维生素 B_{12} 对光敏感，如果储存在透明塑料袋中可能会降解。小剂量的维生素 B_{12} 吸收效果最好。因此，摄入维生素 B_{12} 的频率越低，需要摄入的量就越多。这就是为什么使用强化食品无法达到推荐每日摄入量的纯素食者应选择每日补充剂：每天 25 ～ 100 微克氰钴胺或每周 2000 微克。如果你对服用补充剂持谨慎态度，在服用任何补充剂之前检查一下血液中维生素 B_{12} 的含量可能会让你放心。

最后，你吸收维生素 B_{12} 的能力会随着年龄的增长而降低。因此建议 51 岁以上的所有人考虑强化食品或维生素 B_{12} 补充剂[239]。

总之，素食者摄入足够的维生素 B_{12} 非常重要。实现这一目标的唯一可靠方法是食用强化食品或服用维生素 B_{12} 补充剂。

2）维生素 D

维生素 D 是一种脂溶性维生素，有助于增强肠道对钙和磷的吸收。这种维生素还影响许多其他身体反应过程，包括免疫功能、情绪、记忆和肌肉恢复[240]。

儿童和成人维生素 D 的建议每日摄入量（RDA）为每天 600 IU（15 微克）。老年人以及孕妇或哺乳期妇女的目标应该是每天 800 IU（20 微克）。

你的每日需求量远远高于当前的 RDA，遗憾的是，天然含有维生素 D 的食物很少，而维生素 D 强化食品通常被认为不足以满足日常需求。这可以部分解释全球范围内关于素食者和混合食物者缺乏维生素 D 的报道。

除了从饮食中获取的少量维生素 D，还可以通过阳光照射来生成维生素 D。大多数人在阳光强烈的正午晒 15 分钟太阳就可以生成足够的维生素 D，只要他们不使用任何防晒霜并且暴露大部分皮肤。然而老年人、肤色较深的人、生活在北纬地区或气候寒冷的人以及很少在户外活动的人可能无法靠这种方式产生足够的维生素 D。此外，由于已知过量紫外线辐射的负面影响，许多皮肤科医生警告不要通过阳光照射来提高维生素 D 水平。

那些无法从强化食品和阳光中获取足够营养的人应考虑每天服用维生素 D_2 或素食维生素 D_3 补充剂。虽然维生素 D_2 对于大多数人来说可能已经足够了，但维生素 D_3 在提高血液维生素 D 水平方面更有效。

总结一下，维生素 D 缺乏症是素食者和混合食物者都面临的问题。无法通过强化食品和阳光照射维持正常维生素 D 血液水平的素食主义者应考虑服用补充剂。

3）长链 Omega-3

Omega-3 脂肪酸可分为两类：

必需 Omega-3 脂肪酸：α-亚麻酸（ALA）是唯一的必需 Omega-3 脂肪酸，这意味着你只能从饮食中获取它。

长链 Omega-3 脂肪酸：此类别包括二十碳五烯酸（EPA）和二十二碳六烯酸（DHA）。它们不被认为是必需的，因为你的身体可以用 ALA 制造它们。

ALA 含量高的植物包括亚麻籽、奇亚籽、核桃、大麻籽和大豆。EPA 和 DHA 主要存在于动物产品中，如多脂鱼和鱼油。

理论上，摄入足够的 ALA 可以维持足够的 EPA 和 DHA 水平。然而，ALA 转化为 EPA 的比例可能低至 5% ～ 10%，而转化为 DHA 的比例可能接近 2% ～ 5%。此外，素食者和严格素食者的血液和组织中 EPA 和 DHA 浓度比混合食物者低 50%[241]。

大多数健康专业人士认为每天 200 ～ 300 毫克 EPA 和 DHA 就够了。素食主义者可以通过补充海藻油来达到这个推荐摄入量。此外，尽量减少从油中摄入 Omega-6 脂肪酸，包括玉米油、红花油、向日葵油和芝麻油，并确保吃足够的富含 ALA 的食物，可能会有助于最大限度地提高 EPA 和 DHA 水平。

总之，素食主义者血液和组织中长链 Omega-3 脂肪酸的水平往往较低。因此，他们可能会受益于 EPA 和 DHA 补充剂。

4）铁

铁是一种营养物质，用于制造新的 DNA 和红细胞，并增加血液中携带的氧气。能量代谢也需要它。铁太少会导致贫血、疲劳和免疫功能下降等症状。成年男性和绝经后女性的 RDA 为 8 毫克。成年女性的摄入量应增加至每天 18 毫克，孕妇的目标应为每天 27 毫克。

铁有两种形式：血红素和非血红素。血红素铁只能从动物产品中获得，而非血红素铁则存在于植物中。由于血红素铁比非血红素铁更容易从饮食中吸收，因此通常建议素食者的摄入量为正常 RDA 的 1.8 倍。

铁摄入量低的素食主义者应该多吃富含铁的食物，如十字花科蔬菜、豆类、豌豆、干果、坚果和种子。强化铁的食物，如谷物、强化面包和一些植物奶可以进一步提供帮助。此外，使用铸铁锅和平底锅做饭，避免饭后喝茶或咖啡，并将富含铁的食物与维生素 C 来源结合起来，都有助于促进铁的吸收。

确定是否需要补充剂的最佳方法是让你的保健医生检查你的血红蛋白和铁蛋白水平。不必要地摄入铁等补充剂可能会损害细胞或阻碍其他矿物质的吸收，弊大于利。极高的浓度甚至会引起抽搐、器官衰竭或昏迷，在某些情况下甚至会致命。因此，除非确实有必要，否则最好不要补充。

总结，纯素食者无法从饮食中获取足够的铁，应考虑强化食品或补充剂。然而，铁含量过高可能有害，并不建议所有人都补充铁。

5）钙

钙是一种骨骼和牙齿健康所必需的矿物质。它还在肌肉功能、神经信号传导和心脏健康中发挥作用。对于大多数成年人来说，钙的 RDA 设定为每天 1000 毫克，对于 50 岁以上的成年人，则增加到每天 1200 毫克。

钙的植物来源包括白菜、羽衣甘蓝、芥菜、芜菁绿、豆瓣菜、西兰花、鹰嘴豆、钙凝固豆腐、强化植物奶或果汁。然而，一些研究倾向于认为大多数素食者没有摄入足够的钙。有证据表明，摄入少于 525 毫克钙的素食者往往会增加骨折的风险[242]。因此，我们鼓励所有素食者以 RDA 为目标，确保他们每天摄入至少 525 毫克钙。如果仅通过饮食或强化食品无法实现这一点，则应使用补充剂。

总之，膳食钙摄入量过少的纯素食者应考虑每日补充钙。这对于每天摄入量低于 525 毫克的人来说尤其重要。

6）锌

锌是一种对新陈代谢、免疫功能和身体细胞修复至关重要的矿物质。锌摄入不足会导致发育问题、脱发、腹泻和伤口愈合延迟。目前成人每日推荐摄入量锌的摄入量为 8 ～ 11 毫克。孕妇增加至 11 ～ 12 毫克，哺乳期妇女增加至 12 ～ 13 毫克。很少有植物性食物含有大量的锌。此外，由于某些植物性食物中含植酸盐，锌的吸收受到限制。因此，鼓励素食者以 RDA 的 1.5 倍为目标。

最近对 26 项研究的回顾表明，素食者（尤其是纯素食者）的锌摄入量较低，血液中的锌含量也略低于混合食物者[243]。为了最大限度地增加摄入量，请全天吃各种富含锌的食物。这些包括全谷物、小麦胚芽、豆腐、发面面包、豆类、坚果和种子。将坚果、种子和豆类浸泡过夜，摄入足够的蛋白质，以及食用豆豉和味噌等发酵食品，似乎也能促进吸收。

关心锌摄入量的素食主义者或有锌缺乏症状的素食者可以考虑每天服用葡萄糖酸锌或柠檬酸锌补充剂，提供 50% ～ 100% 每日推荐摄入量。

总之，锌摄入量无法达到每日推荐剂量的素食者应该首先在饮食中添加富含锌的食物。血液中锌含量低的人应考虑每日补充。

7）碘

获取足够的碘对于健康的甲状腺功能至关重要，甲状腺功能控制着你的新陈代谢。怀孕期间和婴儿早期缺碘会导致不可逆转的智力障碍。成年人中碘摄入不足会导致甲状腺功能减退症。这可能会导致各种症状，例如精力不足、皮肤干燥、手脚刺痛、健忘、抑郁和体重增加。纯素食者面临碘缺乏的风险，研究报告称，纯素食者的血碘水平比素食者低 50%[244]。

成人的建议摄入量是每天 150 微克碘。孕妇的目标应为每天 220 微克，而建议母乳喂养者进一步增加每日摄入量至每天 290 微克。

植物性食品中的碘含量取决于其生长土壤的碘含量。例如，靠近海洋种植的食物往往含碘量较高。被认为具有持续高碘含量的食物是碘盐、海鲜、海藻和乳制品，乳制品从用于清洁奶牛和农场设备的溶液中吸收碘。

半茶匙（2.5 毫升）碘盐足以满足你的日常需求。不想每周多次食用碘盐或海藻的素食主义者应考虑服用碘补充剂。

总的来说，碘在甲状腺功能和新陈代谢中发挥着重要作用。素食主义者无法从海藻或加碘盐中获取足够的碘，应考虑服用碘补充剂。

下面是关于素食者补充剂的基本原则：

精心计划的纯素饮食才能满足你的营养需求。也就是说，仅通过饮食和强化食品可能很难满足某些营养需求。对于维生素 B_{12}、维生素 D 和长链 Omega-3 来说尤其如此。所有无法仅通过饮食来满足饮食建议的纯素食者应考虑服用补充剂。不过，在开始执行新的补充方案之前，最好先咨询你的医疗保健提供者。

4．关节和骨骼健康的最佳补充剂

感觉关节僵硬或疼痛并不罕见。据美国疾病控制和预防中心的数据，大约有 1500 万患有关节炎的美国人有严重的关节疼痛，其中大约一半人表示这种疼痛是持续性的。为了照顾你的骨骼和关节，你可以做的最重要的事情是优先考虑健康的生活方式，例如均衡饮食和定期进行低强度运动。另外，如果你感到关节疼痛或僵硬，请务必定期咨询医生，以便他们查明疼痛或僵硬的根源。同时，你可以选择一种补充剂——最好的关节补充剂是你体内已经存在的物质。

接下来，我将介绍一些支持你的骨骼和关节的维生素和关节保健补充剂。如果你正在服用任何药物，或者你有潜在的健康状况，请务必先咨询你的医生。

1）胶原蛋白

胶原蛋白是人体产生的一种蛋白质，它可以使你的皮肤保持紧致和紧实，并使你的关节保持顺畅工作。但随着年龄的增长，关节中的胶原蛋白会减少，这正是关节补充剂可以提供帮助的地方。虽然关于胶原蛋白是否真的能帮助关节的研究并不多，但医生们大多认为它不会造成伤害——如果它与游泳等低强度运动相结合能让你感觉更好，那就去做吧。

2）Omega-3

Omega-3 可以缓解炎症和关节疼痛。专业人士已经对 Omega-3 如何治疗关节炎进行了研究，并证明这种脂肪酸可以“预防实验性关节炎，并可能降低类风湿性关节炎的疾病活动度”。Omega-3 基本上可以安全服用，但可能会引起胃灼热、恶心或腹泻等副作用。如果你目前正在服用血液稀释剂，请在服用 Omega-3 之前咨询你的医生，因为它们可能会相互作用并带来健康风险。

3）葡萄糖胺

你体内已经含有天然存在的葡萄糖胺。它位于你的软骨中，有助于你的关节发挥功能。葡萄糖胺补充剂可以减轻骨关节炎或类风湿关节炎带来的一些疼痛。由于它是体内天然存在的物质，因此补充剂被认为是安全的。它有可能引起恶心和胃灼热等副作用。由于它通常由贝类制成，如果你对此过敏，则应避免使用。

4）维生素 D

众所周知，维生素 D 是身体的重要资源，可以帮助你保留钙，同时也有助于骨骼健康。一些研究表明服用维生素 D 补充剂可以帮助缓解关节炎疼痛和炎症。不过，在日常生活中添加维生素 D 补充剂时要小心，因为高含量的这类补充剂可能会与多种药物发生相互作用。最值得注意的是，如果你服用地高辛，高水平的维生素 D 可能会带来严重问题，因为它会使你面临高钙血症的风险。

5）软骨素

你经常会看到软骨素与葡萄糖胺一起被提及，因为它们很相似。软骨素也存在于你体内的软骨中，它被认为是一种有助于关节健康的补充剂。通常它是一种安全的补充剂，但与许多其他补充剂一样，它可以与华法林等血液稀释剂相互作用，并使你面临出血的风险。

6）维生素 E

人们经常求助于维生素 E 来支持他们的免疫系统，因为维生素 E 是抗氧化剂。一些研究表明维生素 E 能减缓骨关节炎的进展并促进新软骨细胞的生长。维生素 E 是一种很好的补充品，它还可以维护良好的视力和大脑健康。请注意，它会与血液稀释剂相互作用，使你面临出血的风险。

7）姜黄

姜黄被认为是可以添加到膳食中以促进健康的更强大的天然成分之一。具体来说，其活性成分或化合物姜黄素具有抗氧化和抗炎特性。你可以考虑在食物中添加姜黄，甚至服用姜黄素补充剂。但与所有补充剂一样，重要的是不要过量并先咨询医生。

8）钙

大多数人都知道钙是对骨骼健康最重要的矿物质之一。我们经常从牛奶和酸奶等食物和饮料中获取所需的钙，但如果摄入不足，补充剂可以提供帮助。帮助身体吸收钙也至关重要。这就是其他骨骼健康促进剂发挥作用的地方。维生素 D 已经被多次强调了，维生素 C 有助于胶原蛋白的形成，这对于骨矿化至关重要。维生素 K 有助于将钙输送到骨骼，如果你缺乏维生素 K，可能会导致骨密度低并增加骨折的风险。镁是一种对骨骼健康有益的超级矿物质，它可以帮助你的身体利用维生素 D 和钙。有不同形式的镁可用，请与你的医生讨论哪一种对你最有利。

5．改善睡眠的最佳补充剂

一些维生素和天然补充剂能帮助你获得最佳睡眠。扔掉安眠药，使用这些天然的睡眠辅助剂和补充剂，让你每晚获得安宁的睡眠。

1）镁

这种必需营养素对于大脑和肌肉功能、血压调节、骨骼发育等非常重要。此外，镁可以帮助你夜间睡眠，因为它有助于调节人体的昼夜节律。镁含量低也与睡眠不佳有关。镁几乎没有副作用。但是剂量过高会导致恶心、痉挛和腹泻。

2）褪黑素

褪黑素是最著名的睡眠补充剂之一，它在晚上已经在大脑中自然产生，告诉身体该睡觉了。合成褪黑激素模仿这种天然素，可以帮助你更快入睡。它还有助于缓解时差反应和一些睡眠障碍，例如睡眠—觉醒时相延迟障碍。使用褪黑素时，要注意头痛、胃部不适、白天疲劳和奇怪的梦等副作用。

3）γ- 氨基丁酸（GABA）

GABA 是一种氨基酸神经递质，天然存在于我们的大脑中（以及某些食物中），它有助于使身体平静。通过减缓从大脑到中枢神经系统的信息传递，GABA 能够减少焦虑、缓解压力并提高睡眠质量。如果你怀孕或哺乳，请采取预防措施。

4）L- 茶氨酸

这种氨基酸天然存在于蘑菇中，并被制成一些茶。L- 茶氨酸的行为与谷氨酸类似，谷氨酸是我们大脑中的一种氨基酸，有助于在全身传递信号。L- 茶氨酸可以促进平静并缓解焦虑和压力。它是一种安全的天然助眠剂，不会让你感到昏昏沉沉。小心不要将 L- 茶氨酸与降血压药物混合，氨基酸可能会降低血压，因此如果你正在服用高血压药物，请采取预防措施并咨询你的医生。还要注意不要将 L- 茶氨酸与镇静药物混合。

5）缬草根

缬草根原产于欧洲和亚洲。这种植物长期以来一直被用来治疗痉挛、头痛和最常见的失眠。缬草根最适合那些因更年期症状而难以入睡的人。这种低风险的草药疗法成本不高，并且可以改善你的整体睡眠质量。你可以将缬草根放入茶中饮用或将其作为补充剂服用。如果你确实正在寻找一种放松、促进睡眠的茶，请选择含有缬草根和洋甘菊的茶。

6）洋甘菊

洋甘菊是一种广泛用于促进睡眠和缓解焦虑的花。它甚至可以缓解胃酸的症状。如果晚上服用，洋甘菊可以镇静心灵并促进睡眠。洋甘菊中发现的化学物质类黄酮与大脑中的 GABA 神经受体结合良好。我建议在茶中加入甘菊。它比选择洋甘菊补充剂便宜得多。

7）维生素 D

值得注意的是，维生素 D 还可以促进良好的夜间睡眠。这是因为大脑的所有组织都需要维生素 D，尤其是对于睡眠至关重要的部分。如果你尚未缺乏维生素 D，我不建议你服用专门用于改善睡眠的维生素 D 补充剂，请转向其他维生素和补充剂。

8）酸樱桃汁

酸樱桃是褪黑激素的天然来源，有研究表明喝酸樱桃汁可以增加体内褪黑激素的含量。它还可以帮助人们睡得更香、睡得更久。更常见的宾樱桃和其他甜樱桃没有相同的效果。可在睡前约两小时喝一杯。

9）西番莲

这是一种攀缘藤本植物。美洲原住民长期以来一直使用西番莲，因为它具有镇静作用。它含有 GABA，一种影响情绪和睡眠的大脑化学物质。短期内服用西番莲是安全的。

10）五味子

五味子是一种传统的中草药，被认为具有多种益处，其中包括改善睡眠质量。原因之一是五味子所含的活性成分，如五味子甲素、五味子酸等。这些成分被认为具有抗抑郁和镇静的作用，有助于缓解焦虑和促进睡眠。此外，五味子可以调节神经系统，具有放松和安神的效果。它还可以调节体内褪黑激素的释放，通过这些机制，五味子有助于改善睡眠质量和缓解失眠症状。睡前将五味子果实加入热水中，浸泡片刻后即可饮用。

6．提高注意力的最佳补充剂

你是否觉得在学校或工作中难以集中注意力？你是否感觉一天中大部分时间都处于脑雾之中？也许你过着健康的生活方式，每晚有 8 小时休息，并且饮食均衡，但你仍然难以集中注意力。如果是以上这些情况，你可能需要一些额外的帮助来提高你的专注力。不要服用可能带来有害副作用的处方药，而应考虑服用补充剂。

1）狮鬃菇提取物

这些巨大的白色蘑菇因类似于狮子的鬃毛而得名。几个世纪以来，它们在中国、韩国、印度和日本等亚洲国家一直被作为药物使用。人们相信它对心脏、大脑和肠道有好处。研究表明，狮鬃菇可以通过保护脑细胞和产生更多神经元来帮助减缓大脑随着年龄增长而遭受的损伤，使其成为集中注意力补充剂的关键成分。对啮齿动物进行的研究表明，狮鬃菇可以改善海马体（大脑中帮助处理情绪反应和记忆的部分）细胞的功能，海马体还负责将短期记忆转化为长期记忆。这表明，狮鬃菇可能有助于日常记忆的改善。

2）西洋参

西洋参是生长在美洲的参。它与来自亚洲的人参非常相似。美洲原住民使用这种草药作为兴奋剂并治疗各种疾病，包括发烧、头痛、消化不良、不孕症。如今，这种参仍然是健康领域的主要保健品，并且可以作为值得信赖的记忆补充剂的成分。

为什么它是集中注意力的最佳补充剂之一？我们知道炎症会导致抑郁症状，包括脑雾和注意力不集中。西洋参可以抑制炎症并减少对细胞的氧化损伤。许多研究支持这样的说法：经常食用西洋参可以改善与记忆、情绪和行为相关的认知功能。另外，维持免疫系统的健康对于更好的认知功能至关重要。由于西洋参具有抗菌、抗病毒和抗真菌特性，因此它有助于增强你对有害入侵者的防御能力。西洋参还可以增强能量并有助于消除疲劳症状，从而间接改善注意力。

西洋参很容易融入日常膳食或饮料中，你可以用它泡茶、煮汤。

3）银杏叶提取物

银杏被认为是地球上最古老的现存树种之一，比恐龙的寿命还要长。这种树原产于中国，多年来它一直被用于古代中医。如今，银杏叶提取物主要取自树的扇形叶子，用于各种药用目的。它可以减轻痴呆症、阿尔茨海默病和一些精神障碍的症状，可以提高记忆力、注意力和注意力广度。它通过增加大脑的血流量来发挥作用。患有头痛和偏头痛的人知道，集中精力工作和进行其他活动是多么具有挑战性。在中医中，银杏叶用于治疗头痛和偏头痛。这种草药的抗炎特性有助于治疗过度紧张和压力引起的偏头痛。由于银杏具有多种明显的好处且几乎没有有害的副作用，因此它被用于一些最好的集中注意力的补充剂中。

4）红景天提取物

红景天原产于亚洲和欧洲，是一种生长在寒冷气候中的草本植物。红景天是集中注意力的最佳补充剂之一，已在多个国家用于治疗不同的疾病。如今，它被用于许多改善注意力的补充剂中。红景天补充剂可以改善与学习新信息和记忆相关的大脑功能。当大脑中的神经递质失衡时，就会导致抑郁症。红景天被认为具有抗抑郁特性，可以改善抑郁症状。红景天还可以改善因慢性疲劳的导致的注意力难以集中。这种草药几乎没有副作用，因此更容易被使用的人接受。

5）蓝色螺旋藻提取物

蓝螺旋藻是一种蓝绿藻，具有为人类提供营养的悠久历史。阿兹特克人使用蓝色螺旋藻来提高他们的身体表现和耐力，美国宇航局用它来维持太空旅行期间需要充足营养的宇航员。其显著的营养优势使其成为一种超级食品。

蓝色螺旋藻富含铁、蛋白质、硫胺素、核黄素等营养成分。它还提供人体所需的碳水化合物、热量和健康脂肪，例如 Omega-6 和 Omega-3 脂肪酸。它甚至还含有健康所需的必需氨基酸。它富含抗氧化剂，有助于预防氧化损伤和癌症、心脏病和糖尿病等疾病。它可以保护我们的大脑免受氧化应激和炎症的影响，防止某些神经退行性疾病的进展。这就不奇怪许多集中注意力补充剂都以蓝色螺旋藻作为其主要成分之一。

6）罗汉果提取物

罗汉果多年前因由中国僧人种植而闻名，因其有益健康而被用于中药数百年。罗汉果具有抗炎特性，它富含胞二磷胆碱，胞二磷胆碱是一种自然存在于大脑中的化学物质。如今，它被用于注意力补充剂，以帮助记忆和其他大脑功能。一项对 100 名老年患者进行的研究表明，当某些人服用胞磷胆碱补充剂时，他们的情景记忆次要结果比服用安慰剂的人有更大的改善[245]。胞磷胆碱还可能有助于治疗患有认知障碍的个体。

7）Omega-3 脂肪酸

就大脑补充剂而言，Omega-3 脂肪酸是一个很好的起点。Omega-3 具有多种功效，包括改善大脑功能、记忆力和反应时间。它还可以降低患阿尔茨海默病的风险，甚至可能有助于预防抑郁症和痴呆症。婴儿也受益，Omega-3 可以促进怀孕期间和生命早期的大脑健康，这使其成为准父母和新生儿的重要营养素。鲑鱼、鳟鱼和鲱鱼等富含脂肪的鱼类是 Omega-3 的极好来源。但是，如果你怀孕、哺乳或喂养幼儿，请务必避免食用汞含量高的鱼。沙丁鱼是汞含量最低的鱼类之一。你还有更多 Omega-3 来源可供选择，例如亚麻籽、大豆、坚果和 Omega-3 补充剂。

8）白藜芦醇

白藜芦醇是一种抗氧化物质，天然存在于葡萄、覆盆子和蓝莓等紫色和红色水果的皮中。它也存在于红酒、巧克力和花生中。研究显示服用白藜芦醇补充剂可以预防海马体的损伤，海马体是大脑中与记忆相关的重要部分，白藜芦醇可以改善记忆力和大脑功能[246]。目前有很多含白藜芦醇提取物的补充剂，你可以尝试。

7．帮助身体排毒的补充剂

如果你还记得第二篇中那张肝脏二部分排毒过程的图片，你就会知道排毒时需要充足的营养素才能更好地支持肝脏完成排毒的艰巨任务，见图 13-3。在肝脏解毒的过程中，第一阶段的中间代谢产物毒性更大，如果第二阶段解毒效率低，中间代谢物可能会通过与细胞中的各种蛋白质、脂质或核酸结合而导致细胞损伤，并会产生很多自由基，这些自由基导致的氧化应激会诱发多种慢性和退行性疾病以及衰老过程和一些急性病症。

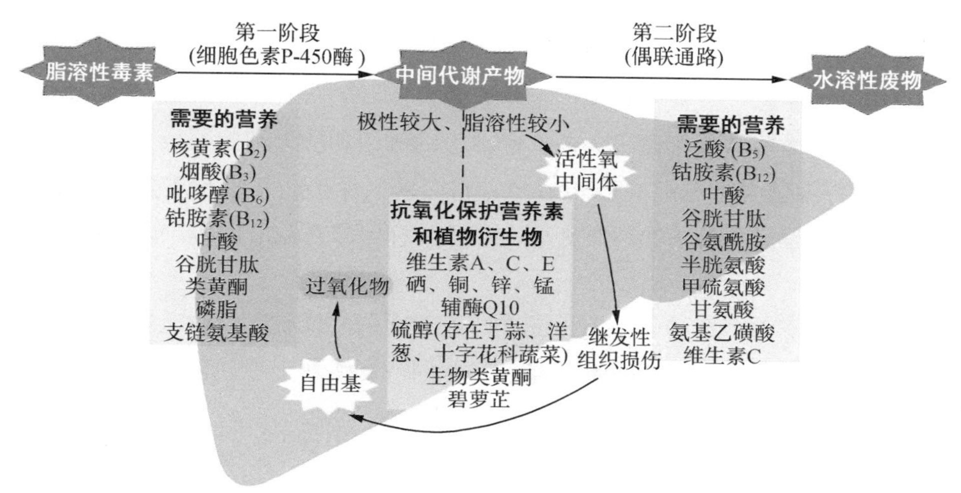

图 13-3　肝脏排毒过程需要的全部营养

因此为了支持肝脏的排毒效能，你需要给予肝脏在一、二阶段排毒需要的营养，还需要给予足够的抗氧化剂来对抗中间代谢过程产生的氧自由基，比如维生素 C、辅酶 Q10、硫醇等。

除了这些必需的营养素，还有很多可以帮助你排毒的补充剂，这些补充剂与排毒方案的有机结合可以让你获得更好的排毒体验。

1）活性炭

世界各地的急诊室通常使用活性炭作为毒品或处方药中毒的解毒剂，以尽量减少肠道吸收的毒素数量。理论上，它还有助于预防通过饮食吸收的毒素。活性炭有片剂或粉末形式。

2）蒲公英叶（蒲公英属）

蒲公英是一种常见的开花植物，原产于欧亚大陆和北美，富含维生素 A、C 和 K。它具有抗炎和抗氧化作用。蒲公英也是很好的纤维来源，含有钙、铁和镁。同时它是一种天然利尿剂，有助于排出体内可能滞留的多余液体。研究表明，蒲公英有助于促进乳酸杆菌和双歧杆菌的生长[247]，这两种细菌对肠道健康都有益。蒲公英可以作为食物、补充剂、酊剂或茶饮。

3）绿茶

绿茶是世界上消费量最大的饮料之一，仅次于水和咖啡。绿茶具有抗氧化作用，可以帮助保护身体免受自由基引起的氧化损伤。绿茶中的主要生物活性成分是儿茶素，一项双盲随机对照安慰剂研究表明，与服用安慰剂的人相比，绿茶提取物使患有非酒精性脂肪肝的男性和女性的肝脏炎症有所减少[248]。健康的肝脏对于清除体内的毒素非常重要。每天喝两到三杯绿茶也可以改善健康状况。服用绿茶提取物的补充剂也会有益。

4）益生菌

益生菌是有益细菌，在某些情况下，是有益的酵母菌株。毒素通过肠道摄入时会进入人体。患有肠易激综合征、慢性腹泻和腹胀等肠道问题的人通常患有肠漏，这会导致吸收问题。如果存在毒素和重金属而肠道屏障又较差会就导致毒素吸收增加。我们可以通过吃健康食品和服用益生菌以及益生元来优化肠道健康。人类平均有约10万亿个“人体细胞”，但也有近100万亿个有益的细菌，人体内和体表的细菌和酵母细胞数量是人体细胞总数的10倍。这些有益细菌大部分存在于肠道中，它们提供保护，并参与重要的代谢过程。常见的益生菌菌株包括乳酸杆菌、双歧杆菌、嗜酸乳杆菌和有益酵母布拉氏酵母菌。

5）车前子壳

车前子壳取自车前子植物。车前子壳在印度和中国的传统医学中已有一千多年的使用历史。它是一种常见的补充剂，有助于降低高胆固醇和缓解慢性便秘。经常使用车前子壳还有助于清除肠道中因不定期排便而积聚的毒素。

6）N-乙酰半胱氨酸（NAC）

N-乙酰半胱氨酸（NAC）可以非常有效地防止肝脏过度氧化损伤。那些经常饮酒或定期服用处方药或非处方药［如扑热息痛（对乙酰氨基酚、泰诺）］的人应该考虑服用这种每日补充剂。NAC可以帮助预防炎症，并有益于脂肪肝患者，脂肪肝是饮酒、糖、简单碳水化合物和快餐过量人群的常见疾病。

7）水飞蓟

奶蓟草的活性成分是水飞蓟宾，数百年来一直用于肝脏保健。奶蓟草有助于保护肝脏免受毒素和炎症的侵害。奶蓟草可以单独服用，也可以与NAC补充剂一起服用。

8）螺旋藻

螺旋藻是一种超级食物，也是易于消化的营养补充剂，可以以药丸或粉末形式服用。螺旋藻来自一种叫作蓝藻的细菌，可以帮助身体排除重金属。根据印度的一项研究，砷会增加患神经系统疾病和糖尿病的风险，而利用螺旋藻的健康特性可以清除体内的砷。

9）姜黄

姜黄因其具有抗炎、抗氧化和促进消化健康的特性而经常被食用。姜黄素是姜黄中的主要分子。细胞氧化是衰老过程的主要原因，姜黄可以帮助防止细胞氧化。研究表明，姜黄还有助于保护大脑中的神经连接免受炎症和氧化损伤，这两种损伤在接触毒素后都很常见[249]。姜黄可以作为香料加入日常饮食中，如果作为补充剂服用，每天500～2000毫克。

13.6　补充剂警示：使用补充剂的注意事项

补充剂的使用需要注意一些重要的事项，以确保安全和有效性。

1．遵循建议剂量

遵循建议剂量是正确使用补充剂的关键。每种补充剂都像是一颗健康的“魔丸”，有其推荐剂量和用法。然而，对于许多人来说，更多就意味着更好这种观念是不正确的。过量摄入某些营养素可能会对身体造成不利影响，甚至有时会导致健康问题。

维生素 C 是我们最熟悉的维生素之一，在给定剂量下，维生素 C 有助于增强免疫系统、促进胶原蛋白合成以及提高铁的吸收率。但是如果过量摄入，可能会导致胃肠道不适，如腹泻、胃痛等。更严重的情况下，可能会出现肾结石等问题，因此一定要注意控制摄入量。

另外一个常见的例子是维生素 D。维生素 D 在骨骼健康和免疫系统方面发挥着关键作用。但是摄入过量的维生素 D 可能会增加钙的吸收率，导致血液中钙的水平升高，可能会引起头痛、恶心、消化不良等症状，严重时甚至会影响肾脏功能。

因此，遵循建议剂量非常重要。在选择补充剂时，一定要仔细阅读产品标签上的剂量指导，并严格按照医生或营养师的建议使用。保持适量、平衡的摄入是确保补充剂发挥最佳效果的关键。

2．避免多种补充剂重复补充

避免同时摄入多种含有相同或相似成分的补充剂是明智之举。就像是在设计自己的营养餐一样，我们希望确保每种成分都能得到充分的补充，但过度的重复可能会导致“多此一举”的尴尬局面。

举个例子，假设你已经在服用含有维生素 B 的复合维生素片，这种复合片通常包含多种维生素 B 成分，如维生素 B_1、B_2、B_6 等。但如果你另外再添加单独的维生素 B 补充剂，实际上就是在“重复造轮子”。维生素 B 是水溶性维生素，过量摄入后会被排出体外，不必要的重复摄入可能会浪费你的金钱和资源。类似地，如果你已经在服用含有铁元素的多种补充剂，如多种复合维生素，那么额外摄入铁元素的补充剂可能会导致铁的过量积累。铁是一种重要的微量元素，但摄入过量可能会引起胃肠道不适、便秘甚至中毒。

因此，在选择补充剂时，要仔细审视产品成分，避免与已经服用的补充剂重复。如果你已经在服用多种复合维生素片或多种矿物质补充剂，最好在添加新的补充剂之前咨询医生或营养师。他们可以根据你的个人情况和营养需求，为你量身定制合适的补充方案，避免不必要的重复摄入，确保你获得最佳的营养补充效果。

3．注意避免可能的相互作用

避免补充剂之间可能的相互作用至关重要，就像是维生素、矿物质和药物之间的“社交圈”。有时，它们之间会相互促进，产生更好的效果，但有时也可能发生“不和谐”的情况，导致副作用或影响疗效。因此，在添加新的补充剂之前，最好先向医生或药剂师咨询，了解是否存在潜在的相互作用风险。举个例子，某些草药补充剂可能会影响药物的代谢和吸收，导致药物的血药浓度增高或降低，进而影响疗效。比如，圣约翰草和一些抗抑郁药物同时使用可能会增加血药浓度，增加不良反应的风险。另外，某些矿物质补充剂，如钙、镁和锌，可能会干扰抗生素的吸收，从而影响抗生素的疗效。此外，一些营养素之间也存在相互作用的情况。例如，维生素C和铁元素在一起服用时，维生素C可以提高铁的吸收率，但在某些情况下，这可能会导致铁的过量积累，进而引发不良反应。因此，即使是看似无害的维生素和矿物质，也可能在相互作用下产生意想不到的影响。

因此，在选择补充剂时，务必谨慎考虑，并咨询专业人士。这样，你就能够避免不必要的风险，确保使用补充剂的安全性和适用性，最大限度地提升健康效益。

4．监控副作用和不良反应：

监控补充剂可能引发的副作用和不良反应是确保使用安全的关键步骤，就像是与自己的身体进行“交流”。时刻留意身体的反应和变化是至关重要的，它们可能是身体在向你发出警告信号。

比如，如果你开始感觉到头痛、恶心、肚子疼或其他不适的症状，可能是由于过量摄入某种营养素或成分，也可能是由于你对某些成分过敏或不耐受。无论是什么原因，一旦出现不良反应，就应立即停止使用补充剂，并向医生或药剂师寻求帮助。此外，还应该留意一些更加严重的副作用，如呼吸困难、胸痛、过度疲劳等，这时应立即就医，并告知医生你所使用的补充剂及出现的症状，以便及时采取必要的治疗措施。

除了主动观察身体的反应，还可以通过记录补充剂的使用情况和身体的反应来更好地监控可能的副作用和不良反应。你可以记录下补充剂的名称、剂量、使用频率以及出现的任何身体不适症状，这样，不仅可以及时发现潜在的问题，还可以帮助医生更好地评估你的情况，并为你提供更合适的建议和治疗方案。

总之，监控补充剂可能引发的副作用和不良反应是确保使用安全的关键步骤，可以有效地保护自己的健康，并最大限度地减少可能的风险。

5．寻求医疗建议

寻求医疗建议在使用补充剂时至关重要。尤其是当你的身体已经存在任何健康问题，或者正在接受其他治疗时。医生能够根据你的个人情况和健康状况，为你提供定制化的建议，确保你选择的补充剂不会与现有的治疗方案产生冲突或相互影响。

对于孕妇、哺乳期妇女、老年人或患有慢性疾病的人群，医生可能会根据特殊情况调整补充剂的种类、剂量和使用方法，以确保不会对身体造成任何不利影响。此外，医生还可以帮助你评估补充剂的可能效果和风险，以便你能够做出明智的决策。

6．遵循使用说明

遵循补充剂的使用说明和警示就像是遵守交通规则一样，是保障健康安全的重要举措。仔细阅读并严格遵守补充剂的使用说明，能够让你减少意外和风险。

首先，要注意补充剂的储存方式。不同的补充剂可能对光线、温度和湿度等环境因素有不同的敏感度。因此，你需要根据产品标签上的指示，将补充剂储存在干燥、阴凉、避免阳光直射的地方，以确保其稳定性和有效性。

其次，要留意补充剂的过期日期。过期的补充剂可能会降低其效果，甚至会产生不良反应或有害物质。在购买补充剂时，要注意查看产品包装上的过期日期，并确保在使用前仔细核对。

最后，特别注意特殊人群的使用建议。孕妇、哺乳期妇女、儿童、老年人以及患有特定疾病或健康问题的人群可能需要根据个人情况调整补充剂的种类和剂量，务必根据医生或专业人士的建议进行操作。

7．定期评估效果

使用补充剂就像是给身体补充所需的营养元素，但是如果补充剂的效果不尽如人意，或者出现了不良反应，那么及时调整或停止使用就显得尤为重要。

定期评估效果能够帮助你及时发现补充剂是否产生了预期的效果。通过持续观察身体的变化和感受，你可以更清晰地了解补充剂对你的健康是否起到了积极作用。定期评估效果也能够帮助你及时发现可能的不良反应或副作用，减少不良反应对身体健康造成的影响。定期评估效果也是与医生进行沟通和交流的基础。与医生共同审视补充剂的效果，能够得到专业的建议和指导，从而更加科学地调整补充剂的使用方案。

至此，我们介绍完了补充剂的所有内容。补充剂种类繁多，功能复杂，值得你花时间去学习。记住必要时一定要咨询专业人士。只要你使用得当，补充剂无疑会为你的整体健康添砖加瓦。

第 14 章　心灵的康复：正念的力量

正念在这个喧嚣的世界成了一种备受关注的心灵疗愈之道。正念不仅仅是一种修行，更是一种态度，一种觉察当下的美好的能力。它教会我们如何在繁忙的日常生活中停下来，倾听内心的声音，以及与周围世界建立更深的联系。本章我们将探讨正念的力量，学习如何在日常生活中融入简单的正念原则，评估个人的正念程度，并探索培养平静心态的方法。愿通过正念的实践，你能够达到内心和谐，获得更加平静与愉悦的生活体验，从而真正获得身心灵的整体健康。

14.1　正念的力量：觉察当下的美好

想象一下，一个宁静的周日早晨，在安静的花园里，沉浸在鸟儿鸣叫和树叶沙沙作响的和谐交响曲中。这个宁静的场景为深刻的领悟提供了一个理想的环境——简单地存在于当下的美丽。

1．什么是正念？

正念的概念最早见于公元 5 世纪中后期[250]。其本义涵盖了“觉察”“记忆”和“警觉”的意义，被视为一种对于当下的全面、清醒的感知与认知。随着时间的推移，正念的概念渗透到了心理学体系中，并在现代心理学和医学领域中得到了广泛的关注和研究。

正念作为一种心理实践，强调对于当前经验的完全接受和觉察，包括身体的感受、情绪的起伏、思维的流动以及外部环境的变化。它不以价值观或判断为基础，而是倡导着客观、无偏见的感知，以觉知和开放的态度面对生活中的一切。

在现代心理学和医学中，正念被视为一种有效的心理健康维护和提升工具。正念能够帮助人更好地应对压力、焦虑和抑郁等心理问题，提升自我意识和情绪调节能力，改善生活质量和心理健康状态。

2．正念的核心理念：觉察和接纳当下的一切经验

正念的核心是觉知。因此，练习正念有助于你更加了解思想、感觉、身体感觉或情绪的内在世界，甚至你自己的需求。

正念有 4 个核心要素：意识、不评判、活在当下、毫无抵抗地接受经历，见图 14-1。

我们的头脑是解决问题的一个很好的工具，但它并不擅长安静下来并与现状相处。大多数时候，我们的思想都在过去或未来徘徊，而不是在当下。它充满了想法、故事和叙述，但不一定与当前实际发生的事情有任何关系。因此，用正念来让我们回到当下就很重要。

正念可以让忙碌的心灵得到喘息。应用正念来专注于内心世界，这对很多人来说可能真的很具有挑战性。你有忙碌的生活，有来自方方面面的要求，家人、孩子、同学、朋友、同事，以及社交媒体、电子邮件……还有来自批评者、挑剔的麻烦制造者的声音，不管你怎么称呼它们，你可能会把消极的想法锁在心里，像一张破唱片一样一遍又一遍地播放它们。这种无休止的消极思想会像恶性循环一样集中在你的头脑中，迫使你变得焦虑和不必要地担忧，甚至会将其灾难化，认为它们在未来一定会发生。但是当你练习正念时，你就完全活在当下，帮助你冷静地接受你的情绪和想法以及周围发生的一切。正念是人类的基本能力，能够充分展现自己的状态，意识到你在哪里以及你在做什么，而不是对周围发生的事情过度反应或不知所措。

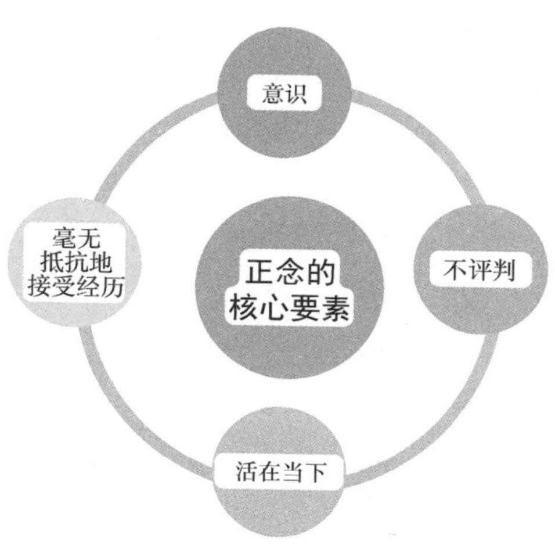

图 14-1　正念的核心要素

虽然正念是天生拥有的东西，但若你每天练习，你更容易获得正念。每当你通过感官意识到自己直接经历的事情，或者通过思想和情感意识到自己的精神状态时，你就是在保持正念。越来越多的研究表明，当你训练大脑保持正念时，你实际上是在重塑大脑的物理结构。

3．正念有什么好处？

西方医学对正念的研究始于 1979 年，当时 John Kabat-Zinn 在马萨诸塞大学医学中心开发了基于正念的减压（Mindfulness-Based Stress Reduction，MBSR）计划。从那时起，对 MBSR 和一般正念的研究呈爆炸式增长。正念的好处见图 14-2。

促进
情绪健康
减轻压力
控制焦虑
降低
血压
增强自
我意识
改善
睡眠
帮助
控制疼痛
减少与年龄
相关的记忆丧失

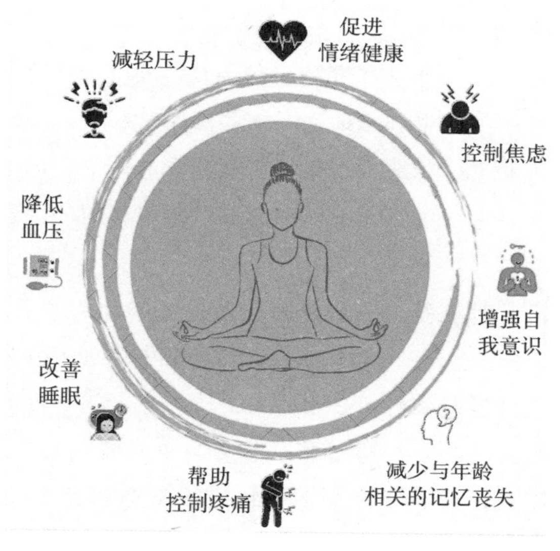

图 14-2　正念的好处

下面我给出一些研究证据来证明正念对整体健康的益处。

改善大脑健康并延缓大脑衰老

2019 年的一项研究发现，学习接受 40 天正念冥想训练的首次冥想者的大脑结构发生了显著变化，包括灰质体积和皮质厚度，与非冥想者相比，这些变化与较低的抑郁分数有关[251]。2020 年对 50 名年龄在 24 岁至 77 岁之间的长期冥想练习者进行的一项研究发现，冥想者的年度脑组织损失率显著降低，特别是在情绪调节、神经系统处理和情绪 / 认知整合中发挥作用的区域[252]，这证明了冥想可能会减缓大脑衰老。

对于焦虑、抑郁和整体健康

2019 年的一项研究根据参与者的自我报告发现[253]，MBSR 可有效提高幸福感、减少感知压力并提高工作场所的工作满意度。2020 年一项研究指出[254]，在大流行期间引入正念和冥想练习是补充焦虑治疗的一种低成本方式，该研究还指出，正念和冥想练习可以很好地适应不同年龄和能力范围的人。

对于疼痛、疾病管理和生活质量

2019 年的一项回顾研究表明[255]，正念干预措施为癌症患者提供了多种益处，包括：减轻压力、减轻疼痛、提高生活质量、减少疲劳、减少恶病质或疾病晚期的脂肪和肌肉损失、缓解消化系统疾病、改善睡眠障碍症状、改善免疫反应以及为护理人员提供支持。该研究还指出，正念甚至可以通过增加褪黑素（一种已知具有抗癌特性的激素）的水平来帮助预防癌症。

4．正念和冥想有什么区别？

冥想通常需要专注的练习，而正念是一种你不仅可以在冥想时体现的东西，还可以贯穿你生命中的每一刻。虽然两者不是一回事，但它们是互补的，你可以在没有正式冥想练习的情况下练习正念，而正式冥想练习可以帮助你增加正念。

下面是正念与冥想的一些差异。

正念　正念是我们在生活中可以拥有的一种品质，这是一种积极的实践，需要与你的思想、身体和精神进行互动，不带判断地进行观察。

正念的本质是意识到当下的所是。你可以注意到你的感官、周围的环境、情绪和呼吸。你甚至可以练习意识到脑海中流淌的思绪——最好不要被它们困扰。重要的是，你要意识到当下到底发生了什么。

你可以在大自然中散步时调整自己的感官，选择观察鸟儿的声音而不是听音乐分散自己的注意力，以此练习正念。你还可以通过在日常活动中更加专注来练习正念，例如洗碗、园艺或涂色。你也可以通过冥想来练习正念。

冥想　冥想是一种正式的练习，通过将注意力集中在特定的焦点上来训练你的思想。可以使用正念作为一种技巧，但也有许多不同的技巧来集中思想和训练你的注意力。这种做法是仪式性的，通常包括：融入轻松的环境，选择舒适的冥想姿势，投入一定的时间进行冥想，无论是五分钟还是半小时。

冥想练习有诸多好处，它积极影响你的心理健康（例如减少焦虑）、认知技能（例如提高注意力和记忆力）、身心耐力、睡眠质量，甚至可能降低患心血管疾病的风险。

冥想可以放松神经系统，让你与自己建立联系。它可以让你进入深度休息和治愈的状态，帮助你全天感觉更好，晚上睡得更好，并随着时间的推移在所有情况下开始做出更好的反应。

正念和冥想有何相似之处？

正念和冥想都需要高度的意识并活在当下。这两者对你的身体、精神和情感健康都非常有益，并且每一种都可以促进内心平静和感恩的想法，见图 14-3。

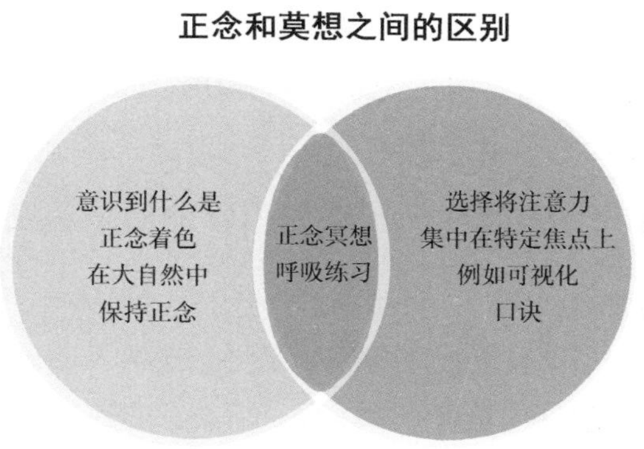

正念和莫想之间的区别

意识到什么是
正念着色
在大自然中
保持正念

正念冥想
呼吸练习

选择将注意力
集中在特定焦点上
例如可视化
口诀

图 14-3　正念和冥想之间的区别

在正念练习或冥想过程中，大脑会释放更深层次的脑电波，促进自我修复、神经系统调节，并减少压力、焦虑、抑郁、疼痛、创伤和炎症的影响。《综合心理神经内分泌学》杂志上发表的一项 2022 年针对健康女性的研究表明[256]，即使是短期的强烈身心干预［通过基于正念的技术，如伸展和冥想呼吸，也可能会增加血清脑源性神经营养因子（Brain-derived neurotrophic factor，BDNF）］。BDNF 促进神经可塑性，使神经系统发生变化并帮助大脑形成新的连接。这本质上可以让你忘掉那些对你无益的想法和模式，并用积极的想法和模式取而代之。

简而言之，正念和冥想都是强大的工具，可以帮助你在未来的日子过上更快乐、更充实、更有价值的生活。

5．关于正念的 5 个常见误解

随着正念的日益普及，一些误解也出现了。以下是五个常见的误解。

误解 1：正念就是清理头脑

这是最常见的误解。正念并不是要创造一个空白的头脑，而是要意识到头脑中正在发生的事情。

误解 2：正念是一个快速解决办法

就像身体健康一样，正念也需要定期练习。这不是一次性的补救措施，而是自我疗愈和自我发现的终生旅程。

误解 3：你需要冥想来练习正念

虽然冥想可以有效培养正念，但这并不是唯一的方法。正念可以在饮食、行走或呼吸等日常活动中练习。

误解 4：正念是一种宗教实践

虽然正念起源于佛教冥想，但这种练习本身是世俗的。任何人都可以练习，无论宗教或精神信仰如何。

误解 5：正念总是让你快乐

这是一个很大的误解。正念意味着不加评判地接受所有感受——快乐、悲伤、沮丧、愤怒。它帮助我们对这些感受做出反应，从而改善我们的情绪健康。

了解这些误解背后的真相对于利用正念的力量并让它丰富你的生活至关重要。

14.2 正念生活：融入日常的简单原则

正念并非一种繁复的修行，而是一种生活的态度，一种从容、平和的心境，让你更加敏锐地体验当下的美好和神奇。正念的基本原则是将正念融入日常生活，这意味着不仅在冥想时保持觉知，更在日常琐事中培养一颗平静、接纳和非评判的心。这种态度不仅可以帮助你更好地应对生活中的挑战和变化，还能够提升你的整体健康和生活质量，体现在以下几方面。

减少焦虑和压力。日常生活中的种种挑战和压力往往会导致焦虑和压力的增加。正念实践让你学会接受并面对当下的困难和挑战，不再被过去的遗憾或未来的担忧所困扰，从而减轻了焦虑和压力的程度。

提升情绪稳定性。正念让你更加敏锐地感知内心的情绪起伏，并学会在情绪波动时保持内心的平静。这种情绪的调节能力使你更容易保持情绪的平衡。

改善人际关系。正念让你学会更多地倾听和关注他人，以及更加敏感地理解他人的感受和需要。通过对他人的理解和尊重，你可以建立更加健康和积极的人际关系，提升生活质量。

增强专注力和注意力。正念训练你将注意力集中在当下的感知和体验上，避免因为过去的回忆或未来的担忧而分散注意力。这可以提高你的专注力，还增强你的思维清晰度和逻辑思维能力。

提升生活满意度。通过将正念融入日常生活，你会学会珍惜和感恩当下的每一个美好时刻，不再被过去的遗憾或未来的担忧所干扰。这种对生活的感恩和满足感使你更加珍惜生活，从而提升了生活的满意度和幸福感。

将正念融入日常生活对心理健康和生活质量的积极影响是显而易见的。下面是关于将正念融入日常生活的简单原则。

持续性觉知　在日常生活中保持持续的觉知是正念的核心。这意味着不断将注意力集中在当前的感知和体验上，而不是沉浸在过去的回忆或对未来的担忧中。培养持续性觉知，你可以更加深入地体验到生活的每一个瞬间，并从中获得更多的平静和满足感。

呼吸作为锚点　呼吸是最常用的正念锚点之一。无论何时何地，你都可以利用呼吸来回到当下。通过专注于呼吸的流动，你可以让自己从烦恼和忧虑中解脱出来。无论是在工作场所中、家庭中，甚至是在繁忙的街道上，呼吸都是你随时随地可以利用的工具，帮助你保持觉知和平静。

专注于身体感受　日常活动中，你可以通过专注于身体的感觉和感知来实践正念。比如走路时，可以注意脚底与地面的接触感，感受脚步的起伏和节奏；洗澡时，可以感受到水滴滴落在皮肤上的触感和温度；吃饭时，可以细细品味食物的味道和口感。专注于身体感受可以让你更加深入地体验到当下的美好。

客观观察思维　正念还要求你以一种客观的态度观察自己的思维，不被自己的情绪所左右，而是以一种不带评判的态度来观察和接受自己的思维。无论是愉快的还是不愉快的想法，你都可以将它们视为客观存在的事实，而不是对自己的判断或评价。客观观察思维可以减少你对负面情绪的执着和埋怨，让你拥有更加开放和宽容的心态。

你可以尝试用以上的原则来探索几种日常练习，将更多的正念带入您的生活。

1．正念唤醒：从一个目标开始

就大脑来看，当你以无意识的方式行事时，大脑低级中心的更快、无意识的冲动与前额叶皮层等高级中心的较慢、有意识、更明智的能力之间就会出现脱节。鉴于无意识的大脑负责我们的大部分决策和行为，正念唤醒可以帮助你将有意识的思维与低层中心关心的原始情感驱动保持一致，除了安全，还包括奖励、联系、目的、自我认同和核心价值观等动机。

设定一个意图——牢记这些原始动机——有助于加强低级中心和高级中心之间的联系。这样做可以改变你的一天，让你的言语、行动和反应——尤其是在困难时刻——变得更加细心和富有同理心。

最好在早上一起来就做正念唤醒，然后再去做其他的事情。

醒来后，以放松的姿势坐在床上或椅子上。闭上眼睛，感受坐着的身体的感觉。确保你的脊柱笔直，但不僵硬。

进行三次长而深的呼吸。通过鼻子吸气，通过嘴巴呼气。然后让你的呼吸适应自己的节奏，只需跟随呼吸的进出，注意呼吸时胸部和腹部的起伏。

问问自己：“我今天的目的是什么？”当你思考将要面对的人和活动时，请使用这些提示来帮助回答该问题。问你自己：我今天如何表现才能产生最佳影响？我需要做什么才能更好地照顾自己？在困难的时刻，我怎样才能对他人和自己更有同情心？我怎样才能感到更紧密的联系和满足感？

设定当天的目标。例如，“今天，我要善待自己；对他人要有耐心；慷慨地给予；脚踏实地；坚持下去；玩得开心；吃得好。”或任何你认为重要的事情。

全天检查自己。暂停，深吸一口气，重新审视你的意图。请注意，当你越来越意识到自己每天的意图时，你的沟通、人际关系和情绪的质量会如何变化。

2．正念饮食：享受每一口

几乎每个人都有吃完一盘食物却没有注意到自己在吃什么的经历。然而，饮食是我们作为人类所经历的最愉快的感受之一，用心地吃饭可以将饮食变成一种更丰富的体验，不仅满足营养的需求，还满足更微妙的感官需求（见图 14-4）。请尝试这样一些做法。

吃饭前呼吸。闭上眼睛，将注意力集中在内心，在开始进餐之前，缓慢地用腹部吸气和呼气，进行 8 ～ 10 次深呼吸。

倾听身体的声音。呼吸后，将意识转移到腹部的身体感觉上。按照 1 ～ 10 的等级，1 表示你没有感觉到任何饥饿，10 表示你感到非常饥饿，问问自己："我有多饿？"哪些身体感觉告诉你饿了或不饿（胃空虚、颤抖、不想吃东西、肚子咕咕叫等）？尽量不要去想你上次吃饭是什么时候或者现在是什么时间，真正倾听你的身体，而不是你的想法。

根据饥饿程度进食。现在你更了解自己的饥饿程度，可以更谨慎地选择吃什么、什么时候吃以及吃多少。这个简单的练习可以帮助你适应自己的真正需求。

保持平静的饮食习惯。下一顿饭时，放慢速度并继续深呼吸。如果你不放松，就不容易消化或品尝食物。

爱上你的食物。用心地吃，体验食物的味道、质地以及你从食物中获得的享受。

以好心情
做饭
感受食物
的味道
不要着急
轻柔放松
的音乐
正念饮食
喝一些水
最后吃掉
你最喜欢的食物
喜欢你吃的东西
避免分心
坐在一张桌子旁

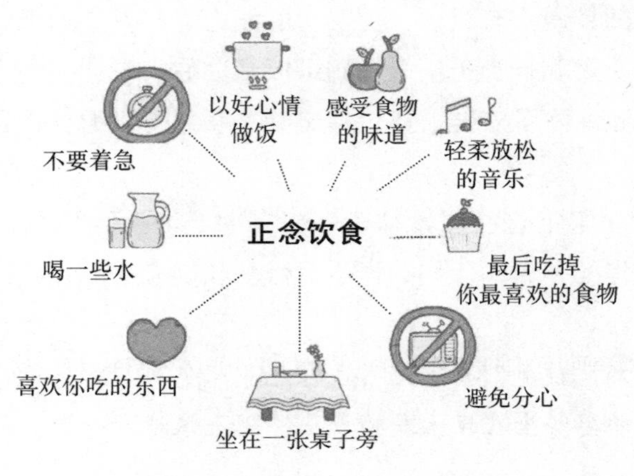

图 14-4　正念饮食

3．正念暂停：重新连接你的大脑

据估计，我们 95% 的行为都是自动进行的——我称之为"快速大脑"。这是因为神经网络是我们所有习惯的基础，它将每秒数以百万计输入的感官信号归纳总结为可快速管理的捷径，以便我们的大脑能够在这个疯狂的世界中更快地发挥作用。这些默认的大脑信号就像信号高速公路一样，以至于在我们记起自己本来打算做什么之前，它们经常会导致我们仍以旧的习惯行事。

正念与这些过程完全相反。它让大脑活动变慢。它是执行控制而不是自动驾驶，可以实现有意的行动、意志力和决策。但这需要一些练习。你越激活缓慢的大脑，它就会变得越强大。每当你深思熟虑地做一些新的事情时，你就会刺激神经可塑性，激活你的灰质，灰质里充满了新萌芽的神经元，这些神经元还没有为快速大脑做好准备。

但问题就在这里。虽然你缓慢运转的大脑知道什么对你来说是最好的，但你快速运转的大脑却让你在生活中走捷径。那么，当你最需要的时候，你怎样才能让自己保持正念呢？这就是“行为设计”概念的用武之地。这是一种让你迟钝的大脑掌握主动权的方法。有两种方法：第一，通过在快速大脑的道路上设置障碍来减慢其速度；第二，消除慢速大脑路径上的障碍，以便它能够获得控制。

不过，改变平衡以赋予你缓慢运转的大脑更多的力量需要一些努力。以下是一些入门方法。

思考你想做的事情。如果你打算做瑜伽或冥想，请将瑜伽垫或冥想垫放在地板中间，这样你走过时就不会错过它。

定期刷新你的触发器。假设你决定使用便签来提醒自己新的意图。这可能在一周左右有效，但随后你的快速大脑和旧习惯就会再次占据上风。尝试写新的笔记；增加多样性或让它们变得有趣，这样它们就能更长久地陪伴你。

创造新模式　你可以尝试用一系列“如果这样，那么那样”的信息来创建简单的提醒，以进入慢速大脑。例如，你可能会想出“如果走进办公室门，那么深呼吸”，作为你即将开始工作日时转变为正念的一种方式。或者，“如果电话响了，请先深呼吸再接听”。每一个转变为正念的有意识的行动都会增强你的慢速大脑。

4. 正念锻炼：激活你的思想和肌肉

骑自行车、举重、在跑步机上出汗——每一项都可以是一种正念练习。无论进行何种体育活动，你都可以通过运动和呼吸的方式让血液流动，并激活体内的每个细胞，而不是简单地通过锻炼来燃烧卡路里、掌握技能或改善状况。正念不仅可以改善你的身体，还可以让你的感觉从忙碌和心烦意乱转变为强大而有能力。

准备好！以下步骤适用于任何活动，将帮助你同步身体、思想和神经系统。当你这样做时，你将增强将所有精力投入手头任务的能力。

明确你的目标。当你系鞋带时，请有意识地想象你希望如何进行你的活动。当你骑上自行车时，你可能会说：“我要深呼吸，注意微风、阳光和路过的风景的感觉。”当你进入泳池时，你可能会说：“我要注意每次划水，以及我周围水的声音和感觉。”

热身（5 分钟）。尝试任何简单的动作——开合跳、伸展运动——并集中精力使呼吸节奏与动作相匹配。通过有节奏地移动，你的大脑活动、心率和神经系统开始协调和稳定。

适应节奏（10～15 分钟）。提高强度，但继续协调呼吸和动作。如果你遇到困难，只需将注意力集中在呼吸上几分钟即可，最终你会找到自己的节奏。

挑战自己（10～15 分钟）。尝试更快的速度、更多的重复次数或更大的重量，具体取决于你在做什么。注意在推动自己时，你感到多么警觉和活跃。

冷却（5分钟）。 逐渐放慢脚步，直到停下来。注意你身体的感觉。

休息（5分钟）。 静静地认识在你体内和周围流动的东西。练习命名你的感受和感觉。你很可能会感到从头到脚都清醒且充满活力。

5．正念驾驶：让自己保持冷静，而不是疯狂

没有什么比拥挤的交通和不耐烦的司机更能引发“战斗或逃跑”的反应了。这就是为什么“路怒症”爆发、压力水平飙升，而理性却被遏制的原因。交通越糟糕，压力就越大。在交通最糟糕的城市，总有一些不平静的司机，他们情绪高涨，脾气暴躁，他们的车轮胎发出尖叫声。

但最严重的交通堵塞可以提供一个绝佳的机会来增强你的正念力量，增加你与他人的联系感，并恢复一些平衡。

以下是简单驾驶练习的步骤。我一直使用并发现它可以创造奇迹。

首先，深呼吸。 这个简单而深刻的建议有助于为你的身体带来更多的氧气，并扩大交通刺激和加剧的压力反应之间的距离。这个空间存在着视角和选择。

问问自己你需要什么。 也许在那一刻，你需要感到安全、轻松，或者你只是需要一些缓解。了解你的需要将会带来平衡。

给自己你所需要的。 如果你需要轻松，你可以扫描你的身体是否有任何紧张感（无论如何，在驾驶时这样做都不是坏事），并缓解紧张或根据需要调整你的身体。你可以加入一些自我同情的短语，例如“愿我轻松，愿我感到安全，愿我快乐”。

环顾四周，发现其他司机都和你一样。 路上的每个人都想要和你一样的东西——感到安全、轻松、快乐。你很可能会看到许多看起来有点焦躁的司机，但你也可能会发现某个人正在唱歌或实际上在微笑，这会立即消除你自己的一些压力。你可以将你刚刚向自己提供的东西应用到他们所有人身上，说：“愿你轻松，愿你感到安全，愿你快乐。”

再深吸一口气。 通过应用这些简单的技巧，你可以在15秒或更短的时间内扭转你的情绪。当你对交通堵塞感到沮丧时，选择你需要做的任何事情，并将这种情况提供给其他人。如果你需要感到安全，可以说：“愿我安全，愿你安全，愿我们都安全。”吸气，呼气，你就播下了幸福的种子。

6．正念沐浴：感受每一滴水珠

和饮食一样，很多人在日常洗澡时也是匆匆忙忙，只为了完成任务而不曾留心细细感受。但是，正如进食一样，洗澡也是我们日常生活中一项愉悦的体验，只要你愿意用心感受。通过将洗澡过程纳入正念练习中，你可以把这个看似平凡的日常行为转化为一场充满感官享受的仪式，为身心带来滋养和放松。

深呼吸。 在开始淋浴之前，先停下手中的事情，闭上眼睛，缓慢地进行几次深呼吸。这样做可以帮助你放慢节奏，平静心情，使自己更加专注于洗澡这一刻的体验。

倾听身体。 当你深呼吸后，将注意力转移到身体各个部位的感觉上。从头顶到脚尖，逐渐扫视每一寸肌肤，倾听身体传达的信息。问问自己：“此刻，我感受到了什么？”或许是水滑过皮肤的触感，或是肌肤对水温的反应。不要去思考，只是单纯地感受。

满足身体需求。了解自己的身体，根据其需要进行洗浴。或许你今天需要一场冷水淋浴来提神，或许你需要一次温暖的泡澡来放松肌肉。无论如何，倾听身体的需求，并给予它所需要的。

保持放松。在洗澡时，放慢动作，保持身心放松。如果你心急意浓，往往会影响洗浴的效果。因此，保持平静的心态，让自己完全沉浸在洗澡的过程中，享受每一滴水珠带来的舒适。

择优而行。如果某种洗浴产品或洗发水的气味让你不舒服，或者某种沐浴方式让你感到不适，那就不要勉强自己。根据自己的喜好，选择最适合自己的洗澡方式和产品。

7．正念倾听：细心聆听每一句话

我们常常会在与他人交谈时只顾匆匆表达自己的想法，却忽略了倾听他人的声音。正念倾听是一种强大的沟通工具，它可以帮助你更深入地理解他人的内心世界，提高你在人际交往中的敏感度和情商。以下是如何在与他人交谈时练习正念倾听的一些方法。

专注于对方的话语。在与他人交谈时，将注意力完全集中在对方的话语上。不要被其他思绪所干扰，也不要在心中准备自己的回应。通过专注于对方的话语，你可以更好地理解他们的意图和感受。

观察非言语交流。除了听取对方的话语，还要注意观察他们的非言语表达，如面部表情、姿势、眼神等。这些非言语信号往往能够传达更多的信息，帮助你更全面地理解对方的心理状态。

表达理解和同理心。当对方表达完自己的想法后，不要急于给予评价或建议，而是先表达出对他们的理解和同理心。可以使用一些肯定的词语，如“我理解你的感受”“我能理解你为什么会有这样的想法”。

主动提出问题。在与他人交谈时，不要只是被动地接受对方的话语，而要积极地提出问题，帮助对方更深入地表达自己的想法和感受。这不仅可以促进对话的深入，还能够增进彼此之间的理解和信任。

8．正念之夜：以正念练习结束你的一天

在结束一天的忙碌之后，给自己一段时间来进行正念练习，可以帮助你平静下来，释放一天的紧张和压力。这可以是几分钟的冥想，也可以是一些温和的伸展运动，甚至只是简单地反思当天所经历的事件，并以感激和不评判的态度对待它们。

温和的伸展运动。进行一些简单而温和的伸展运动，放松身体的紧张肌肉，缓解一天的疲劳。可以选择一些瑜伽或伸展的动作，如下犬式、蝴蝶式等，慢慢地拉伸身体，让自己感受到舒适和放松。

感激与反思。坐下来，闭上眼睛，回顾一天所经历的事件，不要评判或纠结于其中的不如意之处，而要着眼于其中的美好和值得感激之处。可以将手放在心脏位置，感受心跳的节奏，感受生命的力量和美好。

冥想放松。闭上眼睛，深深地呼吸几次，让自己的身心放松下来。然后，集中注意力，将注意力放在呼吸上，让自己沉浸在当下的感觉中。可以选择一些冥想引导音频，帮助自己进入更深层次的放松状态。然后进入美好的梦乡。

通过进行正念之夜的练习，你可以在一天结束时得到内心的平静和满足感，让自己更好地准备迎接新的一天的挑战和机遇。这不仅有助于提高你的心理健康和情绪稳定性，还能够增进你与自己的连接，培养内在的平和与喜悦。

14.3　自我觉察：评估个人的正念程度

当考虑到评估个人的正念程度时，目前公认的方法是五个方面正念问卷（FFMQ）[257]。

五方面正念问卷（FFMQ）是一种可靠且有效的综合工具，用于评估个体正念的不同方面。这个工具基于对五个独立开发的正念问卷的因素分析研究。五个因素代表了目前概念化的正念元素，分别是观察、描述、有意识地行动、不评判内在体验和对内在体验不做出反应。

该评估提供了子量表的分数以及总体正念分数，分数代表了正念的范围。

分数意味着什么？

观察分数。避免分心并保持“临在”感知、感觉或想法的能力，即使它们令人不愉快或痛苦。

描述分数。表明你如何能够用语言描述或标记你的信念、观点、情感和期望。

有意识地行动分数。这是对保持专注于手头任务而不分心的能力的评估。

不评判内在体验分数。评估你不加评判地体验情境、想法、感受或情绪的能力。

无反应性评分。表明你如何能够感知自己的情绪而不对其做出反应。

分数越接近 5 表示正念越多；越接近 1 表明正念越少。

请使用提供的量表对以下每项陈述进行评分。在空白处写下最能描述你对你自己的看法的得分。

1 分　　从来没有或很少是真的

2 分　　很少是真的

3 分　　有时是真的

4 分　　经常是真的

5 分　　经常或总是正确的

1. 当我走路时，我故意注意到我身体移动的感觉。
2. 我善于找词来形容我的感受。
3. 我批评自己有不理性或不恰当的情绪。
4. 我感知自己的感受和情绪，而不必对它们做出反应。
5. 当我做事时，我的思绪会走神，很容易分心。

6. 当我洗澡时，我会对身体上的水的感觉保持警惕。
7. 我可以很容易地把我的信念、意见和期望用语言表达出来。
8. 我不注意我在做什么，因为我在做白日梦、担心或以其他方式分心。
9. 我观察自己的感受，而不会迷失其中。
10. 我告诉自己，我不应该有这种感觉。
11. 我注意到食物和饮料如何影响我的思想、身体感觉和情绪。
12. 我很难找到词语来描述我在想什么。
13. 我很容易分心。
14. 我相信我的一些想法是不正常或不好的，我不应该这样想。
15. 我注意感觉，比如风吹拂着我的头发或阳光照在我的脸上。
16. 我很难想出合适的词来表达我对事物的感受。
17. 我判断我的想法是好是坏。
18. 我发现很难专注于当下发生的事情。
19. 当我有令人痛苦的想法或图像时，我会“退后一步”并意识到这个想法或图像而不会被它影响。
20. 我注意声音，例如时钟滴答作响、鸟儿鸣叫或汽车经过。
21. 在困难的情况下，我可以暂停而不立即做出反应。
22. 当我的身体有感觉时，我很难描述它，因为我找不到合适的词。
23. 似乎我正在“自动运行”，而对自己在做什么没有太多意识。
24. 当我有令人痛苦的想法或脑中出现不好的图像时，我很快就会感到平静。
25. 我告诉自己，我不应该以我现在的方式思考。
26. 我注意到事物的气味和香气。
27. 即使我感到非常沮丧，我也能找到一种方法来表达它。
28. 我匆匆忙忙地完成活动，却没有真正关注它们。
29. 当我有令人痛苦的想法或脑中出现不好的图像时，我能够注意到它们而没有反应。
30. 我认为我的一些情绪是坏的或不恰当的，我不应该感觉到它们。
31. 我注意到艺术或自然中的视觉元素，例如颜色、形状、纹理或光影图案。
32. 我的自然倾向是将我的经历用语言表达出来。
33. 当我有令人痛苦的想法或脑中出现不好的图像时，我只是注意到它们并放手。
34. 我自动做工作或任务，却不知道自己在做什么。
35. 当我有令人痛苦的想法或脑中出现不好的图像时，我会根据想法 / 图像的内容来判断自己是好是坏。
36. 我注意我的情绪如何影响我的思想和行为。
37. 我通常可以相当详细地描述我此刻的感受。
38. 我发现自己做事不能集中注意力。

39. 当我有非理性的想法时，我不赞成自己。

得分：计算自己在以下不同方面的平均分

观察项目：

1、6、11、15、20、26、31、36

描述项目：

2、7、12、16、22、27、32、37

具有意识的项目：

5、8、13、18、23、28、34、38

非评判项目：

3、10、14、17、25、30、35、39

非反应项目：

4、9、19、21、24、29、33

下面是一组人练习正念 8 周后的分数比较，可以给你作为参考（见表 14-1）。

表14-1　正念练习前后对比

正念总体得分	训练前	训练结束后
观察分数	2.9	3.6
描述分数	3.7	4.1
认知度得分	3.1	3.4
非评判分数	2.4	3.0
无反应性评分	2.9	3.9

14.4　正念练习：培养平静心态的方法

练习正念的方法有无数种，找到与你和你的生活方式产生共鸣的技巧非常重要。以下是 5 个简单有效的入门实践。

1．身体扫描冥想

你每天都生活在你的身体里，但你真的与它协调得好吗？身体扫描冥想是一种让你扎根于身体并帮助你更好地识别体内正在发生的事情的工具。这种身心联系使你有能力停留在当下，而不是担心或过度思考压力、疼痛或其他身体感觉。另外，当你专注于努力感觉良好时，你可能会尝试忽略任何不太理想的感觉。

1）身体扫描冥想的好处

进行身体扫描冥想可以帮助你以不带判断的方式识别其中的一些感觉。身体扫描的目标不一定是改变任何事情，只是为了建立对自己感受的持续认识。你进行身体扫描冥想的次数越多，你的表现就越好，并且你的身体应对压力的能力就越强。你会更容易摆脱交感神经的战斗或逃跑模式，转而进入副交感神经模式，即“休息和消化模式。身体扫描冥想可以意识到你的疼痛并帮助你更好地应对这种疼痛。研究表明，即使进行快速的身体扫描冥想也可以减轻慢性疼痛的严重程度和感觉。身体扫描冥想是一种减压技巧，你几乎可以随时随地使用。你可以将身体扫描视为缓慢穿过你身体的精神 X 射线。

2）如何做身体扫描冥想

建议你留出 30 ～ 40 分钟的时间，如果你没有那么多时间，那就充分利用你有的时间。你可以躺下，也可以坐在能轻松伸展四肢的位置，重要的是要保持舒服的姿态。

重点。闭上眼睛，开始专注于呼吸。慢慢地通过鼻子吸气，然后通过嘴呼气，注意吸气和呼气时呼吸充满并离开肺部的感觉。这样做几次，让你的肩膀下垂并融入你的身体。

从身体的顶部开始。头部、肩膀、上背部、胸部、腹部、每只手和手臂、大腿、膝盖和小腿，最后是脚和脚趾。当你继续缓慢而深呼吸时，将注力集中在那个地方。然后移动到身体的另一部分并做同样的事情。

注意。打开你的意识，感受疼痛、紧张、不适或任何异常的感觉。

慢慢来。花 20 秒到 1 分钟的时间体会这些感觉。

承认。如果你开始注意到疼痛和不适，请承认并接受这些感觉带来的任何情绪。接受它们，不要批评。例如，如果你感到沮丧和愤怒，不要因为这些情绪来评判自己。注意它们并让它们过去。

呼吸。继续呼吸，想象每次呼吸时疼痛和紧张逐渐减轻。

释放。慢慢地释放你对身体特定部位的意识，并将其转移到你的下一个焦点区域。有些人发现想象在呼气时释放身体的一个部位并在吸气时移动到下一个部位会很有帮助。

注意飘忽不定的想法。当你继续审视自己的身体时，请注意你的思绪何时飘忽不定。这种情况可能会发生不止一次，所以不用担心。你没有失败，并且可以轻松地让你的想法回到正轨，只需轻轻地将你的意识返回到你停止扫描的位置即可。

观想并呼吸。扫描完身体部位后，让你的意识游遍全身。将其想象为液体填充模具。继续缓慢地吸气和呼气，同时带着对整个身体的这种意识静坐几秒钟。

回来。慢慢释放你的注意力，将注意力带回周围的环境。缓慢地深呼吸，轻轻地睁开眼睛。

2．3 分钟正念呼吸

正念呼吸是一种简单而有效的冥想方法，需要将注意力集中在每次呼吸进入和离开身体时，它有助于将你的思绪从日常生活中的忧虑和干扰中移开，让你全身心地投入当下。几个世纪以来，正念呼吸一直被世界各地的各种文化和传统所接受。在瑜伽和冥想等古代东方实践中，正念呼吸被认为是实现内心平静和精神成长的基本技巧。这些传统的智慧告诉我们，通过与我们的呼吸联系，我们可以与我们的真正本质联系起来。

1）正念呼吸的好处

研究表明，正念呼吸可以激活身体的放松反应，降低压力水平并促进平静感。当你进行正念呼吸时，你的身体会释放内啡肽，这是一种天然化学物质，可以让人产生幸福感。此外，这种练习会激活副交感神经系统，有助于调节你的心率和降低血压。

将正念呼吸融入日常生活的好处有很多。它不仅有助于减轻压力和焦虑，还可以提高注意力。定期练习正念呼吸可以增强你的整体情绪健康，为你的生活带来更大的幸福感和满足感。此外，正念呼吸可以增强你的免疫力，改善睡眠质量，甚至增强你的心血管健康。每天只需花 3 分钟专注于呼吸，你就可以获得这些令人难以置信的回报。

正念呼吸可以随时随地练习。无论你是坐在办公桌前、排队等候，还是在大自然中散步，你都可以将注意力重新集中到呼吸上。这使正念呼吸成为管理压力和在现代生活的混乱中寻找平静时刻的强大工具。

2）如何做正念呼吸

设置你的环境。找一个安静祥和的空间，在那里你可以花一些时间专门进行这种练习。确保你的环境不受干扰并且让你感到舒适。调暗灯光或点燃香薰蜡烛来营造宁静的氛围。尽量减少背景噪声或播放有助于放松的舒缓音乐。

进入一个舒适的位置。无论是坐在垫子上、椅子上，还是躺着，选择一个让你放松但保持警觉的姿势。闭上眼睛或轻轻地向下凝视，以你感觉最舒服的方式为准。坐在垫子或冥想垫上可以帮助保持良好的姿势并支撑脊柱的自然曲线。如果坐在地板上对你来说不方便或不舒服，那么坐在椅子上双脚平放在地上也是一个合适的选择。

花点时间扫描你的身体。检查是否有任何紧张或不适的地方。轻轻地调整你的姿势，释放任何紧张感，找到一个让你感到身体轻松、精神警觉的姿势。

开始练习。用鼻子深吸一口气，使肺部充满空气，然后用嘴慢慢呼气。当你呼气时，让任何紧张或压力离开你的身体。当你深吸一口气时，想象空气像一股温柔的波浪一样进入你的身体，流过你的鼻孔并充满你的肺部。感受胸部的扩张以及任何紧绷或不适的释放。

专注于你的呼吸。当你将注意力集中在呼吸的感觉上时，请注意每次吸气和呼气时伴随的细微差别。注意空气进入鼻孔时的凉爽感，让你的感官充满活力，以及呼气时伴随的温和温暖，释放内心的紧张。当你继续观察你的呼吸时，你可能会注意到它有自己的节奏。它可能深而慢，也可能浅而快。无论怎样，拥抱你呼吸的独特性，让它引导你进入宁静的状态。请记住，没有必要控制或改变你的呼吸，只需成为一个观察者，全神贯注于当下。

完成练习。当 3 分钟的呼吸练习结束，你进行最后的深呼吸时，想象每次吸气都让你充满新的能量和活力。感受身体苏醒的感觉，就好像它正在轻轻地摆脱任何静止的残余。摆动手指和脚趾，让血液自由流经四肢，让每一个细胞都焕发活力。

伸展身体。伸展一下。将手臂举过头顶，拉长脊柱，感受肌肉的美妙舒展。抓住这个与你的身体重新连接的机会，承认这个神奇的身体在陪伴你度过一生。

回味。花点时间欣赏一下你在这 3 分钟的练习中所培养的平静和清晰。当你继续新的一天时，请随身携带这种平静和存在感，因为你知道你有能力在需要时随时利用它。

3）常见问题和解决方案

处理干扰。在这个练习中，走神是很自然的事情，尤其是当你刚接触正念时。当你发现自己的思绪飘散时，只需不加判断地承认它们，然后轻轻地将注意力拉回到呼吸上。

克服不安。如果你发现静坐很困难，可以尝试将正念呼吸融入你的日常活动中。你可以在走路、洗碗，甚至排队时练习。关键是无论你在做什么，都要保持对呼吸的意识。

正念呼吸的最佳时间。你可以在一天中的任何时间练习正念呼吸，而在早晨开始或在睡前放松尤其有益。当你醒来时，找到一个舒适的姿势——无论是坐着还是躺着，闭上眼睛，将注意力集中在呼吸上。注意空气进入和离开身体的感觉。让自己完全沉浸在当下，放下可能出现的任何想法或担忧。将正念呼吸融入你的早晨例行公事中，你会感到注意力更加集中并准备好迎接未来的一天。

另一方面，睡前练习正念呼吸可以帮助你放松并为一夜安眠做好准备。躺在床上专注于呼吸。吸气和呼气时感受胸部的轻微起伏或空气的凉爽，释放一整天积累的所有紧张或压力。将这种练习融入你的夜间日常活动中，你可以实现从清醒到睡眠的平静过渡，让你的身心放松并恢复活力。

请记住，一致性是关键。练习得越多，好处就越大。因此，深呼吸，拥抱当下，让自己体验正念呼吸的变革力量。

3．慈心冥想

慈心冥想，简称 LKM，就是给自己和周围的人带来良好的氛围。把它想象成你给自己一个精神拥抱，然后与他人分享。目前它在全球范围内流行，因为它可以提高你的情绪和心理健康。

在日常的辛苦工作中，人们很容易忘记爱和善意的力量——尤其是对自己的爱和善意。慈心冥想可以激发你的温暖和同情心，并将其引导给你自己和周围的人。这种冥想方式有助于促进同情心和同理心，并因其对精神和身体的益处而受到现代科学的认可。慈心不仅仅是一种让人感觉良好的做法。它是一种可以联系、启发和激励我们改变世界的力量。慈心冥想之所以如此吸引人，是因为它的灵活性。这是一种世俗的做法，无关有无宗教背景，所有年龄段的人都可以进行。另外，你不需要冥想垫或安静的山顶。你可以在任何地方进行——卧室、公园长椅，甚至在堵车时。尽管慈心冥想和正念常常被视为独立的行为，但它们之间有着错综复杂的联系。正念可以帮助你立足当下，而慈心则为它增添了一层爱和仁慈。这是关于对自己和他人怀有同情心。

1）慈心冥想的好处

越来越多的科学证据证明了它对心理和生理健康的积极影响。

有助于减少自我批评。个人成长和幸福最常见的障碍之一是自我批评。慈心冥想有助于减少自我批评的想法和行为。通过对自己产生同情心，你可以创造一种心理环境，用自我接纳和善良取代消极的自我判断。这可以逐渐提高你的自尊心。

提高福祉和生活满意度。练习慈心冥想与积极情绪的增加相关，从快乐和爱到感恩和满足。这些高涨的情绪状态反过来又有助于提高生活满意度和幸福感，如果长期坚持练习，这种幸福感可以持久。

更好的心理健康和清晰度。焦虑和抑郁等心理健康障碍通常是由负面情绪和想法引起的。慈心冥想可以帮助你专注于积极的时刻，从而打破这种循环并提高头脑清晰度。研究发现，它可以降低应激激素皮质醇的水平，减轻创伤后应激障碍（PTSD）和精神分裂症的症状，并改善情绪调节，从而使思维更清晰，决策能力更强[258]。

改善关系。修行慈心不仅对你有好处。它还会使你的人际关系产生积极的连锁反应。通过培养更有同情心、宽容和更少评判的心态，你会更容易理解和接受他人，从而改善社会联系和互动。进行慈爱冥想的夫妻会体验到更高的关系满意度和更牢固的情感纽带。

生理益处。虽然慈心冥想的主要关注点是情感和心理，但它也被证明可以提供生理益处。这并不奇怪，因为情绪健康通常与身体健康有着内在的联系。慈心冥想在治疗慢性疼痛方面显示出了积极的作用。它有助于降低肌肉紧张度并改变大脑感知疼痛的方式，使其更容易控制，这体现在慈心冥想治疗偏头痛的过程中。

2）如何修习慈心冥想

慈心冥想是一种可以根据你的个人需求、偏好和经验水平量身定制的练习。虽然核心原则保持不变——培养对自己和他人的爱和同情心，但你参与练习的方式可能会有所不同。

下面是适合于初学者的慈心冥想练习方式。

（1）将同情心转向我们自己

大多数时候，我们是自己最严厉的批评者。我们努力隐藏自己的缺陷和错误，以便向世界展现完美的形象。慈心冥想是选择对自己的不完美表示同情。这种转变帮助你适应你一直拼命避免的困难，也为你提供了发展内在智慧和平静的机会。

① **让你的意识转向内在。**让目光变得柔和，软化身体。

② **让你下定决心，以温暖和关爱来迎接你自己，无论发生什么。**鲍勃·夏普斯（Bob Sharples）说：“不要通过冥想来修复自己、治愈自己、提高自己或救赎自己。相反，把它当作一种爱的行为，一种与自己深厚而温暖的友谊。这样，就不再需要自我完善的微妙攻击性或因做得不够而内疚。它提供了避免让许多人的生活陷入困境的可能性。冥想是一种爱的行为。”

③ **现在想象一下，你曾经慈悲地抱着的那个人现在正以慈悲的目光看着你。**首先，重新体会你对他们的同情心：你真的希望看到他们摆脱痛苦。让我们重新联系一下那些对你来说最有意义的短语：我关心你的困难，愿你被慈悲所包容，愿你的心平静。

④ **让自己尽可能地接受他们富有同情心的愿望。**让他们触动你的心。

⑤ **现在尝试将同样的同情心引导到自己身上。**我关心我的困难，愿我有慈悲心，愿我的心平静。再次强调，这不是评判你自己或你的经历的借口。爱需要应用于我们与今生之间的这些障碍。我关心我的困难。愿我有慈悲心，愿我的心平静。

⑥ **轻轻地握住正在出现的任何东西。**花时间养成播种这些同情心的种子的习惯。

（2）为你所爱的人进行慈心冥想

① 让我们走到座位边缘，在那里你可以直立，确保你的背部、颈部和头部对齐。双脚落地，现在请你闭上眼睛。

② 让我们一起深呼吸几次来开始吧。你所做的所有呼吸都是通过鼻子进出的。所以，每个人，通过鼻子长长地、缓慢地、深深地吸气，让空气填满你的腹部。然后呼气……把所有的空气都推出来，推出来。再次深吸气，进行长而缓慢的深呼吸，然后呼气，将所有空气全部排出。

③ 现在只要尝试一下对自己来说合适、自然的呼吸节奏即可。这不需要任何努力——美好而简单，只需确保你通过鼻子吸气和呼气即可。

④ 现在让我们想象一下，所有你爱的人，无论是你的家人还是朋友。这些人是活着还是已经去世并不重要——爱是无边界的。他们住得离你有多远也没关系。

⑤ 牢记所有你爱的人，用你的呼吸向他们传递爱。无论你感觉如何，想象并感受每一次呼吸的动作：你的每一次呼吸都在向你爱的人传递爱。

⑥ 就像在生活中一样，这里也会出现干扰。但无论是一个想法还是一个声音，无论遇到什么干扰，都不要责备自己。只需承认你的注意力分散了，然后让自己重新回到呼吸上。再一次用呼吸向你爱的人传递爱——无论你感觉如何，看到并感受到它。

⑦ 再次发挥你的想象力，看到并感受你自己用呼吸向你所爱的人传递爱。无论这些人离你有多远，无论他们是否还活着，爱都是无边界的。

⑧ 如果你分心了，不要责怪自己。只需承认分心并回到呼吸即可。慈心冥想的目的就是延长你保持专注的时间。再一次，你专注于用呼吸向你所爱的人传递爱——这就是你所关注的一切。

⑨ 现在你慢慢地离开呼吸，回到你的身体。首先扭动你的脚趾和手指，转动你的脚踝和手腕。向两侧转动颈部，以伸展颈部。如果你闭着眼睛，现在可以慢慢睁开眼睛回到现实了。

慈爱可以帮助你软化对待痛苦事件和情绪的态度。本着向他人送去良好祝愿的意图，你可以观察到困难情绪的存在而不会被它们淹没。通过同情心，你意识到你的情绪不会孤立你，而是将你与所有其他人类联系起来。这种练习让你能够以体现慈爱和慈悲的方式注意到你的情感体验，缓解你疲惫的心。

4．正念瑜伽

正念瑜伽将传统的正念教义应用到瑜伽的身体练习中，是将你的思想与呼吸联系起来的整体方法，提供对心灵更深入的洞察。

正念瑜伽与现有的各种瑜伽练习之间的区别在于，正念瑜伽的重点是身心意识，而不是对齐细节和确切的身体姿势。重点是培养正念，以体式为载体。将正念意识带入任何身体活动中，都会使你对当时正在做的任何事情保持警觉，从而将运动转化为冥想的形式。因此，正念瑜伽被认为是冥想的一种形式，并经常在正式冥想静坐之前练习。正念瑜伽的另一个特点是它强调观察而不是反应，尤其重视在练习瑜伽姿势时观察自己的思想和感受。

1）正念瑜伽的好处

正念瑜伽有很多独特的好处，并得到了哈佛医学院和马萨诸塞州总医院抑郁症临床和研究项目的顶尖研究人员的认可（Powell，2018）[259]。

深刻的意识/开放自我。一般来说，正念的练习会扩大你的视野和你对自己的理解。通过正念瑜伽，你学会敏锐地意识到习惯性的反应模式。例如，当你进行深度扭转时，你会屏住呼吸吗？在完成具有挑战性的姿势时，你是否会变得焦躁或生气，并希望它们结束？

这种敏锐的身心意识成为瑜伽练习之外转变的工具，因为正是通过意识，你才能增强观察事物本来面目并与之相处的能力。训练你的意识有助于你摆脱那些阻碍你成长的特征，例如抵制现状和扮演受害者。

帮助一个人面对日常生活的挑战/表现出较少的反应性。正念瑜伽练习可以增强耐心并减少反应性。这可以在一个人生活的各个领域反应出来，包括工作、人际关系、社交生活和休闲活动。耐心的增强可以使冲突和对抗变得更容易处理，你学会根据你的模式在做出反应之前停下来进行反思。

接受。通过正念瑜伽练习，你学会放手并接受当时的情况。将这一点带入日常生活中是非常有价值的，因为当你接受一种感知到的负面情况的本来面目时，就会开始中和它，并且更容易地度过它。

众所周知，接受甚至可以帮助那些患有抑郁症的人。例如，当你开始接受你的抑郁症时，你就开始从它那里夺走力量，并且意识到这只是想法和感觉。

在垫子上练习接受可以让你为现实生活做好准备，因为你确实无法选择接下来会发生什么。正念瑜伽能教你从容应对。

对自己和他人有更高的同情心和不评判感。通过定期练习正念瑜伽，你可以将更多的同情心、善良和理解带入你的日常生活中。当正念瑜伽提高你对身体、感受、思想、认知和理解时，它会加深你对自己和他人的基本善良的认识。整个瑜伽练习中特定的“打开心”姿势也旨在支持健康、开放的心（这是情感意义上的，而不是身体上的心脏）。由于心与你给予和接受爱的能力有关，定期的正念瑜伽练习有助于治愈情绪障碍并放弃消极信念。

2）深化你的个人瑜伽练习

正念瑜伽的另一个好处是它可以为你的个人瑜伽练习带来更多意义。对于一些人来说，经过多年的练习，瑜伽可以成为日常事务清单的一部分，或者仅仅是一种锻炼形式。当练习开始成为你通过日常运动而不是通过有意识的思考进行的事情时，它就不再是瑜伽了。正念瑜伽的本质就是让你摆脱“自动驾驶仪”，让你更深入地练习。对于那些对冥想技巧没有太多经验或了解的人来说，它还可以充当体式练习和冥想练习之间的桥梁。正念瑜伽的姿势见图 14-5。

① 山式

这个姿势是所有站立姿势的基础。它看似简单，却常常没有被用心去实践。它可以帮助你意识到身体和心灵的各个部位，看看它是否走神了。

正念瑜伽的姿势

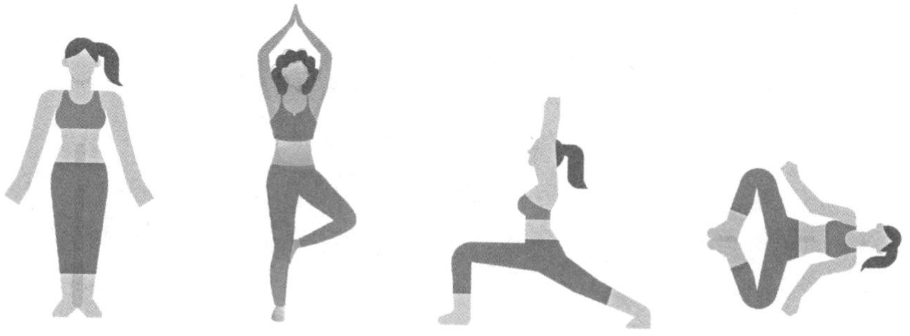

山式　　树式　　高弓步　　仰卧束缚角

图 14-5　正念瑜伽的姿势

提示：

站直，双臂放在身体两侧。将脚的四个角压入地面，将重量均匀地分布在双脚之间。将你的骨盆想象成一个碗，其边缘是水平的。拉长脊柱，保持下肋骨不突出，轻轻抬起胸部，打开心脏。将肩膀放松到背部。保持下巴与地面平行，耳朵位于肩膀中央。

② 树式

树式是经典的平衡姿势，有助于你集中精力在一条站立的腿上找到平衡。这是另一个容易让人走神的简单姿势。此外，由于这是一种平衡姿势，如果无法保持平衡会导致失败或评判的感觉。

提示：（每侧都要完成的姿势）

站直，双臂放在身体两侧，开始将重量转移到右脚。吸气，同时抬起另一条腿，向外旋转。用左手将左脚掌引导到右大腿内侧。将双手掌相对向上举起。你的左脚应该用力压入你的右大腿，吸气和呼气时保持这个姿势。

③ 高弓步

高弓步是一种伸展姿势，可以提高平衡性、注意力和核心意识。在这个体式中，通常会失去对呼吸的意识，或者可能会唤起结束体式的愿望，这使其成为正念的绝佳练习。

提示：（每侧都要完成的姿势）

从下犬式开始，将右脚向前迈出并将其放在右手拇指旁边，使右膝盖与右脚踝对齐。将左膝降低到地面，确保将其放在臀部后面。抬起你的躯干，将双臂举过头顶，手掌相对，二头肌放在耳朵旁边。让臀部向前和向下倾斜，直到感觉到左腿前部和腰肌有拉伸感。将尾骨向下拉，拉长下背部并锻炼核心肌肉。当你的心脏向上伸展时，开始将拇指拉入身体的后平面，将目光向上移动以实现轻微的后弯。

④ 仰卧束缚角

这是一种经典的恢复姿势，是正念瑜伽练习的绝佳结束姿势，可以作为冥想的平衡车，因为它可以将意识带入内心。在这种姿势下，由于大腿内侧和腹股沟的不适，思想可能会开始走神。

提示：

从尸式开始，双脚并拢，膝盖打开。想象一下你的腹股沟内侧正在沉入骨盆。将双臂向身体两侧伸出，与躯干两侧成约45度角，手掌朝上开始放松你的脸部、胸部、肩膀、臀部和脚。当你保持这个姿势时，让你的膝盖进一步下降。

总之，将正念和瑜伽结合起来可以比单独练习有更多的好处，包括更深层次的自我意识和接受感，以及对自我和他人的同情心。正念瑜伽的姿势和顺序往往比其他风格的瑜伽更简单，目的是放慢你的呼吸、你的身体和你的思想，以提高你在当下时刻的感知。

5．步行冥想

上次你独自行走时——在城市、社区、当地公园或偏远的远足小径——你的心思在哪里？你打过电话吗？你在听音乐或播客吗？也许你陷入了沉思。步行冥想旨在让你在外出时保持身心同步。如果你不喜欢坐下来闭上眼睛冥想，这是一个很好的选择，它仍然可以训练大脑的意识。

步行冥想就是将正念和意识带入你经常自动进行的活动中。当你走路并融入冥想时，你将专注于当下并与你的感官互动。你实际上会意识到脚下地面的感觉、脚步的节奏、身体的运动以及空气给皮肤带来的感觉。

步行冥想的美妙之处在于它可以在任何地方练习，无论是在公园、城市街道上，还是在家里散步。这听起来可能很简单，但用心行走可能具有独特的挑战性。我们已经习惯了不假思索地走路，不考虑其他事情，因此调整细节需要付出一些努力。但这就是奇迹发生的地方。在那些有意识的时刻，你真正与当下联系在一起。

1）步行冥想的好处

步行冥想不仅仅是将正念融入繁忙日程的一种方式。它还能给你的身体、精神和情感健康带来许多好处。

步行冥想改善身体健康。步行是一种低强度运动，可以通过多种方式改善身体健康。它促进血液流动，改善消化和平衡，甚至有助于调节血糖水平。所有这些都会让你感觉更快乐、更健康。此外，步行是呼吸新鲜空气和亲近大自然的好方法，这还可以带来额外的好处，比如改善睡眠。

步行冥想可以提高注意力、头脑清晰度和记忆力。步行冥想可以对你的认知能力产生积极影响。通过专注于行走和周围环境的感觉，你可以训练你的思维保持专注。随着时间的推移，这可以提高注意力、清晰度和记忆力。

步行冥想可以减轻压力、焦虑和抑郁。身体活动、深呼吸和正念相结合有助于减轻压力和焦虑。当你走路时，你不仅在移动你的身体，而且还在将你的思想转向放松的状态。这可以显著改善你的情绪状态。

步行冥想促进更深层次的正念和感恩。当你练习正念行走时，你可能会产生敬畏和感激之情。这可以是对你的身体及其移动能力、周围环境之美或简单的呼吸行为的感激之情。以这种方式培养感恩之心可以对你的整体人生观产生积极影响。

步行冥想加深与环境的联系。步行冥想可以让你与周围的环境有更深入的联系。当你正念行走时，你会更加意识到你的所见、所闻。这种意识的提高可以让你更加欣赏周围的世界，并与自然产生更深刻的联系。

几乎任何人都可以体验步行冥想的好处，无论年龄或健康水平如何。这是简单易行的练习，可以融入你的日常生活中。无论是步行去上班、离开办公桌休息一下，还是只是在公园里散步，每一步都是练习正念的机会，并从这种强大的练习中获益。

2）步行冥想与传统冥想的比较

虽然步行冥想和传统的坐式冥想都有培养正念和临在的共同目标，但它们提供了不同的体验。

运动与静止。静坐冥想鼓励静止和向内走。步行冥想强调正念运动和外在意识。步行冥想可以使身体充满活力并刺激血液循环，而坐式冥想通常具有镇静、放松的效果。

对周围环境的意识。步行冥想将你与周围的环境联系起来，无论是城市景观还是乡村风景。坐式冥想通常侧重于呼吸等内在体验。这两种练习都可以提高你的整体正念。

灵活性。传统的坐式冥想优先考虑寻找静止状态，并需要时间专注于冥想本身。步行可以让忙碌的你在运动中进行冥想。

从本质上讲，正念行走以动态、移动的形式提供了许多好处。两者相辅相成，因此请考虑将两种风格融入你的冥想练习中，以保持新鲜感。

3）如何练习步行冥想

准备好尝试步行冥想了吗？以下是帮助你入门的简单分步指南。

选择你的道路。首先选择步行冥想的地点。这可以是公园里一条安静的小路、一片宁静的海滩，甚至是你家里的走廊。关键是选择一个让你感觉舒适、可以心无旁骛地行走的地方。

与呼吸相连。在开始行走之前，花点时间专注于呼吸。感受空气进入和离开身体的感觉。这可以帮助你分散注意力，摆脱所有的忧虑，让你脱离沉溺于过去以及你容易陷入的计划。

注意你的感官和感觉。与其他类型的冥想不同，步行冥想需要你睁开眼睛。当你开始走路时，将注意力集中在你的感官上（视觉、嗅觉、触觉、听觉和味觉），然后专注于你身体的感觉。感受脚与地面的接触、腿部的运动以及脚步的节奏。无须想太多——只需观察并继续前进即可。

开始时，以自然的速度行走。将双手放在舒适的地方：腹部、背后或身体两侧。如果你觉得有用，你可以从 1 数到 10 步，然后再从 1 开始。如果你在一个狭小的空间里，当你到达 10 时，停下来，有意选择一个转身的时刻。

每走一步，都要注意脚的抬起和落下。注意腿部和身体其他部位的运动。注意身体从一侧到另一侧的任何移动。

无论其他什么吸引了你的注意力，回到走路的感觉上。你的思绪会走神，所以不要沮丧，可以多次引导它回来。尤其是在户外，对周围的环境保持更大的认识，全面了解情况，保持安全和警惕。

现在花几分钟时间，将注意力转移到声音上。无论你是在室内、树林中还是在城市中，都可以不加标签或命名地关注声音，也不必纠结于它们是否令人愉悦或令人不快。注意，声音只不过是声音。

将你的意识转移到你的嗅觉上。再次强调，只需注意即可。不要强迫自己去感受任何东西，只要将注意力集中在嗅觉上，无论你发现什么。

现在，转向视觉：颜色、物体以及你看到的任何其他东西。每当有事情吸引你的注意力时，或者即使有事情需要解决时，比如避开障碍物，你也要耐心地回来。保持自然，不过度僵化，不做白日梦，不随波逐流，而是保持持续的觉知。

无论你身在何处，对周围的一切保持开放的认识。无事可做，无事可修复，无事可改变。完全清醒，并且行走。

在最后时刻，回到对行走的身体感觉的意识，无论你的思想在整个练习过程中发现自己在哪里。注意你的脚再次接触地面。再次注意每一步身体的动作。

当你准备结束行禅时，再次静止一会儿。暂停，选择一个时刻来结束练习。完成后，请考虑如何将这种意识带入一天中的其余时间。

4）步行冥想的常见挑战

就像任何新的练习一样，当你开始正念行走时，你会遇到一些问题。以下是解决常见障碍的提示。

保持专注。使用节奏提示，例如协调步伐与呼吸。当思绪走神时，轻轻地集中注意力。

缺乏时间。在日常生活中，即使是 5 ～ 10 分钟的正念步行也会有所帮助。

寻找地点。在家中、户外跑道、公园甚至大型商店过道中发挥创意！

天气问题。在寒冷的气候下穿厚衣服，在阳光明媚的日子选择阴凉的路线，根据需要在室内行走。

身体不适。调整步调或姿势，直至感觉自然。确保你穿着舒适的鞋子，并考虑使用舒适的鞋垫。

只要有耐心和创造力，大多数常见障碍都可以克服。

14.5　正念目标：保持正念每一天

在正念的旅程上，设定一个明确的目标——每一天都保持正念，这是至关重要的。这个目标不仅是一个日常的提醒，更是一种生活方式的承诺，帮助我们在各种环境中实现内心的平静和集中。坚持这样做，你可以将平凡的时刻转化为个人成长和幸福的机会。

以下是实现这一目标的具体策略。

1．将正念融入一天中的不同时刻和场景

早晨例行公事。

正念呼吸。醒来后先做 3 分钟正念呼吸，激活你的身体和大脑，开始美好的一天。

用心淋浴。注意水在皮肤上的感觉、温度和淋浴的声音。利用这段时间全神贯注并保持清醒。

正念早餐。用心吃，体验食物的味道、质地以及你从食物中获得的享受。

设定当天的意图。花一些时间反思未来一天的目标和意图，想象自己轻松而专注地实现这些目标。

工作中的正念休息。

正念暂停。利用"如果这样，那么那样"的提醒让你进入慢速大脑。

短距离步行冥想。利用休息时间进行短距离步行冥想，关注运动和周围环境的感觉。

办公桌冥想。闭上眼睛，在办公桌前深呼吸几次，将注意力集中在当下，释放所有紧张或压力。

实践慈心冥想。反思工作的积极方面，并对工作带来的机遇和挑战表示感谢。

正念晚间例行公事。

反思这一天。花几分钟回顾你的一天，承认你的成就和需要成长的领域，并对你的经历表示感谢。

正念日记。写下当天的想法、情绪和见解，将日记用作自我发现和自我意识的工具。

睡前放松技巧。练习深呼吸、身体扫描冥想或轻柔的伸展运动，帮助你在睡前放松身心。

2．在非正念环境中保持正念

在非正念的环境中练习融入正念可能具有挑战性，但你会得到更好的回报。以下是在日常生活的喧嚣中保持正念的方法。

使用内部提示。当你发现自己处于混乱或有压力的环境中时，请使用内部提示将你的注意力带回当前。这可以很简单，比如专注于呼吸或做身体扫描感受手或脚的感觉。

短暂的正念时刻。全天花一些短暂的正念时刻。即使只是用几秒钟专注于你的呼吸或不带判断地观察你周围的环境也会有很好的作用。

回应，不要反应。正念有助于在刺激和反应之间创造一个空间。利用这个空间深思熟虑地选择你的反应，而不是陷入当下的混乱之中。

同理心和理解。请记住，并不是每个人都练习正念。所以，以同理心和理解的态度处理问题，认识到每个人都有自己的经历和挣扎。

用心倾听。在与人谈话中练习用心倾听，完全专注于说话者。这有助于立足当下并促进更有意义的互动。

设定界限。设定界限来保护你的心理空间是很有效的。可以离开当下环境给自己一段安静的时间，使用耳机聆听引导冥想，或者只是出去短暂地散步。

在非正念环境中保持正念不仅可以增强你自己的幸福感，还可以对周围的人产生微妙

的影响，随着时间的推移，你的周遭会充满正念的味道。

14.6 正念练习注意：保持正念实践的建议

正念练习是一段长长的旅程，每个人的体验都是独一无二的。要保持有效和持续的正念实践，有几点注意事项是必不可少的。以下是一些建议，能帮助你更好地保持和深化你的正念练习。

1. 克服正念练习中障碍的技巧

克服正念练习中的障碍通常需要耐心、毅力和灵活性的结合。以下是一些实用技巧。

从小处开始。如果你是正念新手，可以从小的、可管理的练习开始。即使是几分钟的正念呼吸或集中注意力也可能是有益的。当你变得更加舒适时，逐渐增加正念的程度。

建立一个常规。一致性是正念练习的关键。尝试建立一个适合你日程安排的惯例。可以是在早上、午休期间或睡觉前进行几分钟的正念练习。

寻找社区。参与正念社区或团体可以得到支持和鼓励。你可以参加本地的冥想小组、在线论坛或课程。这些社区通常提供指导性实践、讨论和分享经验的机会。

尝试不同的技巧。如果一种正念技巧没有引起你的共鸣，请不要灰心。练习正念的方法有很多。尝试不同的技术，直到找到适合你的方法。

要有耐心。正念是一项需要时间培养的技能。对自己要有耐心，记住好日子和坏日子都没关系。重要的是要继续练习。

寻求指导。如果你在正念练习中遇到困难，请考虑向老师或经验丰富的练习者寻求指导。他们可以提供有用的见解和技术来帮助你加深练习。

请记住，正念之旅是个人的，对每个人来说都是独一无二的。目标不是达到某种状态，而是培养与当下时刻的关系。

2. 如何让正念成为一种习惯

养成习惯，尤其是像正念这样具有变革性的习惯，可能是一次非常有益的旅程。关键是一致性。但如何才能让正念成为你一天中的常规部分而不感到不知所措呢？以下是一些简单的步骤。

设定明确的意图。问问自己为什么要拥抱正念。你是否希望减轻压力、提高注意力，或者只是更多地参与日常生活？写下你的理由。知道你的“原因”会让你保持动力。

选择一致的时间表。选择一天中的特定时间进行正念练习。通过坚持惯例，你会发现它成为你一天中自然的一部分。

提醒自己。忙碌的生活让我们很容易忘记。在工作区周围贴上便利贴，在手机上设置闹钟，或在应用程序中设置正念提醒。这些小小的动作可以导致很大的不同。

庆祝小小的胜利。每当你成功地将正念融入你的一天时，都要对它认可。呼吸练习后你是否感觉更轻松？用心饮食让你更享受用餐吗？认识这些时刻，庆祝你的进步可以增强你的动力并鼓励你继续前进。

保持责任感。与朋友或家人分享你的正念之旅。你的经历和挑战可以对他们提供额外的见解和鼓励。另外，与人分享你的进步可以让你的旅程更加充实。

到这里，我们完成了正念的旅程。正念具有深远的力量，成为我们内心平和和自我成长不可或缺的工具。无论是在静坐中深呼吸，还是在日常活动中履行正念，正念都能帮助你更好地连接自我与世界，发现生活中的美好与和谐。

正念之路虽然充满挑战，但每一步都充满了发现和成长的机会。随着时间的推移，你将学会如何在波动的情绪和生活的起伏中找到平衡点，如何在繁忙中寻找宁静，以及如何在困难面前保持冷静和清晰的头脑。心灵的康复并非一蹴而就，它需要时间、耐心以及持续的努力。然而，正念提供了一条通往这个目标的明确道路。随着深入正念，你会发现，正念不仅能够带来心灵的康复，还能引领你走向更加丰富、满足和有意义的生活。

让正念成为你生活的一部分，正念的力量将伴随你开启一段段美好的旅程，让你的生活充满平和喜悦！

参 考 文 献

【1】 Nordqvist J, 2013. Is Technology Making Us Healthier Or More Sick? [EB/OL]. Medical News Today. https://www.medicalnewstoday.com/articles/255081#Cultural-surprises-around-the-world.

【2】 Lear SA, Teo K, Gasevic D, et al. Prospective Urban Rural Epidemiology (PURE) study. The association between ownership of common household devices and obesity and diabetes in high, middle and low income countries. CMAJ, 2014 Mar 4;186(4):258-66. doi: 10.1503/cmaj.131090. Epub 2014 Feb 10. Erratum in: CMAJ. 2014 Apr 1;186(6):453. PMID: 24516093; PMCID: PMC3940572.

【3】 WHO (2022). Invisible Numbers: The True Extent of Noncommunicable Diseases and What to do About Them [EB/OL]. https://www.who.int/teams/noncommunicable-diseases/invisible-numbers.

【4】 M Di Cesare, Global Trends of Chronic Non-communicable Diseases Risk Factors [J].European Journal of Public Health, Volume 29, Issue Supplement_4, November 2019, ckz185.196.

【5】 Conrad N, Misra S, Verbakel JY, et al, 2023. Incidence, Prevalence, and Co-occurrence of Autoimmune Disorders Over Time and by Age, Sex, and Socioeconomic Status: A Population-based Cohort Study of 22 million Individuals in the UK [J]. Lancet, 2023 Jun 3;401(10391):1878-1890. doi: 10.1016/S0140-6736(23)00457-9. Epub 2023 May 5. PMID: 37156255.

【6】 Frederick W Miller,2023. The Increasing Prevalence of Autoimmunity and Autoimmune Diseases: An Urgent Call to Action for Improved Understanding, Diagnosis, Treatment, and Prevention [J]. Current Opinion in Immunology, Volume 80, 2023, 102266, ISSN 0952-7915.

【7】 Dinse GE, Parks CG, Weinberg CR, et al. Increasing Prevalence of Antinuclear Antibodies in the United States [J]. Arthritis Rheumatol, 2020 Jun;72(6):1026-1035. doi: 10.1002/art.41214. Epub 2020 Apr 30. PMID: 32266792; PMCID: PMC7255943.

【8】 Khan MF, Wang H. Environmental Exposures and Autoimmune Diseases: Contribution of Gut Microbiome [J].Frontiers in Immunology, 2020 Jan 10;10:3094. doi: 10.3389/fimmu.2019.03094. PMID: 31998327; PMCID: PMC6970196.

【9】 WHO, 2021. World Failing to Address Dementia Challenge [EB/OL]. https://www.who.int/news/item/02-09-2021-world-failing-to-address-dementia-challenge.

【10】 中国健康协会 , 2023. 阿尔茨海默病患者需求报告发布 [EB/OL]. http://www.chinajk.org/yyjk/a-7303.htm.

【11】 National Insitute on Aging (NIA), 2019. What Causes Alzheimer's Disease? [EB/OL]. https://www.nia.nih.gov/health/alzheimers-causes-and-risk-factors/what-causes-alzheimers-disease.

【12】 Woody CA, Ferrari AJ, Siskind DJ, et al. A Systematic Review and Meta-regression of the Prevalence and Incidence of Perinatal Depression [J]. J Affect Disord, 2017 Sep;219:86-92. doi:10.1016/j.jad.2017.05.003. Epub 2017 May 8. PMID: 28531848.

【13】 World Health Organization. 2017. Depression and Other Common Mental Disorders: Global Health

Estimates. World Health Organization.

【14】 World Health Organization (WHO), 2022. COVID-19 Pandemic Triggers 25% Increase in Prevalence of Anxiety and Depression Worldwide [EB/OL]. https://www.who.int/news/item/02-03-2022-covid-19-pandemic-triggers-25-increase-in-prevalence-of-anxiety-and- depression-worldwide.

【15】 Hidaka BH. Depression as a Disease of Modernity: Explanations for Increasing Prevalence [J]. J Affect Disord, 2012 Nov; 140(3): 205-14. doi: 10.1016/j.jad.2011.12.036. Epub 2012 Jan 12. PMID: 22244375; PMCID: PMC3330161.

【16】 Pawankar R, Canonica GW, Holgate ST, et al. WAO White Book on Allergy 2011-2012: Executive Summary [R/OL]. World Allergy Organization; 2011. https://www.immunomix.com/pdf/WAO-White-Book-on-Allergy.pdf.

【17】 Schiller JS, Lucas JW, Ward BW, et al. Summary Health Statistics for U.S. Adults: National Health Interview Survey, 2010 [J]. Vital Health Stat 10. 2012 Jan;(252):1-207. PMID: 22834228.

【18】 CDC. 2010. National Ambulatory Medical Care Survey: 2010 Summary Tables, table 13 [R/OL]. https://www.cdc.gov/nchs/data/ahcd/namcs_summary/2010_namcs_web_tables.pdf.

【19】 Gupta RS, Springston EE, Warrier MR, et al. The Prevalence, Severity, and Distribution of Childhood Food Allergy in the United States [J]. Pediatrics, 2011 Jul;128(1):e9-17. doi: 10.1542/peds.2011-0204. Epub 2011 Jun 20. PMID: 21690110.

【20】 Ng AE, Boersma P. Diagnosed Allergic Conditions in Adults: United States, 2021 [J]. NCHS Data Brief, 2023 Jan;(460):1-8. PMID: 36700875.

【21】 Zablotsky B, Black LI, Akinbami LJ. Diagnosed Allergic Conditions in Children Aged 0-17 Years: United States, 2021 [J]. NCHS Data Brief, 2023 Jan;(459):1-8. PMID: 36700870.

【22】 Vos T, Lim SS, Abbafati C, et al. Gloal Burden of 369 Diseases and Injuries in 204 Countries and Territories; 1990-2019: A Systematic Analysis for the Global Burden of Disease Study 2019 [J]. Lancet, 2020; 396: 1204-1222.

【23】 CDC, 2024. National Health Interview Survey [R/OL]. https://www.cdc.gov/nchs/nhis/index.htm.

【24】 World Health Organization (WHO), 2018. Global Status Report on Road Safety 2018. Geneva {R/OL]. Switzerland: The World Health Organization (WHO); December 2018.

【25】 International Labor Organization. 2021.The Enormous Burden of Poor Working Conditions[R/OL]. https://www.ilo.org/moscow/areas-of-work/occupational-safety-and-health/WCMS_249278/lang-en/index.htm#:~:text=The%20ILO%20estimates%20that%20some,of%20work%2Drelated%20 illnesses%20annually.

【26】 World Health Organization (WHO), 2023. Ionizing Radiation and Health Effects [EB/OL]. https://www.who.int/news-room/fact-sheets/detail/ionizing-radiation-and-health-effects.

【27】 Vergara D, Scoditti E, Aziz AA, et al. Editorial: Dietary Antioxidants and Metabolic Diseases [J]. Front Nutr, 2021 Feb 19;8:617859. doi: 10.3389/fnut.2021.617859. PMID: 33681274; PMCID: PMC7933021.

【28】 World Health Organization (WHO), 2024. Obesity and Overweight [R/OL]. https://www.who.int/news-room/fact-sheets/detail/obesity-and overweight#:~:text=Worldwide%20adult%20obesity%20has%20more,16%25%20were%20living%20with%20obesity.

【29】 International Diabetes Federation, 2021. IDF Diabetes Atlas, 10th edition [R/OL]. https://diabetesatlas.

org/idfawp/resource-files/2021/07/IDF_Atlas_10th_Edition_2021.pdf.

【30】 Institute of Medicine (US) Committee on Quality of Health Care in America; Kohn LT, Corrigan JM, Donaldson MS, editors. To Err is Human: Building a Safer Health System [M]. Washington (DC): National Academies Press (US); 2000. 2, Errors in Health Care: A Leading Cause of Death and Injury. Available from: https://www.ncbi.nlm.nih.gov/books/NBK225187/.

【31】 Makary M A, Daniel M. Medical error—the third leading cause of death in the US [J]. BMJ, 2016; 353 :i2139 doi:10.1136/bmj.i2139. https://www.bmj.com/content/353/bmj.i2139.full.

【32】 Monteiro CA, Cannon G, Levy RB, et al.. Ultra-processed foods: what they are and how to identify themn[J]. Public Health Nutr, 2019 Apr;22(5):936-941. doi: 10.1017/S1368980018003762. Epub 2019 Feb 12. PMID: 30744710; PMCID: PMC10260459. https://pubmed.ncbi.nlm.nih.gov/30744710/.

【33】 Cablevey Blog, 2024. The Ultimate Guide to Food Processing and Processed Foods [EB/OL]. https://cablevey.com/the-ultimate-guide-to-food-processing-and-processed-foods/.

【34】 Kim H, Hu EA, Rebholz CM. Ultra-processed Food Intake and Mortality in the USA: Results from the Third National Health and Nutrition Examination Survey (NHANES III, 1988-1994) [J]. Public Health Nutr, 2019 Jul;22(10):1777-1785. doi: 10.1017/S1368980018003890. Epub 2019 Feb 21. PMID: 30789115; PMCID: PMC6554067.

【35】 Juul F, Parekh N, Martinez-Steele E, et al. Ultra-processed Food Consumption Among US Adults from 2001 to 2018 [J]. Am J Clin Nutr, 2022 Jan 11;115(1):211-221. doi: 10.1093/ajcn/nqab305. PMID: 34647997.

【36】 Chang K, Khandpur N, Neri D, et al. Association Between Childhood Consumption of Ultraprocessed Food and Adiposity Trajectories in the Avon Longitudinal Study of Parents and Children Birth Cohort [J]. JAMA Pediatr, 2021 Sep 1;175(9):e211573. doi: 10.1001/jamapediatrics.2021.1573. Epub 2021 Sep 7. PMID: 34125152; PMCID: PMC8424476.

【37】 Hall KD, Ayuketah A, Brychta R, et al. Ultra-Processed Diets Cause Excess Calorie Intake and Weight Gain: An Inpatient Randomized Controlled Trial of Ad Libitum Food Intake [J]. Cell Metab. 2019 Jul 2;30(1):67-77.e3. doi: 10.1016/j.cmet.2019.05.008. Epub 2019 May 16. Erratum in: Cell Metab. 2019 Jul 2;30(1):226. Erratum in: Cell Metab. 2020 Oct 6;32(4):690. PMID: 31105044; PMCID: PMC7946062.

【38】 Hayes TB, Case P, Chui S, et al. Pesticide Mixtures, Endocrine Disruption, and Amphibian Declines: Are We Underestimating the Impact? [J]. Environ Health Perspect, 2006 Apr;114 Suppl 1(Suppl 1):40-50. doi: 10.1289/ehp.8051. PMID: 16818245; PMCID: PMC1874187.

【39】 Alewu B, Nosiri C. Pesticides and human health [M]. In: Stoytcheva M, editor. Pesticides in the Modern World-Effects of Pesticides Exposure. InTech, 2011. p. 231-50.

【40】 Reiler E, Jørs E, Bælum J, et al. The Influence of Tomato Processing on Residues of Organochlorine and Organophosphate Insecticides and Their Associated Dietary Risk [J]. Sci Total Environ, 2015 Sep 15;527-528:262-9. doi: 10.1016/j.scitotenv.2015.04.081. Epub 2015 May 14. PMID: 25965039.

【41】 Kortenkamp A. Ten Years of Mixing Cocktails: A Review of Combination Effects of Endocrine-disrupting Chemicals [J]. Environ Health Perspect, 2007 Dec;115 Suppl 1(Suppl 1):98-105. doi: 10.1289/ehp.9357. PMID: 18174957; PMCID: PMC2174407.

【42】 Astill J, Dara RA, Campbell M, et al. Transparency in Food Supply Chains: A Review of Enabling Technology Solutions [J]. Trends in Food Science & Technology, Volume 91, 2019, P240-247, ISSN 0924-2244.

【43】 Hughes C, Wellard L, Lin J, et al. Regulating Health Claims on Food Labels Using Nutrient Profiling: What Will the Proposed Standard Mean in the Australian Supermarket?[J] . Public Health Nutr, 2013 Dec;16(12):2154-61. doi: 10.1017/S136898001200540X. Epub 2013 Jan 11. PMID: 23308399; PMCID: PMC10271727.

【44】 Shimohata T, Hirota K, Takahashi H, et al. Clinical Aspects of the Niigata Minamata disease [J]. Brain Nerve, 2015 Jan;67(1):31-8. Japanese. doi: 10.11477/mf.1416200084. PMID: 25585433.

【45】 Skerfving SB, Copplestone JF. Poisoning Caused by the Consumption of Organomercury-dressed Seed in Iraq [J]. Bull World Health Organ, 1976, 54(1):101-12. PMID: 1087584; PMCID: PMC2366450.

【46】 El-Nezami H, Tam PK, Chan Y, et al. Impact of Melamine-tainted Milk on Foetal Kidneys and Disease Development Later in Life [J]. Hong Kong Med J, 2013 Dec;19 Suppl 8:34-8. PMID: 24473527.

【47】 BBC News, 2015. Robotic Surgery Linked to 144 Deaths in the US [R/OL]. https://www.bbc.com/news/technology-33609495.

【48】 Christiansen S, 2022. Robotic Surgery: Everything You Need to Know [EB/OL]. Verywell Health https://www.verywellhealth.com/robotic-surgery-4843262.

【49】 Alemzadeh H, Raman J, Leveson N, et al. Adverse Events in Robotic Surgery: A Retrospective Study of 14 Years of FDA Data [J]. PLoS One, 2016 Apr 20;11(4): e0151470. doi: 10.1371/journal.pone.0151470. PMID: 27097160; PMCID: PMC4838256.

【50】 Sheetz KH, Dimick JB. Is It Time for Safeguards in the Adoption of Robotic Surgery? [J] JAMA, 2019 May 28: 321(20):1971-1972. doi: 10.1001/jama.2019.3736. PMID: 31038659; PMCID: PMC7032039.

【51】 Thum Bonanno S, Gill J, Davies J, et al, 2012. From Making Medicines to Optimising Outcomes: The Evolution of A Profession 1912-2012 [R]. Federation Internationale Pharmaceutique.

【52】 NIDA, 2024. Drug Misuse and Addiction. Retrieved from https://nida.nih.gov/publications/drugs-brains-behavior-science-addiction/drug-misuse-addiction.

【53】 FDA, 2022. Finding and Learning about Side Effects (adverse reactions) [EB/OL] https://www.fda.gov/drugs/information-consumers-and-patients-drugs/finding-and-learning-about-side-effects-adverse reactions.

【54】 Davies EC, Green CF, Taylor S, et al. Adverse Drug Reactions in Hospital in-patients: A Prospective Analysis of 3695 patient-episodes [J]. PLoS One. 2009;4(2):e4439. doi: 10.1371/journal.pone.0004439. Epub 2009 Feb 11. PMID: 19209224; PMCID: PMC2635959.

【55】 Pirmohamed M, James S, Meakin S, et al. Breckenridge AM. Adverse Drug Reactions as Cause of Admission to Hospital: Prospective Analysis of 18 820 patients [J]. BMJ, 2004 Jul 3;329(7456):15-9. doi: 10.1136/bmj.329.7456.15. PMID: 15231615; PMCID: PMC443443.

【56】 Azizi S M, Soroush A, Khatony A. The Relationship Between Social Networking Addiction and Academic Performance in Iranian Students of Medical Sciences: A Cross-sectional study [J]. BMC Psychol 7, 28 (2019).

【57】 Abd-Alrazaq A, AlSaad R, Aziz S, et al. Wearable Artificial Intelligence for Anxiety and Depression:

Scoping Review [J]. J Med Internet Res, 2023 Jan 19;25:e42672. doi: 10.2196/42672. Erratum in: J Med Internet Res. 2023 Feb 7;25:e46233. PMID: 36656625; PMCID: PMC9896355.

【58】 Simpson CC, Mazzeo SE. Calorie counting and Fitness Tracking Technology: Associations with Eating Disorder Symptomatology [J]. Eating Behaviors, Volume 26, 2017, P 89-92, ISSN 1471-0153.

【59】 WHO, 2024. Electromagnetic Hypersensitivity [EB/OL]. https://www.who.int/teams/environment-climate-change-and-health/radiation-and-health/non ionizing/emf/hypersensitivity.

【60】 Steinemann A. National Prevalence and Effects of Multiple Chemical Sensitivities [J]. J Occup Environ Med, 2018 Mar;60(3):e152-e156. doi: 10.1097/JOM.0000000000001272. PMID: 29329146; PMCID: PMC5865484.

【61】 Duncan, David Ewing. The Pollution Within [J]. October 2006. National Geographic Magazine.

【62】 EWG, 2009. An Important Video About 10 Important Americans [EB/OL]. https://www.ewg.org/news-insights/news/important-video-about-10-important-americans.

【63】 WHO, 2017. Mercury and Health [EB/OL]. https://www.who.int/news-room/fact-sheets/detail/mercury-and-health#:~:text=Mercury.

【64】 FDA, 2020. Mercury Levels in Commercial Fish and Shellfish (1990-2012)[EB/OL]. https://www.fda.gov/food/environmental-contaminants-food/mercury-levels-commercial-fish-and-shellfish-1990-2012.

【65】 CDC: Agency for Toxic Substances and Disease Registry. 2015. ToxFAQs for Aluminum [EB/OL]. https://wwwn.cdc.gov/TSP/ToxFAQs/ToxFAQsDetails.aspx?faqid=190&toxid=34.

【66】 Gay F, Laforgia V, Caputo I, et al. Chronic Exposure to Cadmium Disrupts the Adrenal Gland Activity of the Newt Triturus Carnifex (Amphibia, Urodela) [J]. Biomed Res Int, 2013;2013:424358. doi: 10.1155/2013/424358. Epub 2013 Jul 22. PMID: 23971036; PMCID: PMC3736508.

【67】 Mother To Baby | Fact Sheets [Internet]. Brentwood (TN): Organization of Teratology Information Specialists (OTIS); 1994-. Lead. 2023 Apr. Available from: https://www.ncbi.nlm.nih.gov/books/NBK582785/.

【68】 Tchounwou PB, Yedjou CG, Udensi UK, et al. State of the Science Review of the Health Effects of Inorganic Arsenic: Perspectives for Future Research [J]. Environ Toxicol, 2019 Feb;34(2):188-202. doi: 10.1002/tox.22673. Epub 2018 Dec 4. PMID: 30511785; PMCID: PMC6328315.

【69】 CDC: Agency for Toxic Substances and Disease Registry. 2015. ToxFAQs™ for Arsenic. [EB/OL]. https://wwwn.cdc.gov/TSP/ToxFAQs/ToxFAQsDetails.aspx?faqid=19&toxid=3.

【70】 National Center for Biotechnology Information (2024). PubChem Compound Summary for CID 24408, Bromine. Retrieved May 10, 2024 from https://pubchem.ncbi.nlm.nih.gov/compound/Bromine.

【71】 Meletis CD. Iodine: Health Implications of Deficiency. Journal of Evidence-Based Complementary & Alternative Medicine. 2011;16(3):190-194. doi:10.1177/2156587211414424.

【72】 NHS, 2023. Sick Building Syndrome [EB/OL]. https://www.nhs.uk/conditions/sick-building-syndrome/.

【73】 Joshi SM. The Sick Building Syndrome. Indian J Occup Environ Med [J]. 2008 Aug;12(2):61-4. doi: 10.4103/00195278.43262. PMID: 20040980; PMCID: PMC2796751.

【74】 Suk An E, Park D, Ban YH, et al. Effects of A Soybean Milk Product on Feto-neonatal Development in Rats [J]. J Biomed Res, 2017 Nov 1;32(1):51–7. doi: 10.7555/JBR.31.20170067. Epub ahead of print. PMID: 29219853; PMCID: PMC5956258.

【75】 American Cancer Society, 2014. Recombinant Bovine Growth Hormone [EB/OL]. https://www.cancer.org/cancer/risk-prevention/chemicals/recombinant-bovine-growth-hormone.html.

【76】 Witkowski M, Grajeta H, Gomulka K. Hypersensitivity Reactions to Food Additives-Preservatives, Antioxidants, Flavor Enhancers. Int J Environ Res Public Health, 2022 Sep 13;19(18):11493. doi: 10.3390/ijerph191811493. PMID: 36141765; PMCID: PMC9517530.

【77】 Ghusn W, Naik R, Yibirin M. The Impact of Artificial Sweeteners on Human Health and Cancer Association: A Comprehensive Clinical Review. Cureus. 2023 Dec 29;15(12):e51299. doi: 10.7759/cureus.51299. PMID: 38288206; PMCID: PMC10822749.

【78】 CDC, 2024. The National Report on Human Exposure to Environmental Chemicals [EB/OL]. https://www.cdc.gov/exposurereport/.

【79】 Franke AA, Li X, Shvetsov YB, et al. Pilot Study on the Urinary Excretion of the Glyphosate Metabolite Aminomethylphosphonic Acid and Breast Cancer Risk: The Multiethnic Cohort study [J]. Environ Pollut, 2021 May 15;277:116848. doi: 10.1016/j.envpol.2021.116848. Epub 2021 Mar 1. PMID: 33714786; PMCID: PMC8044054.

【80】 Exon JH, Koller LD, O'Reilly CA, et al. Immunotoxicologic Evaluation of Chlorine-based Drinking Water Disinfectants, Sodium Hypochlorite and Monochloramine [J]. Toxicology. 1987 Jun;44(3):257-69. doi: 10.1016/0300-483x(87)90028-x. PMID: 3495049.

【81】 Bercz JP, Bawa R. Iodination of Nutrients in the Presence of Chlorine Based Disinfectants Used in Drinking Water Treatment [J]. Toxicol Lett, 1986 Dec; 34(2-3): 141-7. doi: 10.1016/0378-4274(86)90203-1. PMID: 3798474.

【82】 NIH, 2023. Dietary Supplement Fact Sheets : Fluoride [EB/OL]. https://ods.od.nih.gov/factsheets/Fluoride HealthProfessional/#:~:text=Although%20the%20U.S.%20Public%20Health,ability%20to%20prevent%20caries%20while.

【83】 Donn J, Mendoza M, Pritchard J. Pharmaceuticals Lurking in U.S. Drinking water [R/OL]. NBC News.2008, Mar,10 https://www.nbcnews.com/health/health-news/pharmaceuticals-lurking-u-s-drinking-water-flna1c9461352.

【84】 National Cancer Institute, 2022. Electromagnetic Fields and Cancer[EB/OL]. https://www.cancer.gov/about-cancer/causes-prevention/risk/radiation/electromagnetic-fields-fact-sheet.

【85】 Stein Y, Udasin IG. Electromagnetic Hypersensitivity (EHS, microwave syndrome)-Review of Mechanisms [J]. Environ Res, 2020 Jul;186:109445. doi: 10.1016/j.envres.2020.109445. Epub 2020 Mar 30. PMID: 32289567.

【86】 Schoemaker MJ, Swerdlow AJ, Ahlbom A, et al. Mobile Phone Use and Risk of Acoustic Neuroma: Results of the Interphone Case-control Study in Five North European countries [J]. Br J Cancer, 2005 Oct 3;93(7):842-8. doi: 10.1038/sj.bjc.6602764. PMID: 16136046; PMCID: PMC2361634.

【87】 IARC Working Group on the Evaluation of Carcinogenic Risks to Humans. Non-Ionizing Radiation, Part 2: Radiofrequency Electromagnetic Fields. Lyon (FR): International Agency for Research on Cancer; 2013. (IARC Monographs on the Evaluation of Carcinogenic Risks to Humans, No. 102.) Available from: https://www.ncbi.nlm.nih.gov/books/NBK304630/.

【88】 Envtl. Working Grp, 2004. Exposures Add Up-Survey Results [EB/OL]. http://www.ewg.org/

skindeep/2004/06/15/exposures-add-up-survey-results/.

【89】 化妆品财经在线，2015. 中国女性平均每天使用超 7 种护肤品，消费者越成熟越爱国货？[OL] https://www.cbo.cn/wap/article/view/id/36560.

【90】 FDA, 2022. Prohibited & Restricted Ingredients in Cosmetics [EB/OL]. https://www.fda.gov/cosmetics/cosmetics-laws-regulations/prohibited-restricted-ingredients-cosmetics.

【91】 Veldhoen N, et al. The Bactericidal Agent Triclosan Modulates Thyroid Hormone-associated Gene Expression and Disrupts Postembryonic Anuran Development [J]. Aquat Toxicol (June 2007).

【92】 Calaf GM, Ponce-Cusi R, Aguayo F, et al. Endocrine Disruptors from the Environment Affecting Breast Cancer [J]. Oncol Lett, 2020 Jul;20(1):19-32. doi: 10.3892/ol.2020.11566. Epub 2020 Apr 22. PMID: 32565930; PMCID: PMC7286136.

【93】 See, e.g. Envtl. Working Grp. Brazilian-Style Blowouts: Still Poisonous, Still in Salons (2015) [EB/OL]. http://www.ewg.org/enviroblog/2015/08/brazilian-style-blowouts-still-poisonous-still-salons.

【94】 European Environment Agency, 2020. Health Risks Caused by Environmental Noise in Europe [R/OL]. https://www.eea.europa.eu/publications/health-risks-caused-by environmental#:~:text=More%20than%20100%20million%20people%20in%20Europe,and%2012%20000%20premature%20deaths%20every%20year.

【95】 Union Environment Program, 2022. Frontiers 2022: Noise, Blazes and Mismatches [R/OL]. https://www.unep.org/resources/frontiers-2022-noise-blazes-and-mismatches.

【96】 WHO. 2011. Burden of Disease from Environmental Noise -Quantification of Healthy Life Years Lost in Europe [R/OL]. https://www.who.int/publications/i/item/9789289002295.

【97】 WHO, 2022. Compendium of WHO and Other UN Guidance on Health and Environment 2022 Update: Chapter 11.Environmental noise [R/OL]. https://wedocs.unep.org/bitstream/handle/20.500.11822/38060/Frontiers_2022CH1.pdf.

【98】 Gary A, 2017. These are the cities with the worst noise pollution [R/OL]. World Economic Forum, 2017,3. https://www.weforum.org/agenda/2017/03/these-are-the-cities-with-the-worst-noise-pollution/.

【99】 European Environment Agency, 2021. Noise Pollution is A Major Problem, Both for Human Health and the Environment [EB/OL]. https://www.eea.europa.eu/articles/noise-pollution-is-a-major.

【100】 Aletta F. Listening to Cities from Noisy Environments to Positive Soundscapes [R/OL]. Union Environment Program, 2022. Frontiers 2022 Report, https://wedocs.unep.org/bitstream/handle/20.500.11822/38060/Frontiers_2022CH1.pdf.

【101】 Beutel ME, Jünger C, Klein EM, et al. Noise Annoyance Is Associated with Depression and Anxiety in the General Population-The Contribution of Aircraft Noise. PLoS One, 2016 May 19;11(5):e0155357. doi: 10.1371/journal.pone.0155357. PMID: 27195894; PMCID: PMC4873188.

【102】 Auger N, Duplaix M, Marianne Bilodeau BM, et al. Environmental Noise Pollution and Risk of Preeclampsia [J]. Environmental Pollution, Volume 239, 2018, P 599-606, ISSN 0269-7491.

【103】 Falchi F, Cinzano P, Duriscoe D, et al. The New World Atlas of Artificial Night Sky Brightness [J]. Sci Adv, 2016 Jun 10;2(6):e1600377. doi: 10.1126/sciadv.1600377. PMID: 27386582; PMCID: PMC4928945.

【104】 Helbich M, Browning MHEM, Huss A. Outdoor Light at Night, Air Pollution and Depressive

Symptoms: A Cross-sectional Study in the Netherlands [J]. Sci Total Environ, 2020 Nov 20;744:140914. doi: 10.1016/j.scitotenv.2020.140914. Epub 2020 Jul 15. PMID: 32755781.

【105】 Aulsebrook AE, Jones TM, Mulder RA, et al. Impacts of Artificial Light at Night on Sleep: A Review and Prospectus [J]. J Exp Zool A Ecol Integr Physiol, 2018 Oct;329(8-9):409-418. doi: 10.1002/jez.2189. Epub 2018 Jun 4. PMID: 29869374.

【106】 McNamara JM, Barta Z, Klaassen M, et al. Cues and the Optimal Timing of Activities Under Environmental Changes [J]. Ecol Lett, 2011 Dec;14(12):1183-90. doi: 10.1111/j.1461-0248.2011.01686.x. Epub 2011 Oct 20. PMID: 22017534; PMCID: PMC3258420.

【107】 杭州市生态环境局，2016. 光污染有哪些隐形危害？ [EB/OL] https://epb.hangzhou.gov.cn/art/2016/7/14/art_1692265_38292093.html.

【108】 Fonken LK, Finy MS, Walton JC, et al. Influence of Light at Night on Murine Anxiety-and Depressive-like Responsesn[J]. Behav Brain Res, 2009 Dec 28;205(2):349-54. doi: 10.1016/j.bbr.2009.07.001. Epub 2009 Jul 8. PMID: 19591880.

【109】 Zubidat AE, Fares B, Fares F, et al. Artificial Light at Night of Different Spectral Compositions Differentially Affects Tumor Growth in Mice: Interaction With Melatonin and Epigenetic Pathways [J]. Cancer Control, 2018 JanDec;25(1):1073274818812908. doi: 10.1177/1073274818812908. PMID: 30477310; PMCID: PMC6259078.

【110】 Esaki Y, Obayashi K, Saeki K, et al. Bedroom Light Exposure at Night and Obesity in Individuals with Bipolar Disorder: A Cross-sectional Analysis of the APPLE Cohort [J]. Physiol Behav, 2021 Mar 1;230:113281. doi: 10.1016/j.physbeh.2020.113281. Epub 2020 Dec 8. PMID: 33306979.

【111】 Mayo Clinic, 2013. Nearly 7 in 10 Americans Take Prescription Drugs, Mayo Clinic, Olmsted Medical Center Find [EB/OL]. https://newsnetwork.mayoclinic.org/discussion/nearly-7-in-10-americans-take-prescription-drugs-mayo-clinic-olmsted medical-center-find/.

【112】 中国国家卫生健康委员会，2016. 十种对老人伤害大的药物 [EB/OL]. https://wsjk.tj.gov.cn/JKJY5233/JKZS7782/202008/t20200828_3580213.html.

【113】 Mayo Clinic, 2023. Statin Side Effects: With the Benefits and the Risks [EB/OL]. https://www.mayoclinic.org/diseases-conditions/high-blood-cholesterol/in-depth/statin-side-effects/art-20046013.

【114】 Mayo Clinic, 2023. Gastroesophageal Reflux Disease (GERD) [EB/OL]. https://www.mayoclinic.org/diseases-conditions/gerd/symptoms-causes/syc-20361940.

【115】 Mohamed Nor NH, Kooi M, Diepens NJ, et al. Lifetime Accumulation of Microplastic in Children and Adults [J]. Environ Sci Technol, 2021 Apr 20;55(8):5084-5096. doi: 10.1021/acs.est.0c07384. Epub 2021 Mar 16. PMID: 33724830; PMCID: PMC8154366.

【116】 van Raamsdonk LWD, van der Zande M, Koelmans AA, et al. Current Insights into Monitoring, Bioaccumulation, and Potential Health Effects of Microplastics Present in the Food Chain. Foods, 2020 Jan 9;9(1):72. doi: 10.3390/foods9010072. PMID: 31936455; PMCID: PMC7022559.

【117】 Hussain KA, Romanova S, Okur I, et al. Assessing the Release of Microplastics and Nanoplastics from Plastic Containers and Reusable Food Pouches: Implications for Human Health [J]. Environmental Science & Technology, 2023. 57 (26), 9782-9792.

【118】 Cox KD, Covernton GA, Davies HL, et al. Human Consumption of Microplastics. Environ Sci Technol,

2019 Jun 18;53(12):7068-7074. doi: 10.1021/acs.est.9b01517. Epub 2019 Jun 5. Erratum in: Environ Sci Technol. 2020 Sep 1;54(17):10974. PMID: 31184127.

【119】Qian N, Gao X, Lang X, et al. Rapid Single-particle Chemical Imaging of Nanoplastics by SRS Microscopy [J]. Proc Natl Acad Sci U S A, 2024 Jan 16;121(3):e2300582121. doi: 10.1073/pnas.2300582121. Epub 2024 Jan 8. PMID: 38190543; PMCID: PMC10801917.

【120】Vianello A, Jensen RL, Liu L, et al. Simulating Human Exposure to Indoor Airborne Microplastics Using A Breathing Thermal Manikin [J]. Sci Rep, 2019 Jun 17;9(1):8670. doi: 10.1038/s41598-019-45054-w. PMID: 31209244; PMCID: PMC6573036.

【121】Liu Y, Ling X, Jiang R, et al. High-Content Screening Discovers Microplastics Released by Contact Lenses under Sunlight [J]. Environ Sci Technol, 2023 Jun 13;57(23):8506-8513. doi: 10.1021/acs.est.3c01601. Epub 2023 Jun 2. PMID: 37267077.

【122】Xu XY, Lee WT, Chan AKY, et al. Microplastic Ingestion Reduces Energy Intake in the Clam Atactodea Striata. Mar Pollut Bull, 2017 Nov 30;124(2):798-802. doi: 10.1016/j.marpolbul.2016.12.027. Epub 2016 Dec 27. PMID: 28038767.

【123】Pauly JL, Stegmeier SJ, Allaart HA, et al. Inhaled Cellulosic and Plastic Fibers Found in Human Lung Tissue [J]. Cancer Epidemiol Biomarkers Prev, 1998 May;7(5):419-28. PMID: 9610792.

【124】Lee Y, Cho J, Sohn J, et al. Health Effects of Microplastic Exposures: Current Issues and Perspectives in South Korea [J]. Yonsei Med J, 2023 May;64(5):301-308. doi: 10.3349/ymj.2023.0048. PMID: 37114632; PMCID: PMC10151227.

【125】Dong CD, Chen CW, Chen YC, et al. Polystyrene Microplastic Particles: In Vitro Pulmonary Toxicity Assessment [J]. J Hazard Mater, 2020 Mar 5;385:121575. doi: 10.1016/j.jhazmat.2019.121575. Epub 2019 Nov 3. PMID: 31727530.

【126】Wright SL, Kelly FJ. Plastic and Human Health: A Micro Issue?[J]. Environ Sci Technol, 2017 Jun 20;51(12):66346647. doi: 10.1021/acs.est.7b00423. Epub 2017 Jun 7. PMID: 28531345.

【127】Vandenberg LN, Luthi D, Quinerly DA. Plastic bodies in A Plastic World: Multi-disciplinary Approaches to Study Endocrine Disrupting Chemicals [J]. J Clean Prod, 2017;140:373-385.

【128】Leslie HA, van Velzen MJM, Brandsma SH, et al. Discovery and Quantification of Plastic Particle Pollution in Human Blood [J]. Environ Int, 2022 May;163:107199. doi: 10.1016/j.envint.2022.107199. Epub 2022 Mar 24. PMID: 35367073.

【129】National Capital Poison Center, 2024. Poison Info: Mold 101: Effects on Human Health [EB/OL].

【130】National Academies Press (US), 2004. Institute of Medicine (US) Committee on Damp Indoor Spaces and Health. Damp Indoor Spaces and Health [R/OL].

【131】WHO, 2009. WHO Guidelines for Indoor Air Quality: Dampness and Mould. Geneva: PMID: 23785740.

【132】Pizzorno J. Toxins From the Gut. Integr Med (Encinitas). 2014 Dec;13(6):8-11. PMID: 26770119; PMCID: PMC4566437.

【133】Wikipedia, 2023.Endotoxin. [EB/OL]. https://en.wiktionary.org/wiki/endotoxin.

【134】Wikoff WR, Anfora AT, Liu J, et al. Metabolomics Analysis Reveals Large Effects of Gut Microflora on Mammalian Blood Metabolites [J]. Proc Natl Acad Sci U S A, 2009 Mar 10;106(10):3698-703. doi:

10.1073/pnas.0812874106. Epub 2009 Feb 20. PMID: 19234110; PMCID: PMC2656143.

【135】 Dial S, Delaney JA, Barkun AN, et al. Use of Gastric Acid-suppressive Agents and the Risk of Community-acquired Clostridium Difficile-associated Disease [J]. JAMA, 2005 Dec 21;294(23):2989-95. doi: 10.1001/jama.294.23.2989. PMID: 16414946.

【136】 Laugerette F, Vors C, Peretti N, et al. Complex Links Between Dietary Lipids, Endogenous Endotoxins and Metabolic Inflammation [J]. Biochimie, 2011 Jan;93(1):39-45. doi: 10.1016/j.biochi.2010.04.016. Epub 2010 Apr 28. PMID: 20433893.

【137】 Carabotti M, Scirocco A, Maselli MA, et al. The Gut-brain Axis: Interactions Between Enteric Microbiota, Central and Enteric Nervous Systems [J]. Ann Gastroenterol, 2015 Apr-Jun;28(2):203-209. PMID: 25830558; PMCID: PMC4367209.

【138】 Mayer EA. Gut feelings: The Emerging Biology of Gut-brain Communication [J]. Nat Rev Neurosci, 2011 Jul 13;12(8):453-66. doi: 10.1038/nrn3071. PMID: 21750565; PMCID: PMC3845678.

【139】 Clapp M, Aurora N, Herrera L, et al. Gut microbiota's effect on mental health: The gut-brain axis [J]. Clin Pract, 2017 Sep 15;7(4):987. doi: 10.4081/cp.2017.987. PMID: 29071061; PMCID: PMC5641835.

【140】 WHO, 2002. Physical Inactivity a Leading Cause of Disease and Disability, Warns WHO [EB/OL].

【141】 European Commission, 2014. Eurobarometer on sport reveals high levels of inactivity in the EU [EB/OL]. https://ec.europa.eu/commission/presscorner/detail/en/IP_14_300.

【142】 World Health Organization. Geneva: World Health Organization; 2020. Physical Inactivity: A Global Public Health Problem [Internet] [cited 2020 Jun 15]. Available from: https://www.who.int/dietphysicalactivity/factsheet_inactivity/en/

【143】 Katzmarzyk PT, Powell KE, Jakicic JM, et al, 2018 PHYSICAL ACTIVITY GUIDELINES ADVISORY COMMITTEE*. Sedentary Behavior and Health: Update from the 2018 Physical Activity Guidelines Advisory Committee [J]. Med Sci Sports Exerc. 2019 Jun;51(6):1227-1241. doi: 10.1249/MSS.0000000000001935. PMID: 31095080; PMCID: PMC6527341.

【144】 Biswas A, Oh PI, Faulkner GE, et al. Sedentary Time and Its Association with Risk for Disease Incidence, Mortality, and Hospitalization in Adults: A Systematic Review and Meta-analysis [J]. Ann Intern Med, 2015 Jan 20;162(2):123-32. doi: 10.7326/M14-1651. Erratum in: Ann Intern Med. 2015 Sep 1;163(5):400. PMID: 25599350.

【145】 Beunza JJ, Martinez-Gonzalez MA, Ebrahim S, et al. Sedentary Behaviors and the Risk of Incident Hypertension: The SUN Cohort [J]. Am J Hypertens, 2007 Nov;20(11):1156-62. doi: 10.1016/j.amjhyper.2007.06.007. PMID: 17954361.

【146】 周景，周倩，王东平，等．静坐行为和体力活动与血脂异常 [J]. 北京大学学报医学版，2017 (49): 418–23. http://xuebao.bjmu.edu.cn/article/2017/1671-167X-49-3-418.html.

【147】 Aaron Kandola, 2018. What are The Consequences of A Sedentary Lifestyle? [R/OL] Last reviewed on August 29, 2018. Available at: https://www.medicalnewstoday.com/articles/322910.

【148】 Biswas A, Oh PI, Faulkner GE, et al. Sedentary Time and Its Association with Risk for Disease Incidence, Mortality, and Hospitalization in Adults: A Systematic Review and Meta-analysis [J]. Ann Intern Med, 2015 Jan 20;162(2):123-32. doi: 10.7326/M14-1651. Erratum in: Ann Intern Med. 2015 Sep 1;163(5):400. PMID: 25599350.

【149】 Lee SH, Son C, Yeo S, et al. Cross-sectional Analysis of Self-reported Sedentary Behaviors and Chronic Knee Pain Among South Korean Adults over 50 years of Age in KNHANES 2013-2015 [J]. BMC Public Health, 2019 Oct 26;19(1):1375. doi: 10.1186/s12889-019-7653-9. PMID: 31655569; PMCID: PMC6815384.

【150】 Huang Y, Li L, Gan Y, er al. Sedentary Behaviors and Risk of Depression: A Meta-analysis of Prospective Studies [J]. Transl Psychiatry, 2020 Jan 22;10(1):26. doi: 10.1038/s41398-020-0715-z. PMID: 32066686; PMCID: PMC7026102.

【151】 Taheri S. The Link Between Short Sleep Duration and Obesity: We Should Recommend More Sleep to Prevent Obesity [J]. Arch Dis Child, 2006 Nov;91(11):881-4. doi: 10.1136/adc.2005.093013. PMID: 17056861; PMCID: PMC2082964.

【152】 Ayas NT, White DP, Manson JE, et al. A Prospective Study of Sleep Duration and Coronary Heart Disease in Women [J]. Arch Intern Med, 2003 Jan 27;163(2):205-9. doi: 10.1001/archinte.163.2.205. PMID: 12546611.

【153】 Kasasbeh E, Chi DS, Krishnaswamy G. Inflammatory Aspects of Sleep Apnea and their Cardiovascular Consequences [J]. South Med J, 2006 Jan;99(1):58-67; quiz 68-9, 81. doi: 10.1097/01.smj.0000197705.99639.50. Erratum in: South Med J. 2006 Feb;99(2):163. PMID: 16466124.

【154】 Knutson KL, Ryden AM, Mander BA, et al. Role of Sleep Duration and Quality in the Risk and Severity of Type 2 Diabetes Mellitus [J]. Arch Intern Med, 2006 Sep 18;166(16):1768-74. doi: 10.1001/archinte.166.16.1768. PMID: 16983057.

【155】 Tubbs AS, Gallagher R, Perlis ML,et al. Relationship Between Insomnia and Depression in A Community Sample Depends on Habitual Sleep Duration [J]. Sleep Biol Rhythms, 2020 Apr;18(2):143-153. doi: 10.1007/s41105-020-00255-z. Epub 2020 Feb 6. PMID: 34305449; PMCID: PMC8296753.

【156】 Schneiderman M, 2018. Why You Have a “Foggy Brain” If You Don’t Get Enough Sleep [EB/OL]. https://www.healthline.com/health-news/foggy-brain-lack-of-sleep.

【157】 Garbarino S, Magnavita N, Guglielmi O, et al. Insomnia is Associated with Road Accidents. Further Evidence from A Study on Truck Drivers. [J] PLoS ONE, 2017, 12(10): e0187256.

【158】 Irwin MR, Opp MR. Sleep Health: Reciprocal Regulation of Sleep and Innate Immunity [J]. Neuropsychopharmacology, 2017 Jan; 42(1):129-155. doi: 10.1038/npp.2016.148. Epub 2016 Aug 11. PMID: 27510422; PMCID: PMC5143488.

【159】 Patel SR, Ayas NT, Malhotra MR, et al. A prospective Study of Sleep Duration and Mortality Risk in Women [J]. Sleep, 2004 May 1;27(3):440-4. doi: 10.1093/sleep/27.3.440. PMID: 15164896.

【160】 Sonnentag S, Binnewies C. Daily Affect Spillover from Work to Home: Detachment from Work and Sleep as Moderators [J]. Journal of Vocational Behavior, 2013, 83(2), 198–208.

【161】 吴邕, 2023. 中国在线外卖平台消费者行为调查数据 [EB/OL]. 艾媒网 https://www.iimedia.cn/c1077/97809.html.

【162】 Du Y, Rong S, Sun Y, et al. Association Between Frequency of Eating Away-From-Home Meals and Risk of All-Cause and Cause-Specific Mortality [J]. J Acad Nutr Diet, 2021 Sep;121(9):1741-1749.e1. doi: 10.1016/j.jand.2021.01.012. Epub 2021 Mar 25. PMID: 33775622.

【163】 Matsumoto M, Saito A, Okada C, et al. Consumption of Meals Prepared Away from Home is Associated with Inadequacy of Dietary Fiber, Vitamin C and Mineral Intake Among Japanese adults: Analysis from the 2015 National Health and Nutrition Survey [J]. Nutr J, 2021 Apr 23;20(1):40. doi: 10.1186/s12937-021-00693-6. PMID: 33892732; PMCID: PMC8066977.

【164】 Tan M, He F, Morris J K, et al. Reducing Daily Salt Intake in China by 1g Could Prevent Almost 9 Million Cardiovascular Events by 2030: A modelling study [J]. BMJ Nutr Prev Health, 2022 Aug 16;5(2):164-170. doi: 10.1136/bmjnph2021-000408. PMID: 36619331; PMCID: PMC9813635.

【165】 新浪科技 , 2023. We Are Social：2023 年中国数字化营销洞察报告 [EB/OL]. https://finance.sina.cn/tech/2023-07-03/detail-imyziuzi2816811.d.html?from=wap.

【166】 Dean B, 2024. Social Media Usage & Growth Statistics [EB/OL]. Backlink. https://backlinko.com/social-media-users.

【167】 Hatmaker T, 2017. A Huge New Survey Shows that Teens are Bullied Most on Instagram and Facebook [R/OL]. https://techcrunch.com/2017/07/19/ditch-the-label-2017-cyberbullying-report/.

【168】 National Ag Safety Database. Stress Management for the Health of It [R/OL]. https://nasdonline.org/1445/d001245/stress-management-for-the-health-of-it.html.

【169】 American Psychological Association, 2013. Stress in AmericaTM2013 Highlights: Are Teens Adopting Adults'Stress Habits?[R/OL]. https://www.apa.org/news/press/releases/stress/2013/highlights.

【170】 Kisi, 2020. Cities With the Best Work-Life Balance 2020 [R/OL]. https://www.getkisi.com/work-life-balance-2020.

【171】 Stanford University. The Relationship Between Hours Worked and Productivity [R/OL]. https://cs.stanford.edu/people/eroberts/cs181/projects/crunchmode/econ-hours-productivity.html.

【172】 Dembe AE, Erickson JB, Delbos RG, et al. The Impact of Overtime and Long Work Hours on Occupational Injuries and Illnesses: New Evidence from the United States [J]. Occup Environ Med, 2005 Sep;62(9):588-97. doi: 10.1136/oem.2004.016667. PMID: 16109814; PMCID: PMC1741083.

【173】 Afonso P, Fonseca M, Pires JF. Impact of Working Hours on Sleep and Mental Health [J]. Occup Med (Lond), 2017 Jul 1;67(5):377-382. doi: 10.1093/occmed/kqx054. PMID: 28575463.

【174】 Ogawa R, Seo E, Maeno T, et al. The Relationship Between Long Working Hours and Depression Among First-year Residents in Japan [J]. BMC Med Educ, 2018 Mar 27;18(1):50. doi: 10.1186/s12909-018-1171-9. PMID: 29587738; PMCID: PMC5870810.

【175】 Pega F, Náfrádi B, Momen NC et al. Global, Regional, and National Burdens of Ischemic Heart Disease and Stroke Attributable to Exposure to Long Working Hours for 194 Countries, 2000-2016: A Systematic Analysis from the WHO/ILO Joint Estimates of the Work-related Burden of Disease and Injury [J]. Environ Int, 2021 Sep;154:106595. doi: 10.1016/j.envint.2021.106595. Epub 2021 May 17. PMID: 34011457; PMCID: PMC8204267.

【176】 Lee JG, Kim GH, Jung SW, et al. The Association Between Long Working Hours and Work-related Musculoskeletal Symptoms of Korean Wage Workers: Data from the fourth Korean Working Conditions Survey (a cross-sectional study) [J]. Ann Occup Environ Med, 2018 Dec 3;30:67. doi: 10.1186/s40557-018-0278-0. PMID: 30524733; PMCID: PMC6276142.

【177】 Suzumori N, Ebara T, Matsuki T, et al. Japan Environment & Children's Study Group. Effects of Long Working Hours and Shift Work During Pregnancy on Obstetric and Perinatal Outcomes: A Large

Prospective Cohort Study-Japan Environment and Children's Study [J]. Birth, 2020 Mar;47(1):67-79. doi: 10.1111/birt.12463. Epub 2019 Oct 31. PMID: 31667913; PMCID: PMC7065104.

【178】 Molnar D S, Sirois F M, Flett G L, et al, 2018. Perfectionism and Health: The Roles of Health Behaviors and Stress-related Processes. In J. Stoeber (Ed.), The Psychology of Perfectionism: Theory, Research, Applications (pp. 200–221). Routledge/Taylor & Francis Group.

【179】 WHO, 2021. Mental Health of Adolescents [EB/OL]. https://www.who.int/news-room/fact-sheets/detail/adolescent-mental-health.

【180】 Wei Y, Wang L, Zhou Q, et al. Reciprocal Effects Between Young Children's Negative Emotions and Mothers' Mental Health During the COVID-19 Pandemic [J]. Fam Relat, 2022 May 19:10.1111/fare.12702. doi: 10.1111/fare.12702. Epub ahead of print. PMID: 35942048; PMCID: PMC9348407.

【181】 Carpenter S, 2022. Stressed Driving Increases Crash Risk, New General Motors study says [R/OL]. https://spectrumnews1.com/ca/la-west/public-safety/2022/04/21/stressed-driving-increases-crash-risk--new-general motors-study-says.

【182】 Shively CA, Register TC, Clarkson TB. Social Stress, Visceral Obesity, and Coronary Artery Atherosclerosis: Product of A Primate Adaptation [J]. Am J Primatol, 2009 Sep;71(9):742-51. doi: 10.1002/ajp.20706. PMID: 19452515; PMCID: PMC3970187.

【183】 Koss KJ, Gunnar MR. Annual Research Review: Early Adversity, the Hypothalamic-pituitary-adrenocortical Axis, and Child Psychopathology [J]. J Child Psychol Psychiatry, 2018 Apr;59(4):327-346. doi: 10.1111/jcpp.12784. Epub 2017 Jul 17. PMID: 28714126; PMCID: PMC5771995.

【184】 Rentscher KE, Carroll JE, Mitchell C. Psychosocial Stressors and Telomere Length: A Current Review of the Science [J]. Annu Rev Public Health, 2020 Apr 2;41:223-245. doi: 10.1146/annurev-publhealth-040119-094239. Epub 2020 Jan 3. PMID: 31900099.

【185】 Soares S, Rocha V, Kelly-Irving M, et al. Adverse Childhood Events and Health Biomarkers: A Systematic Review [J]. Front Public Health, 2021 Aug 19;9:649825. doi: 10.3389/fpubh.2021.649825. PMID: 34490175; PMCID: PMC8417002.

【186】 Smith KE, Pollak SD. Early Life Stress and Development: Potential Mechanisms for Adverse Outcomes. J Neurodev Disord, 2020 Dec 16;12(1):34. doi: 10.1186/s11689-020-09337-y. PMID: 33327939; PMCID: PMC7745388.

【187】 程建平，胡祖才，国家发展和改革委员会就业收入分配和消费司等．中国居民收入分配年度报告（2021）[R]. 北京．社会科学文献出版社，2022-04.

【188】 中国人民银行调查统计司城镇居民家庭资产负债调查课题组（2020）. 2019 年中国城镇居民家庭资产负债情况调查 [J]. 中国金融，2020(9).

【189】 Healthdirect Australia, 2023. Financial Stress and Your Health [R/OL]. https://www.healthdirect.gov.au/financial-stress.

【190】 Hamilton OS, Iob E, Ajnakina O, et al. Immune-Neuroendocrine Patterning and Response to Stress. A latent profile analysis in the English Longitudinal Study of Ageing [J]. medRxiv [Preprint], 2023 Jul 8:2023.07.07.23292378. doi: 10.1101/2023.07.07.23292378. Update in: Brain Behav Immun. 2023 Nov 13;115:600-608. PMID: 37461452; PMCID: PMC10350138.

【191】 Perales F, Plage S. Losing Ground, Losing Sleep: Local Economic Conditions, Economic Vulnerability, and Sleep [J]. Soc Sci Res, 2017 Feb;62:189-203. doi: 10.1016/j.ssresearch.2016.08.006. Epub 2016 Aug 26. PMID: 28126098.

【192】 American Psychological Association, 2023. Stress effects on the body [R/OL].

【193】 Peng Z, Zhu L. The Impacts of Health Insurance on Financial Strain for People with Chronic Diseases. BMC Public Health, 2021 May 29;21(1):1012. doi: 10.1186/s12889-021-11075-2. PMID: 34051775; PMCID: PMC8164330.PMC8164330.

【194】 WHO, 2024, WHO Remains Firmly Committed to the Principles Set Out in the Preamble to the Constitution [EB/OL]. https://www.who.int/about/accountability/governance/constitution.

【195】 Lee YM, Choi DH, Cheon MW, et al. Changes in Mitochondria-Related Gene Expression upon Acupuncture at LR3 in the D-Galactosamine-Induced Liver Damage Rat Model [J]. Evid Based Complement Alternat Med, 2022 Jun 29;2022:3294273. doi: 10.1155/2022/3294273. PMID: 35928244; PMCID: PMC9345726.

【196】 Sears ME, Kerr KJ, Bray RI. Arsenic, Cadmium, Lead, and Mercury in Sweat: A Systematic Review [J]. J Environ Public Health, 2012;2012:184745. doi: 10.1155/2012/184745. Epub 2012 Feb 22. PMID: 22505948; PMCID: PMC3312275.

【197】 Patrick RP, Johnson TL. Sauna Use as A Lifestyle Practice to Extend Healthspan [J]. Exp Gerontol, 2021 Oct 15;154:111509. doi: 10.1016/j.exger.2021.111509. Epub 2021 Aug 5. PMID: 34363927.

【198】 Academy of Nutrition and Dietetics, 2012. Eating Self-Assessment [OL]. https://nutritioninthenow.com/wp-content/uploads/2017/04/bariself-assess.pdf.

【199】 Gershuni VM. Saturated Fat: Part of a Healthy Diet [J]. Curr Nutr Rep, 2018 Sep;7(3):85-96. doi: 10.1007/s13668018-0238-x. PMID: 30084105.

【200】 Holesh JE, Aslam S, Martin A. Physiology, Carbohydrates. [Updated 2023 May 12]. In: StatPearls [Internet]. Treasure Island (FL): StatPearls Publishing; 2024 Jan-. Available from: https://www.ncbi.nlm.nih.gov/books/NBK459280/.

【201】 Sim M, Kim CS, Shon WJ, et al. Hydrogen-rich Water Reduces Inflammatory Responses and Prevents Apoptosis of Peripheral Blood Cells in Healthy Adults: A Randomized, Double-blind, Controlled Trial [J]. Sci Rep, 2020 Jul 22;10(1):12130. doi: 10.1038/s41598-020-68930-2. PMID: 32699287; PMCID: PMC7376192.

【202】 Ohta S. Recent Progress Toward Hydrogen Medicine: Potential of Molecular Hydrogen for Preventive and Therapeutic Applications [J]. Curr Pharm Des, 2011, 17(22):2241-52. doi: 10.2174/138161211797052664. PMID: 21736547; PMCID: PMC3257754.

【203】 Konieczna A, Rutkowska A, Rachoń D. Health Risk of Exposure to Bisphenol A (BPA). Rocz Panstw Zakl Hig, 2015, 66(1):5-11. PMID: 25813067.

【204】 Manoogian ENC, Chaix A, Panda S. When to Eat: The Importance of Eating Patterns in Health and Disease [J]. J Biol Rhythms, 2019 Dec;34(6):579-581. doi: 10.1177/0748730419892105. Epub 2019 Dec 8. PMID: 31813351; PMCID: PMC7213043.

【205】 Ma X, Chen Q, Pu Y, et al. Skipping Breakfast is Associated With Overweight and Obesity: A Systematic Review and Meta-analysis [J]. Obes Res Clin Pract. 2020 Jan-Feb;14(1):1-8. doi: 10.1016/j.orcp, 2019.12.002. Epub 2020 Jan 7. PMID: 31918985.

【206】 Leeming ER, Johnson AJ, Spector TD, et al. Effect of Diet on the Gut Microbiota: Rethinking Intervention Duration. Nutrients, 2019 Nov 22;11(12):2862. doi: 10.3390/nu11122862. PMID: 31766592; PMCID: PMC6950569.

【207】 Zhang X, Wu Y, Na M, et al. Habitual Night Eating Was Positively Associated With Progress of Arterial Stiffness in Chinese Adult [J]. J Am Heart Assoc, 2020 Oct 20;9(19):e016455. doi: 10.1161/JAHA.120.016455. Epub 2020 Sep 21. PMID: 32954888; PMCID: PMC7792372.

【208】 Manoogian ENC, Chow LS, Taub PR, et al. Time-restricted Eating for the Prevention and Management of Metabolic Diseases [J]. Endocr Rev, 2022 Mar 9;43(2):405-436. doi: 10.1210/endrev/bnab027. PMID: 34550357; PMCID: PMC8905332.

【209】 Jakubowicz D, Barnea M, Wainstein J, et al. High Caloric Intake at Breakfast vs. Dinner Differentially Influences Weight Loss of Overweight and Obese Women [J]. Obesity (Silver Spring), 2013 Dec;21(12):2504-12. doi: 10.1002/oby.20460. Epub 2013 Jul 2. PMID: 23512957.

【210】 Andrade AM, Kresge DL, Teixeira PJ, et al. Does Eating Slowly Influence Appetite and Energy Intake when Water Intake is Controlled?[J] Int J Behav Nutr Phys Act, 2012 Nov 21;9:135. doi: 10.1186/1479-5868-9-135. PMID: 23171246; PMCID: PMC3544627.

【211】 Baltaci D, Kutlucan A, Turker Y, et al. Association of Vitamin B12 with Obesity, Overweight, Insulin Resistance and Metabolic Syndrome, and Body Fat Composition; Primary Care-based Study [J]. Med Glas (Zenica), 2013 Aug;10(2):203-10. PMID: 23892832.

【212】 Graff E, Vedantam S, Parianos M, et al. Dietary Intake and Systemic Inflammation: Can We Use Food as Medicine? [J] Curr Nutr Rep, 2023 Jun;12(2):247-254. doi: 10.1007/s13668-023-00458-z. Epub 2023 Jan 20. PMID: 36662358.

【213】 Rodr í guez-Ayala M, Banegas JR, Ortol á R, et al. Cooking Methods are Associated with Inflammatory Factors, Renal Function, and Other Hormones and Nutritional Biomarkers in Older Adults [J]. Sci Rep, 2022 Oct 1;12(1):16483. doi: 10.1038/s41598022-19716-1. PMID: 36182963; PMCID: PMC9526743.

【214】 Benton D, Young HA. Reducing Calorie Intake May Not Help You Lose Body Weight [J]. Perspect Psychol Sci, 2017 Sep;12(5):703-714. doi: 10.1177/1745691617690878. Epub 2017 Jun 28. PMID: 28657838; PMCID: PMC5639963.

【215】 Bhavadharini B, Dehghan M, Mente A, et al. Association of Dairy consumption with metabolic syndrome, hypertension and diabetes in 147 812 individuals from 21 countries [J]. BMJ Open Diabetes Research and Care, 2020;8:e000826.

【216】 Radcliffe S, 2024. Eating 12 Eggs a Week Didn't Raise Cholesterol Levels, New Study Finds [R/OL]. Healthline. https://www.healthline.com/health-news/eating-12-eggs-a-week-didnt-raise-cholesterol-levels-new-study-finds.

【217】 Dennis EA, Dengo AL, Comber DL, et al. Water Consumption Increases Weight Loss During A Hypocaloric Diet Intervention in Middle-aged and Older Adults [J]. Obesity (Silver Spring), 2010 Feb;18(2):300-7. doi: 10.1038/oby.2009.235. Epub 2009 Aug 6. PMID: 19661958; PMCID: PMC2859815.

【218】 Pinckard K, Baskin KK, Stanford KI. Effects of Exercise to Improve Cardiovascular Health [J]. Front Cardiovasc Med, 2019 Jun 4;6:69. doi: 10.3389/fcvm.2019.00069. PMID: 31214598; PMCID:

PMC6557987.

【219】 Benedetti MG, Furlini G, Zati A, et al. The Effectiveness of Physical Exercise on Bone Density in Osteoporotic Patients [J]. Biomed Res Int, 2018 Dec 23;2018:4840531. doi: 10.1155/2018/4840531. PMID: 30671455; PMCID: PMC6323511.

【220】 LaForgia J, Withers RT, Gore CJ. Effects of Exercise Intensity and Duration on The Excess Post-exercise Oxygen Consumption [J]. J Sports Sci, 2006 Dec;24(12):1247-64. doi: 10.1080/02640410600552064. PMID: 17101527.

【221】 Buysse DJ, Reynolds CF 3rd, Monk TH, et al. The Pittsburgh Sleep Quality Index: A New Instrument for Psychiatric Practice and Research [J]. Psychiatry Res, 1989 May;28(2):193-213. doi: 10.1016/0165-1781(89)900474. PMID: 2748771.

【222】 Fagundes CP, Glaser R, Hwang BS, et al. Depressive Symptoms Enhance Stress-induced Inflammatory Responses [J]. Brain Behav Immun, 2013 Jul;31:172-6. doi: 10.1016/j.bbi.2012.05.006. Epub 2012 May 22. PMID: 22634107; PMCID: PMC3518610.

【223】 Watson D, Clark L A, Tellegen A, 1988. Development and Validation of Brief Measures of Positive and Negative Affect: the PANAS Scales. Journal of Personality and Social Psychology, 54(6), p.1063. https://psycnet.apa.org/record/1988-31508-001.

【224】 Sterrett EA, 2000. The Manager's Pocket Guide to Emotional Intelligence.

【225】 See KC, Phua J, Lim TK. Trigger Factors in Asthma and Chronic Obstructive Pulmonary Disease: A Single-centre cross-sectional Survey [J]. Singapore Med J, 2016 Oct;57(10):561-565. doi: 10.11622/smedj.2015178. Epub 2015 Nov 25. PMID: 26768322; PMCID: PMC5075956.

【226】 Fioranelli M, Bottaccioli AG, Bottaccioli F, et al. Stress and Inflammation in Coronary Artery Disease: A Review Psychoneuroendocrineimmunology-Based. [J]Front Immunol, 2018 Sep 6;9:2031. doi: 10.3389/fimmu.2018.02031. PMID: 30237802; PMCID: PMC6135895.

【227】 Stephens MA, Wand G. Stress and the HPA Axis: Role of Glucocorticoids in Alcohol Dependence [J]. Alcohol Res, 2012;34(4):468-83. PMID: 23584113; PMCID: PMC3860380.

【228】 National Institute of Mental Health. Mental Health Information : Any Anxiety Disorder. [R/OL].

【229】 Levenstein S, Prantera C, Varvo V, et al. Development of the Perceived Stress Questionnaire: a new tool for psychosomatic research [J]. J Psychosom Res, 1993 Jan;37(1):19-32. doi: 10.1016/0022-3999(93)90120-5. PMID: 8421257.

【230】 Holmes TH, Rahe RH. The Social Readjustment Rating Scale [J] J Psychosom Res, 1967 Aug; 11(2): 213-8. doi: 10.1016/0022-3999(67)90010-4. PMID: 6059863.

【231】 DiNicolantonio JJ, O'Keefe JH. The Importance of Marine Omega-3s for Brain Development and the Prevention and Treatment of Behavior, Mood, and Other Brain Disorders [J]. Nutrients, 2020 Aug 4;12(8):2333. doi: 10.3390/nu12082333. PMID: 32759851; PMCID: PMC7468918.

【232】 Achufusi TGO, Pellegrini MV, Patel RK. Milk Thistle. [Updated 2024 Feb 28]. In: StatPearls [Internet]. Treasure Island (FL): StatPearls Publishing; 2024 Jan-. Available from: https://www.ncbi.nlm.nih.gov/books/NBK541075/.

【233】 Mansouri K, Rasoulpoor S, Daneshkhah A, et al. Clinical Effects of Curcumin in Enhancing Cancer therapy: A Systematic Review. [J] BMC Cancer, 2020 Aug 24;20(1):791. doi: 10.1186/s12885-020-

07256-8. PMID: 32838749; PMCID: PMC7446227.

【234】 Hewlings SJ, Kalman DS. Curcumin: A Review of Its Effects on Human Health [J]. Foods, 2017 Oct 22;6(10):92. doi: 10.3390/foods6100092. PMID: 29065496; PMCID: PMC5664031.

【235】 Saini R. Coenzyme Q10: The Essential Nutrient. [J] J Pharm Bioallied Sci, 2011 Jul;3(3):466-7. doi: 10.4103/09757406.84471. PMID: 21966175; PMCID: PMC3178961.

【236】 Zampelas A. The Effects of Soy and its Components on Risk Factors and End Points of Cardiovascular Diseases [J]. Nutrients, 2019 Nov 1;11(11):2621. doi: 10.3390/nu11112621. PMID: 31683934; PMCID: PMC6893684.

【237】 Buford TW, Kreider RB, Stout JR, et al. International Society of Sports Nutrition Position Stand: Creatine Supplementation and Exercise [J]. J Int Soc Sports Nutr, 2007 Aug 30;4:6. doi: 10.1186/1550-2783-4-6. PMID: 17908288; PMCID: PMC2048496.

【238】 White ND. Vitamin B12 and Plant-Predominant Diets. Am J Lifestyle Med. 2022 May 4;16(3):295-297. doi: 10.1177/15598276221076102. PMID: 35706595; PMCID: PMC9189588.

【239】 Institute of Medicine (US) Standing Committee on the Scientific Evaluation of Dietary Reference Intakes and its Panel on Folate, Other B Vitamins, and Choline. Dietary Reference Intakes for Thiamin, Riboflavin, Niacin, Vitamin B6, Folate, Vitamin B12, Pantothenic Acid, Biotin, and Choline. Washington (DC): National Academies Press (US); 1998.

【240】 Holick MF, Chen TC. Vitamin D Deficiency: A Worldwide Problem with Health Consequences [J]. Am J Clin Nutr, 2008 Apr;87(4):1080S-6S. doi: 10.1093/ajcn/87.4.1080S. PMID: 18400738.

【241】 Saunders AV, Davis BC, Garg ML. Omega-3 Polyunsaturated Fatty Acids and Vegetarian Diets. Med J Aust, 2013 Aug 19;199(S4):S22-6. doi: 10.5694/mja11.11507. PMID: 25369925.

【242】 Appleby P, Roddam A, Allen N, et al. Comparative Fracture Risk in Vegetarians and Nonvegetarians in EPIC-Oxford [J]. Eur J Clin Nutr, 2007 Dec;61(12):1400-6. doi: 10.1038/sj.ejcn.1602659. Epub 2007 Feb 7. PMID: 17299475.

【243】 Foster M, Chu A, Petocz P, et al. Effect of Vegetarian Diets on Zinc Status: A Systematic Review and Meta-analysis of Studies in Humans[J]. J Sci Food Agric, 2013 Aug 15;93(10):2362-71. doi: 10.1002/jsfa.6179. Epub 2013 May 29. PMID: 23595983.

【244】 Leung AM, Lamar A, He X, et al. Iodine Status and Thyroid Function of Boston-area Vegetarians and Vegans [J]. J Clin Endocrinol Metab, 2011 Aug;96(8):E1303-7. doi: 10.1210/jc.2011-0256. Epub 2011 May 25. PMID: 21613354; PMCID: PMC3206519.

【245】 Nakazaki E, Mah E, Sanoshy K, et al. Citicoline and Memory Function in Healthy Older Adults: A Randomized, Double-Blind, Placebo-Controlled Clinical Trial. [J] J Nutr, 2021 Aug 7;151(8):2153-2160. doi: 10.1093/jn/nxab119. PMID: 33978188; PMCID: PMC8349115.

【246】 Kodali M, Parihar VK, Hattiangady B, et al. Resveratrol Prevents Age-related Memory and Mood Dysfunction with Increased Hippocampal Neurogenesis and Microvasculature, and Reduced Glial Activation [J]. Sci Rep, 2015 Jan 28;5:8075. doi: 10.1038/srep08075. PMID: 25627672; PMCID: PMC4894403.

【247】 Ma Q, Chen M, Liu Y, et al. Lactobacillus Acidophilus Fermented Dandelion Improves Hyperuricemia and Regulates Gut [J] Microbiota. Fermentation, 2023; 9(4):352.

【248】 Pezeshki A, Safi S, Feizi A, et al. The Effect of Green Tea Extract Supplementation on Liver Enzymes in Patients with Nonalcoholic Fatty Liver Disease [J]. Int J Prev Med, 2016 Feb 1;7:28. doi: 10.4103/2008-7802.173051. PMID: 26955458; PMCID: PMC4763469.

【249】 Cole GM, Teter B, Frautschy SA. Neuroprotective effects of curcumin.[J] Adv Exp Med Biol, 2007;595:197-212. doi: 10.1007/978-0-387-46401-5_8. PMID: 17569212; PMCID: PMC2527619.

【250】 Sharf RH. Is mindfulness Buddhist? (and why it matters). Transcultural Psychiatry, 2015; 52(4): 470-484. doi:10.1177/1363461514557561.

【251】 Yang CC, Barrós-Loscertales A, Li M. et al. Alterations in Brain Structure and Amplitude of Low-frequency after 8 weeks of Mindfulness Meditation Training in Meditation-Naïve Subjects [J]. Sci Rep 9, 10977 (2019).

【252】 Kurth F, Zsadanyi SE, Luders E. Reduced Age-related Gray Matter Loss in the Subgenual Cingulate Cortex in Long-term Meditators [J]. Brain Imaging Behav, 2021 Dec;15(6):2824-2832. doi: 10.1007/s11682-021-00578-6. Epub 2021 Oct 23. PMID: 34686969.

【253】 Pang D, Ruch W. Fusing Character Strengths and Mindfulness Interventions: Benefits for Job Satisfaction and Performance [J]. J Occup Health Psychol, 2019 Feb;24(1):150-162. doi: 10.1037/ocp0000144. PMID: 30714812.

【254】 Behan C. The Benefits of Meditation and Mindfulness Practices During Times of Crisis Such as COVID-19. Ir J Psychol Med. 2020 Dec;37(4):256-258. doi: 10.1017/ipm.2020.38. Epub 2020 May 14. PMID: 32406348; PMCID: PMC7287297.

【255】 Mehta R, Sharma K, Potters L, et al. Evidence for the Role of Mindfulness in Cancer: Benefits and Techniques [J]. Cureus, 2019 May 9;11(5):e4629. doi: 10.7759/cureus.4629. PMID: 31312555; PMCID: PMC6623989.

【256】 Gomutbutra P, Srikamjak T, Sapinun L, et al. Effect of Intensive Weekend Mindfulness-based Intervention on BDNF, Mitochondria Function, and Anxiety. A randomized, Crossover Clinical trial [J]. Compr Psychoneuroendocrinol, 2022 Apr 29;11:100137. doi: 10.1016/j.cpnec.2022.100137. Erratum in: Compr Psychoneuroendocrinol. 2022 Aug 01;11:100141. PMID: 35757176; PMCID: PMC9216335.

【257】 Shallcross A, Lu NY, Hays RD. Evaluation of the Psychometric Properties of the Five Facet of Mindfulness Questionnaire [J]. J Psychopathol Behav Assess, 2020 Jun;42(2):271-280. doi: 10.1007/s10862-019-09776-5. Epub 2020 Jan 10. PMID: 32655208; PMCID: PMC7350530.

【258】 Kearney DJ, Malte CA, McManus C, et al. Loving-kindness Meditation for Posttraumatic Stress Disorder: A Pilot Study [J]. J Trauma Stress, 2013 Aug;26(4):426-34. doi: 10.1002/jts.21832. Epub 2013 Jul 25. PMID: 23893519.

【259】 Powell A, 2018. When Science Meets Mindfulness: Researchers Study How it Seems to Change the Brain in Depressed Patients. The Harvard Gazette.

后记：疗愈自己，疗愈家人

虽然是医生，但我曾经的健康状况非常糟糕，后来我疗愈了自己。

我的导师总是对我说，真正好的医生不是病人得了病给他治好，而是怎样让他不得病，所谓“上医治未病，中医治欲病，下医治已病”。在与“已病”斗争了二十余年后，我转回身去面对“未病”。这条路并不好走，因为人们习惯于尽快看到结果，人们觉得“未病”离他们的生活还很远，甚至很多人抱着得过且过的态度面对未来才会发生的疾病。苦口婆心经常换来的是不屑一顾，但我坚信因果定律，坚信种下好的种子才会得出好的果实。感谢那些信任我的人们，能够让我坚定地在治“未病”的路上走下去。

自从做了医生，我就是所有亲朋好友的保健医，他们有任何不舒服都会来问我是不是得了什么病。曾经有一段时间，我对他们经常说的各种症状有些本能的不耐烦。可能是因为每天面对的都是各种患有严重疾病的人，所以面对那些这儿痛那儿痒，但是各种检查和化验都正常的诉说者，我都觉得他们是没事找事，那都不是病。我的朋友曾经对我抱怨：“是不是只有那些满身插着管子的病人在你眼里才是病人，我们就都不是病人？”我理直气壮地说：“就是啊，你们天天说不舒服，但什么检查都正常，就是没有病啊。没有病，我怎么给你们治呢？”

多年之后，在我能够站在更高的维度来看待疾病和健康时，我为自己当年说的话感到惭愧。那时在我的眼里，没有活生生的完整的人，我只看到各种拗口的疾病名称、化验单上冷冰冰的数字以及影像片子上的各种器官。只有那些数字不在正常范围内或者各种器官的样子和正常不一致时，我才认为这个人得了病，也才会按照指南上的规定去实施各种治疗。如果他们对我倾诉很多不适，但各种检查指标都正常时，我通常只会告诉他们说：“你没病，别自己吓唬自己。”现代西医学的微观论让我的眼界也越来越窄。

直到 2011 年的一天，我在哈佛大学做访问学者，偶然间在波士顿的书店角落里看到了一本书，书名是《我的医生说我很好：那为什么我感觉这么糟糕》（*My Doctor Says I'm Fine : So Why Do I Feel So Bad*），也许是内心的召唤，这书名立即触动了我。作者玛格丽特·史密斯·皮特是一位自然疗法医师和阿育吠陀医学从业者。书中讲述了在诊断疾病之前，身体已经处于不平衡的状态，这与我们传统的中医理论相符。《黄帝内经》中把健康的人称为“平人”，平人就是平衡的人，治疗的目的是“谨察阴阳所在而调之，以平为期”。这时我才意识到，多年来我已经被束缚在以解剖学为基础的现代西方医学狭窄的思维体系内。现代医学只有几百年的历史，而在这之前漫长的岁月里，我们的祖先早已经形成了很多医学体系去维护人类的健康，我们却轻而易举就抛弃了那些先人的智慧。

那以后，我去学习了传统中医，学习了世界上其他的医学体系：功能医学、自然疗法、正分子医学、生物调节医学以及古老的阿育吠陀医学。十余年的时间里，我读了上千本世界上优秀的健康领域专家写的书籍。这些知识让我对健康、对医学的认知发生了非常大的变化。

如何能够把传统医学和现代医学结合起来，帮助人们在疾病前期以及疾病期恢复平衡是我一直在思考的问题。渐渐地，我找到了答案：平衡，无外乎就是去除掉多余的，再补充缺少的，之后再去维持一个尽可能长的平衡状态，这应该就是让我们重新获得健康、活得长久的路子了。

从此，我有了余生的努力方向——帮助更多的人疗愈自己，疗愈他们的家人。我有幸在实践中看到人们每天康复，即使他们曾经感到无望。我希望每个看到这本书的人都如此，希望你们懂得了如何在生活中疗愈自己之后，也能去疗愈你们的家人；希望你们和你们的家人能重新享受生活，体会健康活着的幸福，并有足够的体力、精力和心力去追求生活中的各种目标。

愿天下人喜乐安康！